# 근골격계 질환의
# 이학적 검사 테크닉

## 근골격계 질환의

# 이학적 검사 테크닉

김 진 삼 감수

신흥메드싸이언스

# 근골격계 질환의 이학적 검사 테크닉

2007년 발행

지 은 이 : Yoshitaka Takeuchi / Tadashi Sawada
감 수 : 김 진 삼(서울아산병원 정형외과 조교수)
발 행 인 : 홍 성 혁
발 행 처 : 신흥메드싸이언스

주 소 : 서울시 용산구 효창동 5-394번지
등록번호 : 제10-1961호
전 화 : 02)3273-6491
팩 스 : 02)3273-6494

ISBN : 89-90933-56-0 93510

정 가 : 78,000원

# 머리말

최근 들어 정형외과 질환, 특히 골 · 관절 질환을 평가하면서 고도의 기재에 의한 신경학적 · 영상적 검사법이 사용되고 있지만, 우선은 가까운 평가수단을 구사하고 병태를 선별검사하는 것이 필요하다. 현재 상황은 정밀도가 높은 고가의 검사기기를 사용한 진단기술 도입으로, 흔히 말하는 아날로그 분야에 있는 도수검사법은 경시되는 경향이 있다. 또 도수검사법이 경시되는 이유 중 하나로 기능해부학적 해설이 적다는  점을 들 수 있다. 이번에 이것들 방성에 입각하여, 기능해부학과 도수검사의 관련성을 더욱 심도 있게 해설한 것이 이 책이다.

한편 도수검사법이 관절 기능의 이상을 높은 효율로 평가할 수 있는 수단은 될 수 없고, 어디까지나 현재 증상을 확인하는 수단에 지나지 않는다는 것도 사실이다. 이 점을 이해한 것을 바탕으로 다른 검사결과를 받아들이면서 종합적인 평가를 진행할 필요가 있다.

이 책은 관절별로 분류하고, 각각에 기능해부를 포함한 표재 해부, 대표적인 검사법 의의와 해설, 나아가 질환과의 관련성을 중심으로 적고 있고, 최후에 참고문헌을 열거하였다.

이상과 같은 점을 이해한 후에 임상 현장에서, 또 학생들의 참고서로 유효하게 사용된다면 너무나 큰 기쁨일 것이다.

마지막으로 이책을 집필하는 데 세부적으로 지도를 해주시고, 또 추천의 글을 흔쾌히 집필해 주신 노부하라 병원 바이오메카닉스 연구소 원장인 Nobuhara Katsuya 선생님께 깊은 감사의 뜻을 표한다. 또 출판에서 뜻을 조언과 지도를 해주신 NANKODO 출판사의 출판 1부 Shinohara Mitsuru 씨에게 감사의 뜻을 표한다.

**Yoshitaka Takeuchi**

# 추천의 말

수치가 나열되는 검사 결과에 비해, 발안자의 이름을 내세운 징후나 검사법은 알기 쉽고 접하기 쉬운 것이다. 그것은 동경 125도, 북위 25도에 있는 섬이라고 설명하는 것보다, 오키나와 본섬 동남 25km에 있는 미야코시마라고 표현하는 쪽이 훨씬 더 쉽게 이해할 수 있는 것과 같은 것으로, 메디컬 차트에 ○○검사 양성이라고 기재되어 있는 것만으로도 환자의 병태가 눈에 선하게 떠오르므로 불가사의한 일이다. 그것은 검사 중에 그것을 안출해 낸 임상의의 면밀한 병태 관찰과 풍부한 치료 경험이 들어가 있기 때문일 것이다. 물론 검사를 실시할 때는 도수적인 검사법에 있을 법한 잘못된 판정이나 애매함을 피하기 위해 우선 병태를 충분히 관찰하고 숙련된 수술기법으로 정확하게 평가하는 것이 필요하다.

이번에 메이지침구 대학의 Takeuchi 씨가 접근하기 쉬운 방법으로 병태를 평가할 수 있는 검사법을 널리 집대성하고, 그것들에 기능해부학적인 해설을 더한 책을 저술한 것은 경사로운 일이 아닐 수 없다. 망라된 각 항목에 눈을 돌려 보면, 독자를 위하여 정성스럽고 상세하게 설명되어 있고 독특한 도설까지 더해져 흥미롭게 구성되어 있다.

Takeuchi 씨와의 인연은 그가 이학요법사로 노부하라 병원에 근무한 것부터 시작되었지만, 그후 후쿠이 현으로 돌아가 유도정복사로 활약하였으며, 더욱이 대학에서 연구에 종사하는 의학박사 자격을 취득한 재주가 뛰어난 사람이다. 현재 대학에서 교편을 잡는 한편, 바쁜 시간을 쪼개어 이 책을 저술한 것에 깊은 경의를 표하고 싶다. 이 책이 정형외과의뿐만 아니라 운동기 질환 치료에 종사하는 분들과 이학요법사, 작업요법사, 간호사, 유도정복사, 학생 등 여러분들이 늘 곁에 두고 활용하게 되기를 바랄 뿐이다.

노부하라 병원 바이오메카닉스 연구소 원장

**Nobuhara Katsuya**

# 차 례



## Ⅰ. 견관절

### 시진, 촉진



### 대표적인 검사

# II. 주관절과 전완부



# III. 수근 관절과 수지 관절

# V. 흉추



# VI. 요추

# Ⅶ. 천장 관절



# Ⅷ. 고관절

# Ⅶ. 천장 관절



# Ⅷ. 고관절

**대표적인 검사**



# IX. 슬관절



**시진, 촉진**



**대표적인 검사**

# X. 족관절

# I 견관절

1. 오구 돌기(coronoid process)
2. 견봉(acromion)
3. 대 결절(greater tubercle)
4. 오구 상완 인대(coracohumeral ligament)
5. 소 결절(lesser tubercle)
6. 결절간 구(intertubercular groove)
7. 회전근(rotator muscle)
8. 상완 이두근 장두건(long head of biceps brachii muscle)
9. 관절 상완 인대(glenohumeral ligament)
10. 오구 쇄골 인대(coracoclavicular ligament)
11. 오구 견봉 인대(coracoacromial ligament)
12. 오구 견봉 궁(coracoacromial arch)
13. 쇄골(clavicle)
14. 대 흉근(pectoralis major muscle)
15. 삼각근(deltoid muscle)
16. 극상근(supraspinatus muscle)
17. 견갑하근(subscapular muscle)
18. 극상관(spinous canal)
19. 견갑하 와(subscapular fossa)
20. 극하근(infraspinatus muscle)
21. 소원근(teres minor muscle)
22. 승모근(trapezius muscle)
23. 흉쇄유돌근(sternocleidomastoid muscle)
24. 제1늑골(1th rib)
25. 전사각근(scalenus anterior muscle)
26. 중사각근(scalenus medius muscle)
27. 상완 신경총(brachial plexus)
28. 쇄골 절흔(clavicular notch)
29. 쇄골 내측단(clavicle medial end)
30. 견갑골 관절와(glenoid of scapula)
31. 쇄골 외측단(clavicle lateral end)
32. 관절 열극(joint space)
33. 상완 이두근 장두건 구(groove for long head of biceps brachii muscle)
34. 대원근(teres major muscle)
35. 상완 삼두근(triceps brachii muscle)
36. 내측 액와극(triangular space)
37. 외측 액와극(guadrangular space)
38. 상완골(humerus)
39. 소 흉근(pectoralis minor muscle)
40. 견갑극(spine of scapula)
41. 극쇄각(spine of scapula-clavicle angle)
42. 상각(superior angle)
43. 하각(inferior angle)
44. 제2흉추(2th thoracic vertebra/T2)
45. 제3흉추(3th thoracic vertebra/T3)
46. 견갑극 내측연(medial surface of spina scapula)
47. 제7-8흉추(7-8th thoracic vertebra/T7-8)
48. 견갑골 외측연(lateral margin of scapula)
49. 견갑 절흔(scapular notch)
50. 극하 와(infraspinatus fossa)
51. 후방 사각 강(quadri-lateral space)
52. 액와(axilla)

# 시진, 촉진

## 1. 전 방

### 1 정적 관찰

●● 어깨의 골 지표와 슬로프의 좌우 차를 이해한다 ●●

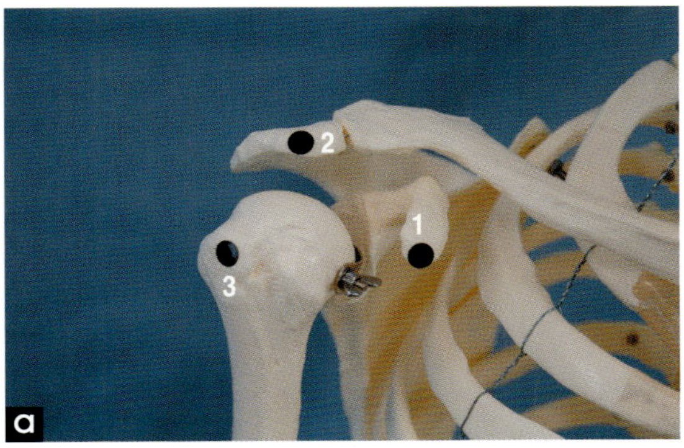


a. 골 지표로 오구 돌기(1), 견봉(2), 대 결절(3)의 3점을 확인한다.

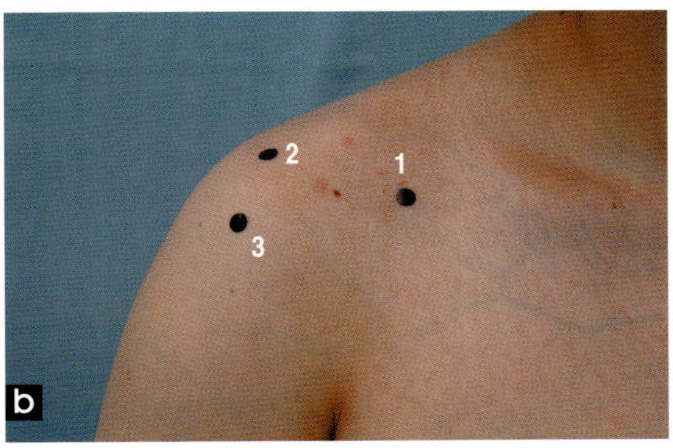


b. 체표에서 오구 돌기(1), 견봉(2), 대 결절(3)의 3점이 촉진 가능하도록 한다.

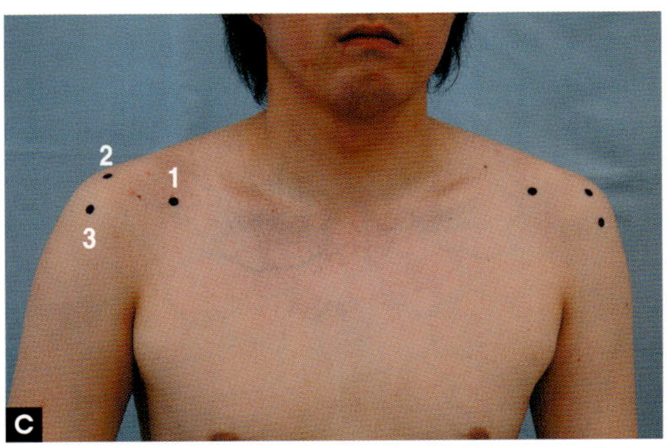


c. 목에서 어깨에 걸쳐 좌우 어깨의 높이와 경사에 차이가 있는지를 확인한다.

● **좌우 어깨의 높이 · 경사**

흉곽 형태의 변화, '둥그스름한 어깨', 쇄골 경사, 승모근 위축 등을 관찰한다.

## ○○ 오구 돌기 주위의 구조를 이해한다 ○○

오구 돌기(coronoid process)(1)는 근육과 인대의 부착 부위로서 임상적으로 중요하다. 오구 돌기 내하방을 신경 · 혈관이 주행하고, 상방을 상완 이두근 장두건(long head of biceps brachii muscle)이 통과한다. 또한 외측 하방에 관절 열극, 상방에 오구 쇄골 인대(coracoclavicular ligament/CC ligament), 외측 상방에 오구 견봉 궁을 관찰한다.

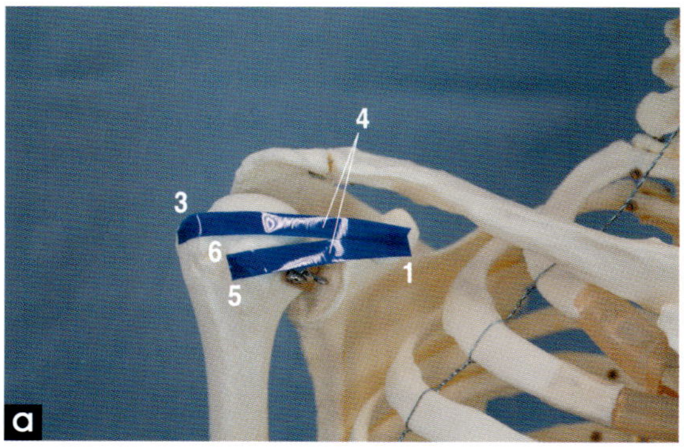


a. 오구 돌기(1)의 외측에 있는 오구 상완 인대(coraco-humeral ligament)(4)는 오구 돌기로부터 2개 나와 있고, 전방 섬유는 소 결절(lesser tubercle)(5), 후방 섬유는 대 결절(greater tubercle)(3)에 닿고, 대 결절과 소 결절 사이에는 결절간 구(intertubercular groove)(6)가 존재한다.

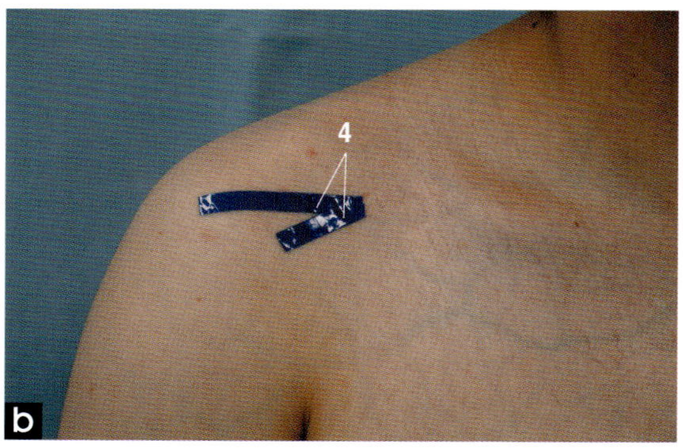


b. 체표에서 본 오구 상완 인대(4)(전방 섬유 : 하, 후방 섬유 : 상)를 나타낸다.

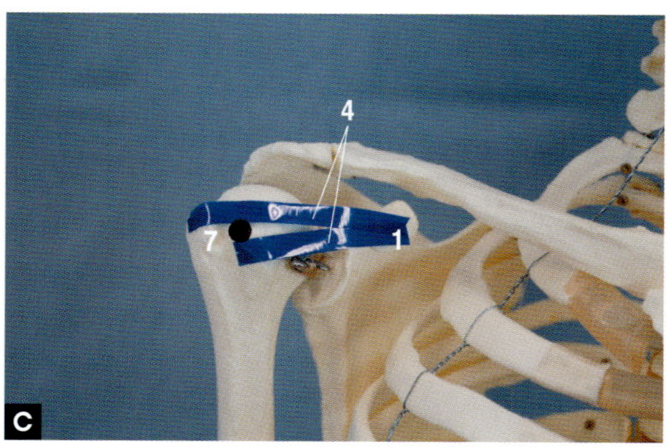


c. 오구 돌기(1)의 1횡지 외측에 회전근(rotator muscle)(7)이 있다. 임상적으로 중요한 부위로, 2개의 오구 상완 인대(4) 사이에 해당한다.

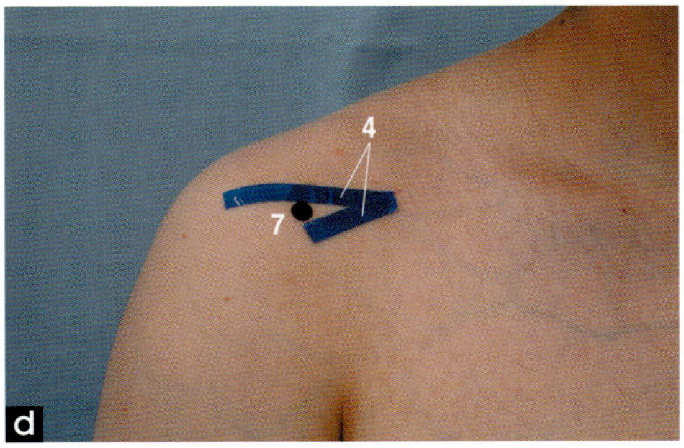


d. 체표에서 본 오구 상완 인대(4)와 그 사이의 회전근(7)의 위치를 나타낸다.

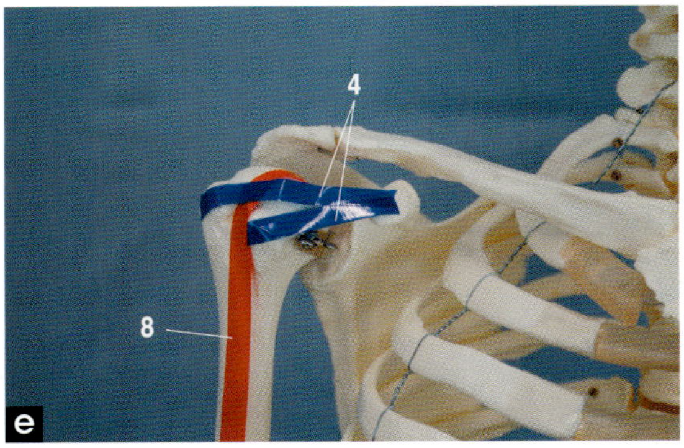


e. 오구 상완 인대(4)의 사이를 상완 이두근 장두건(8)이 통과한다.

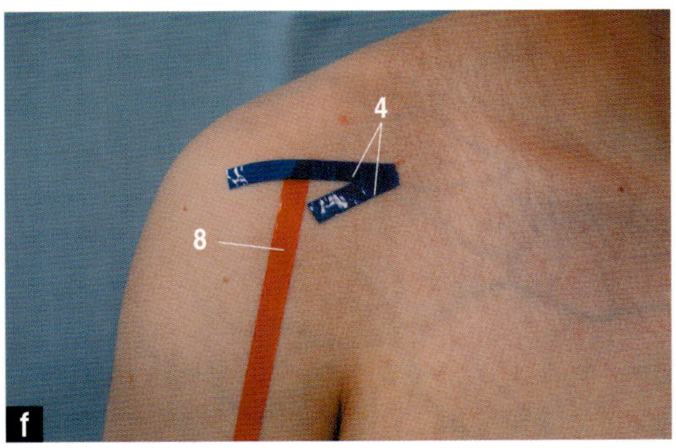


f. 체표에서 오구 상완 인대(4)와 상완 이두근 장두건(8)의 위치를 나타낸다.

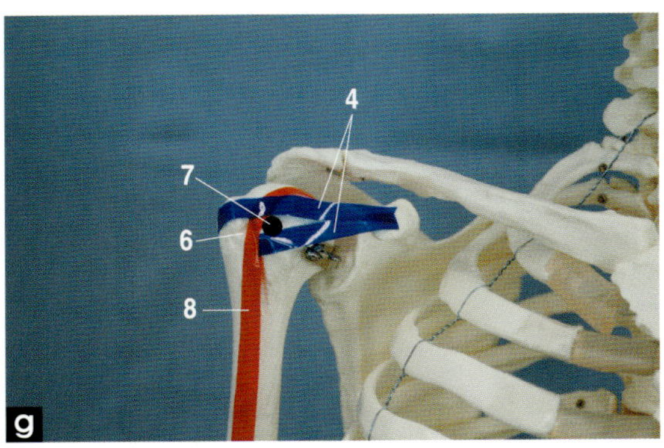


g. 회전근(7) 주변을 상완 이두근 장두건(8)이 통과하고, 회전근은 결절간 구(6) 근위에 닿는다. 수평으로 주행하는 오구 상완 인대(4)와 수직으로 주행하는 상완 이두근 장두건(8)에 의해 회전근이 보강된다.

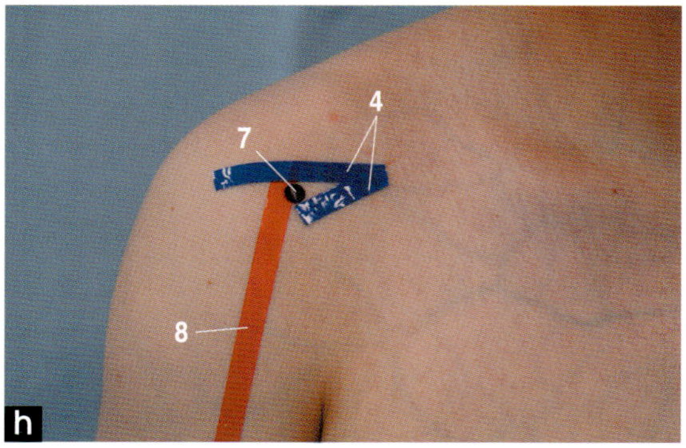


h. 체표에서 본 2개의 오구 상완 인대(4), 상완 이두근 장두건(8), 회전근(7)의 위치관계를 나타낸다.

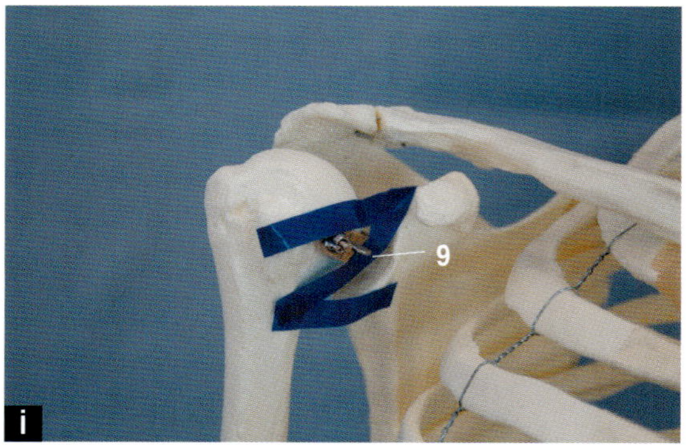


i. 오구 돌기 외측에서 견관절 전방에는 관절 열극간을 보강하는 3개의 관절 상완 인대(glenohumeral ligament)(9)가 있고, Z자형을 띤다. 견관절의 전방 탈구 시는 상부 · 중부 섬유간(Weitbrecht)을 통과하는 경우가 많다.

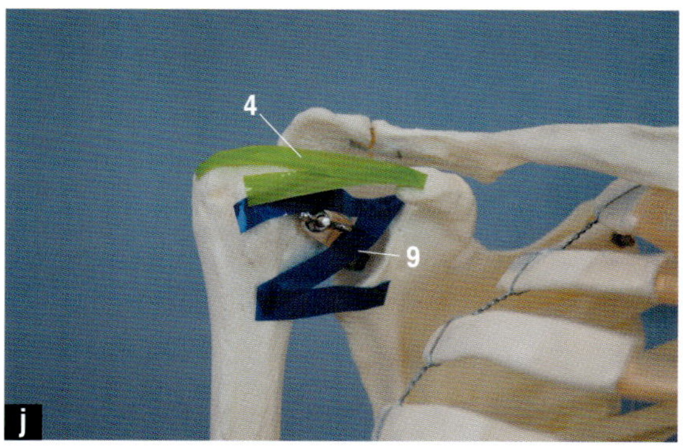


j. 앞에서 보면, 관절 상완 인대(9)(Z자형) 상방에 오구 상완 인대(4)(V자형)가 보인다.

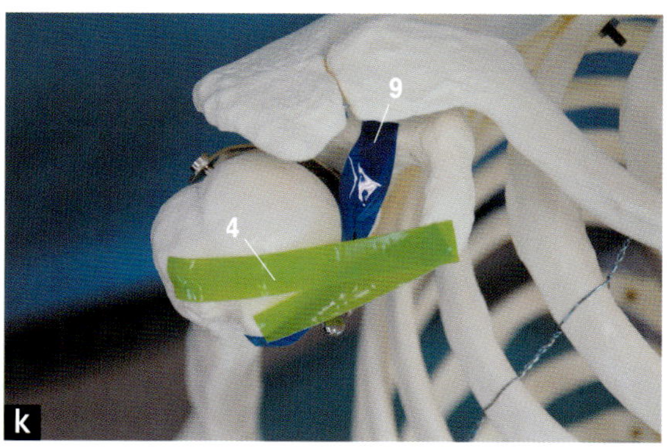


k. 전외측 상방에서 보면, 표재층의 오구 상완 인대(4), 심층의 관절 상완 인대(9)를 관찰할 수 있다. 오구 상완 인대를 외재 인대(extrinsic ligament)라고 부르는 것에 비해, 관절 상완 인대는 관절낭에 부착되어 있기 때문에 내재 인대(intrinsic ligament)라고 부른다.

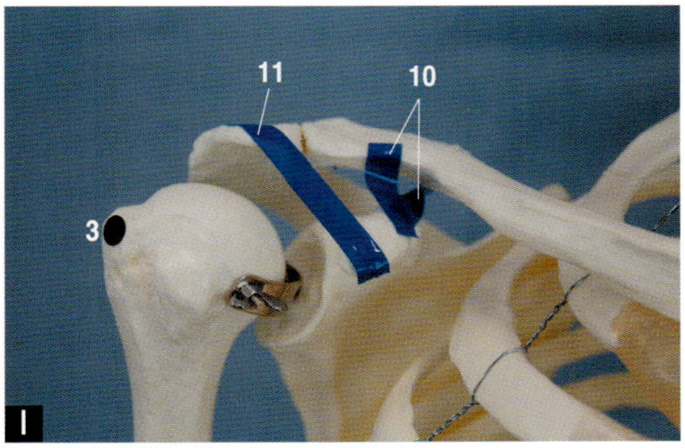


l. 오구 돌기 상방에는 능형 인대(trapezoid ligament), 원추 인대(conoid ligament)로 이루어진 오구 쇄골 인대(10)가 있고, 견갑골을 현수(懸垂)하는 것 외에 극쇄각을 조정한다. 또한 오구 돌기 외측 상방에는 오구 견봉 인대(coracoacromial ligament)(11)가 있다. 검은 점은 대 결절(3)의 위치를 나타낸다.

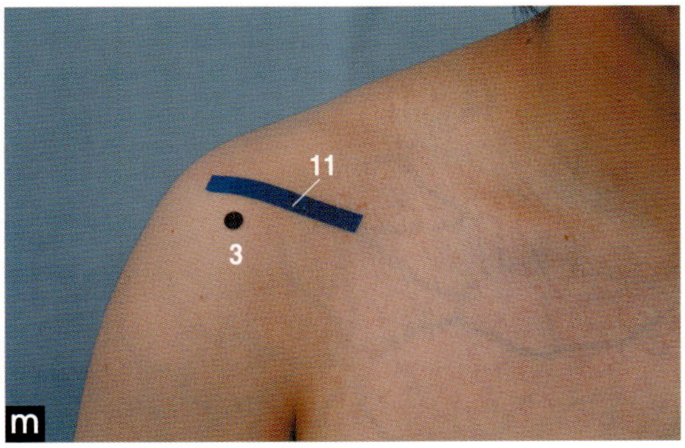


m. 오구 견봉 인대(11)와 대 결절(3)의 위치관계를 나타낸다. 제2견관절을 이해하는 데 중요한 부위가 된다.

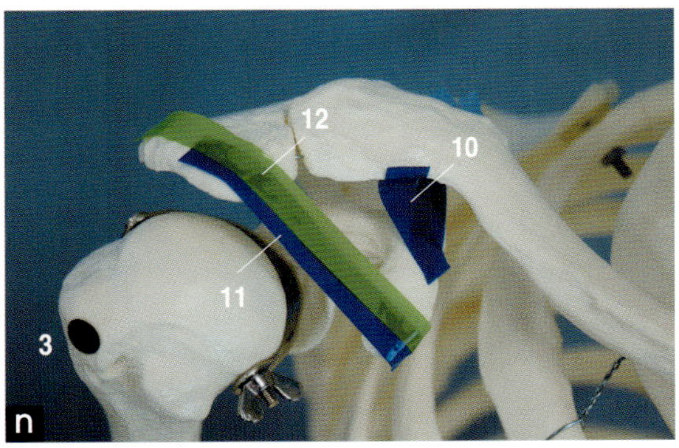


n. 약간 대각선 상방에서 본 것이며, 오구 돌기, 오구 견봉 인대(11), 견봉으로 구성된 오구 견봉 궁(coracoacromial arch)(12)을 관찰할 수 있다. 검은 점은 대 결절(3)의 위치를 나타낸다. 또한 쇄골 바로 밑에 오구 쇄골 인대(10)가 보인다.

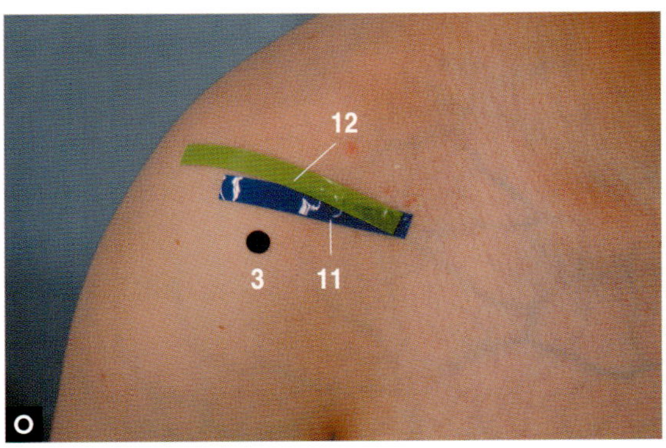


o. 체표에서 본 오구 견봉 인대(11), 오구 견봉 궁(12), 대 결절(3)의 위치를 나타낸다.

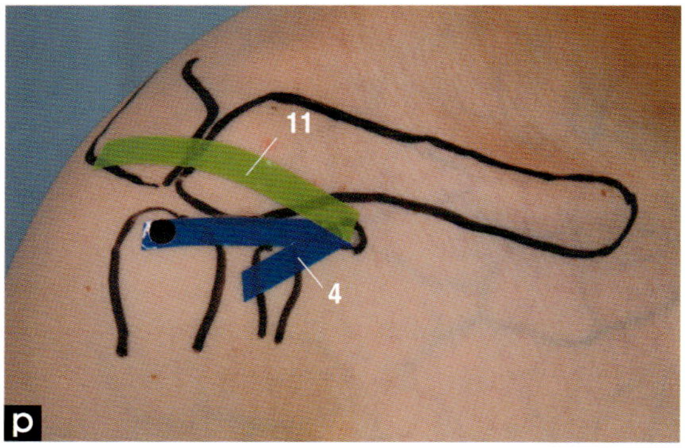


p. 체표에서 본 오구 견봉 인대(11)와 2개의 V자형 오구 상완 인대(4)의 위치를 나타낸다.

## 삼각 흉 구를 이해한다

쇄골(13)의 내측 1/3에서 시작하는 대 흉근(pectoralis major muscle)(14)과, 쇄골 외측 1/3에서 시작하는 삼각근(deltoid muscle)(15)(전방 섬유), 그리고 쇄골로 둘러싸인 영역은 함몰되어 있으며, 삼각 흉구(deltopectoral groove)라고 부른다. 바로 아래에서 오구 돌기(1)를 만질 수 있으며, 오구 돌기를 촉진하는 데 표준이 된다.

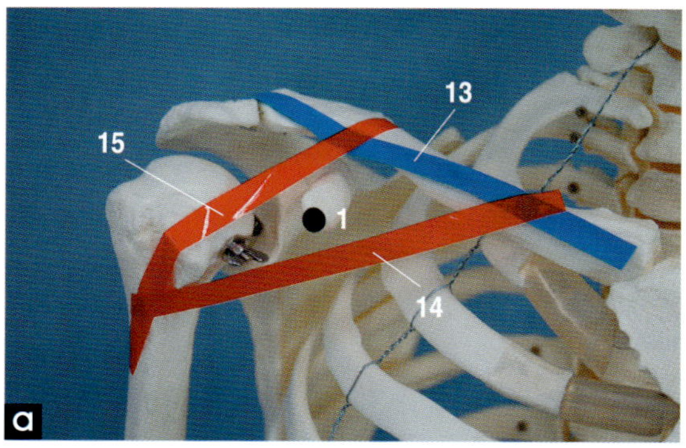


a. 삼각 흉구란, 상방은 쇄골(13), 외측은 삼각근(15) 전방 섬유의 내측연, 내측은 대 흉근(14)(쇄골부) 외측연으로 둘러싸인 삼각부 영역을 말한다.

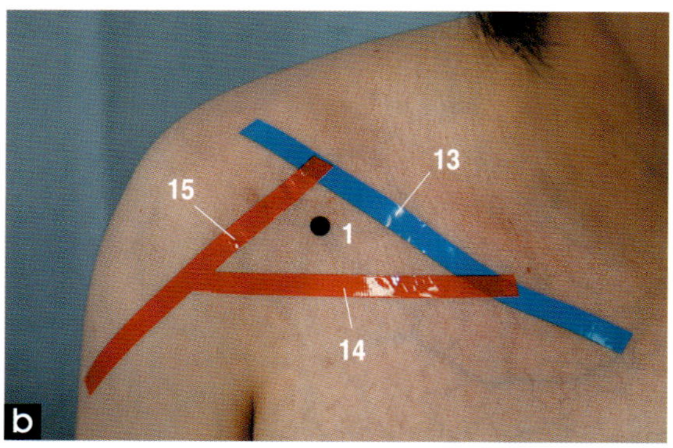


b. 체표에서 본 것으로, 삼각 흉 구의 거의 중앙에서 오구 돌기(1)를 촉진하여 확인할 수 있다. 해부학적으로 이 부위에는 요측 피정맥이 보인다.

## 극상근(supraspinatus muscle)과 대 결절을 이해한다

회전근 개(rotator cuff)는 4개의 근으로 구성되는데, 구성상의 단점으로 극상근(16)과 견갑하근(17) 사이에 생기는 간극(間隙)이 있다. 양근은 상반되는 작용을 하므로, 인접하면서도 맞버티는 움직임 속에서 공존한다. 이 부위를 회전근 간격(rotator interval)(7)이라고 부른다. 해부학적으로 가장 취약한 부위인 반면, 움직임이 가장 격렬한 부위라고 할 수 있다. 임상적으로는 견관절 90° 외전위에서 외회전 시에 운동

제한이나 통증이 있으면 우선 회전근 간격 손상을, 나아가 관절 상완 인대, 전방 비구순 손상을 의심한다.

회전근 간격 상방에는 극상근을 만질 수 있고, 그 촉진법으로 견관절 신전위에서 견봉 앞으로 촉지가 가능하다. 회전근 개 단열 시에는 견관절신전위에서 함몰 상태를 만질 수가 있다. 또한 극상근이 부착되는 대 결절부는 임계지역(critical zone)으로도 알려져 있다.

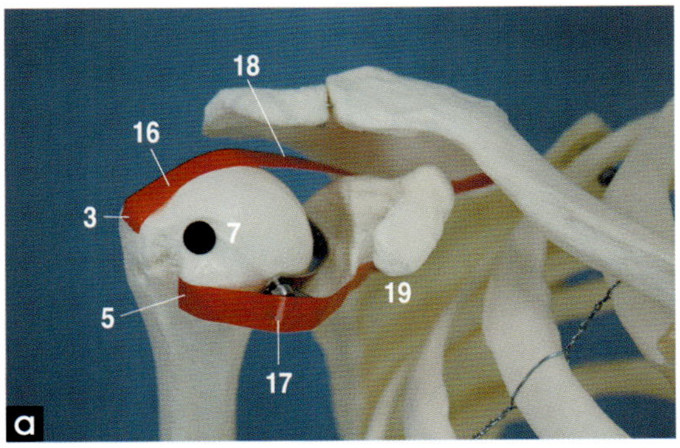


a. 극상관(spinous canal)(18)에서 대 결절(3)로 극상근(16)이, 견갑하 와(19)에서 소 결절(5)로 견갑하근(17)이 주행하며, 그 사이를 회전근 간격(7)이라고 한다.

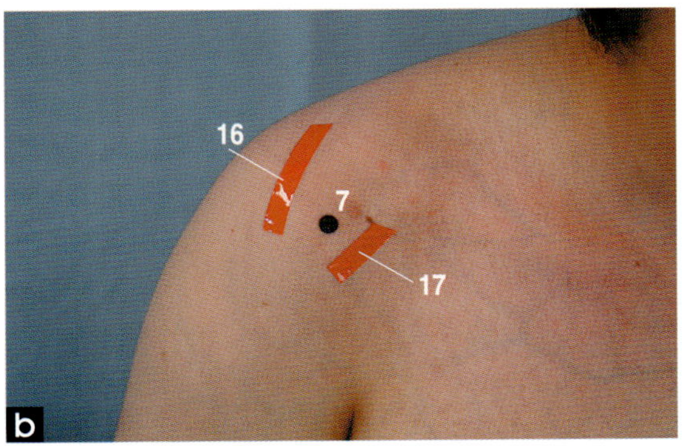


b. 체표에서 본 극상근(16)과 견갑하근의 추측 위치(17)와 양근 사이의 회전근(7) 간격을 나타낸다. 이 부위는 해부학적으로 가장 취약한 부위이다.

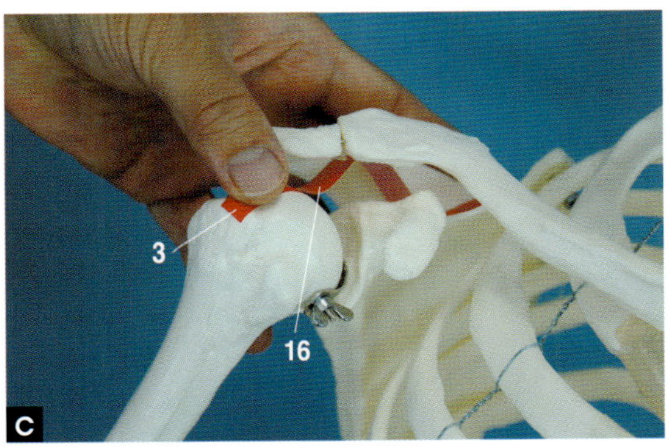


c. 골 표본으로 견봉 외측에 대 결절(3)과 극상근(16)의 건을 확인한다.

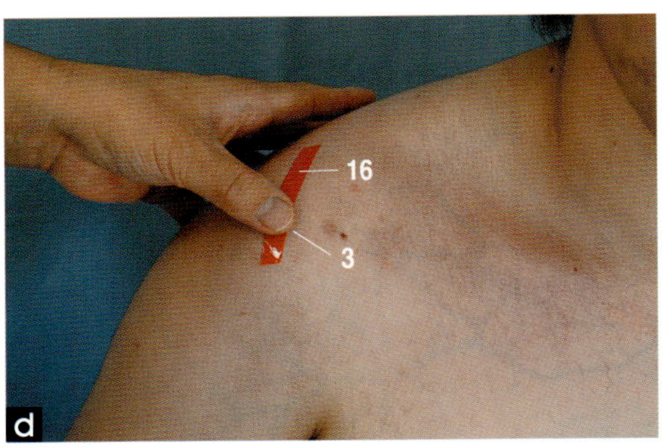


d. 체표에서 본 대 결절(3)과 극상근(16)의 주행을 나타낸다.

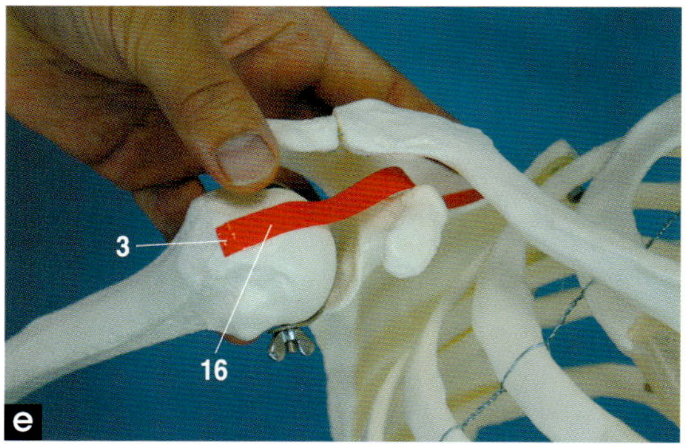


e. 견관절을 신전하면 대 결절(3)이 전방으로 이동하므로 극상근(16)을 누르기 쉽다.

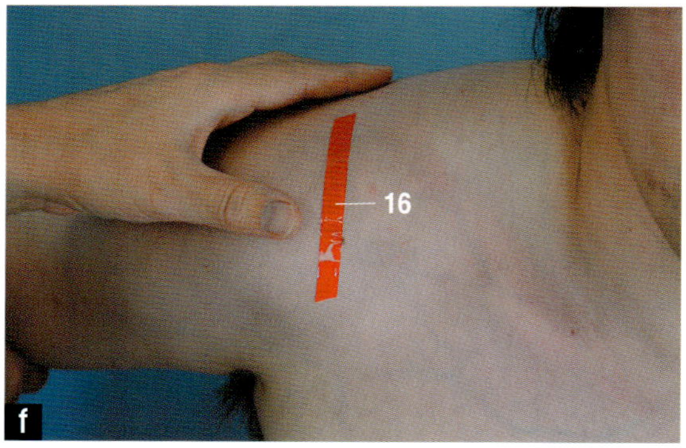


f. 견관절의 신전으로 극상근(16)이 앞을 향하므로, 대 결절부의 건을 만지기 쉽다(극상근 촉진법).

## 회전근 개와 상완 이두근 장두건을 이해한다

4개의 회전근의 위치와 결절간 구(6)를 주행하는 상완 이두근 장두건(8)을 확인한다. 상완 이두근 장두건은 결절간 구의 위로 주행한 후, 급격하게 각도를 바꾸어 관절상 결절로 향한다.

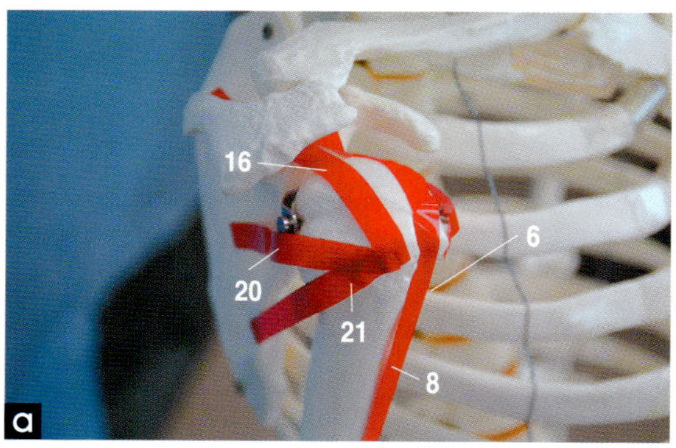


a. 회전근 개 중 외회전 작용을 하는 극상근(16), 극하근(infra-spinatus muscle)(20), 소원근(teres minor muscle)(21)과 결절간 구(6)를 주행하는 상완 이두근 장두건(8)을 후외측에서 관찰할 수 있다.

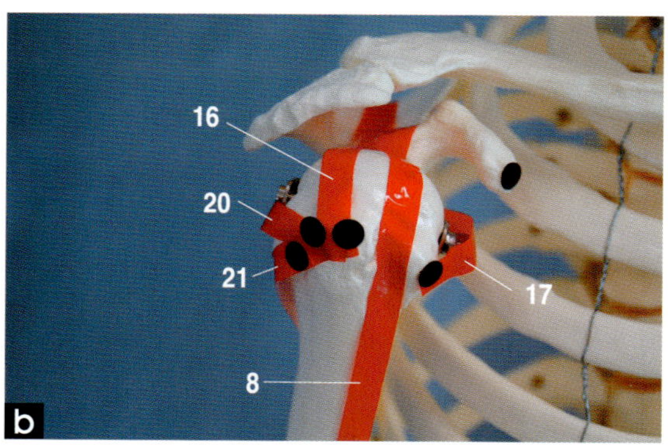


b. 외회전 작용을 하는 극상근(16), 극하근(20), 소원근(21)과 내회전으로 작용하는 견갑하근(17)을 약간 전방에서 확인한다. 전자의 근 부착은 대 결절 주위에 나열되고, 후자는 소 결절에 닿는다. 이 사이를 나누는 결절간 구(6)를 상완 이두근 장두건(8)이 주행한다.

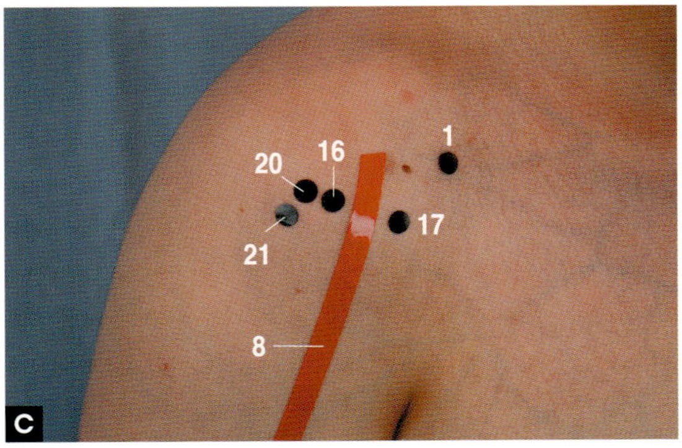


c. 체표에서 4개의 회전근의 정지부와 상완 이두근 장두건(8)의 위치를 확인할 수 있다. 내측의 검은 점은 오구 돌기(1)를 나타낸다.

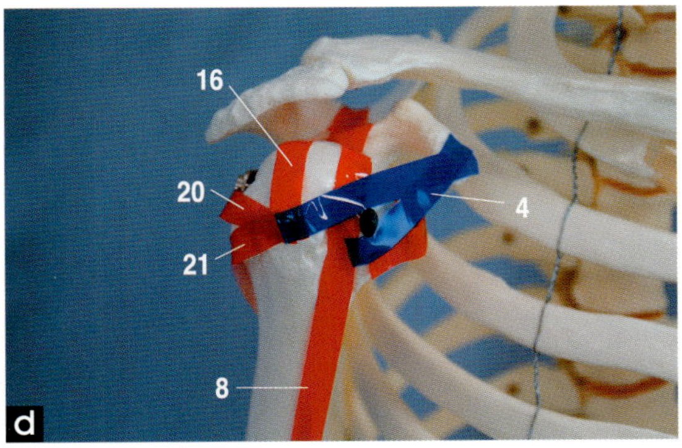


d. 위 근육들의 상방에는 2개의 오구 상완 인대(4)가 있고, 견관절 내전위로 이완된다.

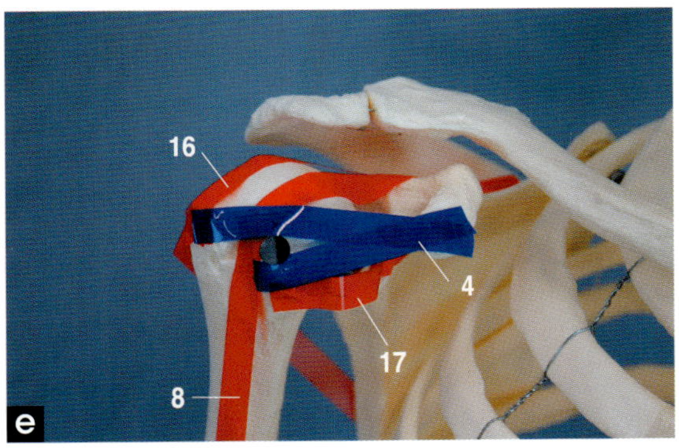


e. 오구 상완 인대(4)는 견관절의 외전위에서 긴장하는 것으로 보아 외회전을 제한한다는 것을 알 수 있다.

## ●● 쇄골상 와의 구조를 이해한다 ●●

쇄골상 와는 승모근(trapezius muscle)(22) 전연, 흉쇄유돌근(sternocleidomastoid muscle)(23) 외측연과 쇄골(13)로 둘러싸인 함몰을 나타낸다. 이 함몰에는 제1늑골(24), 제1늑골을 부착부로 하는 전 · 중 사각근(scalenus anterior muscle/scalenus medius muscle), 상완 신경총(brachial plexus)을 만질 수 있다.

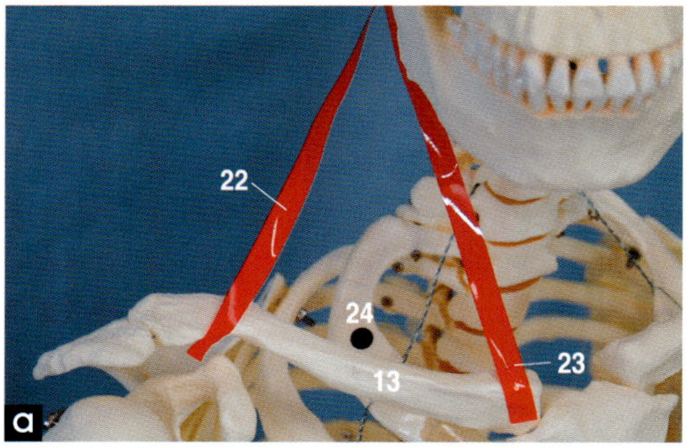


a. 쇄골상 와는 전외측에서 승모근(22) 전연, 흉쇄유돌근(23) 외측연과 쇄골(13)로 둘러싸인 함몰로 확인한다.

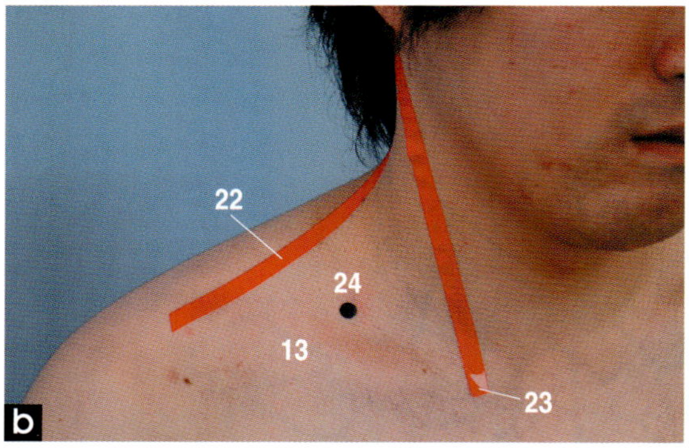


b. 체표에서 보아 비교적 큰 영역으로 이해할 수 있다. 쇄골상 와 중에 제1늑골(24)을 촉진할 수 있다.

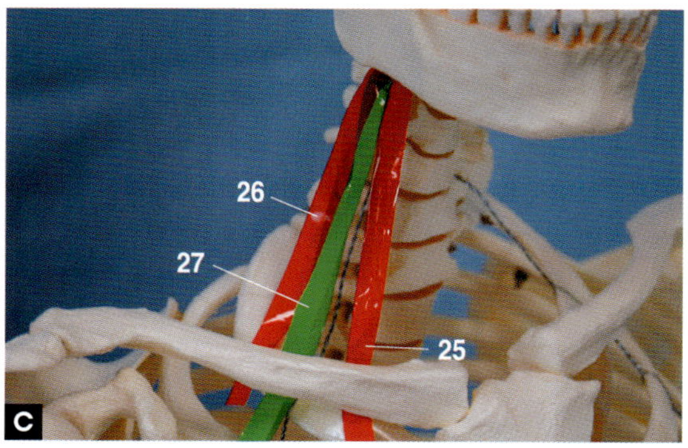


c. 이 함몰 중에 제1늑골과 전사각근(25), 중사각근(26)을 촉진할 수 있고, 이두사각근의 사이를 상완 신경총(27)이 통과한다.

● **쇄골상 와**

양 쇄골상 와를 무지로 좌우 동시에 압박하는 지속압박 테스트가 있다. 이것은 약 1kg압으로 1분 이내에 쇄골상 와를 압박하는 것으로, 이와 같은 증상을 호소하면 양성으로 하고 흉곽출구 증후군(thoracic outlet syndrome)을 의심하지만, 다른 경추 질환도 고려해야 한다. 'Morley test' 라고도 부른다.

참고문헌 Morley J : Brachial pressure neuritis due to a normal first thoracic rib : it's diagnosis and treatment by excision of rib. Clinical Journal XLII : 461-464, 1913

## ○○ 흉쇄 관절의 구조와 기능을 이해한다 ○○

흉쇄 관절은 흉골의 쇄골 절흔(28)과 쇄골 내측 단(29)으로 구성되는 해부학적 관절이다. 관절원판이 있고, 관절의 전·후는 흉쇄 인대, 상방은 쇄골간 인대로 고정되어 있다. 쇄골은 이 관절을 분기점으로 상하와 전후로 경사를 이루고 축 회전을 한다. 견관절 거상시 30~90° 외전에서 가장 크게 기울고, 그 후는 축

회전한다. 따라서 이 관절에 병변이 있으면 90° 외전 시까지 증상이 나타나므로, 쇄골의 움직임을 촉진할 수 있도록 하는 것이 중요하다.

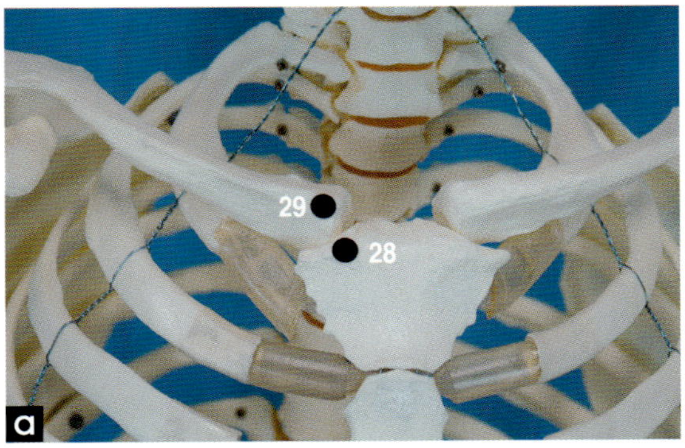


a. 흉쇄 관절은 흉골의 쇄골 절흔(28)과 쇄골 내측 단(29)으로 구성된다.

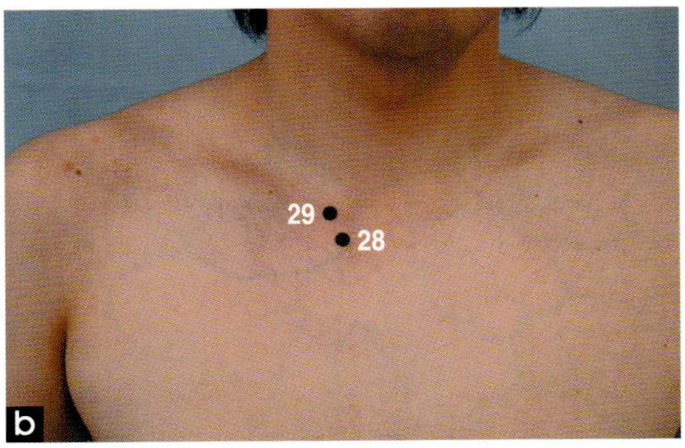


b. 체표에서 본 흉쇄 관절의 위치를 나타낸다.

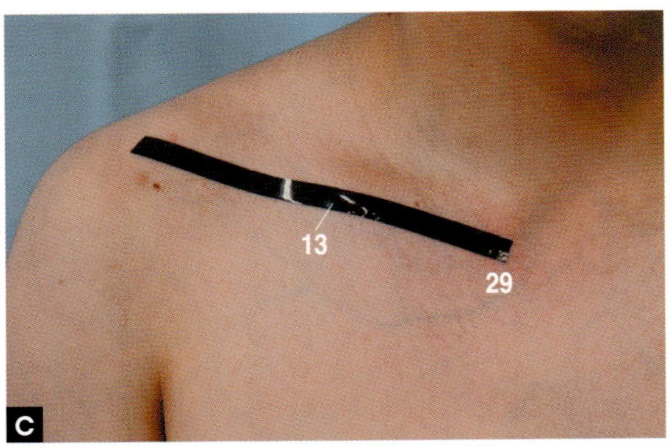


c. 상완을 내린 상태에서 쇄골(13)의 위치와 기울기를 나타낸다.

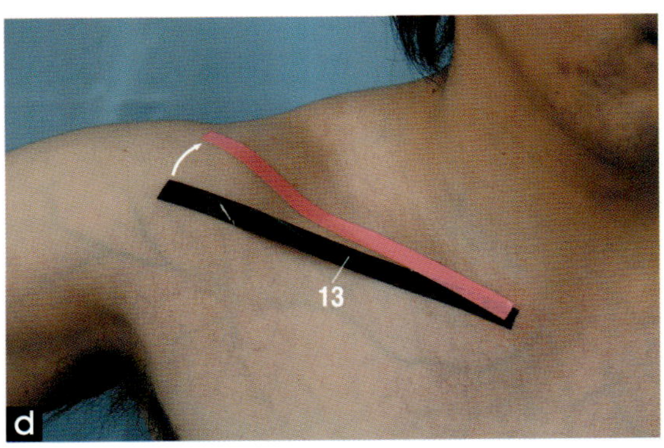


d. 상완을 들어 올릴 때의 쇄골(13)과 90° 외전 시 쇄골의 위치(기울기)를 나타낸다. 쇄골의 상방 이동을 관찰할 수 있다.

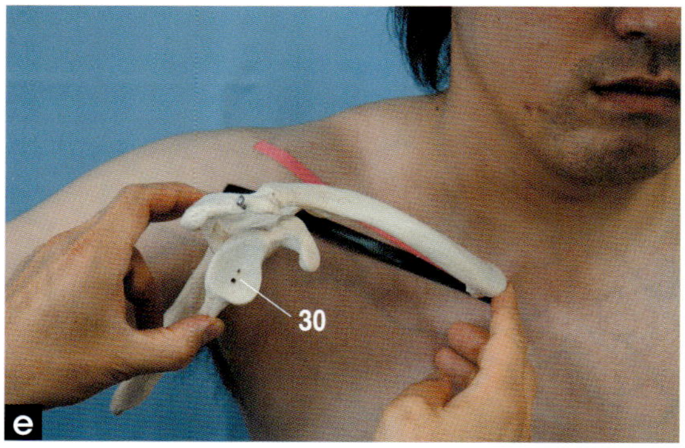


e. 견관절 외전(굴곡) 시, 쇄골과 견갑골은 이와 같이 기우는 것을 추측할 수 있다. 견갑골 관절와(30)는 점차 전방을 향한다.

## ◎◎ 견봉 쇄골 관절의 구조와 기능을 이해한다 ◎◎

견봉 쇄골 관절은 견봉(2) 단과 쇄골 외측 단(31)으로 구성된 평면 관절로, 체간과 상지를 연결하는 유일한 관절이라고 할 수 있다. 임상적으로는 견봉 쇄골 관절 탈구가 흔히 발생하고, 탈구 시에는 피아노키 증상이 나타난다. 견봉 쇄골 관절은 견관절의 이후에 회전운동을 담당하며, 견관절의 가동성에 영향을 준다. 따라서 이 부분에 질환이 있으면 90° 외전 이후에 증상을 관찰할 수 있다.

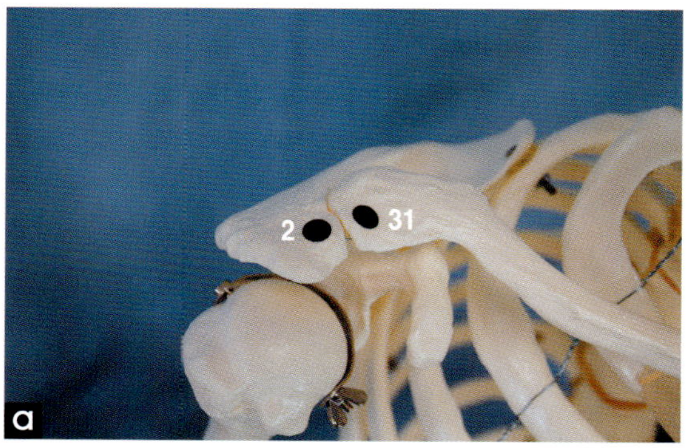


a. 견봉 쇄골 관절은 견봉(2) 단과 쇄골 외측 단(31)으로 구성된 관절이다. 견갑골의 회전운동이나 쇄골 축 회전을 가능하게 한다.

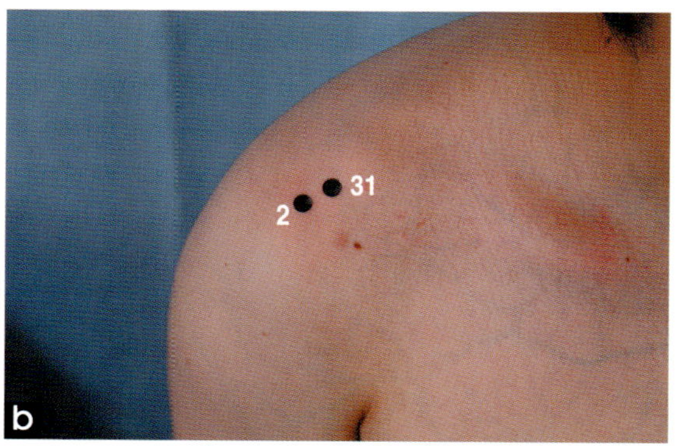


b. 체표에서 본 견봉 쇄골 관절의 위치를 나타낸다.

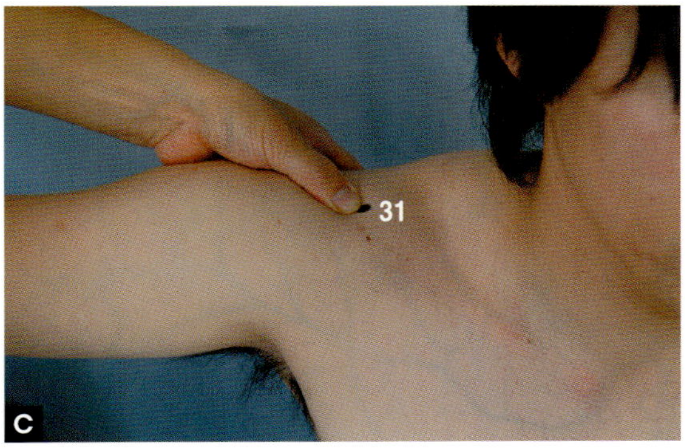


c. 견봉 쇄골 관절은 견관절 90° 외전 후의 가동성에 영향을 준다. 쇄골 외측 단(31)을 무지로 누르고 상지를 거상하면, 질환 유무에 따라 무지 바로 아래에서 클릭음 등의 삐걱거리는 소리를 촉지할 수 있다.

## ●● 전방에서 본 견관절 압통점 ●●

견관절을 평가하는 경우에는 압통점의 유무를 조사할 필요가 있다. 전방에 여섯 군데가 있는데, 그 의의를 이해하는 것이 중요하다.

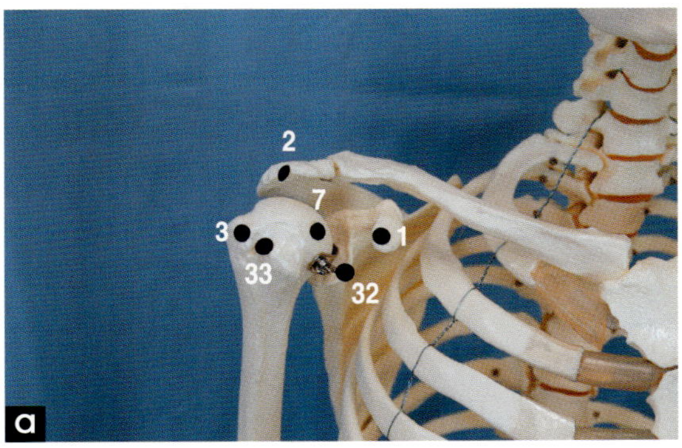


a. 골 지표에서 본 압통점

- 오구 돌기(coronoid process/CP)(1) : 인대의 부착 부위로 압박 받기 쉬운 부위
- 견봉(acromion/AC)(2) : 오구 견봉 인대, 견봉하 점액낭 등 제2견관절 장애를 판단하는 부위
- 회전근 간격(rotator interval/RI)(7) : 외전근과 내전근 사이에 있고, 압박의 영향을 받기 쉬운 부위
- 관절 열극(gleno humeral space/GH)(32) : 관절 상완 인대, 관절면을 관찰하는 부위
- 대 결절(greater tuberosity/GT)(3) : 회전근 개 부착부로 임계지역(critical zone)을 포함한다. 또한 제2견관절 장애에 따라 견봉간에 충돌(impingement)이 발생하는 부위
- 상완 이두근 장두건 구(biceps groove/BG)(33) : 상완 이두근 장두건염의 발생을 확인할 수 있는 부위(결절간 구와 같은 부위지만, 임상상 굳이 BG라고부른다

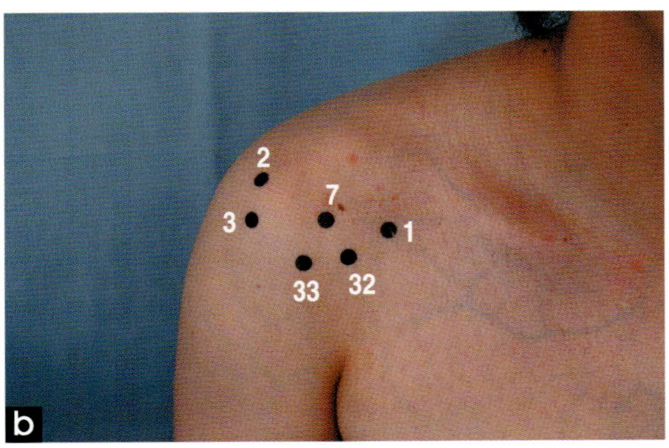


b. 체표에서 본 여섯 군데의 압통점을 나타낸다.

## ●● 견관절 주위 근육들을 이해한다 ●●

견관절 주위의 근육들을 입체적으로 자리매김하는 것이 중요하고, 그것에 따라 객관적으로 근의 작용을 파악할 수 있다. 또한 체표에서 근의 위치, 형태, 위축도를 종합하여 고려할 필요가 있다. 내부 근육으로 회전근 개와 그것에 관련된 주위 근과의 위치관계를 이해한다.

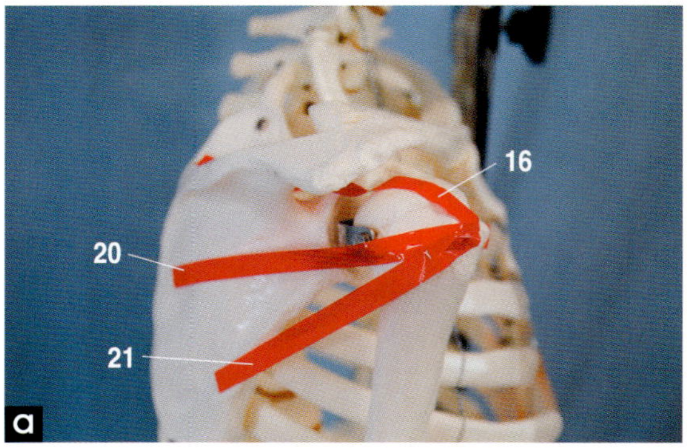


a. 4개의 회전근을 외측에서 본 것으로, 후방에는 위에서 극상근(16), 극하근(20), 소원근(21), 전방에는 견갑하근(17)이 있다.

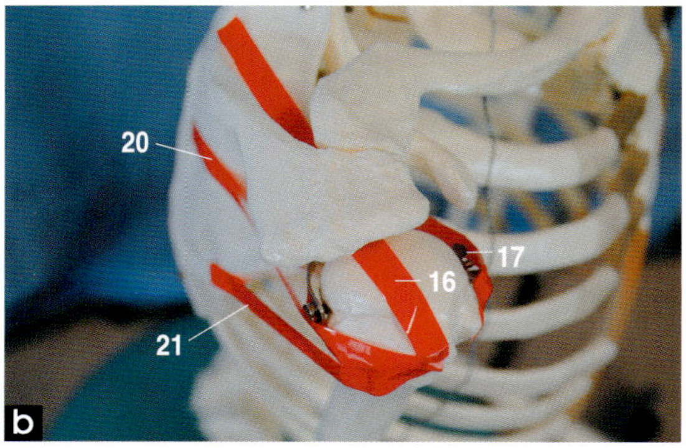


b. 회전근 개를 상방에서 본 것이다. 전방에 견갑하근(17), 중앙에서 후방에 걸쳐 극상근(16), 극하근(20), 소원근(21)이 일렬로 나열되어 관찰할 수 있다.

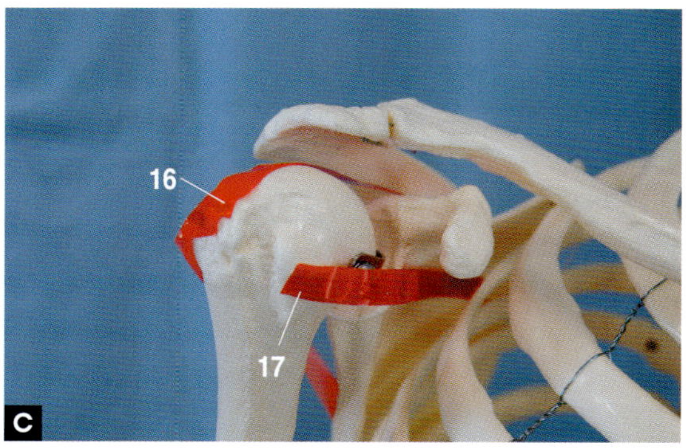


c. 전방에 견갑하근(17), 상방에 극상근(16)을 관찰할 수 있고, 그 사이에 회전근 간격이 퍼져 있다.

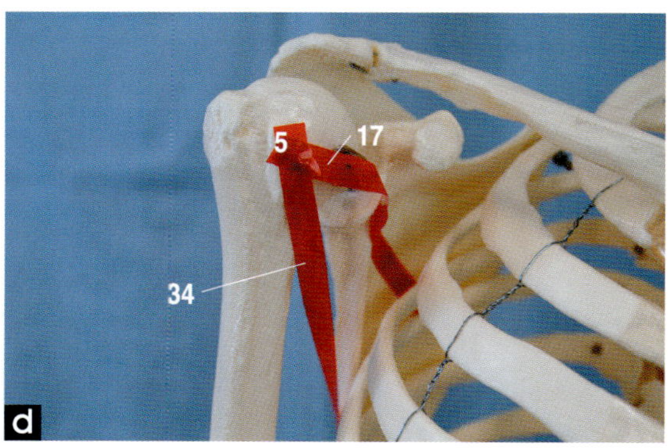


d. 상방에 견갑하근(17), 하방에서 소 결절(15)을 향하는 근은 대원근(34), 광배근(latissimus dorsi)이다. 모두 소 결절(5)에 부착하는 것이므로 견관절 내회전 작용을 한다.

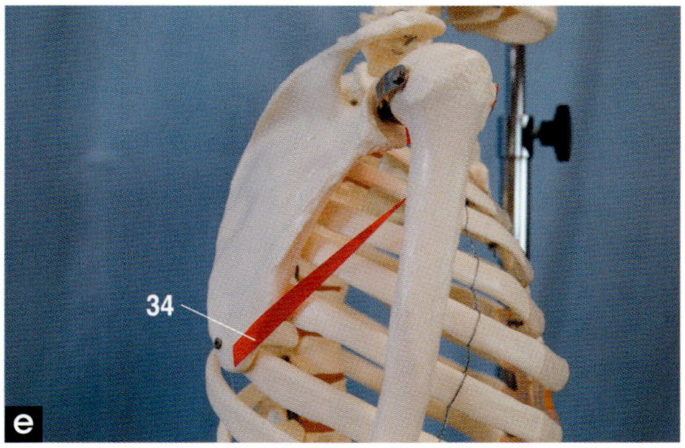


e. 대원근(34)(요배부에서 상방을 향하고, 견갑골 하각에 일단 정지하고 소 결절에 부착하며 광배근도 같은 주행을 함)의 주행을 표시한다. 상완골을 전후로 사선 주행하는 모습을 살펴볼 수 있다.

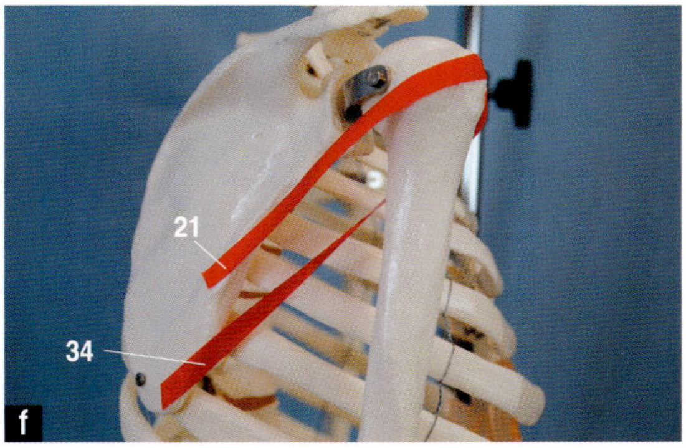


f. 외측에서 본 소원근(21)과 대원근(34)의 주행을 나타낸다. 소원근은 상완골 후방을 대각선으로 횡단하여 대 결절(3)에, 대원근은 상완골 전방을 사선 주행하여 소 결절에 부착한다.

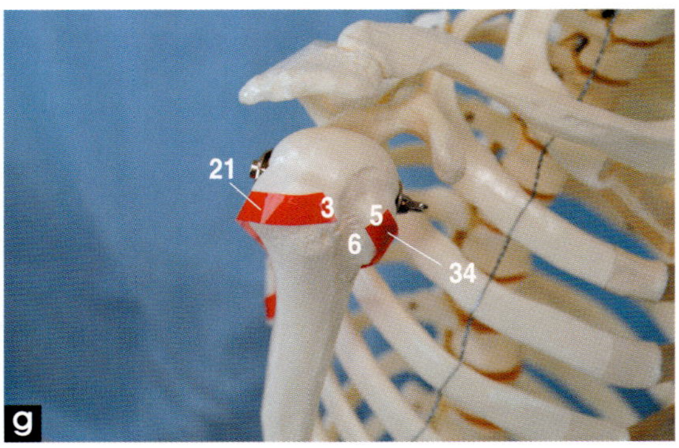


g. 위의 2개의 근육을 전외측 상방에서 본 것으로, 결절간 구(6)를 사이에 두고 마주보게 부착한다.

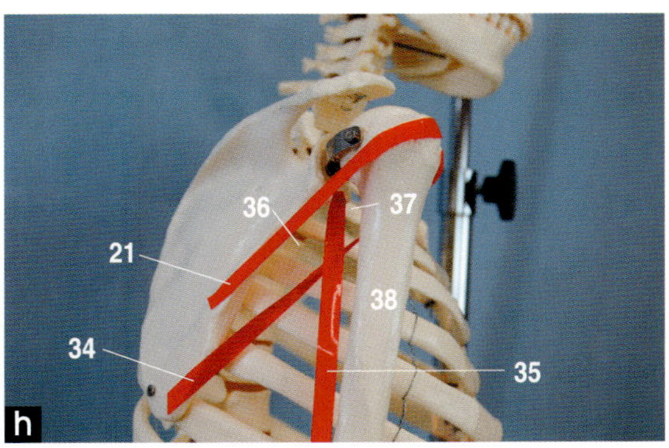


h. 어깨를 후방에서 보면, 액와 후방에 소원근(21)과 대원근(34)에 둘러싸인 영역이 존재한다. 이것을 후방사각강(내측 액와극, 외측 액와극)이라고 부른다. 더욱이 상완 삼두근(triceps brachii muscle)(35)이 이 사이를 종주하므로, 후방사각 강(quadri-lateral space)은 내측 액와극(36)과 외측 액와극(37)으로 나누어진다. 전자는 견갑골 외측연과 대원근(34), 소원근(21), 상완 삼두근 장두건(35)으로 둘러싸인 공간이고, 견갑 회전 동 · 정맥이 주행한다. 외측 액와극은 상완골(38)과 대원근(35), 소원근(21), 상완 삼두근 장두건(35)으로 둘러싸인 공간이고, 후상방 회전 동 · 정맥, 액와 신경이 주행한다. 이것들은 임상상 대단히 중요한 부위라 할 수 있다.

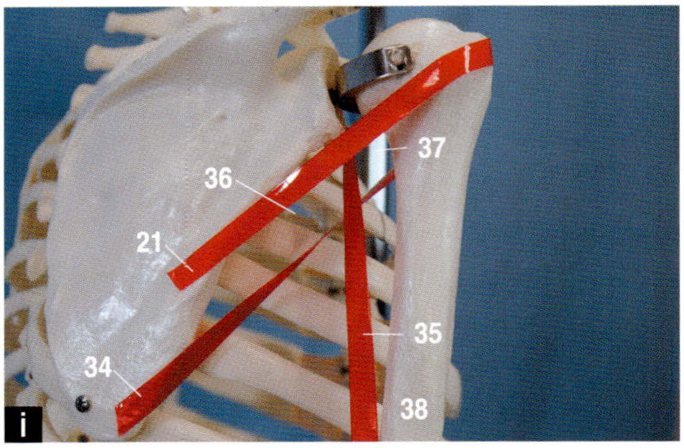


i. 후방사각 강을 외측 하방에서 접근하여 관찰한다.

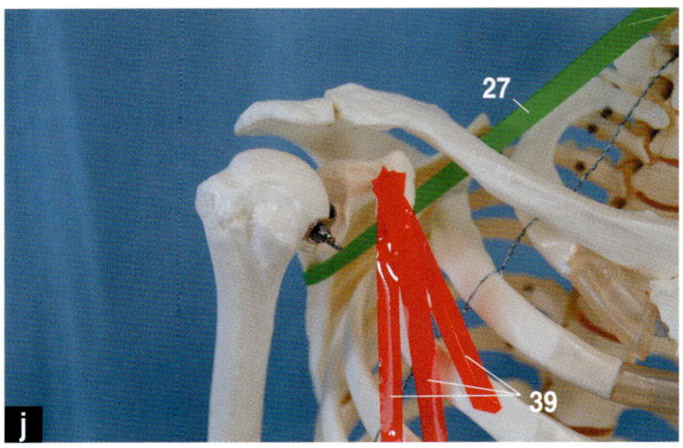


j. 소 흉근(39)(제3－5늑골 전연부터 오구 돌기)의 주행을 나타낸다. 이 근의 바로 아래를 쇄골하 동 · 정맥, 상완 신경총(27)이 주행한다. 따라서 소 흉근에 긴장을 높이는 자세(견관절을 과도하게 외전하는 경우)를 취하면, 혈관 · 신경이 압박되어 과외전 증후군(hyperabduction syndrome)을 띤다.

## 2 동적 관찰

### 오구 견봉 궁하(下) 극상근의 움직임을 이해한다

오구 견봉 궁하에 있는 극상관을 점유하는 극상근의 주행과 역할을 아는 것이 중요하다. 오구 견봉 궁하에는 골두 쪽에 관절낭이, 견봉 쪽에 견봉하점액낭이 있고, 그 사이에 극상근이 끼워진 구조이다.

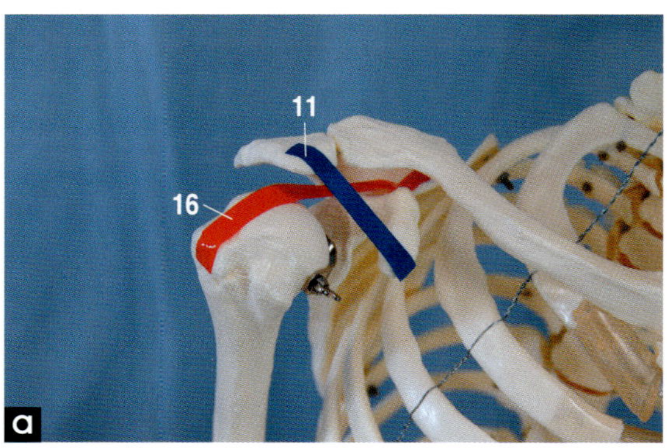


a. 극상와에서 대 결절에 이르는 극상근(16)의 작용으로는 하방으로 골두를 눌러내려, 대 결절을 회전시켜 견관절의 외전개시근으로 작용한다.

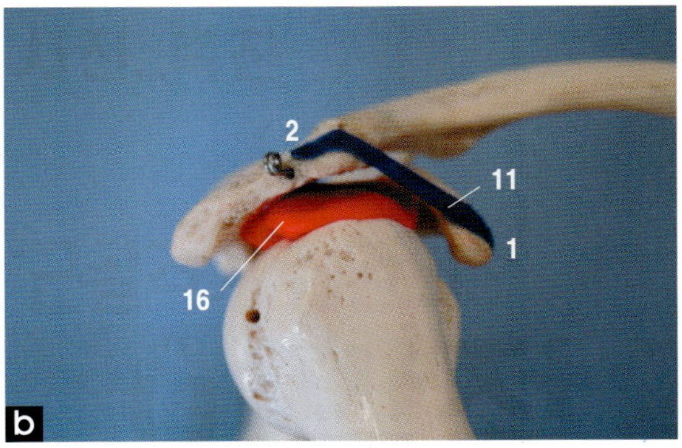


b. 오구 돌기(1), 오구 견봉 인대(11), 견봉(2)으로 오구 견봉 궁이 구성된다. 오구 견봉 궁은 대 결절과의 사이에서 기능적 관절을 구축한다. 즉 오구 견봉 궁을 외견상 관절 오목면, 대 결절을 외견상 관절 볼록면으로 오목하면, 이 사이에 기능적 관절이 형성된다. 이것을 제2견관절이라 부른다. 제2견관절에 병변이 있는 경우, 60~120° 자동 외전에서 통증이 발생한다. 이 60~120° 범위를 통증 궁(painful arc)이라고 부르고, 이 사이의 통증을 호소하면 회전근 개염, 견봉하 점액낭염, 대 결절 견열 골절을 의심한다.

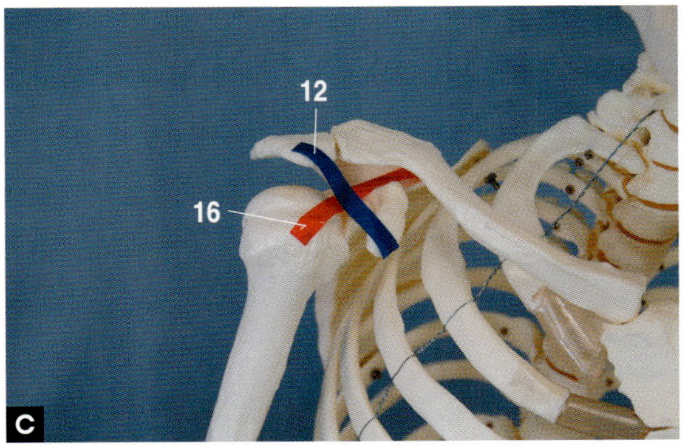


c. 오구 견봉 궁(12)과 극상근(16)이 부착하는 대 결절의 위치관계를 나타낸다. 이것은 견관절 내전위의 상태를 나타내고, 대 결절은 전방에 존재한다. 견관절 굴곡에 적합하다. 굴곡 시, 대 결절은 오구 견봉 궁 전방을 통과한다(전방 통로 : anterior path).

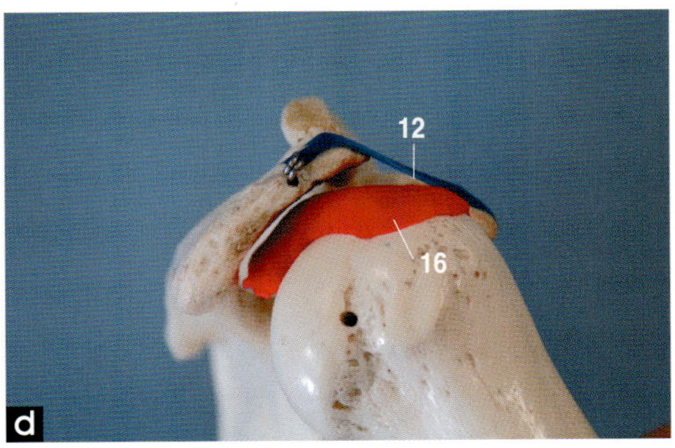


d. 견관절 내전위 상태를 확대하여 나타낸 것이다. 극상근 주행을 확인한다.

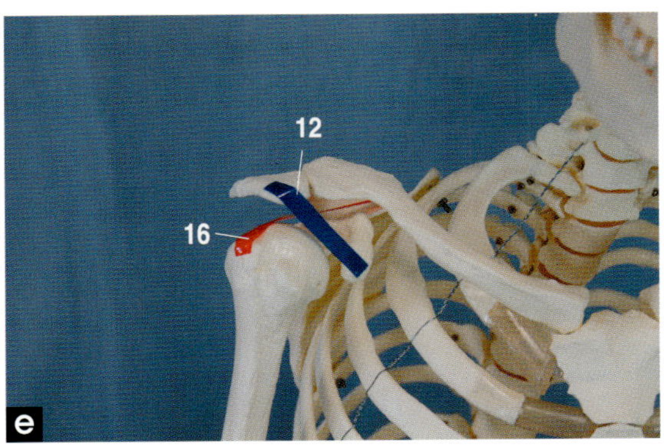


e. 견관절 외전위 상태에서 대 결절은 외측 후방으로 온다. 이 자세는 견관절 외전에 적합하다. 외전 시, 대 결절은 오구 견봉 궁(12)의 후방을 통과한다(후방 통로 : posto-lateral path).

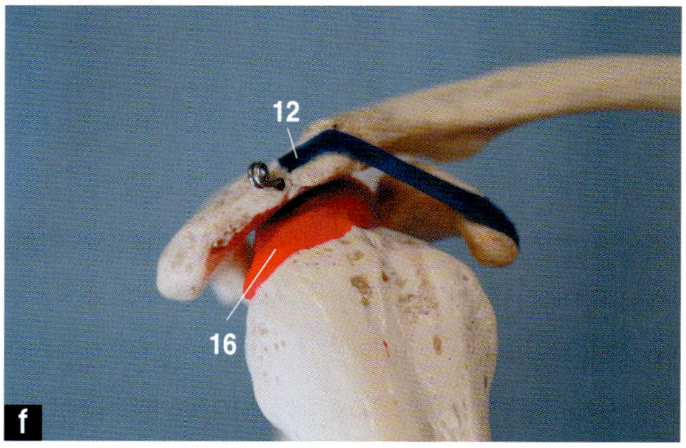


f. 견관절 외전위 상태를 확대하여 나타낸 것이다. 대 결절은 뒤쪽으로 이동하여 있는 것을 확인한다.

오구 견봉 궁으로 들어가는 대 결절 통로는 굴곡 시, 외전 시에 다르지만, 거상 시에 내회전위와 외전위의 중간을 통과하는 새로운 통로가 존재한다. 이것을 중간 통로(neutral path)라고 하고, 견갑골면(scapular plane)의 위를 이동하는 것이 된다. 이 통로는 임상상 대단히 중요하고, 제로포지션(zero position)에 이르는 면이기도 하다.

오구 견봉 궁과 대 결절 사이에 충분한 운동이 확보되지 않고 통증이나 충돌을 초래하는 상태를 '충돌 증후군(impingement syndrome)' 라고 한다.

## 제로포지션을 이해한다

견갑골면 위에서 견갑극(40) 축과 상완골(38) 축이 일치된 자세를 말한다. 머리 뒤에서 양손을 잡는 자세라고 할 수 있다. 이 자세는 견관절이 가장 안정되고, 주위 근육들의 활동이 적다. 임상적으로는 시술 후의 고정 자세나 견관절 탈구 시의 정복(reduction) 자세에 사용한다.

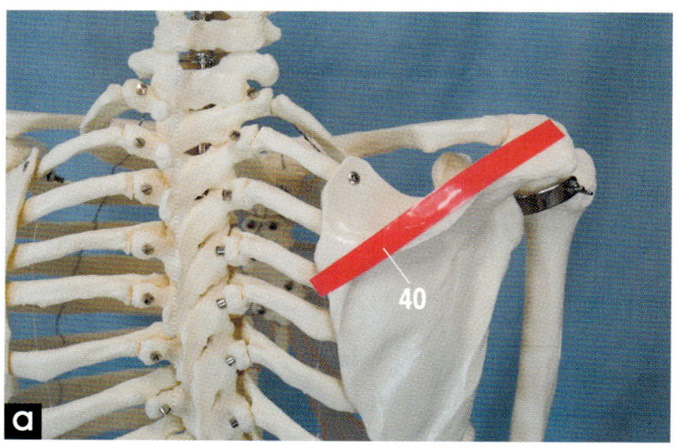


a. 견갑골의 1/3을 대각선으로 횡단하는 견갑극(40)이 견갑골의 움직임이나 위치를 관찰하는 데에 유효한 골 지표가 된다.

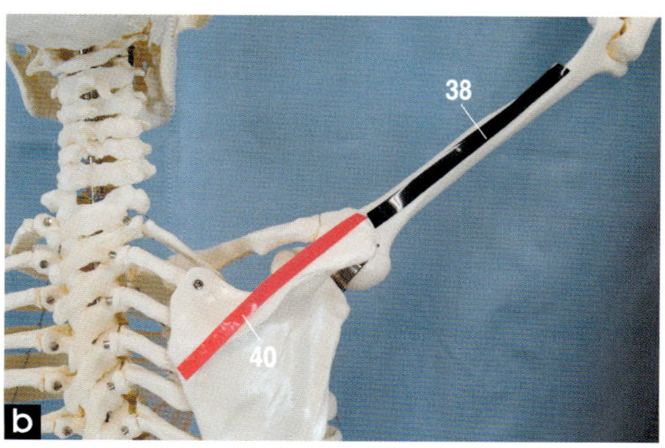


b. 제로포지션은 견갑극(40)(축)과 상완골(38)(축)이 일치된 자세를 말한다.

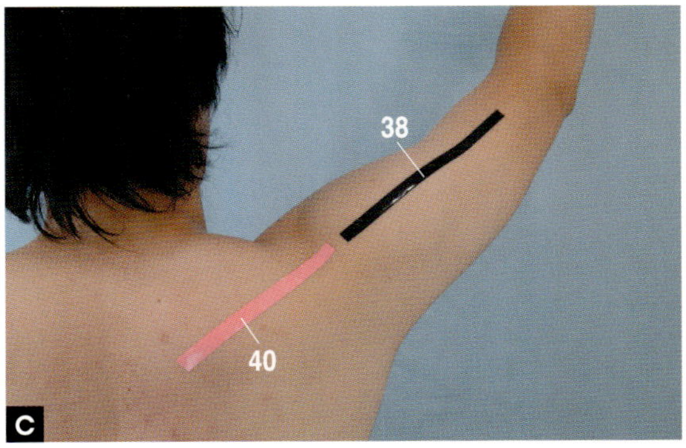


c. 체표에서 본 제로포지션을 나타낸다.

## ●● 극쇄각을 이해한다 ●●

극쇄각(41)은 어깨를 상방에서 본 경우, 견갑극(40)과 쇄골(13) 사이에서 만들어지는 각도를 말하며, 약 60° 이다. 보통 견갑골은 전액면에 대하여 약 30° 앞쪽을 향하고(견갑 평면), 쇄골은 견갑 평면에 대하여 약 60° 극쇄각을 이룬다. 이 극쇄각은 상지의 움직임에 따라서 발생하는 견갑골의 회전이나 쇄골의 경사, 축 회전에 따라 변화하고, 상지가 거상되면 극쇄각은 확대, 신전하여 축소된다. 이 현상을 '오구 쇄골 기전' 이라고 부르고, 미세조정은 오구 쇄골 인대(원추 인대와 능형 인대)에 의해 행해진다. 원추 인대는 극쇄각의 확대를 억제하고, 능형 인대는 극쇄각의 축소를 억제한다.

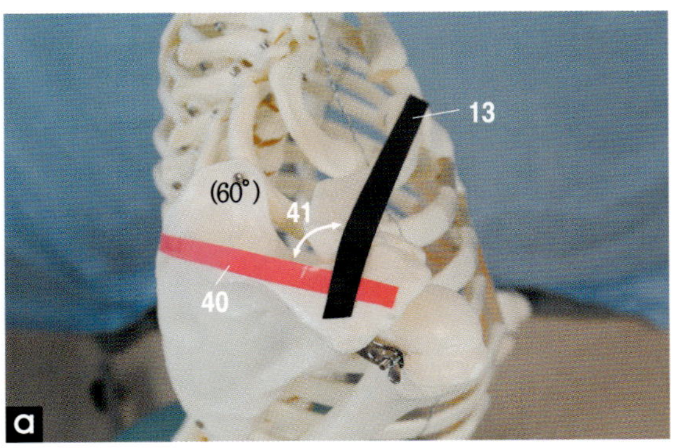


a. 상지 하수 시의 극쇄각(41)을 나타낸다.

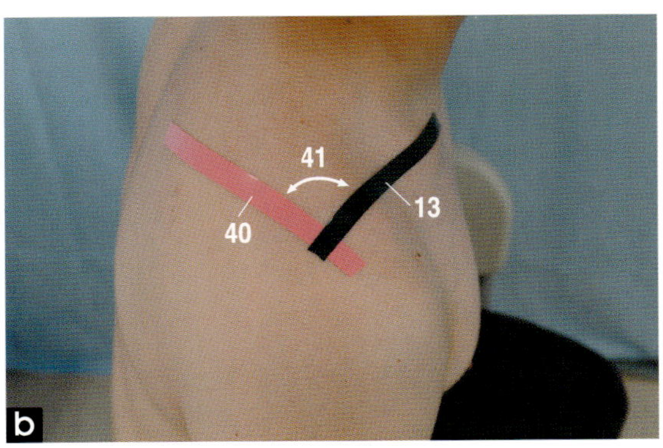


b. 체표에서 본 상지 하수 시의 극쇄각(41)이다.

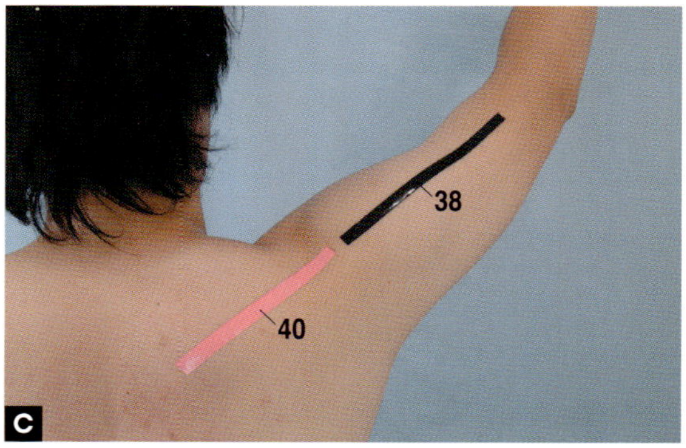


c. 견관절 거상을 후방에서 본다. 거상에 따라 극쇄각이 커진다.

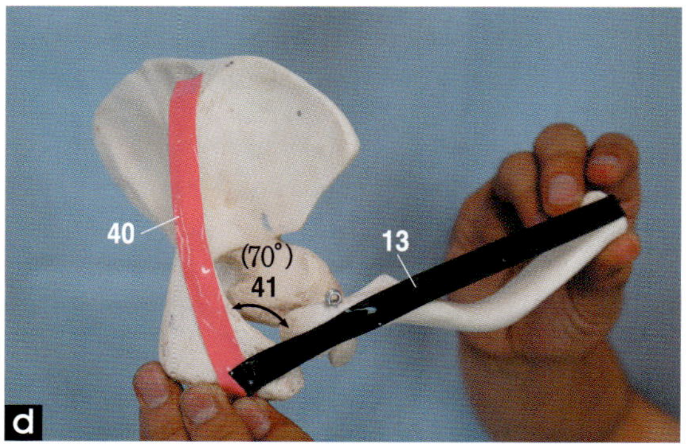


d. 견관절 거상 시 극쇄각(41)은 약 70°로 확대한다. 이것은 견갑골 상방 회전과 쇄골의 축 회전에 의해 발생한다. 이것들의 움직임이 정상으로 기능하지 않는 경우, 견관절 거상이 영향을 받는다.

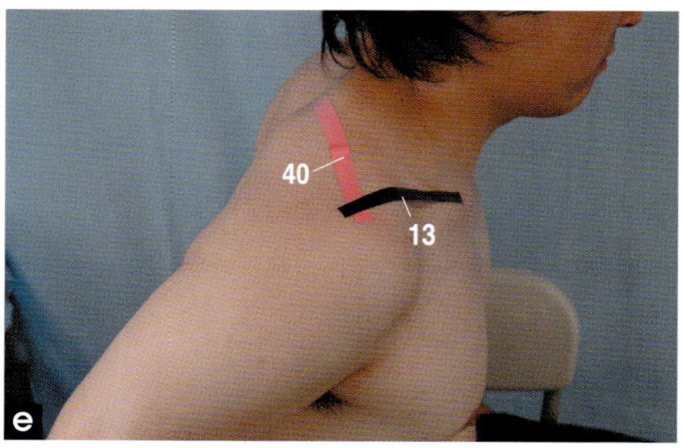


e. 견관절의 신전을 측면에서 본다. 신전에 따라 극쇄각이 축소한다.

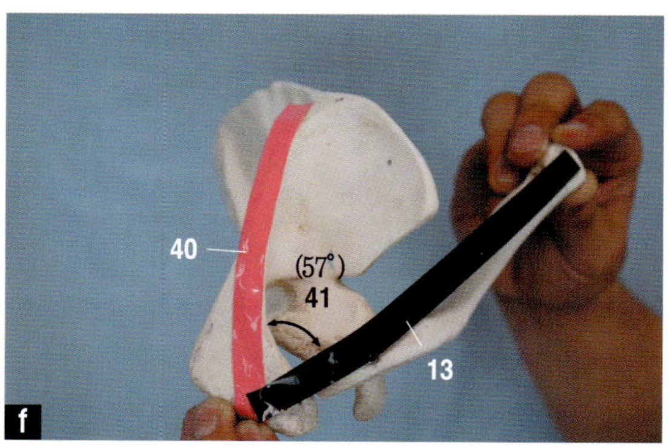


f. 견관절 신전 시 견갑골 하방 회전과 쇄골의 축 회전에 의해 극쇄각(41)이 약 57°로 축소한다.

# 2. 후 방

## 1 정적 관찰

### ◎◎ 견갑골의 위치를 이해한다 ◎◎

견관절을 후방에서 본 경우, 견봉에서 내측연에 이르는 견갑극(40), 상각(42), 하각(43)을 촉진할 수 있다. 또한 어깨 형태에서 승모근의 위축 유무를 관찰한다. 좌우 견갑골의 위치를 비교함으로써 익상 견갑골(winging scapula)(장흉 신경 마비) 등의 이상을 조사한다.

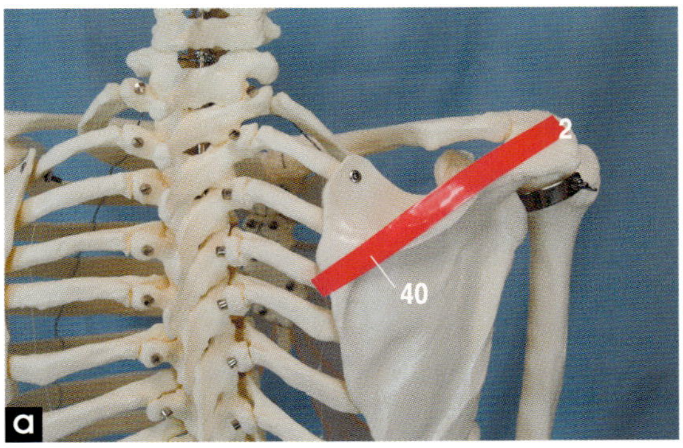


a. 견갑골을 후방에서 관찰한다. 견갑골 전체의 위치와 견봉(2)에서 견갑극(40)에 이르는 선과 그 기울기를 관찰한다.

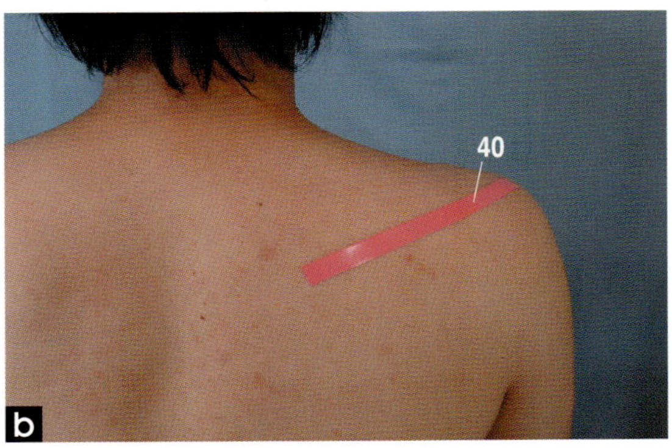


b. 체표에서 견갑극(40)의 위치를 이해한다.

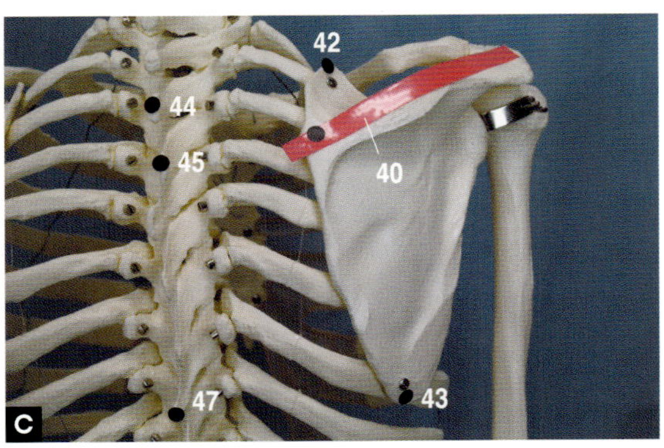


c. 흉추 극돌기에 대한 견갑골의 위치를 파악한다. 즉 제2흉추(44)와 상각(42), 제3흉추(45)와 견갑극 내측연(46), 제7–8흉추(47)와 하각(43)의 위치가 거의 같은 것을 이해하고, 체간에 견갑골의 위치를 확인한다.

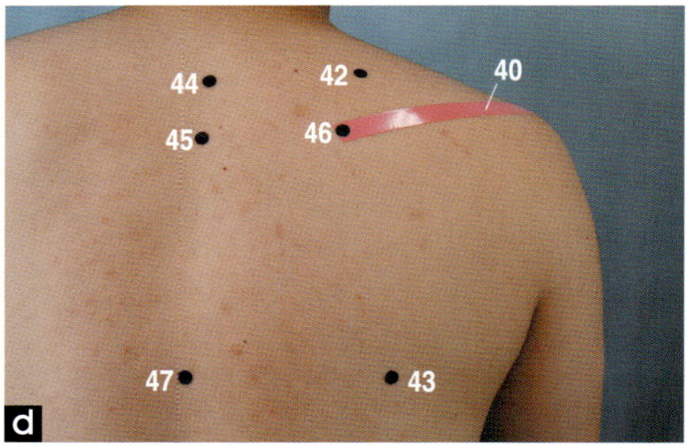


d. 체표에서 제2흉추(44)와 상각(42), 제3흉추(45)와 견갑극 내측연(46), 제7~8흉추(47)와 하각(43)의 위치가 거의 같은 것을 이해한다.

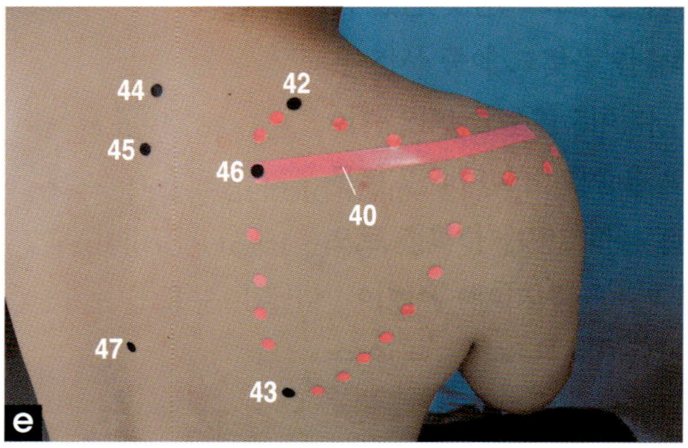


e. 상외측 후방에서 배부(dorsum)에 있어서 견갑골 전체의 위치를 나타낸다. 척주와 견갑골 내측연의 위치를 확인한다.

## 사변형 간극(후방사각 강)을 이해한다

후방사각 강(quadri-lateral space)은 견갑골 외측연(48), 상완골(38), 소원근(21), 대원근(34)으로 둘러싸인 영역을 말한다. 또한 후방사각강은 2개의 간극으로 나누어져, 견갑골 외측연과 대 · 소원근, 상완 삼두근 장두건(35)으로 둘러싸인 공간을 내측 액와극(36)이라고 한다. 회선 견갑 동 · 정맥이 주행한다. 한편, 상완골(38)과 대원근(34), 소원근(21), 상완 삼두근 장두건(35)로 둘러싸인 공간을 외측 액와극(37)이라고 하고, 후 상완 회선 동 · 정맥, 액와 신경이 주행한다. 만성화함에 따라서 증상은 견관절 후방으로 이동하고, 결과로 이 부위에 임상소견을 관찰할 수 있다.

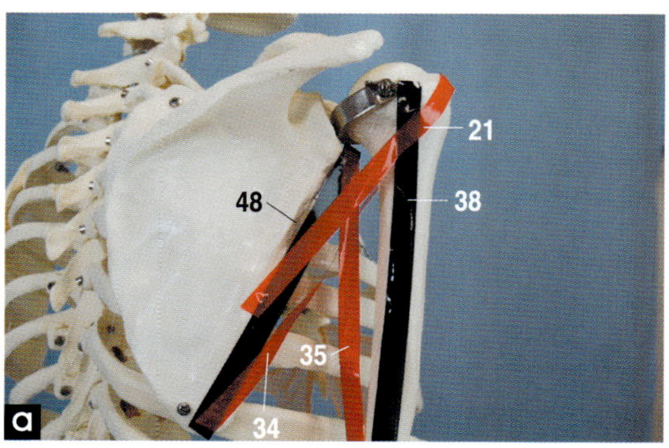


a. 견관절을 외측에서 본 것으로, 뼈로는 견갑골 외측연(48), 상완골(38)을, 근육으로는 소원근(21), 대원근(34), 상완 삼두근(35)을 관찰할 수 있다.

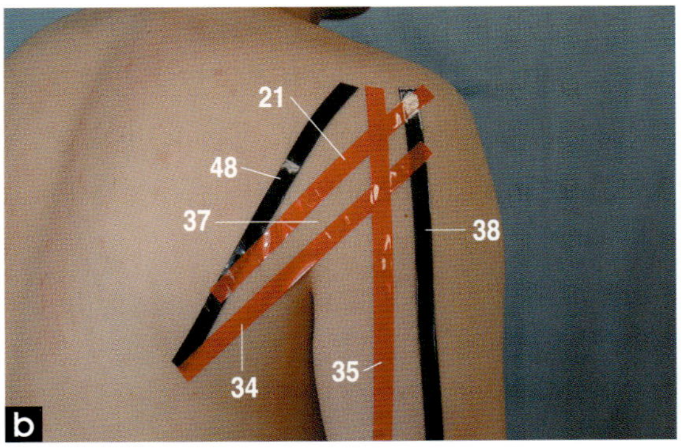


b. 체표에서 본 것으로, 후방사각강을 나타낸다. 후방사각강은 상완 삼두근 장두건(35)에 의해 내측 액와극(36)과 외측 액와극(37)으로 나누어진다. 전자에는 회선 견갑 동 · 정맥이 주행하고, 후자에는 후 상완 회선 동 · 정맥, 액와 신경이 주행한다.

## ●● 견갑 절흔을 이해한다 ●●

견갑극(40)을 기준으로 극상와의 중앙에서 약간 외측에 견갑 절흔(scapular notch)(49)이 있다. 이 부위는 견갑상 신경이 주행하고, 횡인대와의 사이에서 압박되는 경우가 있다. 이 경우에는 극상근, 극하근에 근위축이 발생하고, 특히 극하근에 뚜렷하게 나타난다.

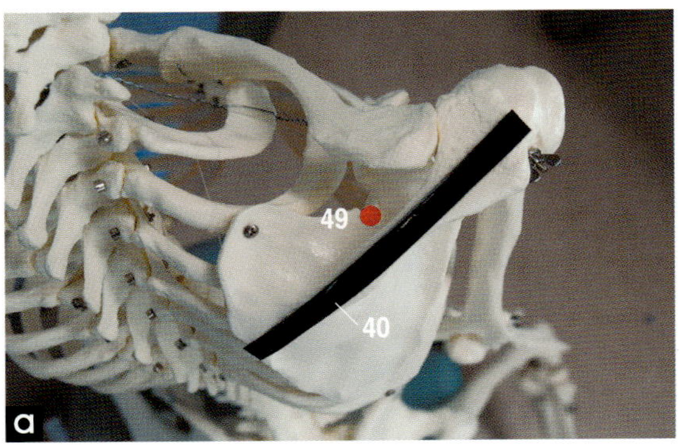


a. 견갑 절흔(49)이 견갑극(40)의 바로 위에 있는 것을 관찰한다. 여기를 견갑상 신경이 주행하며, 지배근은 극상근, 극하근이다.

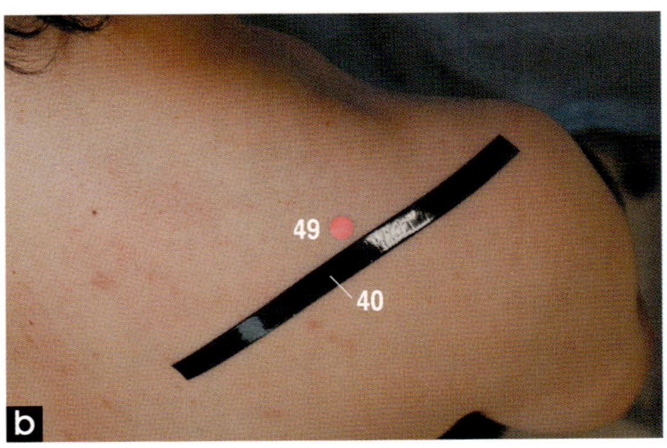


b. 체표에 나타나는 견갑 절흔(49)의 위치이다.

## ◎◎ 후방에서 본 견관절 압통점 ◎◎

후방에 보이는 압통점을 조사한다. 후방에 세 군데가 있는데, 그 의의를 이해한다.

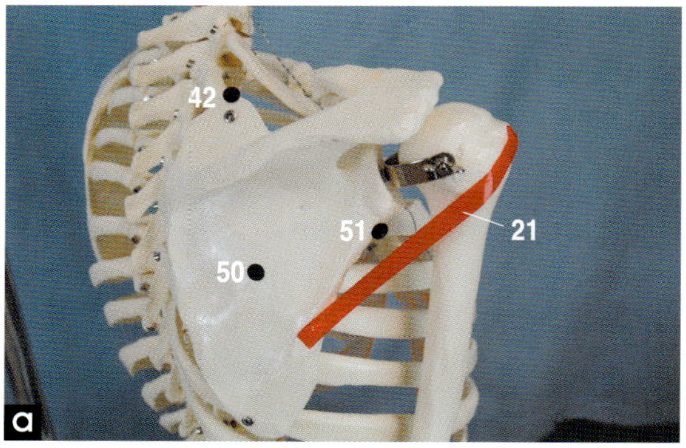


a. 골 지표에서 본 압통점
견관절 후방에서는 소원근(21)의 근위에 압통점이 나타나기 쉽다.
- 후방사각 강(51) : 해부학적 관계에서 액와 신경, 상완 · 견갑 회선 동맥 등이 압박되고, 삼각근에 증상이 보인다.
- 극하 와(infraspinatus fossa/IS)(50) : 극하근이 있고, 견갑상 신경이 지배한다. 신경의 자극증상에 따라 압통점이 발생하기 쉽다.
- 견갑골 상각(superior angle/SA)(42) : 견갑거근이 정지되고, 어깨결림을 호소하는 부위로 유명하다. 이 부위에 압통 · 비후가 있으면 상각 점액낭염, 견갑거근 과용 증후군(overuse syndrome)이 의심한다. 또한 이 근을 견갑배 신경이 관통하므로, 압박에 의해 능형근의 위축, 긴장이나 배부통이 발생한다. 중요한 치료점도 된다.

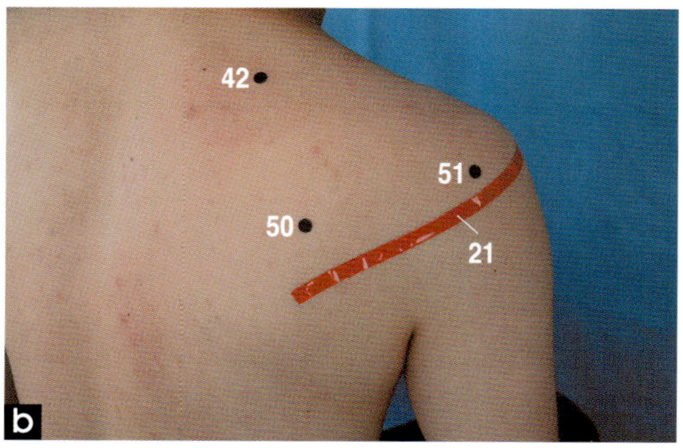


b. 체표에서 본 세 군데의 압통점을 나타낸다.

## ◎◎ 액와를 형성하는 근을 이해한다 ◎◎

액와 전벽은 대 흉근(14), 후벽은 광배근, 대원근(34), 견갑하근으로 구성된다. 또한 상지를 거상하면 액와(52)에 관절낭하강, 골두를 만질 수 있다.

액와 동맥, 정중 · 척골 신경을 확인한다. 또 액와 주위의 근 긴장, 골두의 위치, 상완골의 움직임에 연동하는 골두의 움직임을 관찰한다.

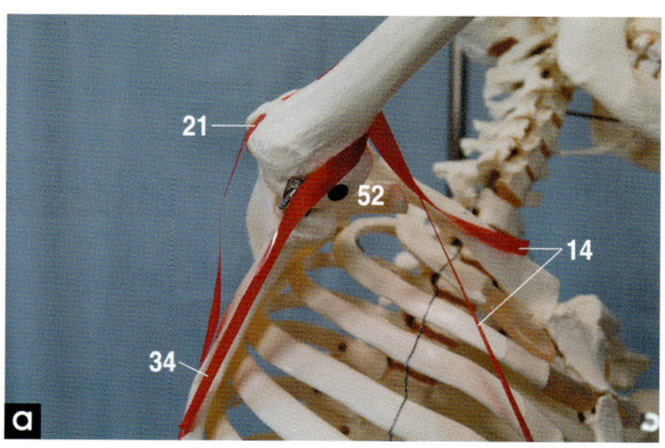


a. 액와 전벽은 대 흉근(14)으로, 후벽은 소원근(21), 대원근(34), 광배근으로 구성된다. 액와(52)에서 상완골 골두를 만질 수 있다.

## 2 동적 관찰

### 견갑골의 여섯 가지 주요 움직임 6패턴을 이해한다

견갑골의 기본적인 움직임으로서, 상방 회전-하방 회전, 내전-외전, 거상-하제의 세 가지 유형이 있다. 상지의 움직임을 관찰하면서 체표에서 견갑골의 움직임을 추측 가능하도록 한다.

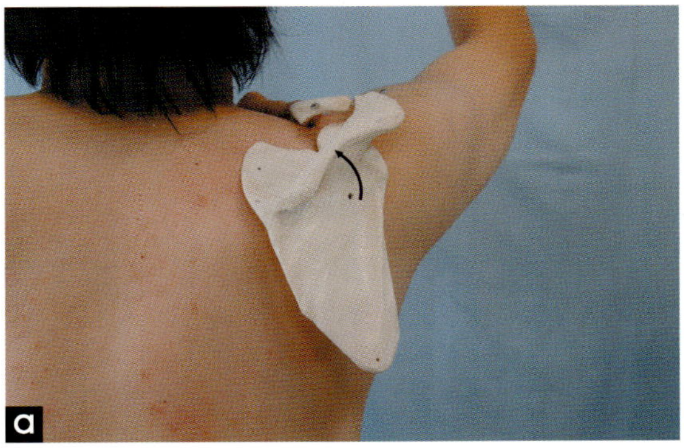

a. 상방 회전 : 견관절 거상 시에 보인다.

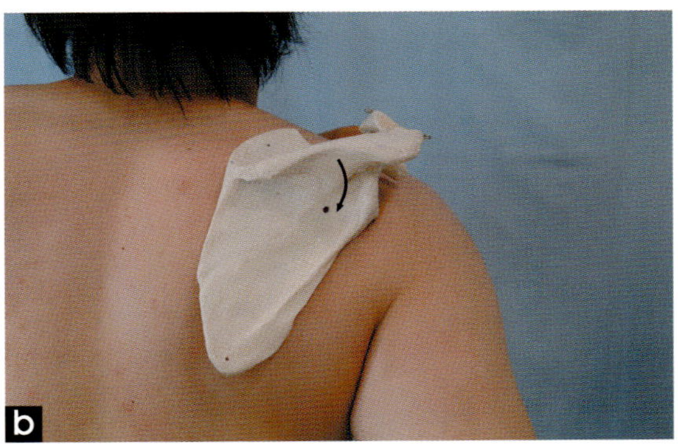

b. 하방 회전 : 견관절 신전 시에 보인다.

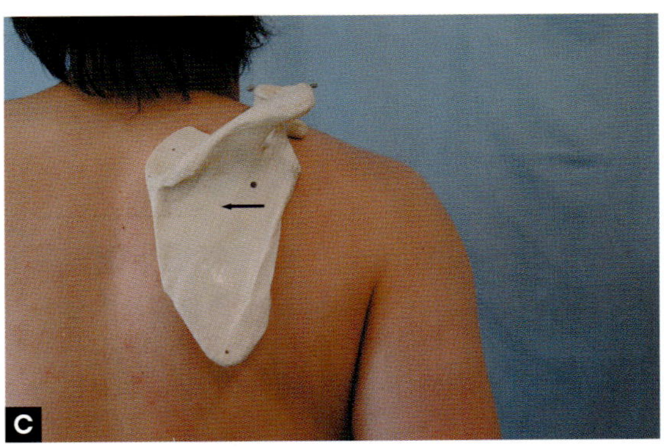

c. 내전 : 견관절 신전 시에 보인다.

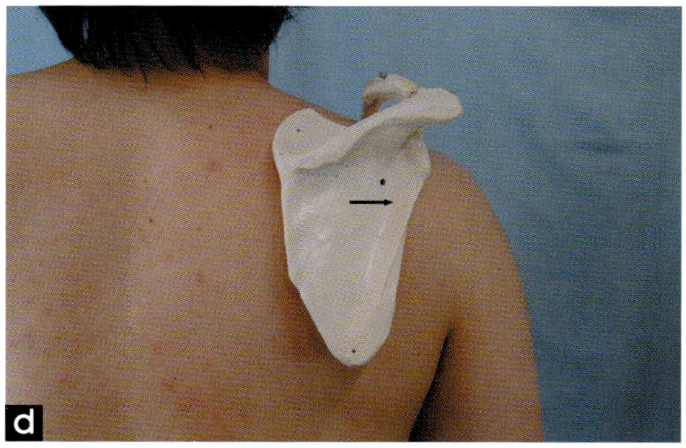

d. 외전 : 견관절 거상 시에 보인다.

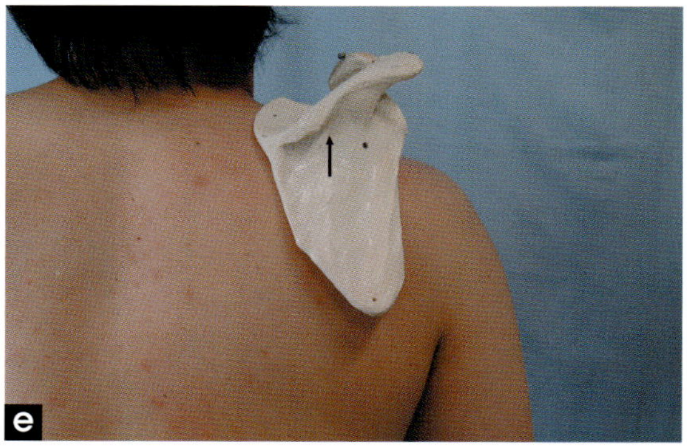

e. 거상 : 견관절 거상 시에 보인다.

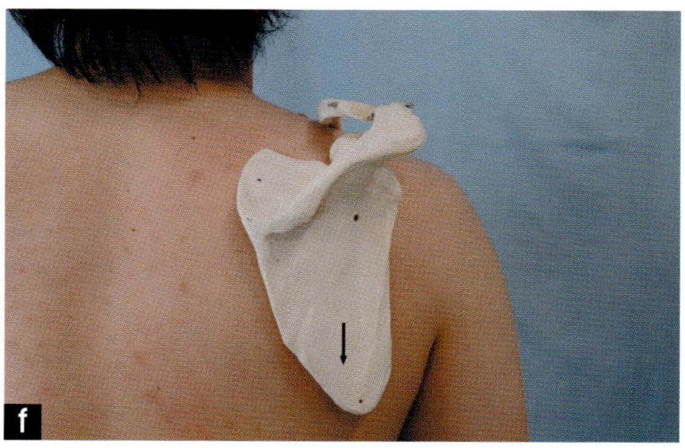

f. 하제 : 견관절 신전 시에 보인다.

## 견갑 상완의 리듬을 이해한다

상지를 거상한 경우, 견갑 상완 관절과 견갑골에서 그 움직임의 비(比)는 어떻게 되어 있는지, 또한 정상 시의 상호 협조 리듬을 확인한다. 반드시 좌우를 비교하면서 관찰하는 습관을 익힌다. 상완 거상에 따라 견갑골이 움직이기 시작하기까지의 정지기(setting phase)의 의미를 이해한다.

### 견갑 상완 리듬

상지를 거상할 때, Codman은 견갑골과 상완골 간에는 협조된 일정 리듬이 보인다고 하고, 이것을 '견갑 상완 리듬(scapulo-humeral rhythm)' 이라고 부른다. 또한 Inman은 전방 거상 60°, 측방 거상 30° 이후에 견갑 상완 관절과 견갑골 회전의 비가 항상 2 : 1로 변한다고 제시하였다. 전방 거상 60°, 측방 거상 30°까지는 견갑골이 흉곽에 고정되어 있고, 이를 정지기(setting phase)라고 부른다.

### ○○ 배부의 근육들을 이해한다 ○○

배부에서 관찰할 수 있는 모든 근육들을 촉진하고, 근 수축을 확인한다. 특히 좌우 차를 포함하여 이해한다.

참고문헌

Codman EA : The shoulder, Thomas Todd, Boston, 1934

Inman VT, Saunders JB et al : Observation on the function of the shoulder joint. J Bone Joint Surg **26** : 1-30, 1944

# 대표적인 검사

## 1 극상근 촉지법

### 방 법

① 대 결절 주위에 손가락을 댄다. ② 이 상태에서 견관절을 신전한다. ③ 견봉 바로 아래에 있는 극상근을 만진다.

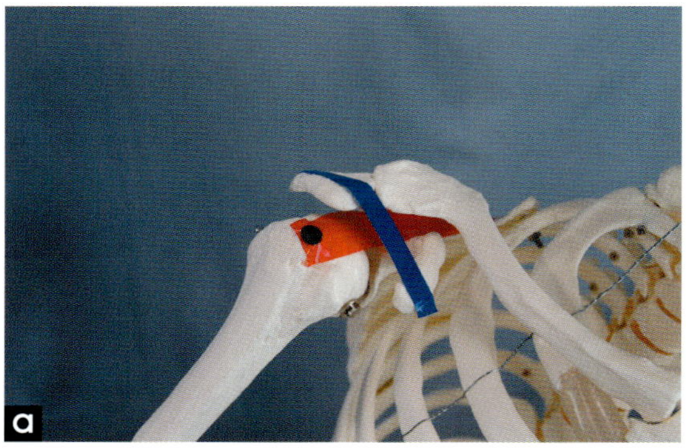

a. 관절 열극 후방에서 견봉 바로 아래에 있는 대 결절을 만진다.

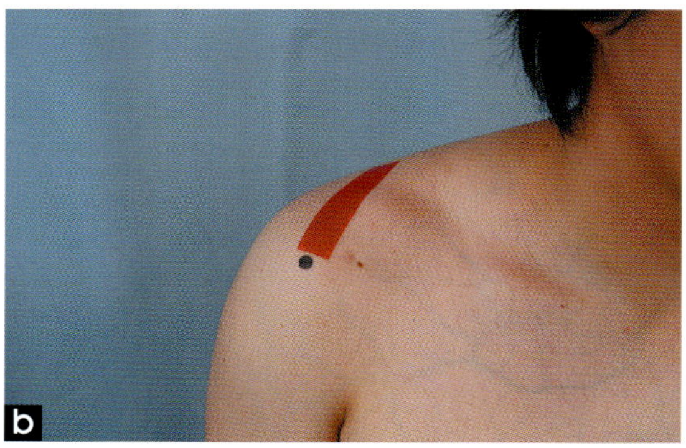

b. 체표에서 그 부위를 나타낸다.

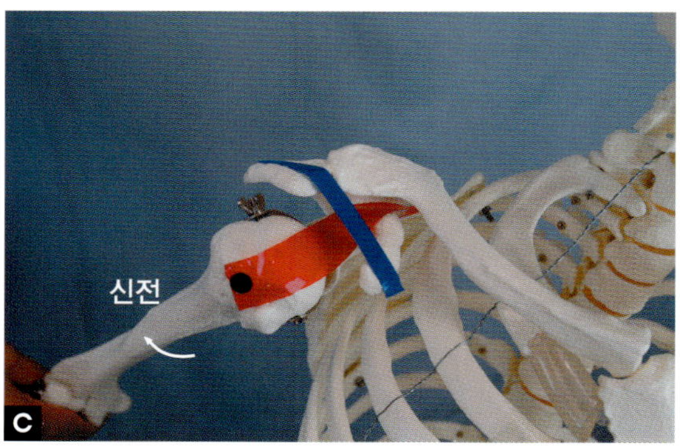


c. 그 부위에 손가락을 대어 견관절을 신전한다.

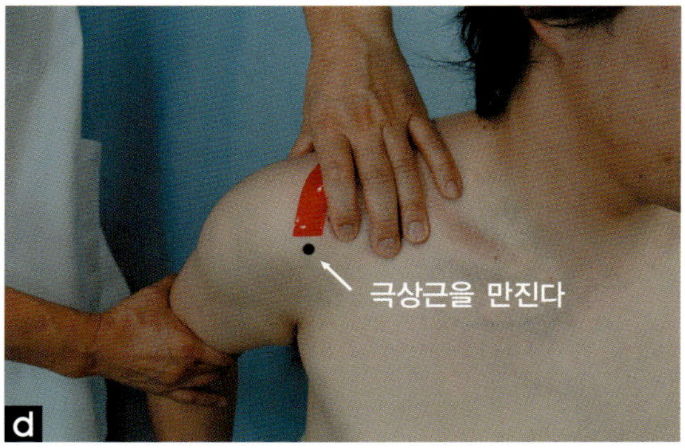


d. 체표에서 그 방법을 나타낸다.

**의 의**

극상근이 파열하면, 이 부위에 함몰이 촉진된다.

**● 신전한다**

신전하면 대 결절을 전방에서 촉진할 수 있고, 이 부위에 부착하는 극상근을 용이하게 촉진할 수 있다. 회전근 개 손상이나 파열이 있으면, 이 부위에 함몰 또는 신전에 의해 마찰음(crepitus)을 만질 수 있다.

## 2 극상근건염(supraspinatus tendinitis) 검사

**방 법**

① 어깨 90° 외전위, ② 하방에 저항, ③ 통증, 마찰음을 호소한다.

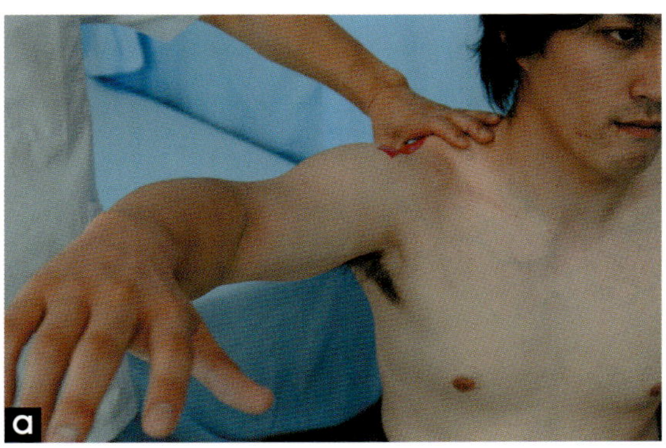


a. 견관절을 90° 외전시켜 증상을 확인한다.

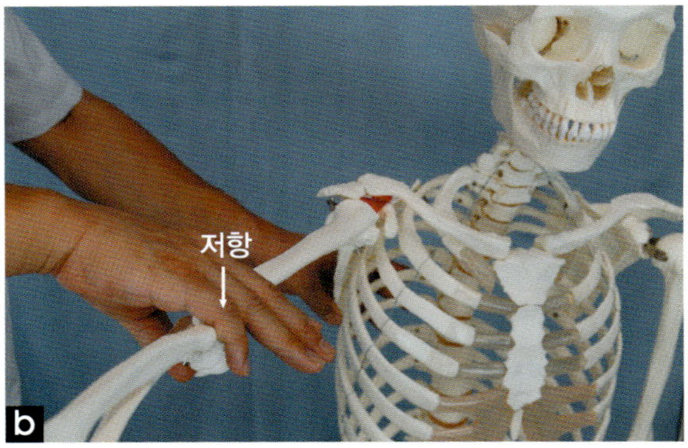


b. 견관절을 90° 외전위로 하방에 저항을 가한다.

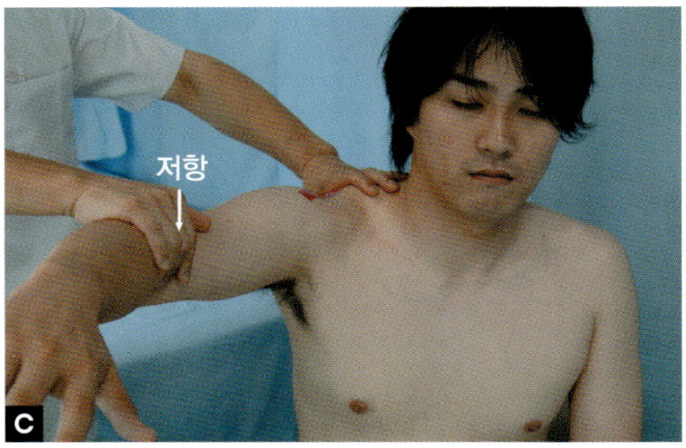


c. 체표에서 실제로 저항을 가한 곳을 표시한다.

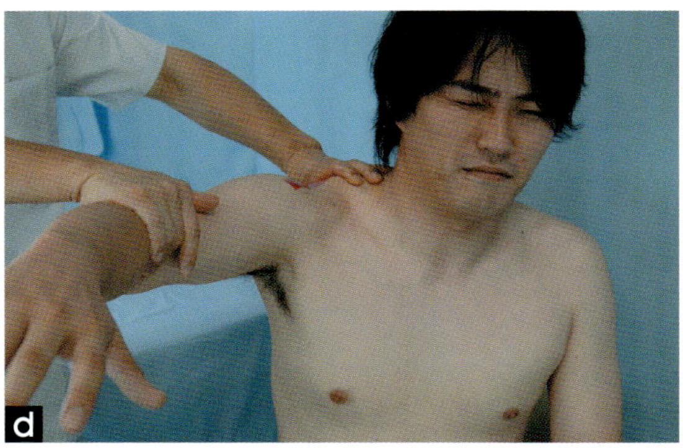


d. 체표에서 저항을 가하면, 건염이 있으면 팔이 떨어진다.

**의 의**

극상근건염(supraspinatus tendinitis), 견봉하 점액낭염(subacromial bursitis)이 있으면 통증 발생한다.

**● 도피성**

제2견관절부에 어떠한 병변이 있는 경우, 60~120° 외전(통증 궁 : painful arc)에서 통증을 호소한다.

## 3 충돌 검사(impingement test)

극상근건염, 견봉하 점액낭염이 있으면 통증이 발생한다.

참고문헌 Post M : The Shoulder : Surgical and Nonsurgical Treatment, 2nd Ed, Lea & Febiger, Philadelphia, in press

## 4 니어의 충돌 검사(Neer's impingement test)

### 방 법

① 견갑골(견봉)을 손으로 꽉 잡아 고정한다. ② 손바닥을 아래로 하여(내전위), 수동적으로 상지를 최대 거상한다. ③ 상지 거상에 의한 압박으 통증이 발생한다.

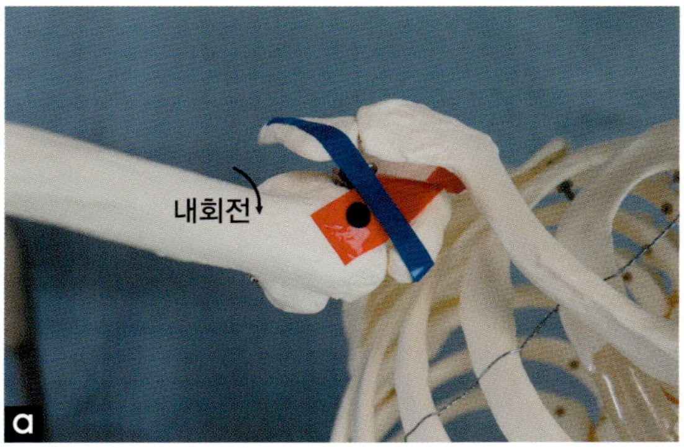


a. 견관절 내전위에서 상지를 수동적으로 거상하였을 때의 모양을 나타낸다.

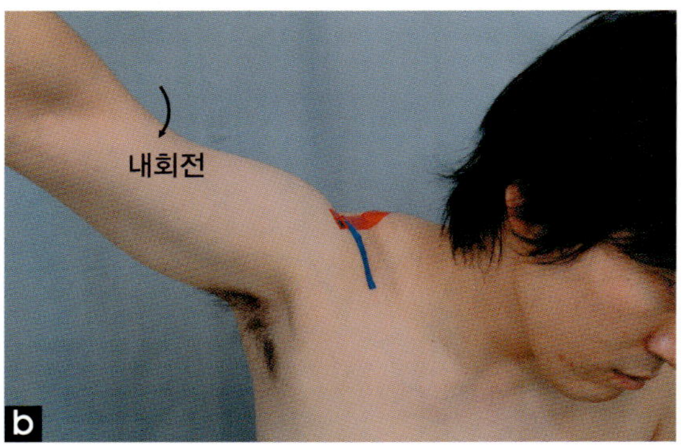


b. 체표에서의 자세를 나타낸다.

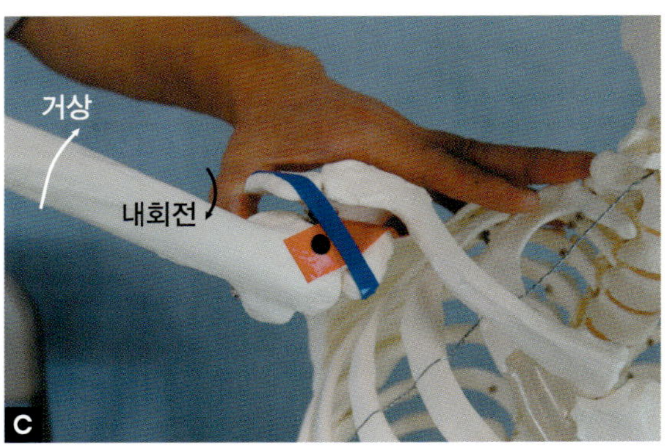


c. 견갑골을 고정하고 견관절 내전위에서 상지를 수동적으로 거상하여 압박을 준다.

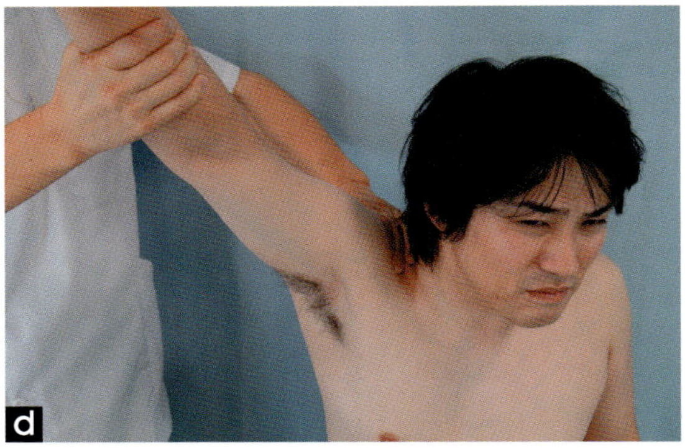


d. 체표에서의 자세를 나타낸다.

## 의 의

회전근 개 파열로 견관절이 불안정하게 되어 있는 경우는 양성으로 나오기 쉽다.

참고문헌 Neer CS, Welsh RP : The shoulder in sports. Ortho Clin North Am **8** : 583-591, 1977

**● 충돌 징후**

한쪽 손으로 견갑골을 누르고, 수동적으로 내전위로 한 상완을 거상하면 통증이 발생하는 현상을 말한다.

**● 견관절 내전위**

① 극상근이 오구 견봉 인대에서 압박을 받기 쉬운 자세이고, 마찰(충돌)에 의해 통증 · 마찰음을 확인할 수 있다.

② 상완을 외전위로 하여 같은 검사를 하고, 양자간에서 통증 발생에 차이가 있는(내전 시에 양성, 외전 시에 음성) 것을 관찰한다.

①, ②의 통증 발생 차이를 확인하는 것이 중요하다고 할 수 있다.

**● 압박**

환지 거상 시, 대 결절과 견봉 전부를 충돌시켜 판정하는 것이 핵심이다. 즉 손바닥을 반드시 아래로 향하게 한다.

참고문헌 信原克哉：肩—その機能と臨床，第3版，p98-100，医学書院，2001

# 5 호킨스 충돌 검사(Hawkins' impingement test)

## 방 법

① 견관절 90° 외전, 주관절(팔꿈치) 90° 굴곡위로 한다. ② 시술자가 수동적으로 견관절을 내전한다. ③ 대 결절 주변에 통증을 호소한다.

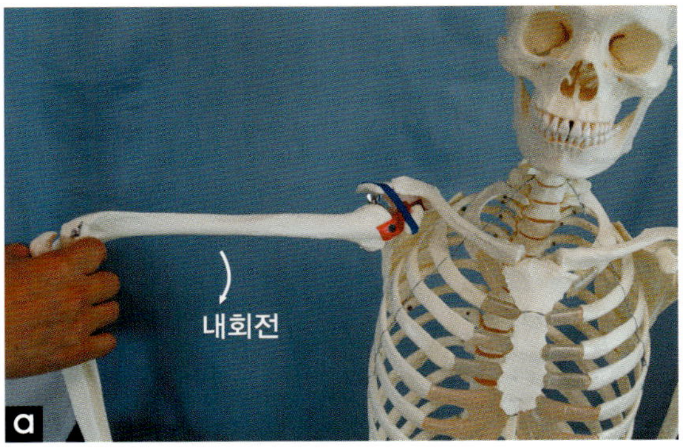


a. 견관절을 90° 외전 · 내전위로 한다.

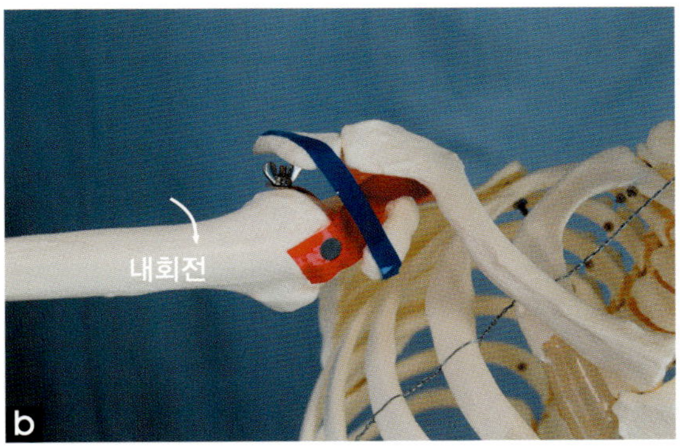


b. 이 자세에서 견관절에 더욱 강하게 내회전한 후, 통증 유무를 확인한다.

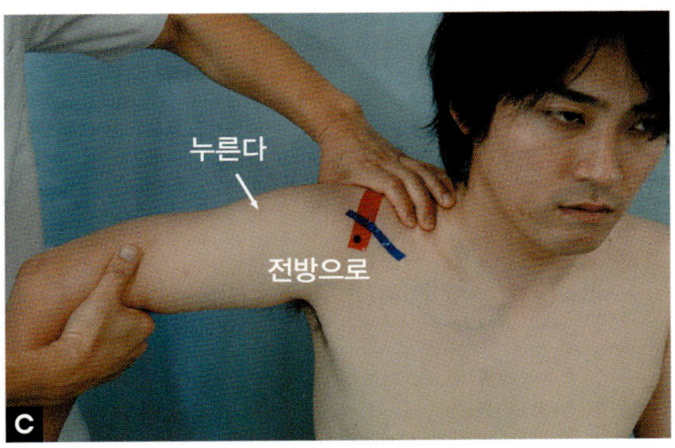


c. 체표에서의 자세를 나타낸다. 다른 쪽 무지로 상완골 근위 끝을 전방으로 누르면 압박이 커지고, 통증이 발생한다.

참고문헌 信原克哉：肩—その機能と臨床，第3版，p98-100，医学書院，2001

## 의 의

회전근 개 파열, 견관절이 불안정한 경우에는 양성이 되기 쉽다.

### ● 내전 강제

극상근이 오구 견봉 인대에 닿아 통증 · 마찰음이 발생한다.

## 6 제로포지션 검사(zero position test)

### 방 법

① 상지를 수동적으로 제로포지션 위치에 둔다(손바닥은 시상면에 있음). ② 주관절 굴곡위로 회전을 가한다. ③ 어깨에 통증을 호소한다.

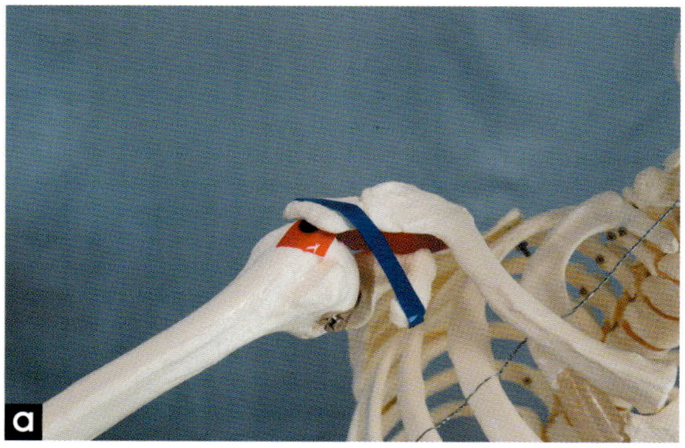


a. 제로포지션으로 어깨를 유지한다.

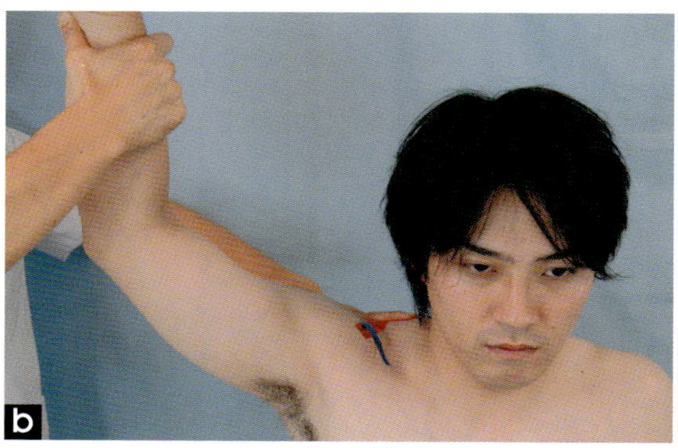


b. 체표에서의 자세를 나타낸다.

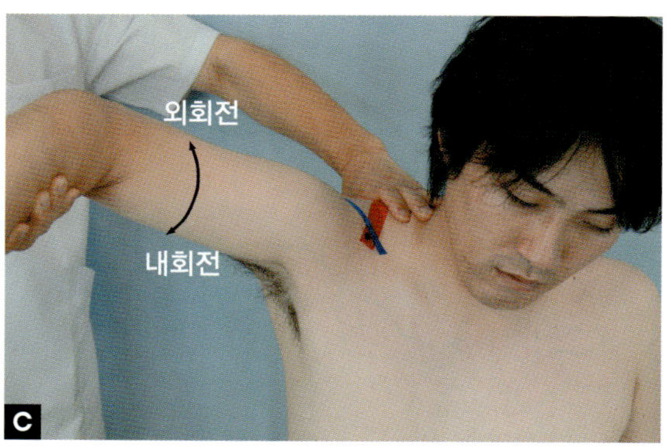


c. 제로포지션에서 주관절을 90° 굴곡하고, 견관절을 내 · 외회전하여, 통증의 유무를 조사한다.

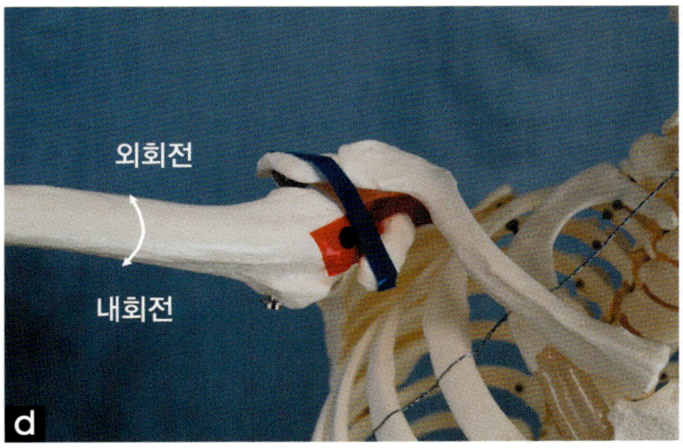


d. 이 때의 극상근과 오구 견봉 인대의 위치를 나타낸다.

## 의 의

이 검사는 견갑하 점액낭염이 있을 때에 양성이 된다.

참고문헌 信原克哉：肩—その機能と臨床，第3版，p98-100，医学書院，2001

**● 견관절의 내 · 외회전**

대 결절부에 손가락을 대고 견관절을 내 · 외회전하면, 외회전 시에 통증을 호소하고, 내회전 시에는 관절내 압력이 제거되어 통증이 경감한 경우는 견갑하 점액낭염이 의심되지만 회전근 개 손상을 증명하는 것은 아니다.

# 7 다우반 징후(Dawbarn's sign)

## 방 법

① 대 결절부에 국한된 통증 · 압통을 확인해 댄다. ② 거기에 손가락을 둔다. ③ 그 자세에서 견관절을 외전하면 국소통이 소실된다.

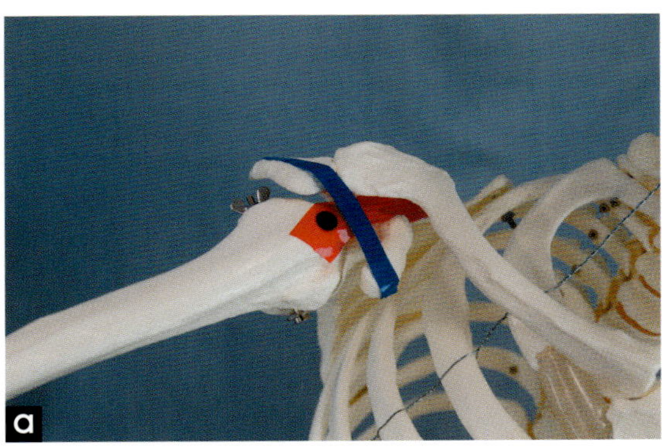


a. 대 결절부에 국한된 통증 · 압통을 확인해 둔다.

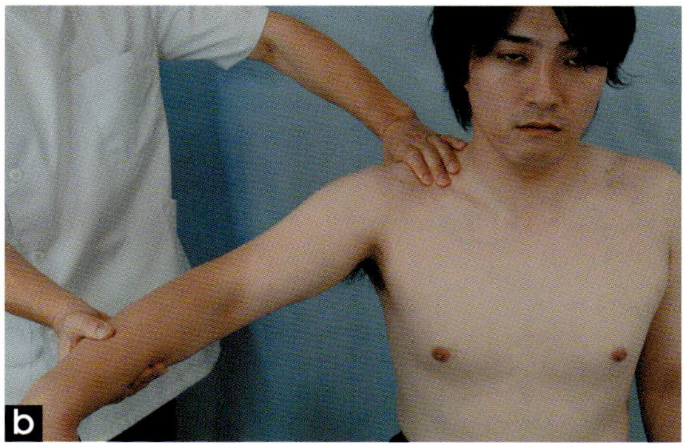


b. 체표에서 그 모습을 나타낸다.

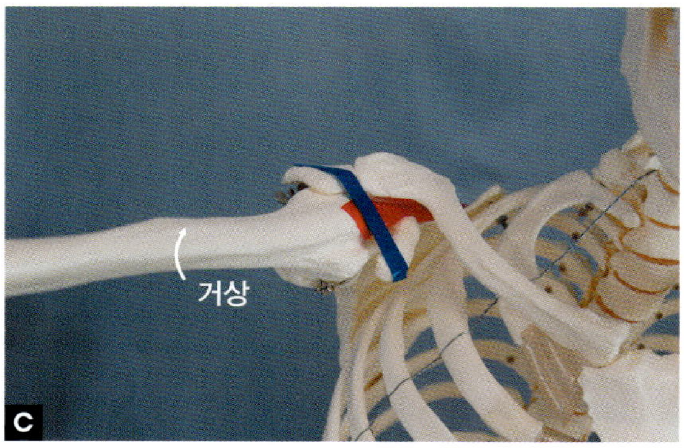


c. 손바닥을 아래로 하여 상지를 거상하면 통증이 소실된다.

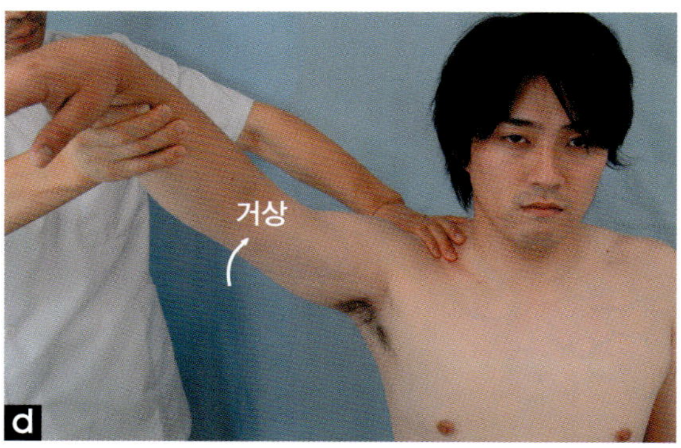


d. 체표에서 그 모습을 나타낸다.

## 의 의

이 검사로 통증 궁(painful arc : 60~120° 외전) 내의 증상 발생과, 통증 궁 외의 증상 소실을 확인한다. 통증 궁 내에서 통증이 있고, 통증 궁 외에서 통증이 소실되면 극상근건염과 견봉하 점액낭염을 의심할 수 있다.

참고문헌 Dawbarn RHM : Subdeltoid bursitis. A Pathogenomic sign for it's recognition. Boston Med Surg J **154** : 691-692, 1906

### ● 통증 소실

극상근건염과 견봉하 점액낭염인 경우, 통증 발생은 통증 궁에서 발생한다. 이 검사는 이러한 특징을 응용한 것이고, 통증 궁을 넘는 120° 이상으로 상지를 거상하면, 통증 부위가 오구 견봉 인대로 이행하기 때문에 증상이 소실된다.

## 8 상완 낙하 검사(drop arm test)

### 방 법

① 수동적으로 견관절을 90° 외전위로 유지한다. ② 손을 천천히 뗀다. ③ 상지가 떨어진다.

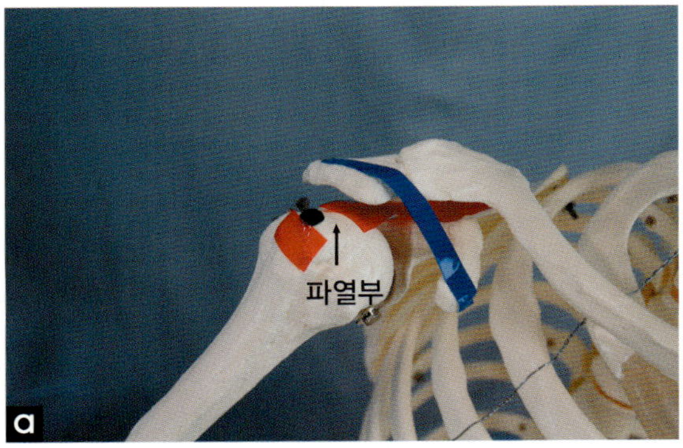


a. 수동적으로 견관절을 90° 외전위로 유지한다.

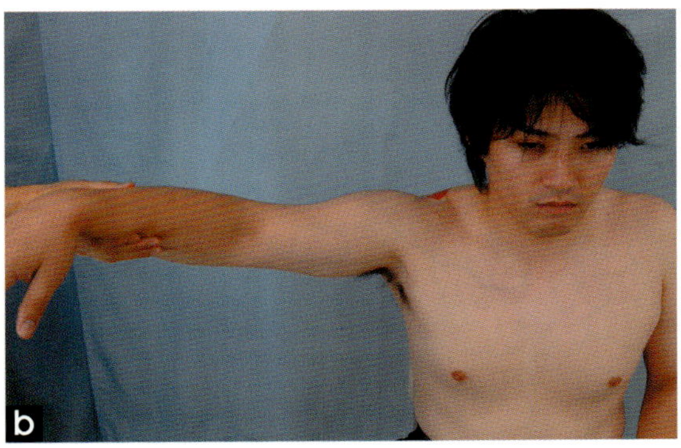


b. 체표에서 그 모습을 나타낸다.

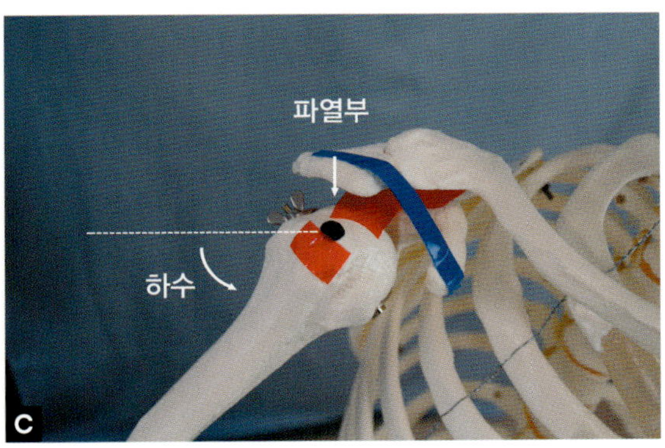


c. 피검자의 손을 천천히 뗀다.

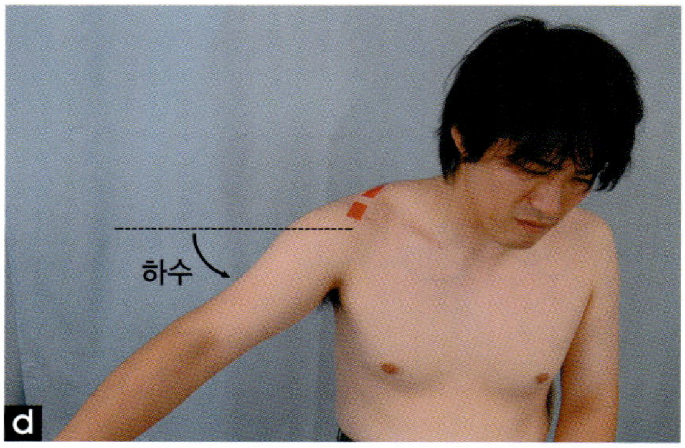


d. 체표에서 상지가 떨어지는 모습을 나타낸다.

## 의 의

이 검사가 양성인 경우는 회전근 개 파열을 의심한다.

참고문헌 Codman EA : The shoulder, Thomas Todd, Boston, 1934

● **천천히 뗀다**

회전근 개 파열이 의심되는 경우, 피검자의 불안을 고려하여 격렬한 검사를 행하지 않는다.

● **상완 낙하**

극상근 단독으로의 견관절 외전은 30~40° 정도이다. 90° 외전 정도부터 손을 떼면 상지를 유지할 수 없게 되고 처진다.

# 9 스피드 검사(speed test)

## 방 법

① 주관절 신전, 전완 회외위로 한다. ② 견관절 굴곡에 대하여 저항을 가한다. ③ 결절간 구에 통증을 호소한다.

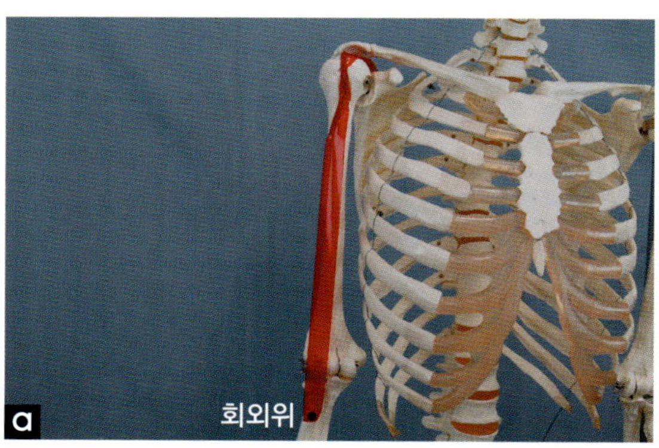


a. 전완 회외위에서 상완 이두근 장두의 주행을 나타낸다.

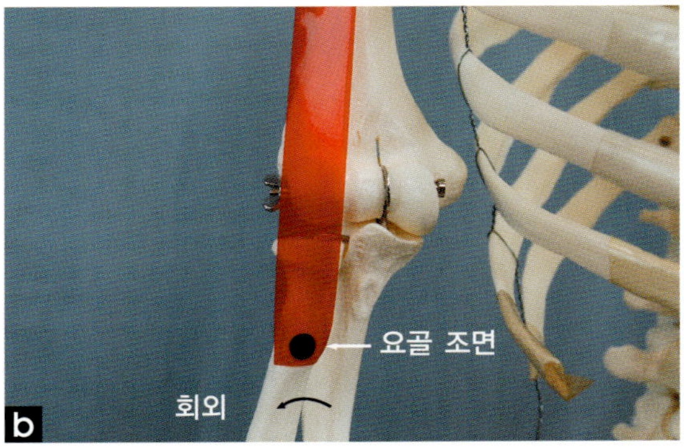


b. 상완 이두근 장두이 요골 조면에 부착하는 모습을 나타낸다. 요골 조면은 전완 회외위에서 전방으로 이동하므로 관찰하기 쉽다.

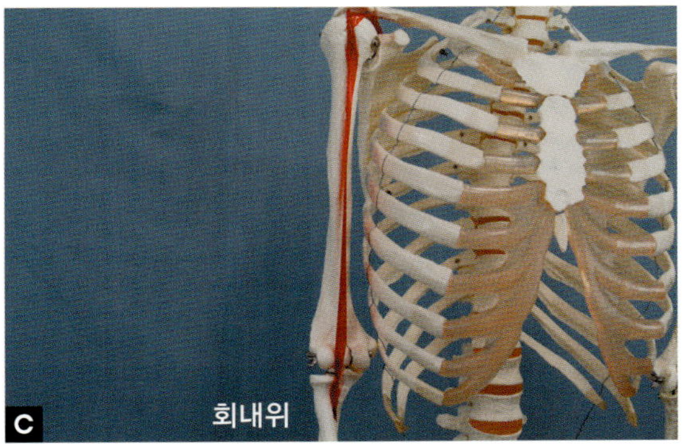


c. 전완 회내위에서 상완 이두근 장두의 주행을 나타낸다.

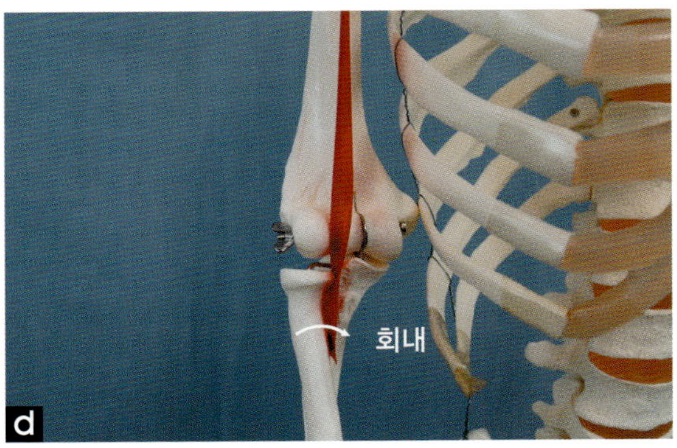


d. 요골 조면은 전완 회내위에서 후방으로 이동하므로, 전면에서 상완 이두근을 보기 어려워진다.

### ● 전완 회외위

전완 회외위에서는 상완 이두근 장두가 전방을 향한다. 따라서 가능한 범위에서 이 근을 단독으로 작용시키기에는 전완 회외위에서 견관절을 굴곡시켜야 한다. 이 검사는 이러한 원리에 근거를 둔다.

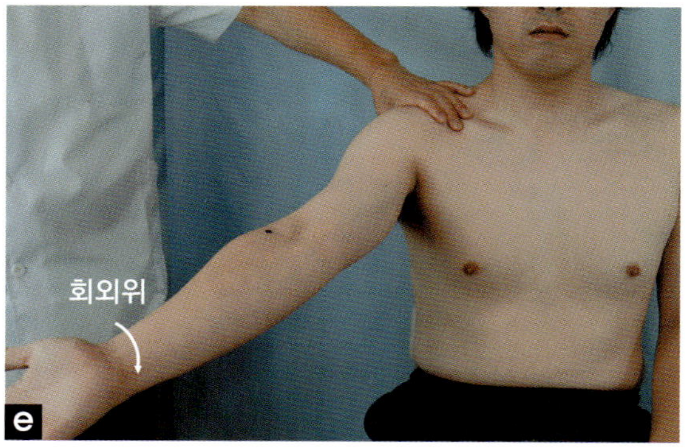


e. 스피드 검사를 시작하기 전의 자세로, 상지는 외전위, 전완은 신전 · 회외위로 한다.

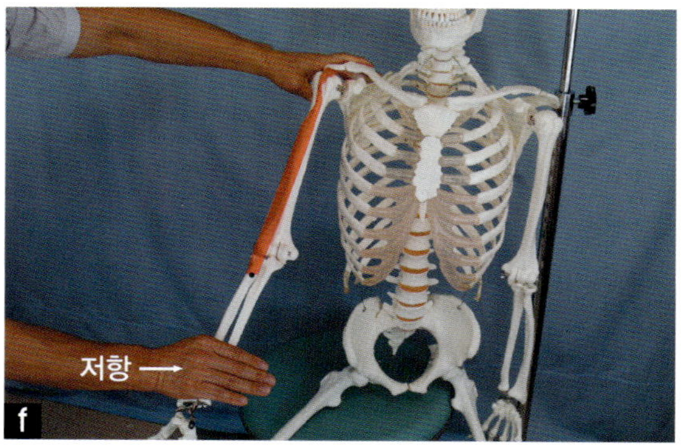


f. 어깨를 유지하고, 전완의 굴곡 방향에 저항을 가한다.

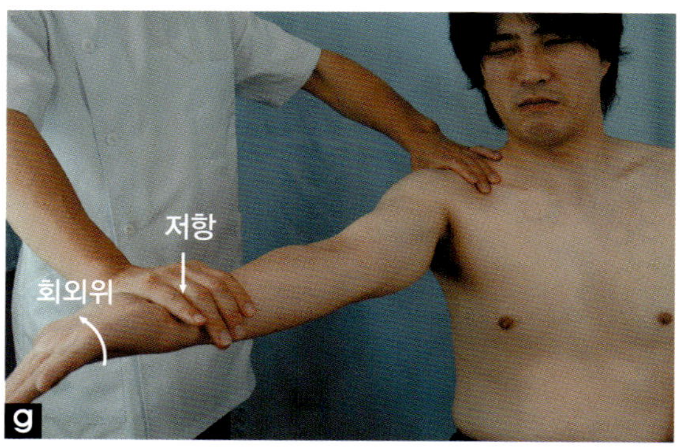


g. 체표에서 저항을 가한 때의 검사 자세를 나타낸다.

## 의 의

이 검사에서 양성인 경우는 상완 이두근 장두건염을 의심한다.

참고문헌 Gilcreest EL : Unusual lesions of muscles and tendons of the shoulder girdles and upper arms. Surg Gynecol Obstet **68** : 903-917, 1939

### ● 검사 자세

상완 이두근 건염이 강하면 상완의 자체 무게만으로 통증을 호소한다. 대부분의 경우에 통증은 결절간 구부(溝部)에 나타난다.

## 10 예가손 검사(Yergason's test)

### 방 법

① 견관절 외전위, 주관절 90° 굴곡 · 회전위로 한다. ② 전완을 회외하도록 지시한다. ③ 시술자는 전완을 회내 방향으로 향하여 저항을 가한다. ④ 결절간 구에 통증을 호소한다.

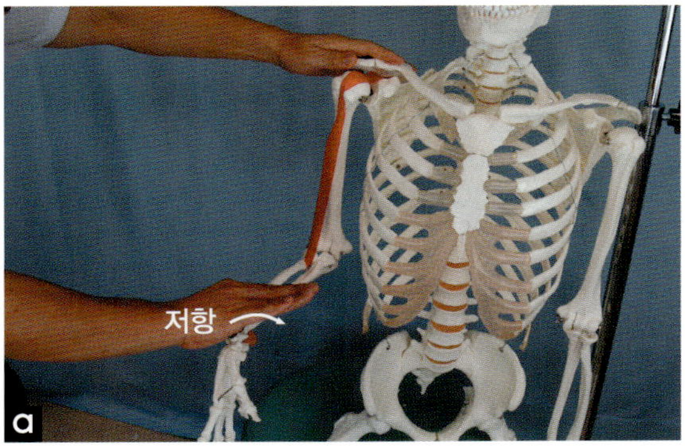


a. 시술자는 피검자를 견관절 외전위, 주관절 90° 굴곡위, 전완 회내위로 만든다. 전완에 저항을 가하기 쉬운 방향에 선다.

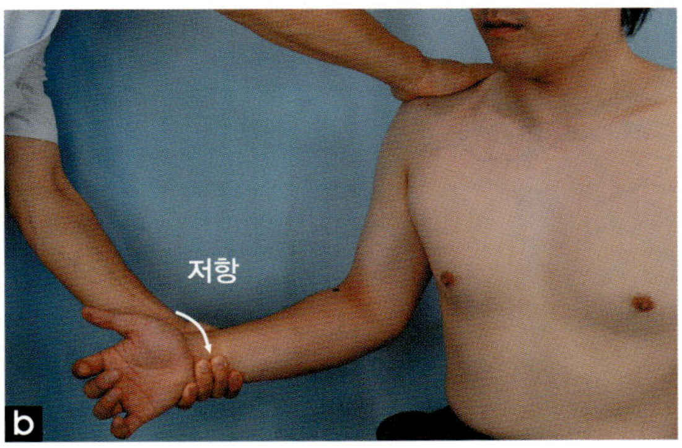


b. 이에 대하여 피검자에게 회외 운동을 지시하고, 시술자는 회내 방향으로 저항을 가한다. 이때 상완 이두근 장두건의 통증을 조사한다.

### 의 의

이 검사에서 양성인 경우는 상완 이두근 장두건염을 의심한다.

참고문헌 Yergason RM : Supination sign. J Bone Joint Surg **13** : 160-161, 1931

예가손 검사의 기본적인 내용을 소개한다.

## ● 전완 회내위

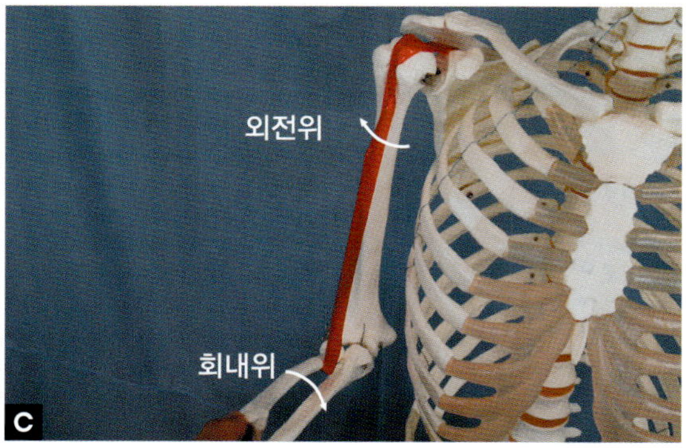


c. 예가손 검사의 시작 자세를 나타낸다. 견관절 외전위, 전완은 굴곡 · 회내위이다.

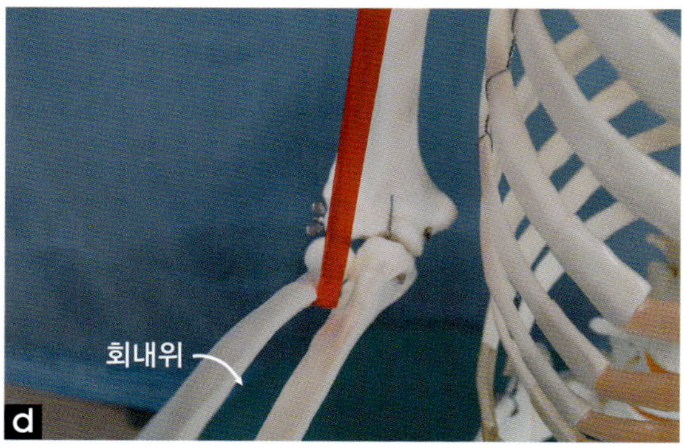


d. 전완 회내위에서 상완 이두근 부착부(요골 조면)는 후면을 향한다.

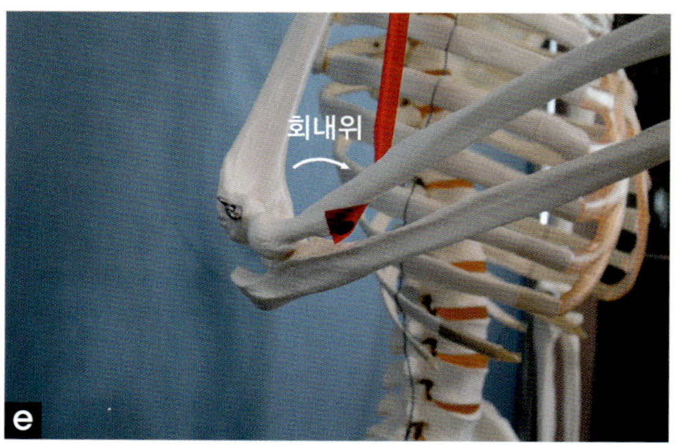


e. 전완 회내위에서 요골 조면이 후면에 있는 것을 나타낸다. 따라서 주관절 굴곡위에서 상완 이두근이 작용하면 전완은 회외하게 된다.

● 회외 운동을 나타낸다

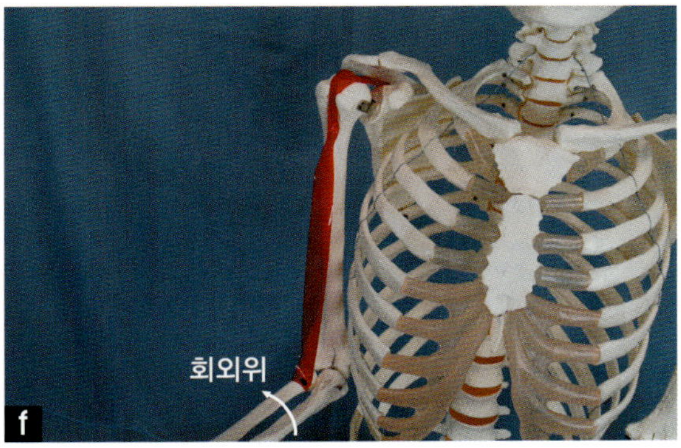


f. 검사의 최종 자세인 견관절 외전위, 주관절 굴곡위, 전완 회외위 시 상완 이두근의 위치를 나타낸다.

● 결절간 구

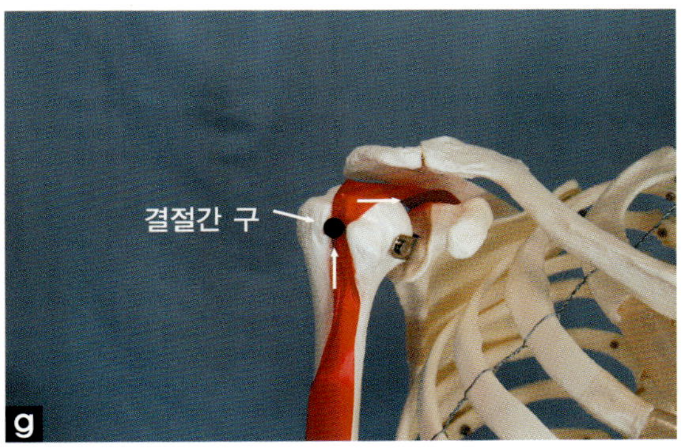


g. 상완 이두근 장두건은 결절간 구를 통과한 후에 급격하게 각도를 바꾸어 관절상결절로 향한다. 따라서 결절간 구는 가장 압박을 받는 부위라고 할 수 있다.

## 11 통증 유발 검사(pain provocation test)

### 방 법

① 앉은 자세에서, 상완을 90~100° 외전위, 주관절 굴곡위로 한다. ② 한쪽 손으로 견갑대를 꼭 잡고, 다른 손으로 전완의 팔목을 잡는다. ③ 그 자세에서 수동적으로 전완을 최대 회내위, 최대 회외위로 한다. 최대 회내위에서 통증 유무를 파악하고, 회외위에서 소실되면 양성으로 한다('회내, 회외 어느쪽이 통증이 강합니까?' 라고 물어 경우에 따라 강하게 회내 · 회외를 행함).

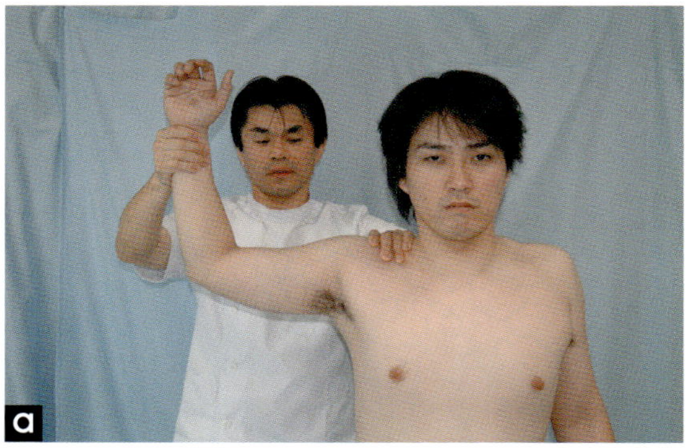

a. 견관절을 90° 외전위, 주관절 90° 굴곡위로 한다.

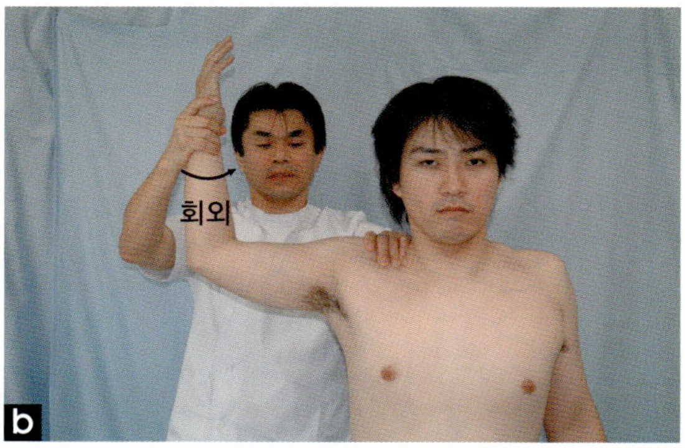


b. 견관절 외전위 상태에서 전완을 수동적으로 회외위로 한다.

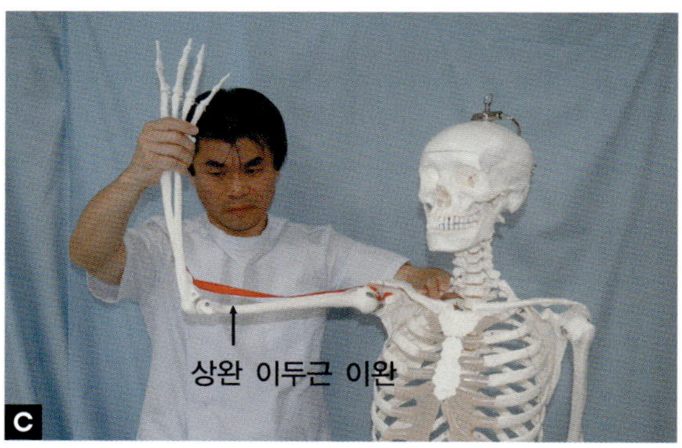


c. 골에서 회외 시 상완 이두근이 이완되는 것을 알 수 있다.

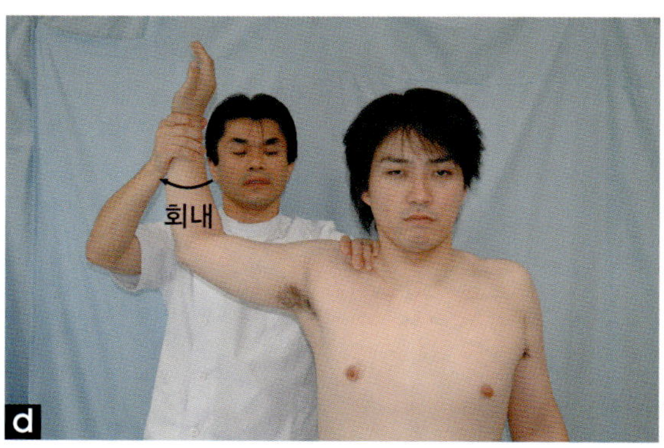


d. 견관절 외전위 상태에서 전완을 수동적으로 회내위로 한다.

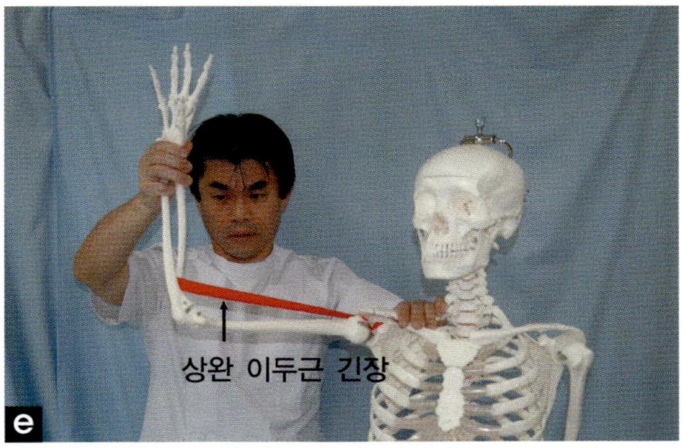


e. 이때 상완 이두근이 긴장되어 있는 것을 알 수 있다.

### 의 의

이 검사는 상완 이두근 장두건염을 의심하는 이외에 SLAP 손상 판단에도 응용할 수 있다.

참고문헌 Mimori K, Muneta T et al : A new pain provocation test for superior labral tears of the shoulder. Am J Sports Med **27** : 137-142, 1999

**● SLAP 손상**

SLAP는 superior labrum both anterior and posterior의 약어로, 견관절와 상방 비구 순, 상완 이두근 장두 기시부의 복합체부는 투구 동작에 의한 급격한 압박이나 어깨의 과용으로 손상되기 쉽다. 이 질환은 반복성 견관절 탈구, 회전근 개 파열로 합병하는 경우가 있다.

## 12 탄성 검사(spring sensation test, load and shift test)

### 방 법

① 앉은 자세에서 상완 내전 · 하수위로 하고, 골두 후방에 무지, 전방에 제2, 3지를 둔다. ② 무지에서 골두를 전방(또는 후방)으로 압박한다. ③ 불안정감의 유무를 조사한다(전후를 번갈아 행하면 한번에 전후의 불안정성을 확인할 수 있다. 임상에서는 전방의 불안정성이 중요함).

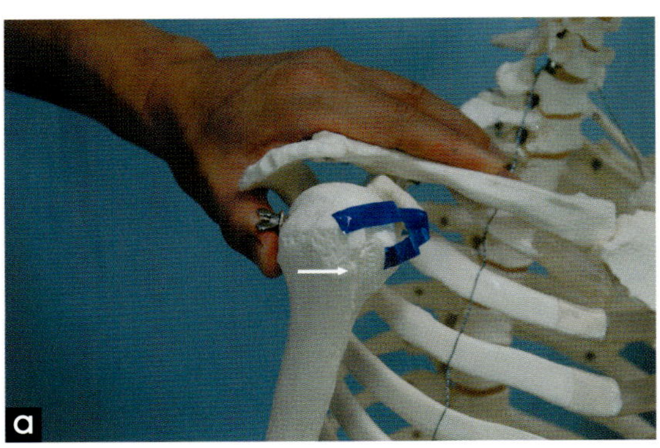


a. 상완 내전 · 하수위로 후방에서 압박하는 경우에 무지의 위치와 압박을 받는 오구 상완 인대의 모습을 나타낸다.

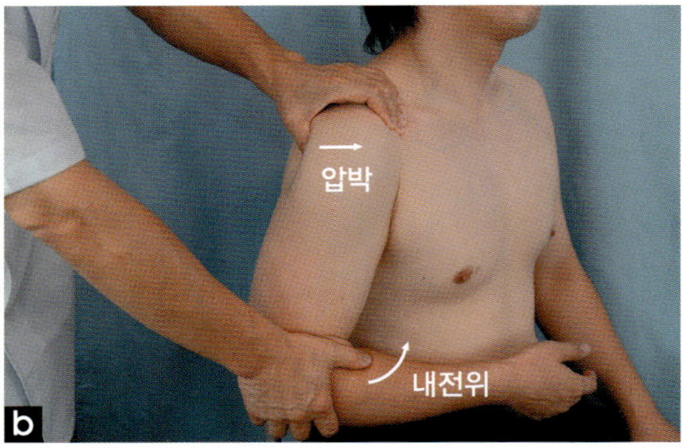


b. 상완 내전 · 하수위로 골두 후방에서 무지로 전방을 압박한다.

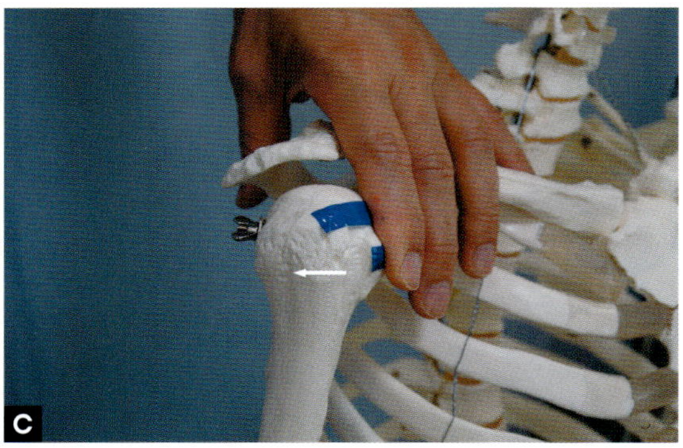


c. 반대로 후방에의 불안정성을 보기 위하여 전방에서 후방에 압박을 가한다.

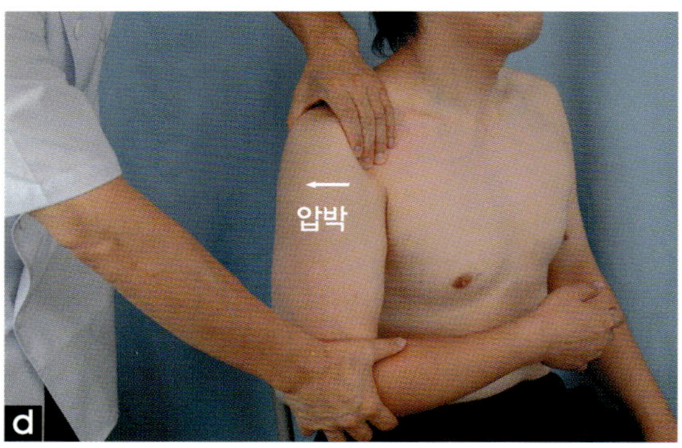


d. 체표에서 본 검사의 자세를 나타낸다. 견관절 후방에 불안감을 호소하면 양성이다.

## 의 의

견관절 전후의 불안정성을 보는 검사로, 양성일 때는 관절 상완 인대와 비구 순 전하방 손상을 의심한다.

참고문헌 Ellman H : Arthroscopic acromioplasty. Operative Arthroscopy, Chap.42, Raven Press, New York, p543-555, 1991

### ● 상완 내전 · 하수위

상완을 내회전 · 하수위로 함으로써 관절 전면 인대가 이완된다. 따라서 이 자세는 검사를 유효하게 하는 데에 중요하다. 반드시 좌우 차이를 확인할 필요가 있다.

### ● 오구 상완 인대

견관절 전방 불안정성의 요인은 오구 상완 인대뿐만 아니라 관절낭 이완, 관절 구조 결손, 관절 상완 인대 단열을 들 수 있다.

## 13 전방 불안 검사(anterior apprehension test, crank test)

### 방 법

① 앉은 자세에서 손목을 잡고, 견관절 90° 외전위로 한다. ② 반대쪽 손의 무지로 후방에서 전방으로 골두를 민다. ③ 불안감의 유무를 조사한다.

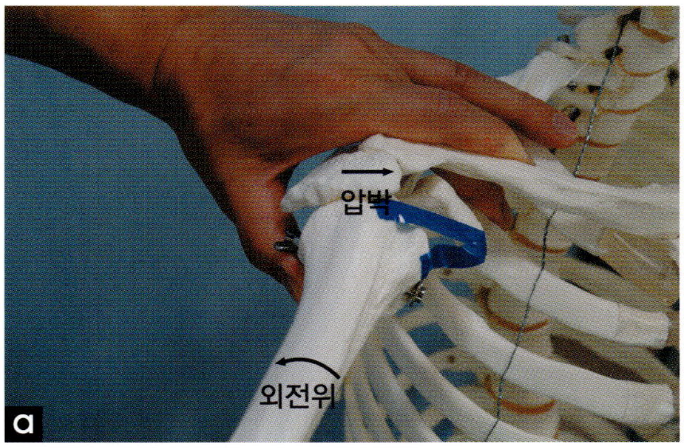


a. 견관절 90° 외전위로 하고, 반대쪽 손의 무지로 골두를 후방에서 전방으로 민다.

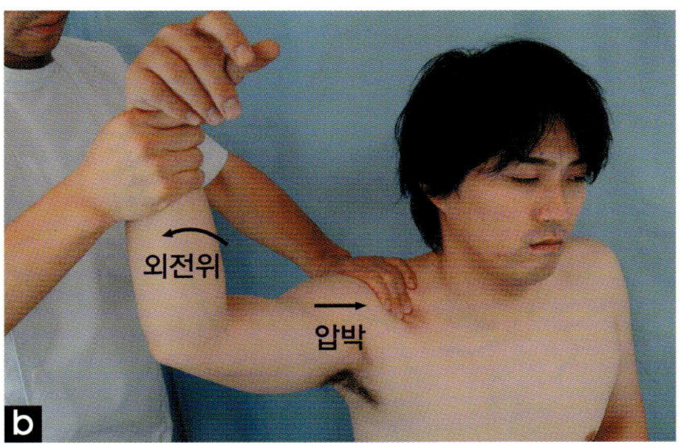


b. 체표에서 본 검사 모습을 나타낸다.

### 의 의

견관절의 전·후방 불안정성을 알아보는 검사이다. 양성인 경우에는 여러 종류의 병태를 추측할 수 있다.

참고문헌 Post M : The Shoulder : Surgical and Nonsurgical Treatment, 2nd Ed, Lea & Febiger, Philadelphia, in press

● **골두를 전방으로 민다**

견관절 90° 외전위로 하고, 후방에서 전방으로 골두를 밀었을 때 불안감을 호소하면 양성으로 한다.

## 14 후방 불안 검사(posterior apprehension test)

### 방 법

① 앉은 자세에서 견관절 90° 굴곡 · 내전위로 한다. ② 주관절(팔꿈치)을 잡고 후방으로 압박한다. ③ 불안감의 유무를 조사한다.

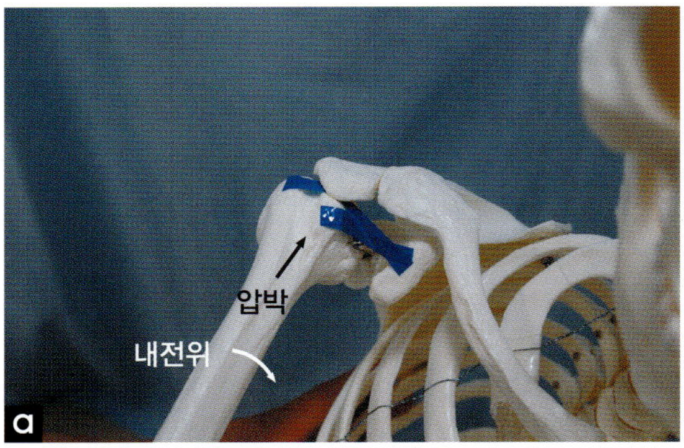


a. 앉은 자세에서 견관절을 굴곡 · 내전위로 한다.

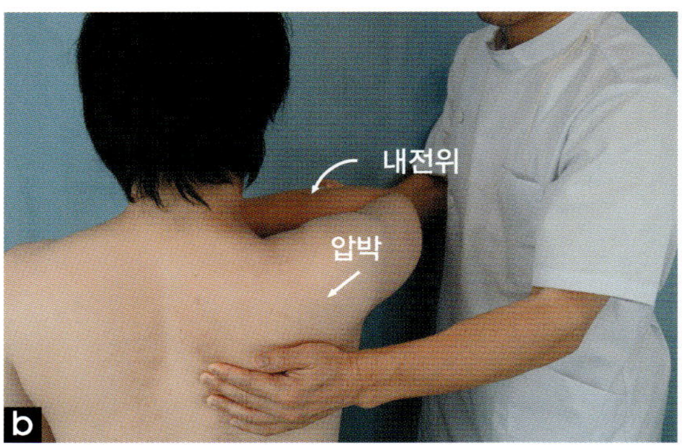


b. 체간을 지지하고, 주두를 잡고 후방으로 압박한다.

### 의 의

견관절 전 · 후방 불안정성을 알아보는 검사이다. 양성일 때 여러 가지 병태를 추측할 수 있다. 후방 불안정성증은 전방 불안정성증과 비교하여 빈도는 적지만, 투구 동작을 반복하는 선수들에게 발생하기 쉽다.

참고문헌 Gerber C, Ganz R : Clinical assessment of instability of the shoulder. J Bone Joint Surg **66-B** : 551-556, 1984

## 15 설커스 징후(sulcus sign)(외전위 끌어내림 검사)

### 방 법

① 상지 외전 · 하수위로 한다. ② 전완을 고정하여 하방으로 견인한다. ③ 견봉하에 함몰이 보인다.

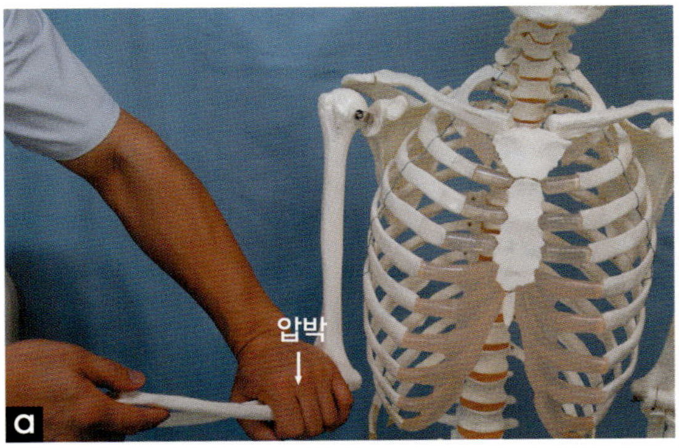


a. 견관절 외전 · 하수위에서 수동적으로 상완을 끌어내린다.

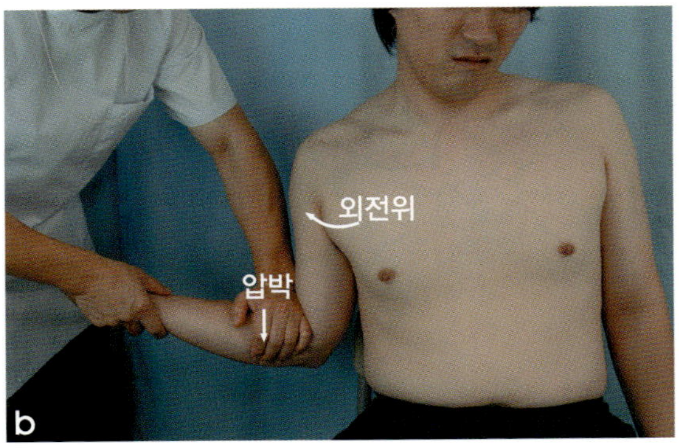


b. 체표에서 검사하는 모습이다.

## 의 의

'외전위 끌어내림 검사' 라고도 하고, 견관절 외전위의 불안정성과 견봉하 주변의 함몰을 관찰하여 견관절 외전위에서 설커스(sulcus) 징후가 발생하면 이완성(laxity)이 있는 것으로 판단한다. 'sulcus' 란 '고랑' 이라는 뜻이다.

**● 상완을 끌어내린다**

이완성 견관절(loose shoulder)이 있으면 골두는 하방으로 이동하고, 견봉하에 함몰을 관찰할 수 있다.

# 16 보조개 징후(dimple sign)

## 방 법

① 상지 내전 · 하수위로 한다. ② 전완을 고정하여 하방으로 견인한다. ③ 견관절 전방에 보조개 같은 함몰(dimple)이 보인다.

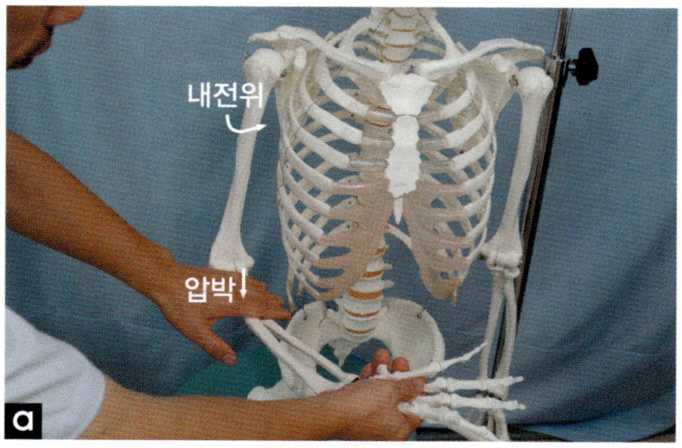


a. 상지 내전 · 하수위에서 하방으로 견인한다.

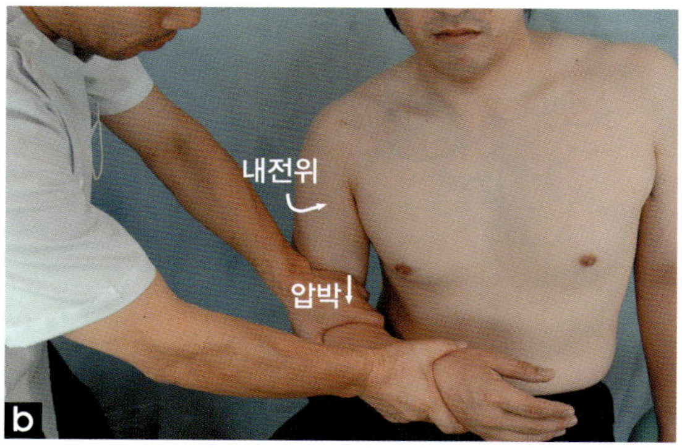


b. 견관절 전방에 보조개 같은 함몰을 관찰하면 양성으로 한다.

**의 의**

'내전위 끌어내림 검사' 라고도 부르고, 이 검사에서 양성인 경우는 회전근 손상이나 아탈구 장애를 의심한다. 단, 외전위를 취하게 하여 골두가 구개에 적합하고 지점을 얻어 보조개 징후가 소실되면 음성으로 판단한다. 'dimple' 이란 '작은 보조개', '요면(凹面)' 의 뜻이다.

● **양성**

견관절에 이완성이 있으면 양성을 띤다.

아래에 설명하는 (17)~(19) 검사법은 정형외과에서는 거의 사용하지 않지만, 도수적 평가를 하는 데 참고가 된다고 생각하는 것을 소개한다.

## 17 애플리 · 스크래치 검사(Apley's scratch test)

**방 법**

① 과도한 외전위(반대측 상각 방향 : 결발 동작(상투를 틀거나 쪽을 찌는 동작)), 내전위(반대측 하각 방향 : 결체(結滯) 동작)를 취하게 한다. ② 이 자세에서 의해 통증을 호소한다.

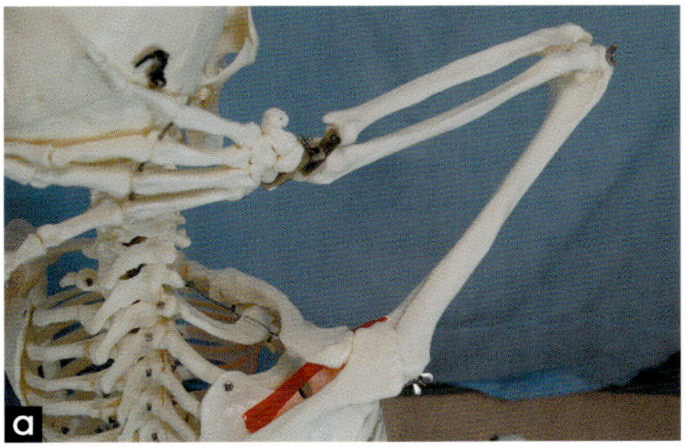


a. 능동운동으로 최대 외전위(반대측 상각을 만지듯)를 취하게 한다.

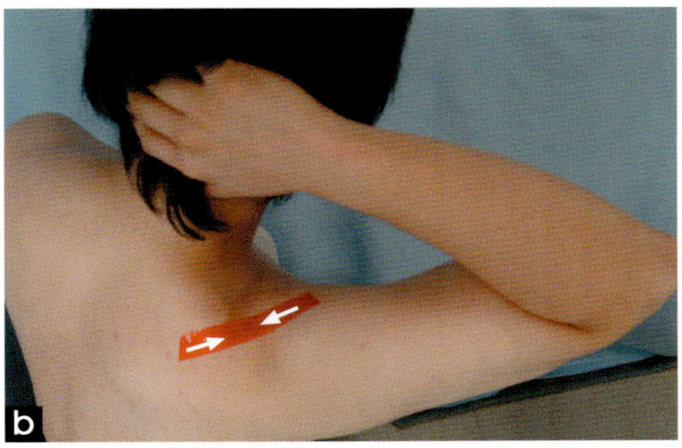


b. 체표에서 이 자세를 나타낸다.

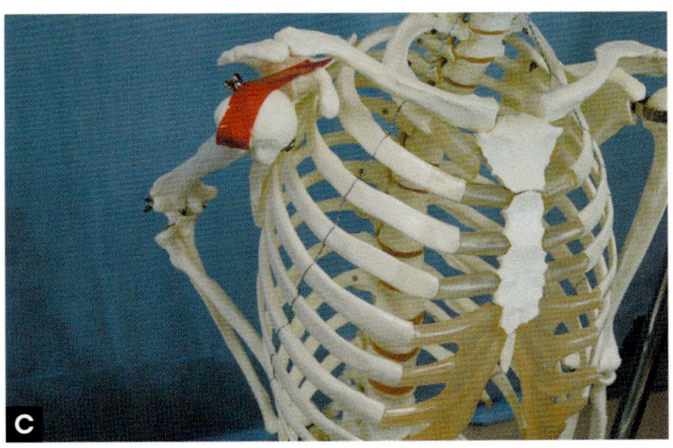


c. 능동운동으로 최대 내전 · 내전위(반대측 하각을 만지듯)를 취하게 한다.

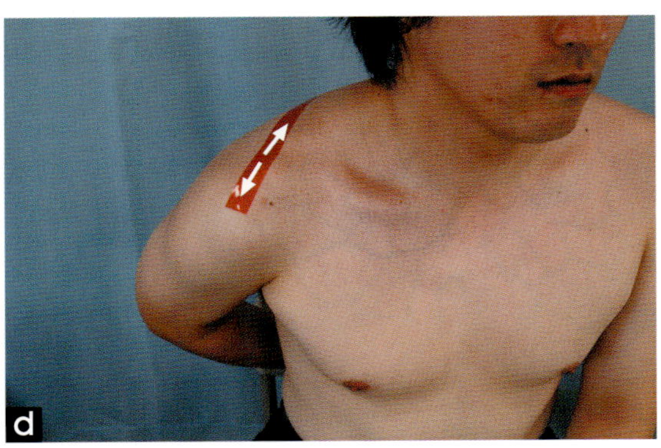


d. 체표에서 이 자세를 나타낸다.

### 의 의

과용에 의한 근육의 단축통 · 신장통, 또는 생활의 동작에서 증상이 발생한다.

참고문헌 Apley AG, Solomon L : Concise System of Orthopaedics and Fractures, Butterworth-Heinemann, London, 1988

**● 최대 외전 · 외전위**

이 자세는 극상근이 단축하면서 오구 견봉 인대의 바로 아래를 통과하고 있고, 극상근건염으로 통증이 발생하는 것이 된다. 또한 극상근의 단축성 수축으로 단축통을 일으키기도 한다.

**● 최대 내전위**

이 자세는 극상근이 연장성 수축하면서 오구 견봉 인대의 바로 아래를 통과하고, 극상근건염으로 통증이 발생하게 된다. 또한 극상근의 신장통을 일으키기도 된다.

## 18 루딩톤 검사(Ludington's test)

### 방 법

① 후두부에서 양손을 잡는다. ② 이 자세에서 더욱 능동운동으로 견관절을 외전시킨다. ③ 수동적으로 외전하면 통증이 발생한다.

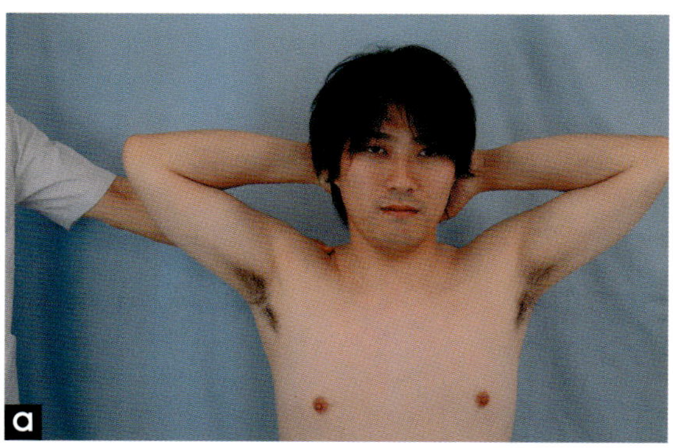

a. 두부에서 양손을 잡게 하고 팔꿈치를 벌려 외전을 행하게 한다.

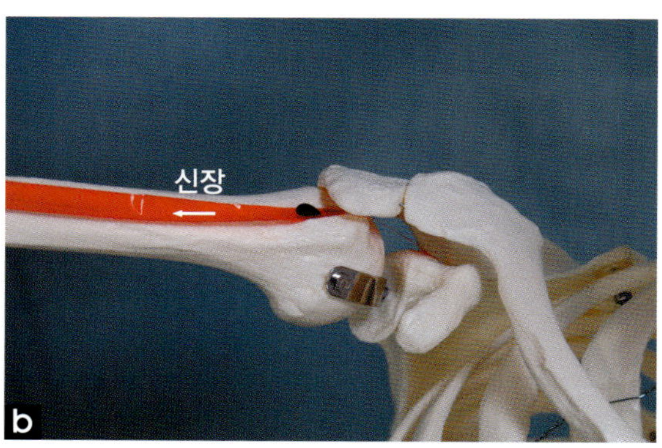


b. 외전을 행할 때의 상완골과 상완 이두근 장두건의 위치를 나타낸다.

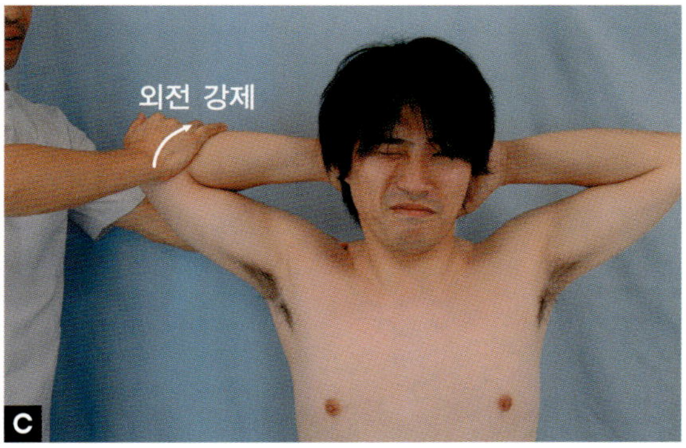


c. 수동적으로 외전을 강제하면 통증이 발생할 수 있다.

## 의 의

이 검사에서 양성인 경우에는 상완 이두근 장두건염을 의심한다.

참고문헌
Ludington NA : Rupture of long head of biceps cubiti muscle. Am J Surg **77** : 358, 1923
McGee DJ : Orthopedic Physical Assessment, Saunders, Philadelphia, 1979

**● 외전을 행하게 한다**
이 자세는 상완 이두근 장두건이 신장되므로 압박이 가해진다.

## 19 아보트 · 선더스 검사(Abbott-Saunder's test)

## 방 법

① 견관절 외전위에서 수동적으로 거상한다. ② 그대로 천천히 하강시킨다. ③ 상완 이두근 장두건에 클릭음이 느껴진다. ④ 상완 이두근 장두건 탈구를 의심한다.

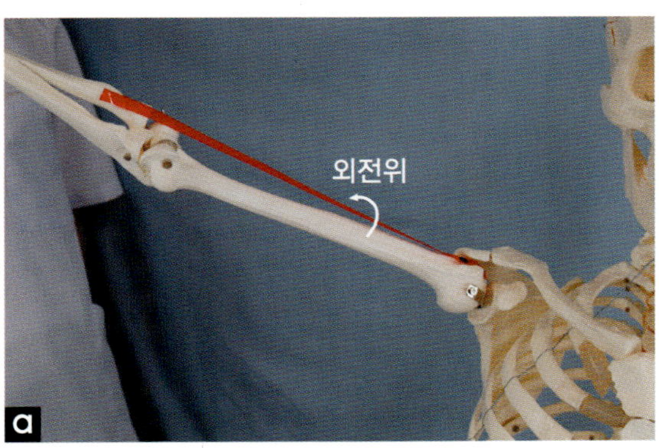


a. 견관절 외전 · 외전위에서 수동적으로 거상한다.

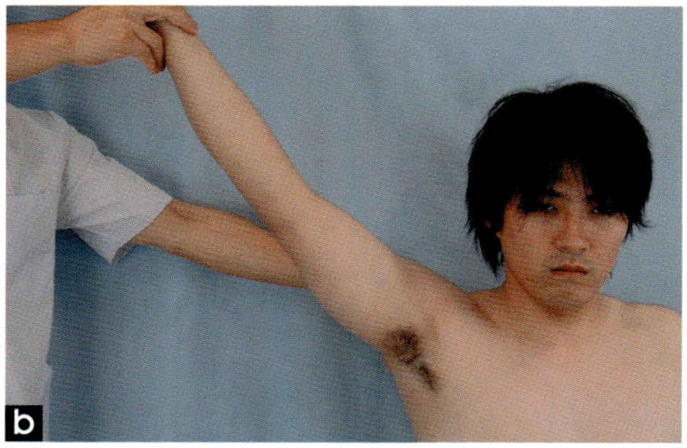

b. 이 자세를 체표에서 나타낸다.

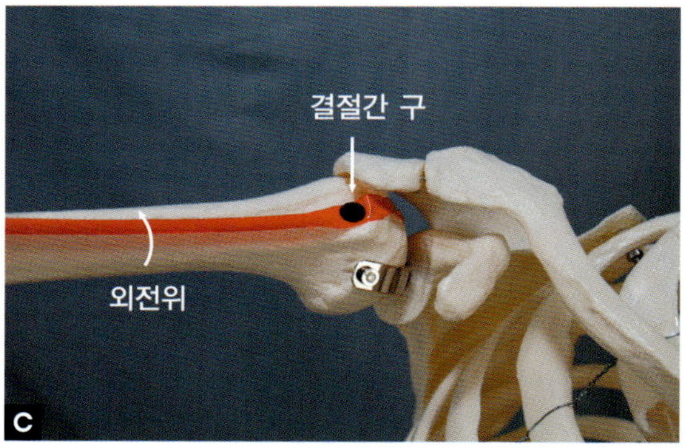


c. 무지를 결절간 구에 대고 서서히 상지를 하강했을 때 상완 이두근 장두건에 탈구가 있으면 클릭음이 느껴진다.

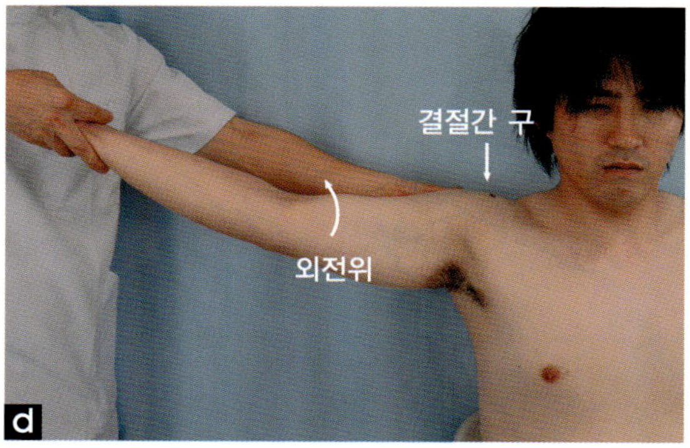


d. 이 자세를 체표에서 나타낸다.

## 의 의

상완 이두근 장두건의 아탈구를 일으키는 방법으로 소개한다.

참고문헌 Abbott LC, Saunders JBM : Acute traumatic dislocation of the tendon of the long head of the biceps brachii. Surgery **6** : 817-840, 1939

### ● 견관절 외전위

견관절 외전위는 상완 이두근 장두건이 상방을 향하고, 상지의 하강으로 상완 이두근 장두건의 길이가 가장 변화하기 쉬운 자세이다.

# Ⅱ 주관절과 전완부

1. 관절낭(articular capsule)
2. 상완골 외상과(lateral epicondyle)
3. 상완골 내상과(medial epicondyle)
4. 요골 두(head of radius)
5. 요골 조면(radial tuberosity)
6. 주두(olecranon)
7. 내측 측부 인대(ulnar collateral ligament)
8. 외측 측부 인대(radial collateral ligament)
9. 척측 수근 굴근(flexor carpi ulnaris muscle/FCU)
10. 궁형 인대(arcuate ligament)
11. 척골 신경(ulnar nerve)
12. 상완축(arm axis)
13. 전완축(forearm axis)
14. 운반각(carrying angle)
15. 정중 신경(median nerve)
16. 원회내근(pronator teres muscle)
17. 신전근(extensor muscle)
18. 굴곡근(flexor)
19. 단요측 수근 신근(extensor carpi radialis brevis muscle)
20. 요측 수근 굴근(fiexor carpi radialis muscle)
21. 척측 수근 신근(extensor carpi ulnaris muscle)

# 주관절과 전완부의 특징

1개의 관절강, 두 가지 운동 방향(굴곡 · 신전, 회내 · 회외), 3개의 관절(상완 요골 관절, 상완 척골 관절, 상부 요척골 관절)을 포함한다.

## 관절낭을 본다

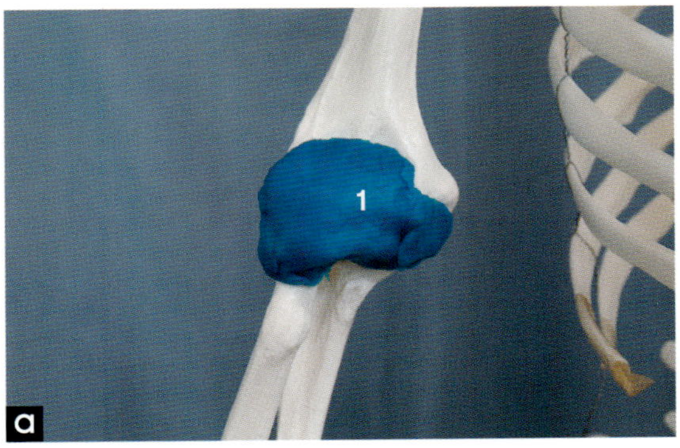


a. 전방에서 본 관절낭(articular capsule)(1)은 충분한 공간이 있으며, 상완골 내 · 외 상과는 관절낭에 둘러싸이지 않는다. 전방에서는 요골와, 구상(鉤突) 와(coronoid fossa), 활차 절흔(trochlea notch)의 경계(border), 윤상 인대(annular ligament)까지 관절낭으로 싸인다.

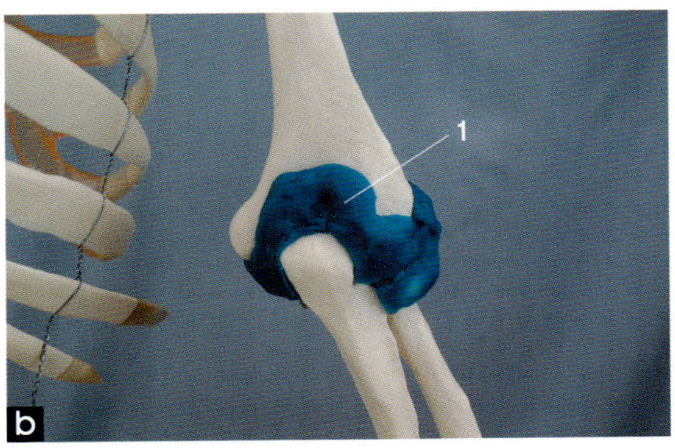


b. 후방에서 본 관절낭으로, 주두 와(olecranon fossa)에서 요골 윤상 인대까지 포함한다.

# 시진, 촉진

## 1 정적 관찰

### 주관절 주위의 골 지표를 이해한다

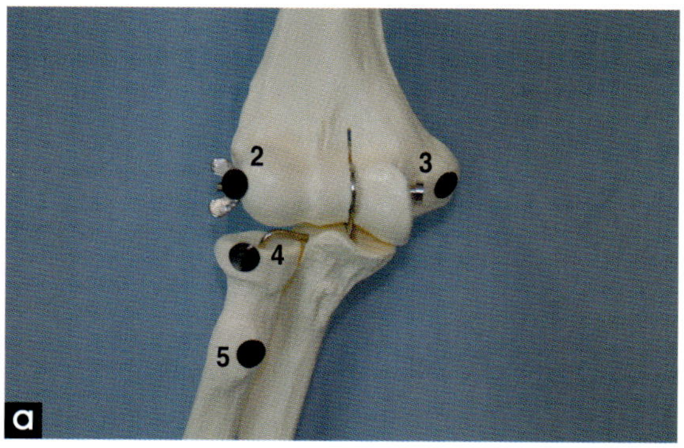


a. 주관절 전면에서는 상완골 외상과(lateral epicondyle)(2) · 내상과(3), 요골 두(4), 요골 조면(5)을 촉진할 수 있다.

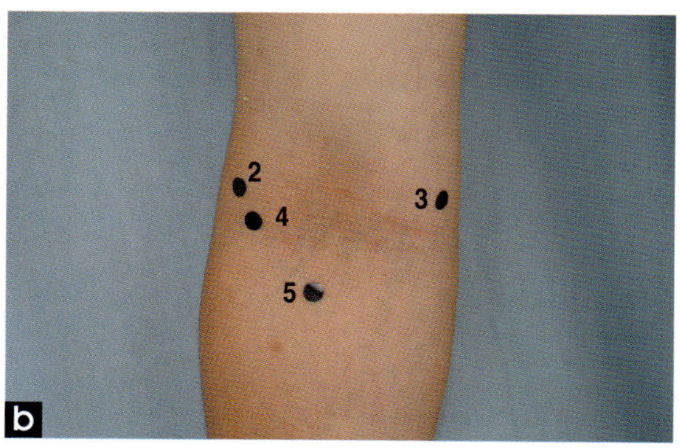


b. 체표상의 포인트를 나타낸다.

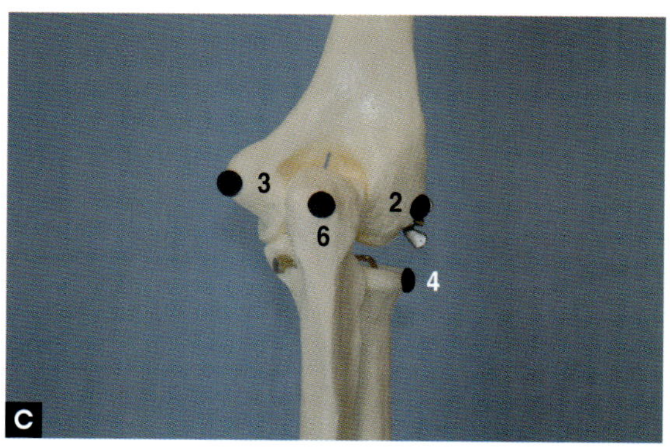


c. 후면에서의 지표로, 상완골 외상과(2) · 내상과(3), 주두(6), 요골 두(4)를 촉진할 수 있다.

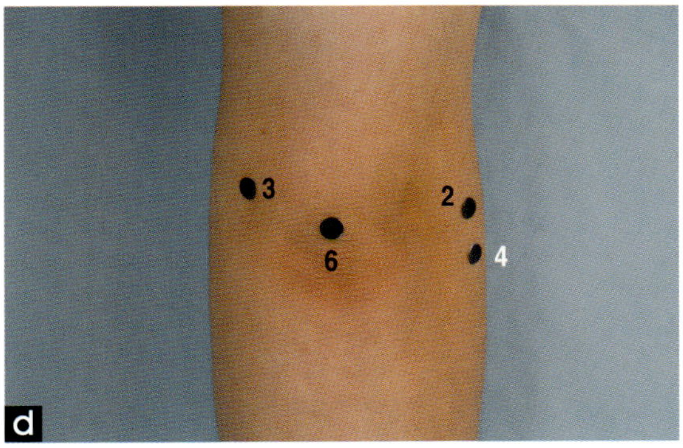


d. 체표상의 포인트를 나타낸다.

## ◎◎ 요골 두의 위치를 이해한다 ◎◎

상완 요골 관절의 부위를 확인하고, 요골 두와 관절을 이루는 상완골 소두(capitulum)의 위치를 이해한다.

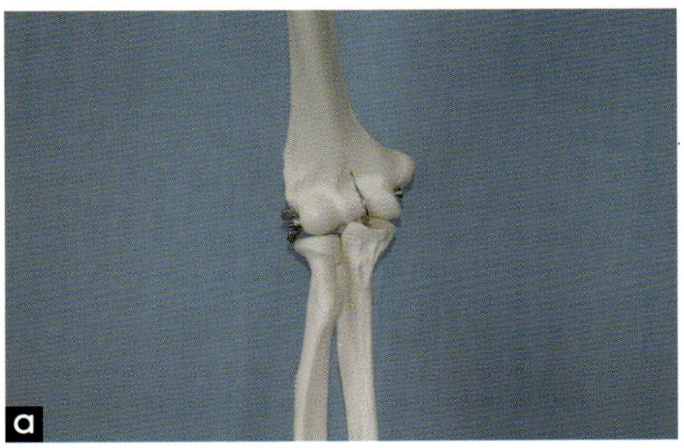


a. 상완 요골 관절, 요골 두(head of radius), 요골 두와 관절을 이루는 상완골 소두의 위치를 확인한다.

● **상완골 소두**

이 부위는 소년기에 보이는 박리성 골연골염, 패너 병(Panner disease)과 관련이 있는 것으로 보인다.

## ◎◎ 인대를 이해한다 ◎◎

내측 측부 인대(7)는 내상과에서 구상 돌기, 활차 절흔 내측연에 닿는다. 섬유속으로 전섬유속, 후섬유속이 있다.

외측 측부 인대(radial collateral ligament)(8)는 외상과에서 요골 상부와 윤상 인대에 닿는다.

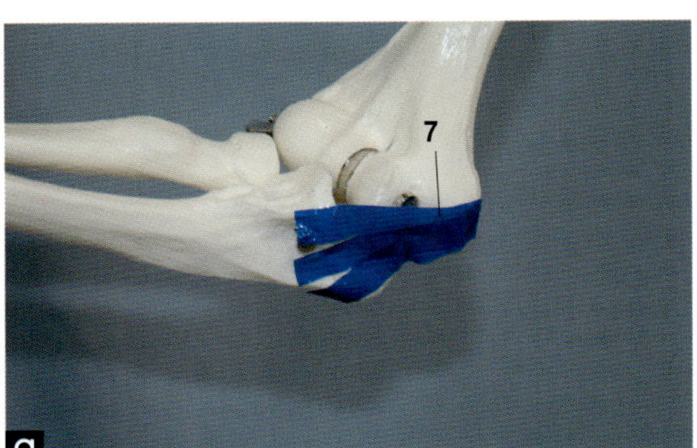


a. 내측 측부 인대(ulnar collateral ligament)(7)는 내상과에서 구상돌기, 활차 절흔 내측연에 걸쳐 선(扇)상에 부착된다.

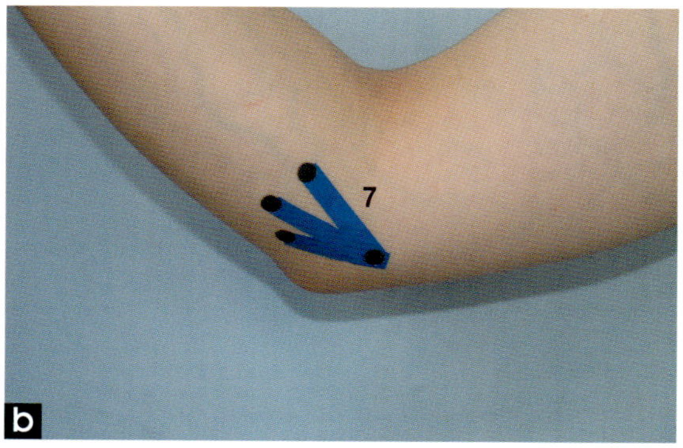


b. 체표에서 내측 측부 인대(7)의 위치와 형상을 나타낸다.

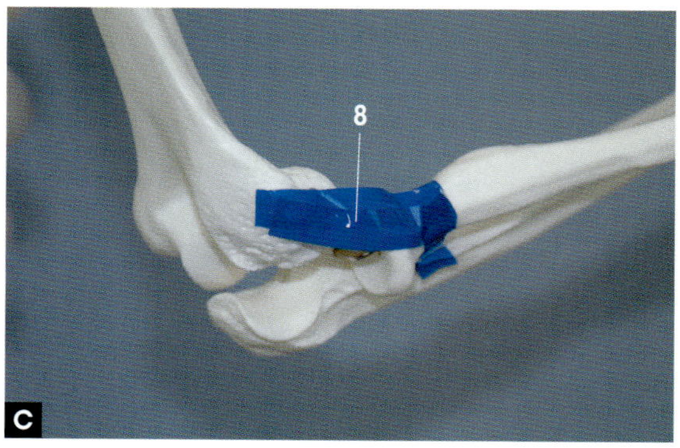


c. 외측 측부 인대(8)는 외상과에서 요골 상부와 윤상 인대에 부착된다.

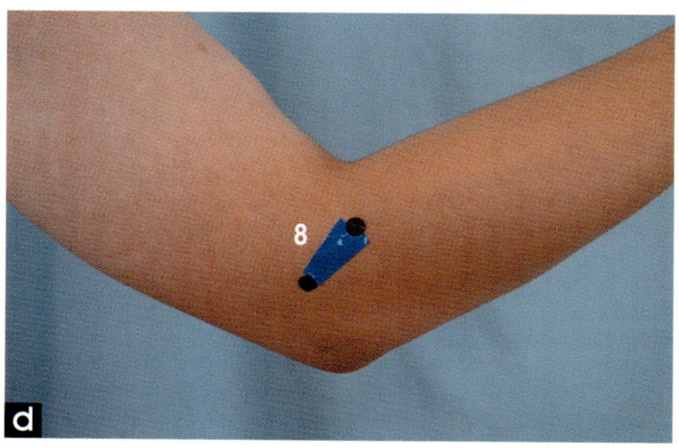


d. 체표에서 외측 측부 인대(8)의 위치와 형상을 나타낸다.

## 주두 : 주관(cubital tunnel)을 이해한다

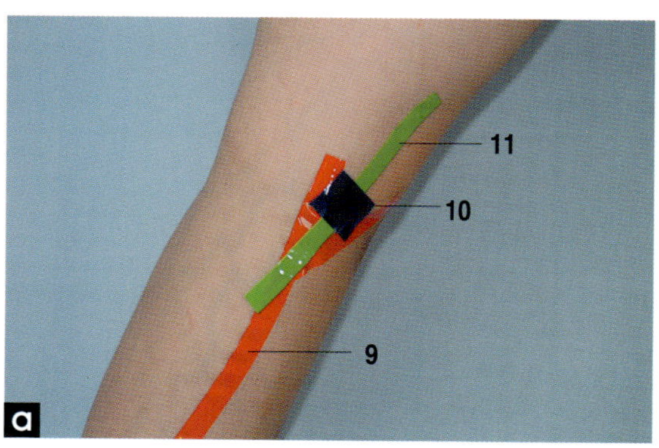


a. 상완골 내상과와 주두(olecranon)에서 기원하는 척측 수근 굴근(FCU)(9)의 2두간에 뻗은 인대성 궁형 인대(10)에 의해 터널이 구성되고(척골 신경관), 척골 신경(11)은 이 속을 통과한다.

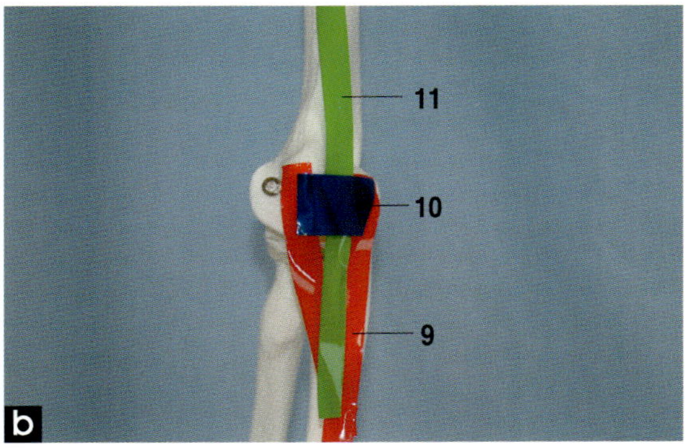


b. 궁형 인대(arcuate ligament)(10)와 바로 아래를 통과하는 척골 신경(11)을 나타낸다.

**● 척골 신경(ulnar nerve)**

어떠한 병변에 의해 척골 신경관에서 신경 장애를 나타내는 것을 척골 신경관 증후군이라고 한다.

## ◎◎ 요골 조면(radial tuberosity)을 이해한다 ◎◎

상완 이두근 부착부로 전완의 회내 · 회외 시의 위치가 중요하다.

## ◎◎ 운반각(carrying angle)을 이해한다 ◎◎

주관절 완전 신전위에서 상완축(12)과 전완축(13)이 외측에서 이루는 각을 말한다.

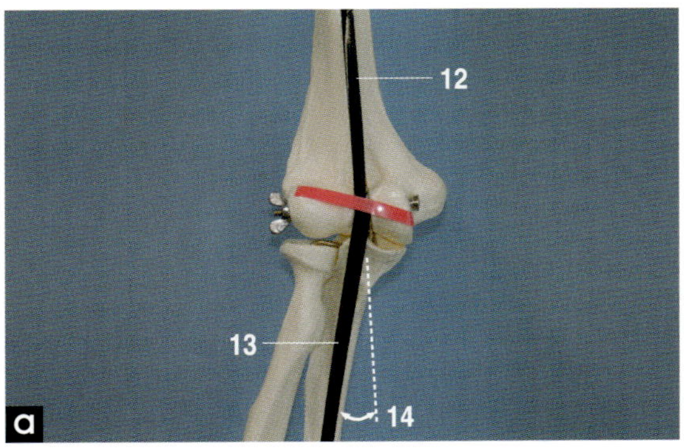


a. 운반각은 주관절 완전 신전위에서 상완축(arm axis)(12)과 전완축(forearm axis)(13)이 외측에서 이루는 각이다. 이 각은 상완골 활차가 상완축(12)에 대하여 외측으로 약 10° 경사되는 것에 따른다.

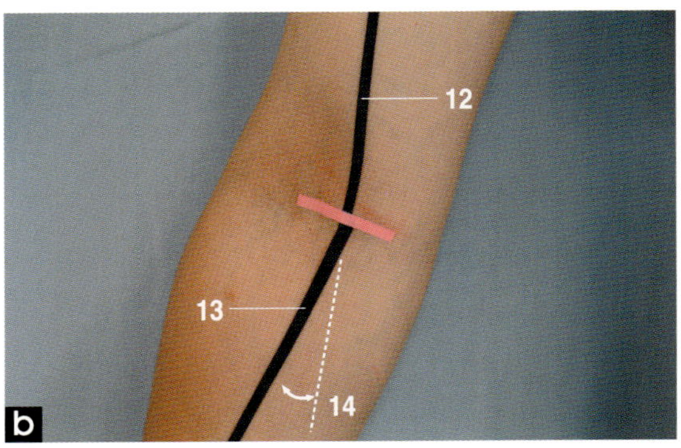


b. 체표상의 운반각을 나타낸다.

● **운반각(carrying angle)**

보통 생리적 외반주(physiologic cubitus valgus)로 각도는 약 10~15° 이다.

### ◎◎ 정중 신경의 주행을 이해한다 ◎◎

정중 신경(15)은 상완을 하강하고, 척골 구상돌기와 상완골 내상과의 2두에서 기원하는 원회내근(pronator teres muscle)(16) 사이를 약 95% 확률로 관통한다.

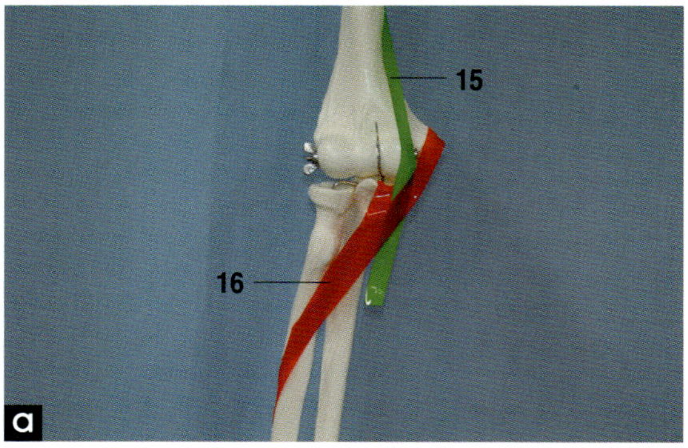


a. 정중 신경(15)은 척골 구상돌기와 상완골 내상과의 2두에서 기원하는 원회내근(16)의 사이를 관통한다.

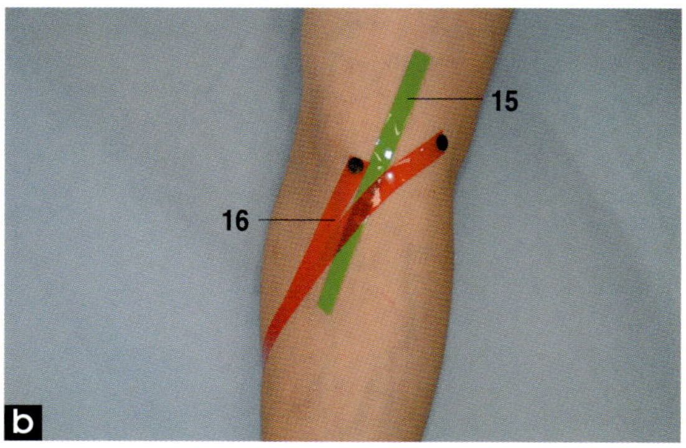


b. 체표에서 주관절 전면 원회내근(16)과 정중 신경(15)의 위치를 나타낸다.

● **원회내근(pronator teres muscle)**

압박 증후군으로 원회내근 증후군(pronator teres syndrome)이 있고, 정중 신경(median nerve) 장애를 나타낸다.

## 2 동적 관찰

### ◎◎ 전완부의 신전근을 이해한다 ◎◎

상완골 외상과에서 기원하는 갖는 신전근(extensor muscle)(17)을 촉진한다〔무지측에서 장요측 수근 신근, 단요측 수근 신근(extensor carpi radialis brevis muscle)(19), 척측 수근 신근(21)〕.

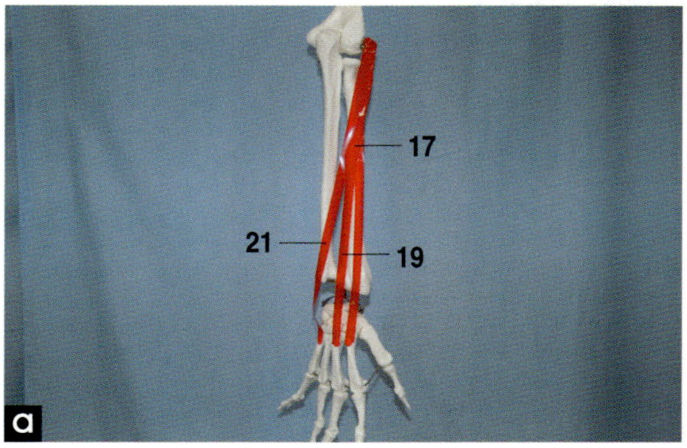


a. 상완골 외상과에서 기원하는 전완의 신전근(17)을 나타낸다.

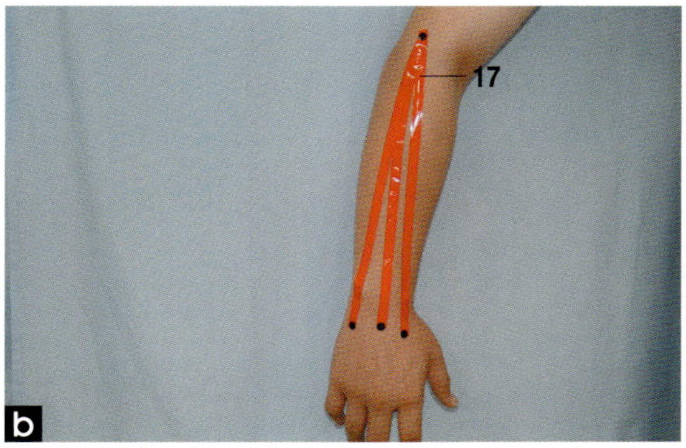


b. 체표에서 본 전완의 신전근(17)을 나타낸다.

**● 상완골 외상과**

전완부의 신전근(extensor muscle)은 외상과염과 관계된다.

## ○○ 전완부의 굴곡근을 이해한다 ○○

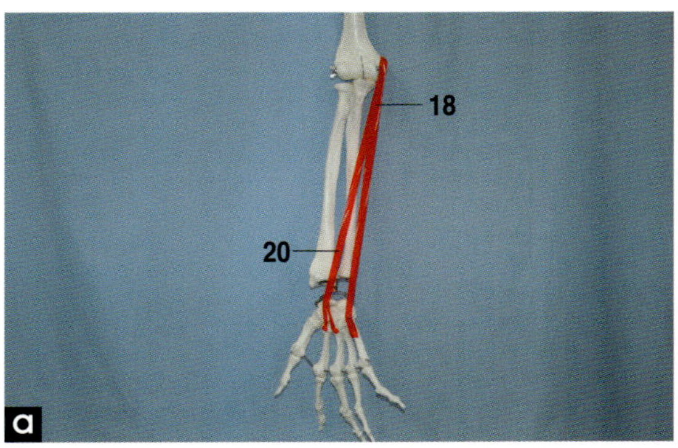


a. 상완골 내상과(medial epicondyle)에서 기원하는 전완의 굴곡근(flexor muscle)(18)을 나타낸다[무지측에서 요측 수근 굴근(fiexor carpi radialis muscle)(20), 척측 수근 굴근(flexor carpi ulnaris muscle)].

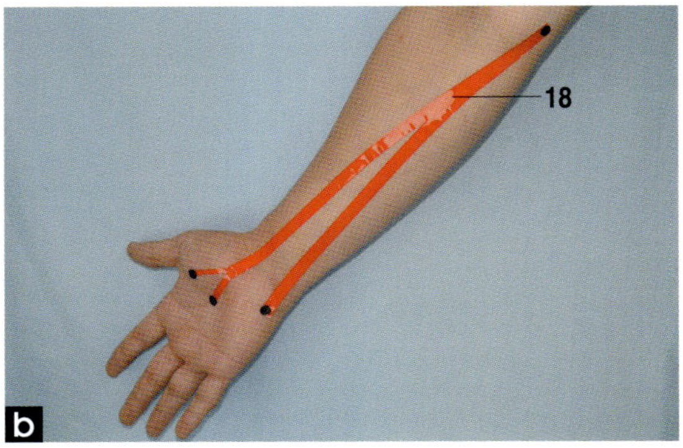


b. 체표에서 본 전완의 굴곡근(18)을 나타낸다.

### ● 상완골 내상과

전완 굴곡근은 내상과염과 관계된다.

# 대표적인 검사

## 1 외상과 검사

### 방 법 1

① 전완 회내위, 수근 관절 신전위(extension)로 한다. ② 손등에 저항을 가한다. ③ 외상과에 통증을 호소한다.

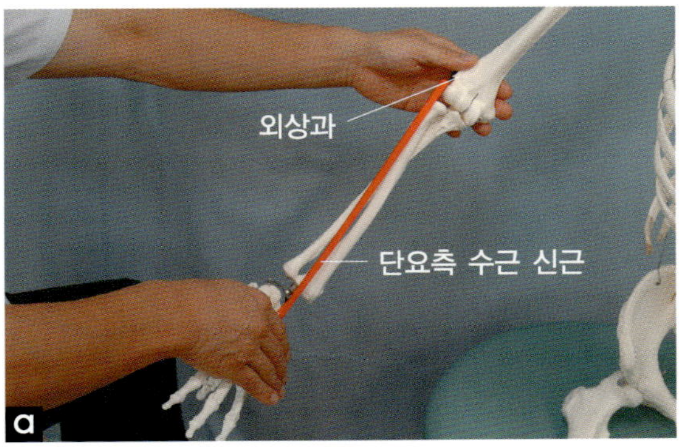


a. 전완 회내위, 수근 관절 신전위에서 저항을 가한다.

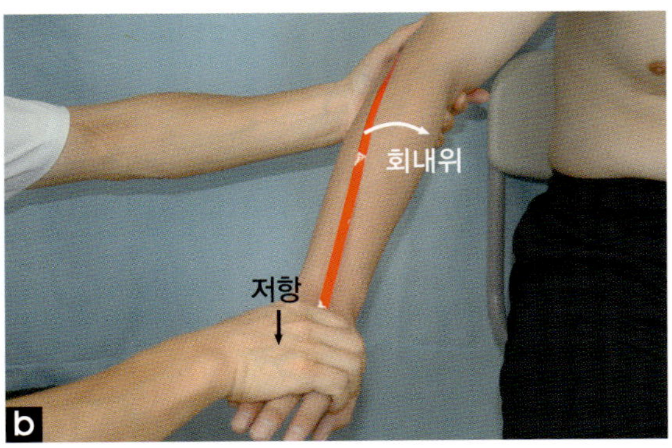


b. 체표에서의 검사법을 나타낸다.

### 방 법 2 중지 신전 검사(middle finger test)

① 전완 회내위, 수근 관절 신전위로 한다. ② 중지에 저항을 가한다. ③ 외상과에 통증을 호소한다.

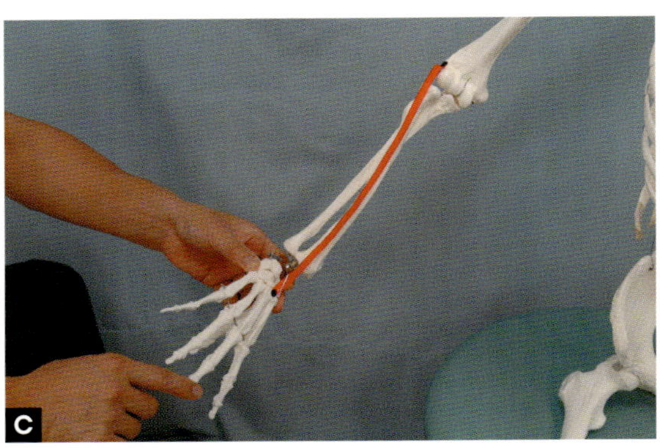


c. 전완 회내위, 수근 관절 신전위에서 중지의 신전에 저항을 가한다.

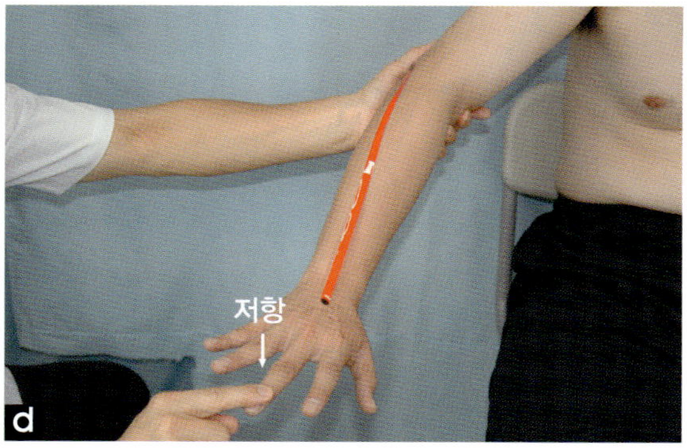


d. 체표에서의 검사법을 나타낸다.

## 방법2

① 수근 관절 굴곡위(flexion) · 전완 회내위로 한다. ② 손등을 잡고, 회외에 대하여 저항을 가한다. ③ 외상과에 통증을 호소한다.

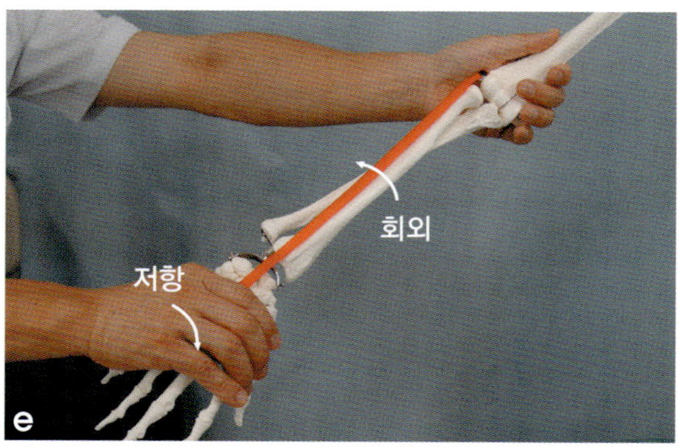


e. 수근 관절 굴곡위, 전완 회내위에서 회외운동을 지시한다.

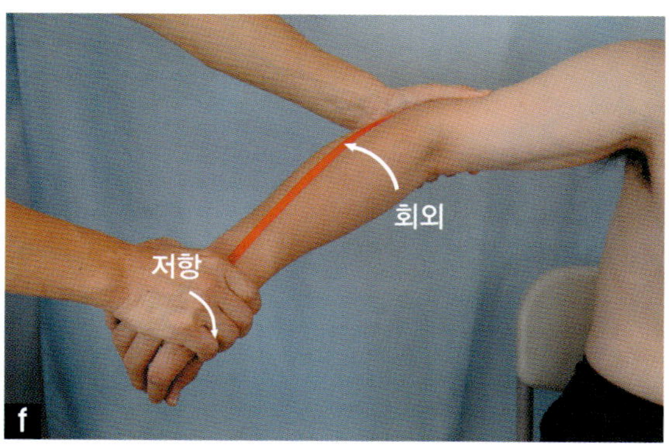


f. 회외에 대하여 저항을 가하고, 외과 통증을 유발한다.

## 의의

이 검사가 양성인 경우, 주로 단요측 수근 신근의 과용에 의한 외상과염이 의심된다. 예를 들면 손을 지나치게 사용하거나 테니스에서 백핸드 시에 발생하는 골부착부염(enthesopathy)이 있다.

### ● 단요측 수근 신근

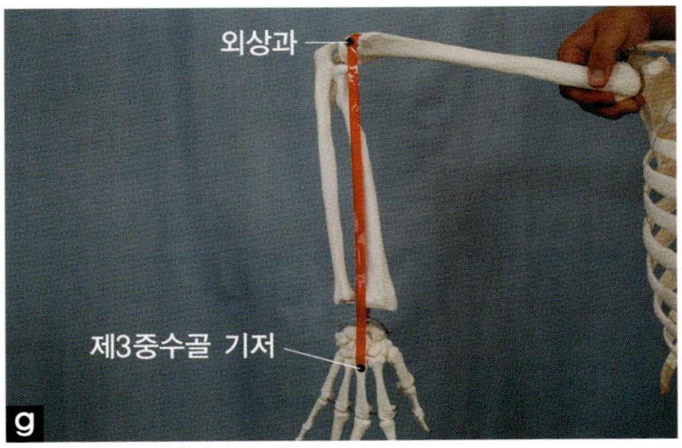


g. 단요측 수근 신근(외측상과에서 제3중수골 기저)의 위치와 주행을 나타낸다.

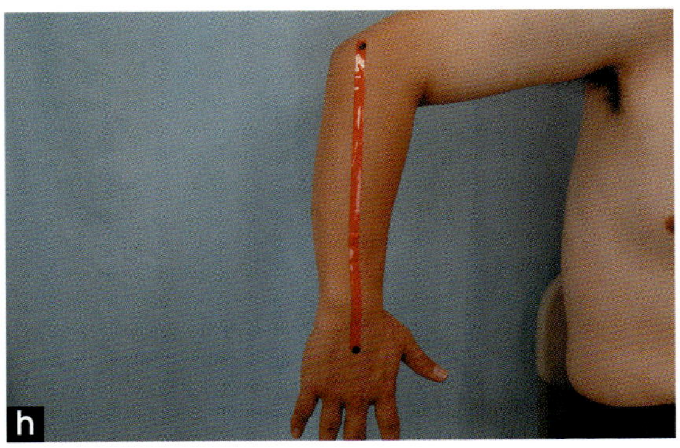


h. 체표상의 단요측 수근 신근의 위치를 나타낸다.

### ● 외상과염의 병변

단요측 수근 신근을 주로 한 골부착부에 부종상의 변성이나 미세 박리가 보이고, 많은 경우, 상완 요골 관절의 만성 염증상(활막융모, 유두상 증식, 혈관 증가 등)을 나타낸다. 또한 후골간 신경(posterior interosseous nerve)의 압박성 신경염으로 생각할 수도 있다.

## 2 체어 검사(chair test)

**방 법**

① 의자를 준비한다. ② 전완 회내위, 수근 관절 굴곡위로 한다. ③ 이 자세에서 의자를 손으로 잡아 들어 올린다. ④ 외상과에 통증을 호소한다.

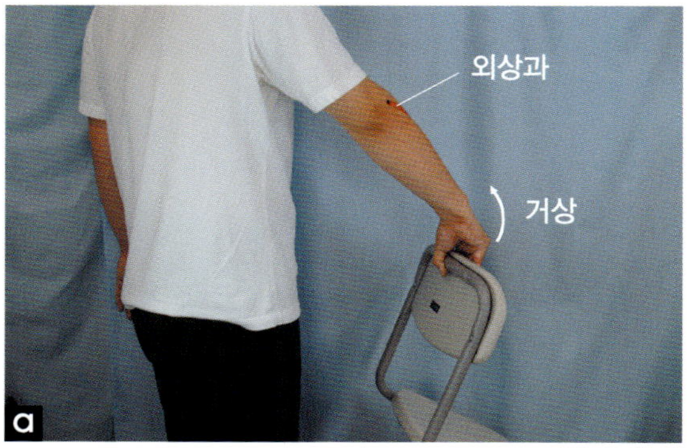


a. 전완 회내위, 수근 관절 굴곡위로 하고, 의자를 잡듯이 들어 올리면 외상과에 통증이 발생한다.

## 의 의

이 검사가 양성인 경우, 외상과의 골부착부염이 의심된다.

참고문헌 Kaplan EB : Treatment of tennis elbow by denervation. J Bone Joint Surg **41-A** : 147, 1959

**● 외상과**

단요측 수근 신근의 등척성 수축(isometric contraction)에 의해 외상과에 통증이 발생한다.

**※ 외상과염의 유사질환인 후골간 신경 마비**

요골 신경은 주관절에서 표재 분지(감각지)와 후방 분지(운동지)로 나누어지며, 운동지는 후골간 신경으로 명칭을 변경한다. 이 신경은 장·단 요측 수근 신근을 지배한 후, 외상과와 척골 회외근 능선(주두 부근)에서 기원하는 회외근의 2두간(Frohse의 건궁)을 통과한다. 이 입구는 후골간 신경 압박이 발생하는 부위이다. 외상과염과 비슷한 통증을 띠어 유사질환으로 고려할 필요가 있다. 감별법으로, 후골간 신경 압박은 압박 후에 지배되는 척측 수근 신근이 마비되므로 수근 관절 신전 시에 요측으로 편위되는 것에서 알 수 있다.

# 3 골퍼 팔꿈치 검사(golfer's elbow test)

## 방 법

① 전완 회외위, 수근 관절 신전위로 한다. ② 주관절 굴곡에 저항을 가한다. ③ 상완골 내상과에 통증이 발생한다.

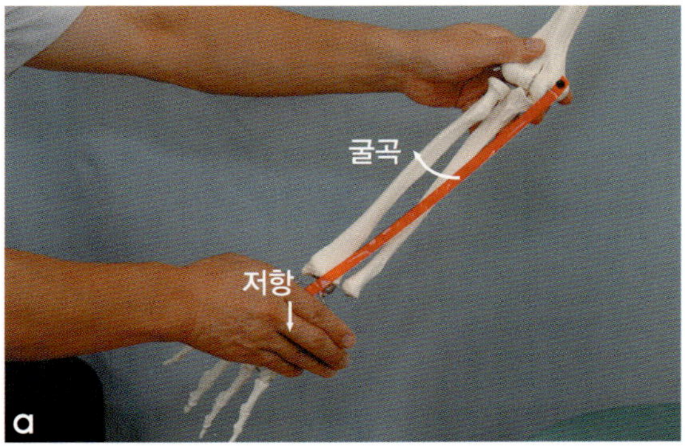


a. 전완 회외위, 수근 관절 신전위에서 주관절을 굴곡시켜 그것에 대하여 저항을 가한다.

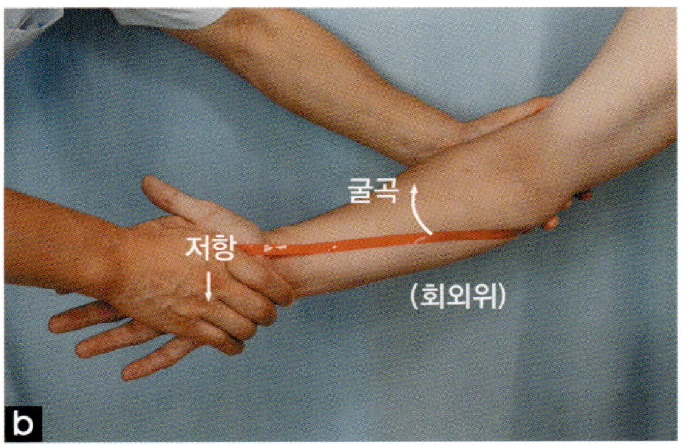


b. 체표에서 전완 회외위, 수근 관절 신전위에서 주(관절) 굴곡에 대하여 저항을 가하는 모습을 나타낸다.

## 의 의

이 검사가 양성인 경우, 주로 요측 수근 굴근을 지나치게 사용함으로써 내상과 골부착부염이 의심된다. 예를 들면, 손을 너무 많이 사용하거나 테니스에서 포핸드 시에 발생하는 골부착부염이 있다.

참고문헌 McRae R : Clinical Orthopedic Examination, Churchill Livingstone, New York, p41, 1976

## ● 요측 수근 굴근

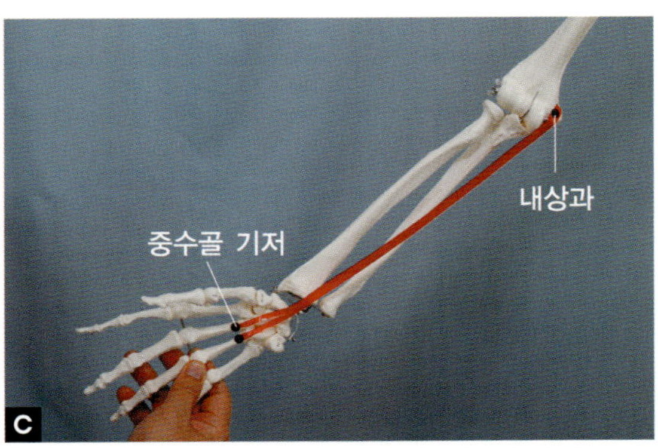


c. 전완 회외위, 수근 관절 신전위에서 요측 수근 굴근의 위치와 주행을 나타낸다.

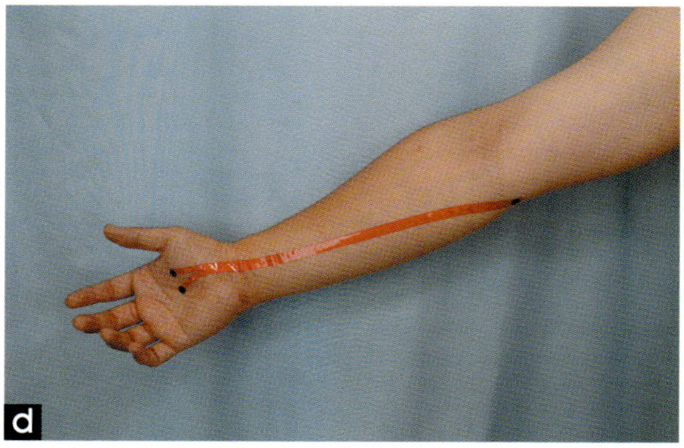

d. 체표에서 전완 회외위, 수근 관절 신전위의 요측 수근 굴근의 주행을 나타낸다.

## 4 외반 압박 검사(abduction stress test)

### 방 법

① 주관절을 약간 굴곡하고, ② 내측 측부 인대와 반대 방향에 압박을 가한다. ③ 관절의 동요 유무를 본다.

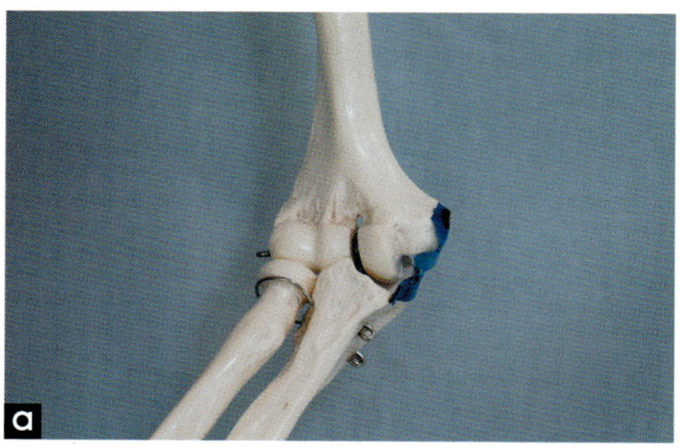

a. 내측 측부 인대는 주관절을 약간 굴곡한 상태로 검사한다.

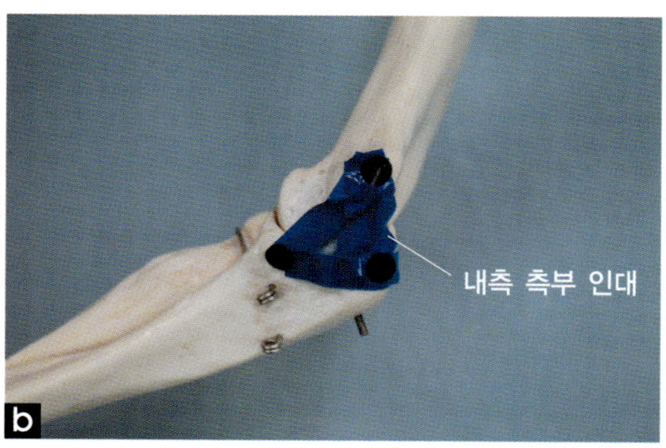


b. 내측 측부 인대의 위치와 주행을 나타낸다.

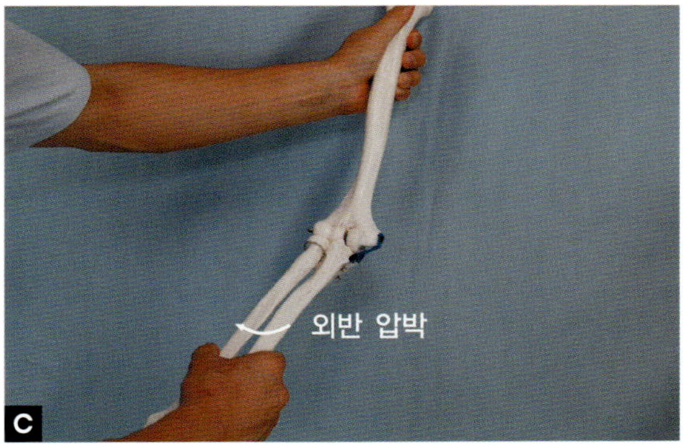


c. 주관절에 외반 방향의 압박을 가하고, 통증이나 관절의 측면 동요를 확인한다. 사진은 주관절을 외반하여 내측 측부 인대에 압박을 가하는 모습이다.

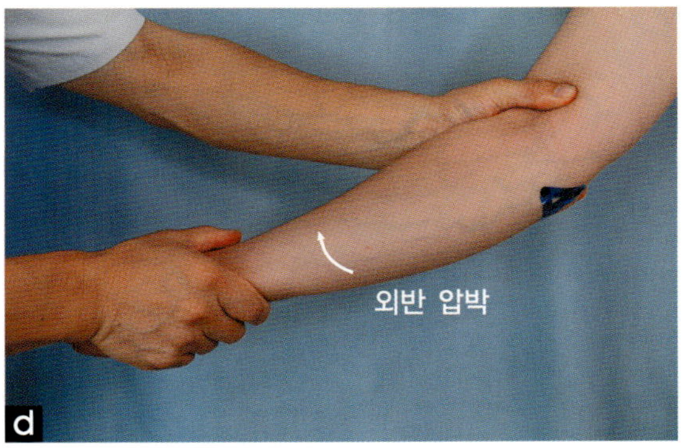


d. 체표상 외반 압박 검사를 나타낸다.

## 의 의

외상 시, 혹은 외상 후의 내측 측부 인대 손상을 평가할 목적으로 사용되고, 측면 동요를 보이면 양성으로 한다.

참고문헌 Morrey BF : The Elbow and it's Disorders, WB Saunders, Philadelphia, 1985

**● 관절 동요**

일반적으로 관절 동요에는 개인차가 있고, 부분 단열에서는 그다지 동요가 크지 않으므로 반드시 좌우 차를 조사할 필요가 있다.

# 5 내반 압박 검사(adduction stress test)

## 방 법

① 주관절을 약간 굴곡하고, ② 외측 측부 인대와 반대 방향에 압박을 가한다. ③ 관절의 동요 유무를 본다.

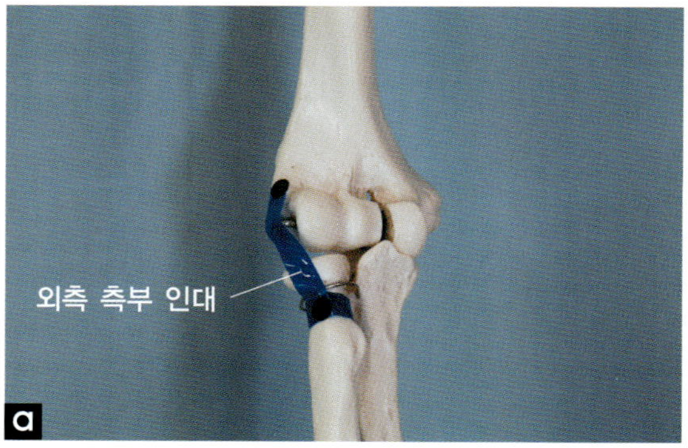


a. 외측 측부 인대의 위치와 주행을 나타낸다.

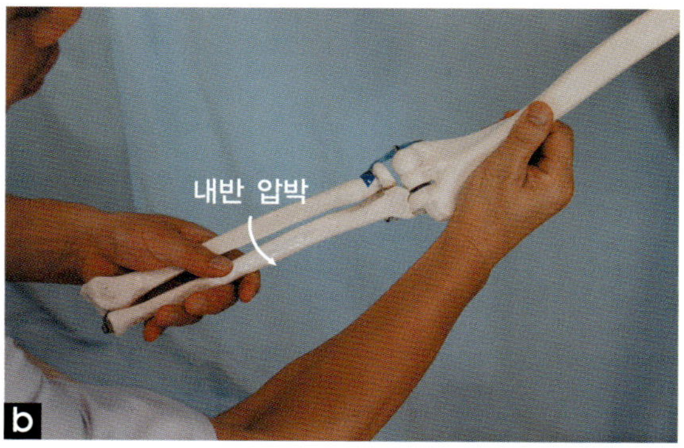


b. 주관절을 약간 굴곡하고 내반하여 외측 측부 인대에 압박을 가한다.

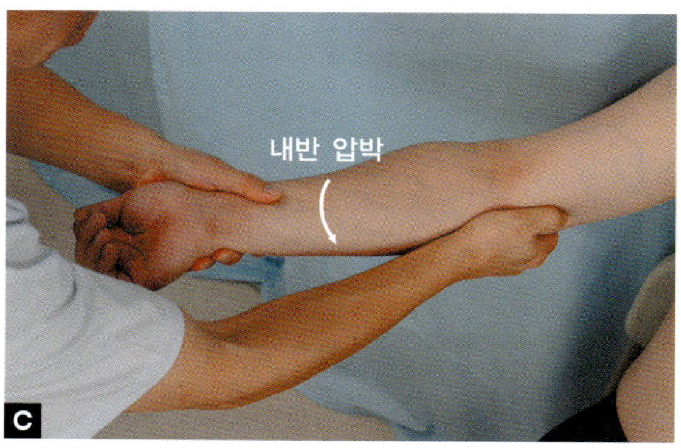


c. 내반 압박을 가한 경우, 완요 관절의 분리 정도와 동요를 확인한다.

## 의 의

외상 시 또는 외상 후 외측 측부 인대의 손상을 평가할 목적으로 사용하고, 측면 동요를 보이면 양성으로 한다.

참고문헌 Hoppenfeld S : Physical Examination of the Spine and Extremities, Appleton-Century-Crofts, New York, p127, 1976

### ● 관절 동요

일반적으로 관절 동요에는 개인차가 있고, 부분 단열에서는 그다지 동요가 크지 않으므로 반드시 좌우 차를 조사할 필요가 있다.

## 6 티넬 징후(Tinel's sign)

### 방법

① 척골 신경구에 척골 신경을 접촉한다. ② 상완골 내상과의 후방을 두드린다. ③ 원위부에 저린 증상을 호소한다.

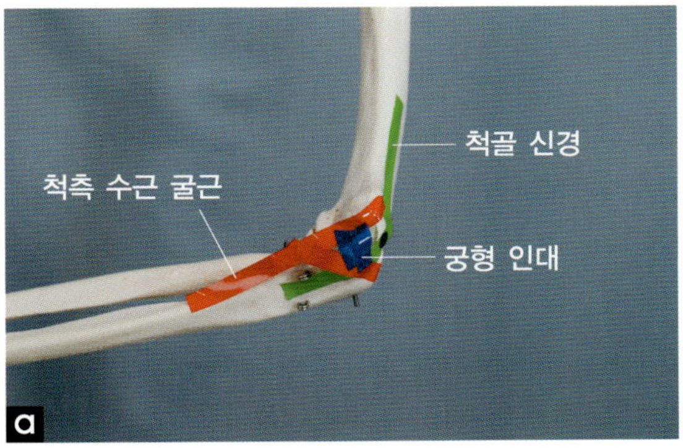


a. 상완골 내상과 배측의 궁형 인대 바로 아래에 주관이 있고, 척골 신경이 주행한다.

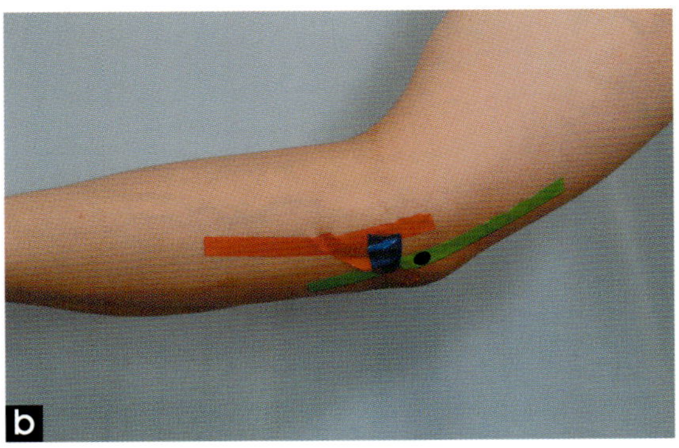


b. 체표에서 본 궁형 인대 바로 아래에 척골 신경구와 척골 신경 주행을 나타낸다.

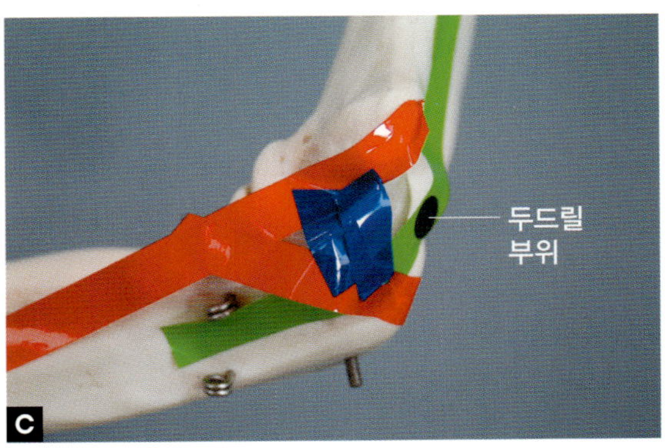


c. 궁형 인대 바로 아래에 척골 신경구와 척골 신경의 주행, 그리고 두드릴 위치를 나타낸다.

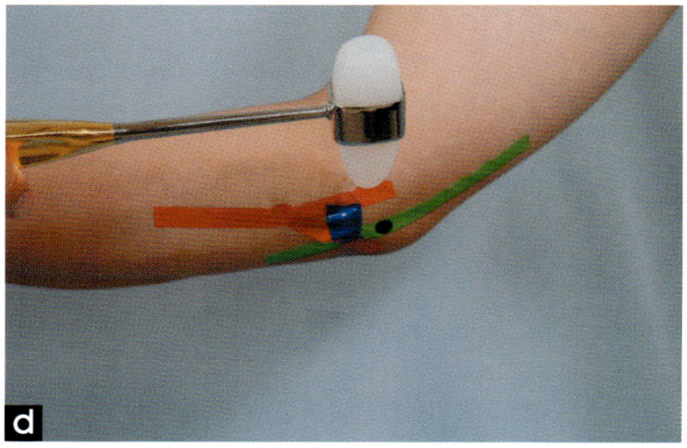

d. 체표에서 이 부위를 두드리면 원위부에 저린 증상을 호소한다.

## 의 의

이 검사가 양성인 경우에는 골절 후의 외반주, 퇴행성 관절염(OA), 궁형 인대(주관)의 압박, 신경염 · 신경종을 의심한다. 주관은 궁형 인대부 외에 척측 수근 굴근이 원회내근이나 표재 수지 굴근과 공유하는 건막부로도 구성되어 있고, 주부관의 압박 부위는 여러 갈래로 나누어진다.

참고문헌 Tinel J : Le signe du 'Fourmillement' dans les lésions des nerf périphériques. La Presse Médicale **47** : 388-389, 1915

**● 주관과 궁형 인대**

내상과와 주두에서 기원 하는 척측 수근 굴근의 2두간에 걸친 인대성 근막을 궁형 인대라고 하고, 이 근막에 둘러싸인 부분을 주관이라고 한다. 이 속을 척골 신경이 주행하는데, 어떠한 병적 상태에서 손상되어 장애를 띠는 경우를 주관 증후군이라고 한다.

# 7 주관절 굴곡 검사

## 방 법

① 주관절을 최대 굴곡한다. ② 궁형 인대가 긴장한다. ③ 척골 신경이 신전 · 압박된다.

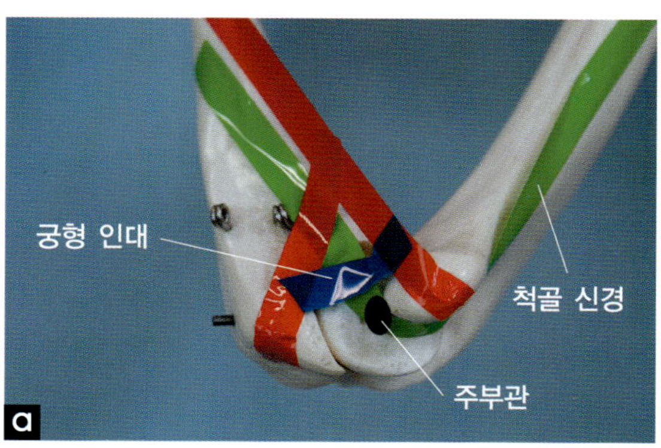


a. 주관절을 최대로 굴곡하면, 척골 신경이 신전되고 주관에서 압박된다.

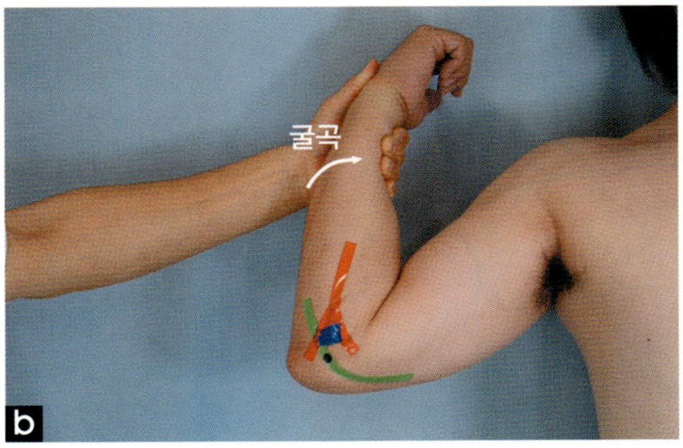


b. 체표에서 척골 신경이 신전 · 압박되는 모습을 나타낸다.

## 의 의

이 검사가 양성인 경우에는 골절 후의 외반주, 퇴행성 관절염(OA), 궁형 인대의 압박, 신경염 · 신경종을 의심한다. 이 검사는 척골 신경의 신전과, 주관절의 90~120° 굴곡위에서 궁형 인대가 척골 신경을 압박하는 것을 응용한 것이라고 할 수 있다.

## ● 주관절을 최대로 굴곡

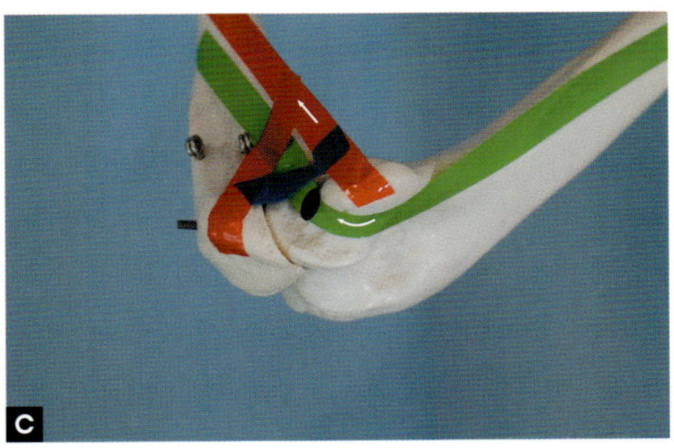


c. 주관절을 최대로 굴곡하면, 척골 신경은 신전된다. 또한 궁형 인대 바로 아래의 주관에서 압박되어 원위부에 마비감을 호소한다.

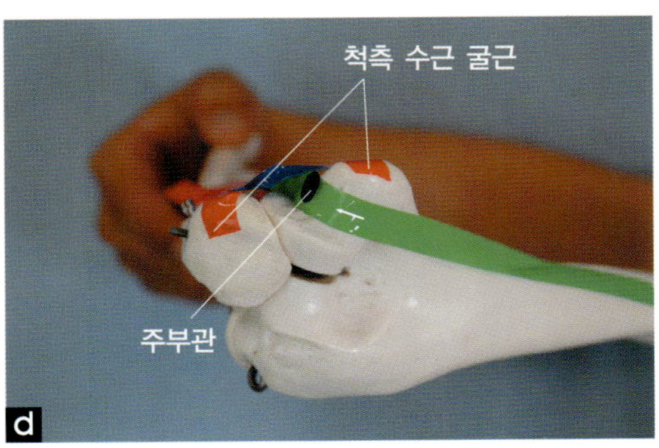


d. 궁형 인대의 바로 아래(주관)를 척골 신경이 주행한다. 척골 신경의 양측에는 2두에서 기원하는 척측 수근 굴근이 보인다.

# III 수근 관절과 수지 관절

1. 요골 수근 관절(radiocarpal joint)
2. 수근 중앙 관절(mediocarpal joint)
3. 주상골 결절(tubercle of scaphoid bone)
4. 두상골(pisiform bone)
5. 대능형골 결절(tubercle of trapezium bone)
6. 유구골 구(hamulus of hamate bone)
7. 횡수근 인대(transverse carpal ligament)
8. 수근 관(carpal canal)
9. 주상골(scaphoid bone)
10. 월상골(lunate bone)
11. 삼각골(triangular bone)
12. 장측 요골 수근 인대(palmar radiocarpal ligament)
13. 요측 수근 굴근(fiexor carpi radialis muscle)
14. 정중 신경(median nerve)
15. 장 장근(palmaris longus muscle)
16. 표재 수지 굴근(musculus flexor digitorum superficialis)
17. 척골 신경(ulnar nerve)
18. 척측 수근 굴근(flexor carpi ulnaris muscle)
19. 요골 두(head of radius)
20. 척골 두(head of ulna)
21. 회전축(rotation axis)
22. 요골 경상 돌기(radial styloid process)
23. 척골 경상 돌기(ulnar styloid process)
24. 리스터 결절(Lister's tubercle)
25. 요측 측부 인대(radial collateral ligament)
26. 배측 요골 수근 인대(dorsal radiocarpal ligament)
27. 관절원판(articular disc)
28. 신근 지대(extensor retinaculum)
29. 신전근육(extensor muscles)
30. 중수골 두(head of metacarpal bones)
31. 지골 기저부(base of phalanx)
32. 기절골 두(head of proximal phalanx)
33. 중위 지골 기저부(base of middle phalanx)
34. 내측 측부 인대(medial collateral ligament)
35. 수장 판(palmar plate)
36. 신전근(extensor muscle)
37. 심 수지 굴근(musculus flexor digitorum profundus)
38. 충양근(lumbrical muscle)
39. 골간근(interosseus muscle)

# 수근 관절

수근 관절은 관절원판(articular disc)에서 나누어진 요골 수근 관절과 하요척 관절로 구성된다. 두 가지 기능(장굴-배굴, 요굴-척굴)이 있으며, 그것들의 복합운동인 분회운동이 가능하다.

## 시진, 촉진

## 1. 손바닥

### 1 정적 관찰

#### ○○ 수근골을 이해한다 ○○

수근 관절은 요골 수근 관절(1)과 수근 중앙 관절(2)로 구성되고, 수근 관절의 움직임은 이 양 관절의 움직임이 종합하여 만들어진다. 요골 수근 관절(1)은 요골 원위단과 주상골(scaphoid bone) · 월상골, 그리고 관절원판과 삼각골 사이를 말하고, 수근 중앙 관절(2)은 수근골을 근위 수근 열과 원위 수근 열로 나눈다.

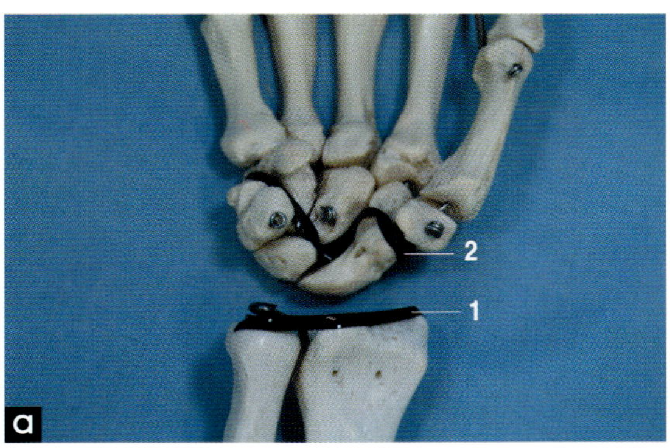


a. 수근 관절은 요골 수근 관절(radiocarpal joint)(1)과 수근 중앙 관절(mediocarpal joint)(2)로 구성되고, 전자는 요골 원위단과 주상골 · 월상골, 그리고 관절원판과 삼각골 사이를 말한다. 후자는 근위 수근 열과 원위 수근 열 사이를 말한다.

**● 분회운동**

관절의 운동자유도에서 2° 이상의 관절은 분회운동이 가능하다. 이 운동은 소위 내전 · 외전 운동과는 다르고 원추상으로 움직이는 운동을 말한다.

**● 수근골**

수근골과 중수골 위치를 파악한다. 대능형골은 제1지, 소능형골은 제2지, 유두골은 제3지, 유구골은 제4 · 5지와 관절을 구성한다.

## ●● 수근 관을 이해한다 ●●

수근골은 전체적으로는 손바닥 쪽은 오목하게 들어가 있다. 근위 수근 열의 주상골 결절(3)과 두상골(4), 원위 수근 열의 대능형골 결절(5)과 유구골 구(6) 사이에 횡수근 인대(7)가 있으며, 수근골간에 터널을 구축한다. 이 터널을 수근 관(8)이라고 부른다.

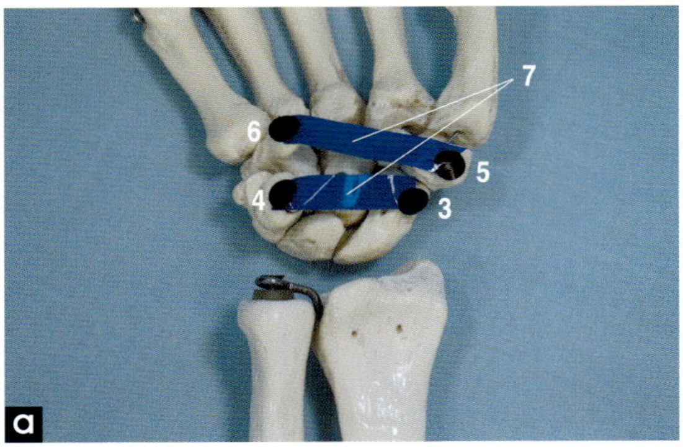


a. 근위 수근 열의 주상골 결절(tubercle of scaphoid bone)(3)과 두상골(pisiform bone)(4), 원위 수근 열의 대능형골 결절(5)과 유구골 구(6) 사이에 횡수근 인대(7)가 있다. 수근 관은 횡수근 인대(7)와 수근골 사이를 말한다.

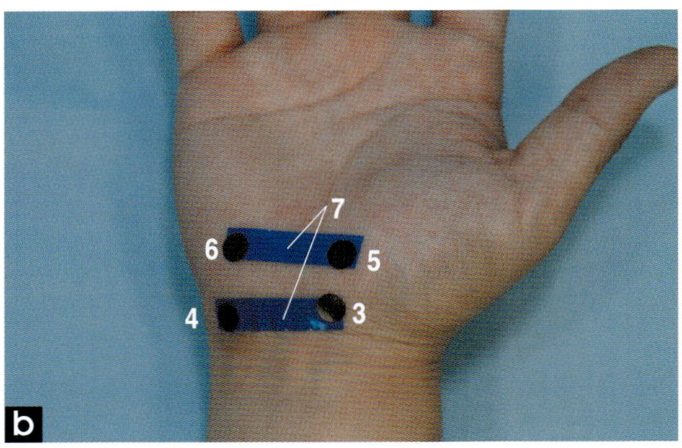


b. 손바닥에서 본 횡수근 인대(transverse carpal ligament)(7)의 위치를 나타낸다.

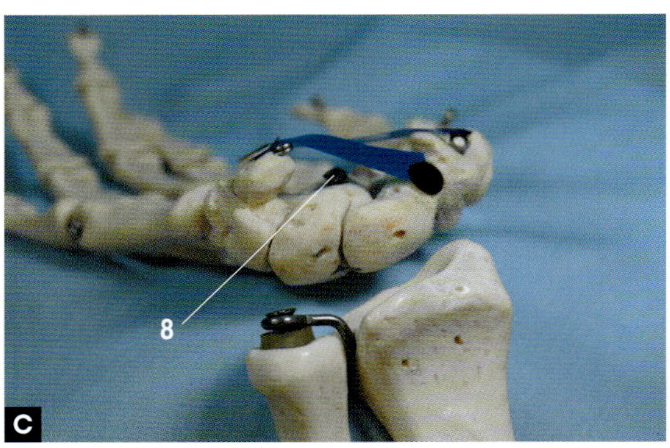


c. 수근 관(8)을 손의 장축과 근위측에서 본 것이다. 섬유골성에 만들어진 공간 내에 표재 수지 굴근과 심 수지 굴근(musculus flexor digitorum profundus), 장요측 수근 굴근, 정중 신경이 존재한다.

## ●● 척골 관을 이해한다 ●●

척골 관(Guyon canal)은 두상골, 유구골 구(hamulus of hamate bone)와 이를 연결하는 두상 유구 인대로 구성되고, 척골 신경이 그 속을 통과한다.

● **수근 관(carpal tunnel)과 척골 관(Guyon canal)**

수근 관과 척골 관은 손바닥에 있어 섬유골성 터널로 알려져 있다. 외상이나 퇴행성 변형으로 내강이 협소해지면 압박 증후군이 발생한다. 수근 관은 정중 신경이, 척골 관은 척골 신경이 주행하는 것에서 차이를 보이며, 증상은 신경 지배영역에서 분명한 차이를 보인다.

### ●● 장(掌)측 요골 수근 인대를 이해한다 ●●

장측 요골 수근 인대는 요골 원위의 손바닥면에서 주상골(9), 월상골(lunate bone)(10), 삼각골(11) 사이에 있고, 요골 수근 관절의 움직임, 특히 배굴 · 척굴을 제한한다.

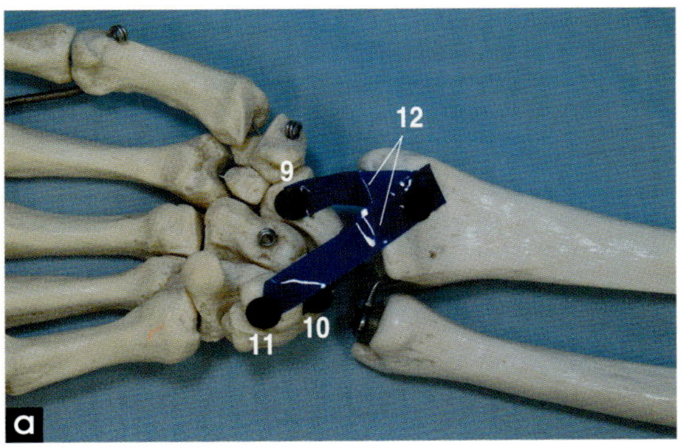


a. 손바닥에서 본 장측 요골 수근 인대(12)를 나타낸다.

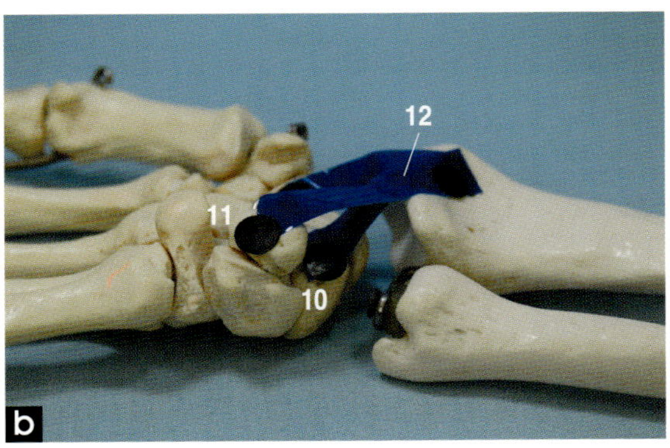


b. 척측에서 본 장측 요골 수근 인대(palmar radiocarpal ligament)(12)를 나타낸다.

## 2 동적 관찰

### ●● 손바닥 표재를 주행하는 근과 신경을 이해한다 ●●

수근 관절 수장부의 표재 해부로, 수장 무지측에서 요측 수근 굴근(fiexor carpi radialis muscle)(13), 정중 신경(median nerve)(14), 장 장근(palmaris longus muscle)(15), 표재 수지 굴근(16), 척골 신경(ulnar nerve)(17), 척측 수근 굴근(flexor carpi ulnaris muscle)(18)이 나열되어 있다.

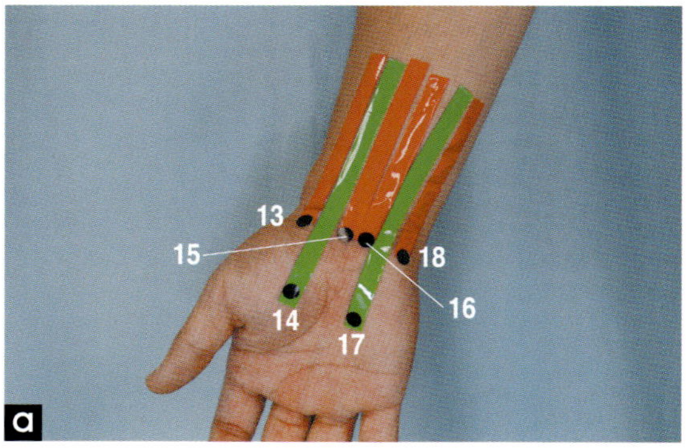


a. 손바닥에서 근과 신경의 배열을 나타낸다.

**● 장 장근과 척측 수근 굴근**

이 양근은 수근 관 밖을 통과하는 것을 이해한다. 또한 장 장근은 수장건막이 되어 손바닥의 긴장 유지에 중요하다. 척측 수근 굴근은 두상골에 닿고, 삼각 두상 관절이 움직임으로써 척측 수근 굴근의 장력을 조정한다.

## ○○ 요골 · 척골 경상돌기, 척골 두, 요골 두를 촉진하여 전완의 회전축을 이해한다 ○○

전완의 회전축(21)은 일정하지 않지만, 요골 두(19)와 척골 두(20)를 연결하는 축이 전완의 회전축으로 생각된다.

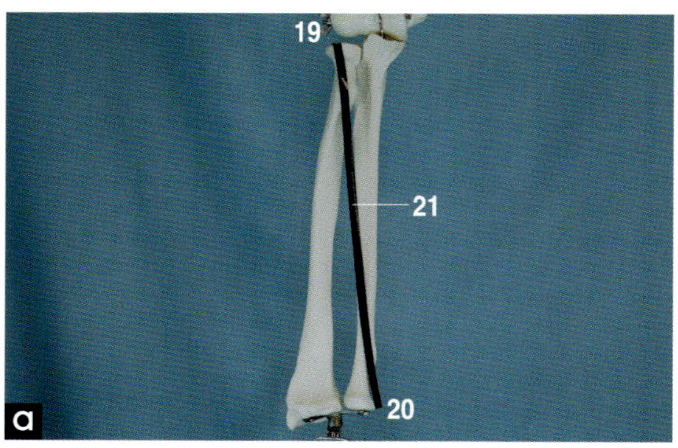


a. 전완의 회전축은 일반적으로 요골 두(head of radius)(19)와 척골 두(20)를 연결하는 축이다.

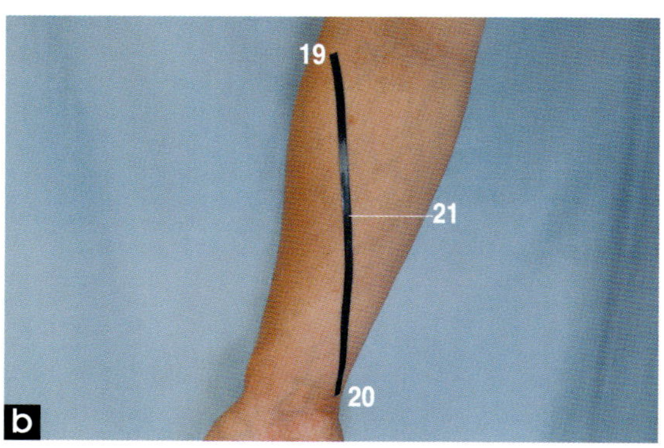


b. 손바닥에서 전완의 회전축(rotation axis)을 나타낸다.

**● 척골 두(head of ulna)**

척골 두는 척골 경상 돌기의 양각 요측에서 전완을 회내함으로써 배측에 닿는 돌기물이다.

# 2. 손등

## 1 정적 관찰

### ○○ 손등에서 본 것으로 요골 · 척골 경상돌기, 리스터 결절, 척골 두를 이해한다 ○○

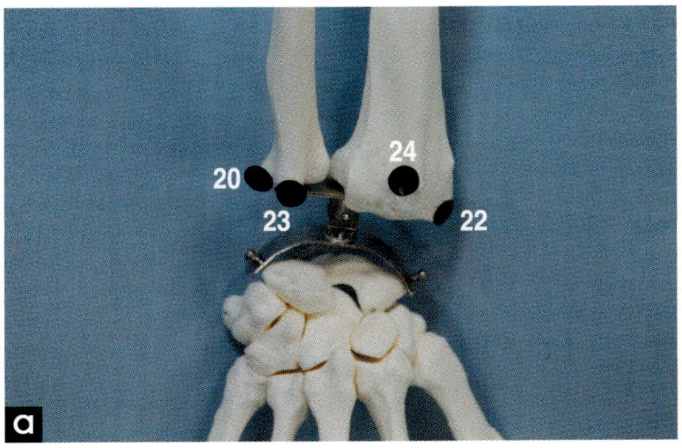


a. 요골 경상 돌기(22), 척골 경상 돌기(23), 리스터 결절(24), 척골 두(20)를 관찰할 수 있다.

### ○○ 리스터 결절을 이해한다 ○○

리스터 결절(Lister's tubercle)(24)은 요골의 원위 배측에서 요골 경상 돌기(radial styloid process)(22)의 척측에 닿는 작은 돌기를 말한다. 이 결절에 장무지 신근건이 걸려 크게 방향을 바꾼다. 또한 리스터 결절은 제3지 선상에 있고, 이 사이에 월상골, 유두골을 촉진할 수 있다.

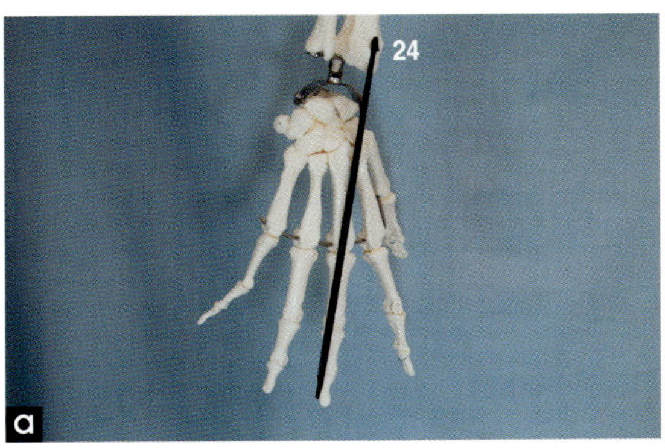


a. 리스터 결절(24)은 중지 선상에 있고, 이 사이에 월상골, 유두골을 촉진할 수 있다.

### ○○ 인대를 이해한다 ○○

① 요측 측부 인대(radial collateral ligament)(a, b)

② 척측 측부 인대

삼각골(triangular bone)과 척골 경상 돌기(ulnar styloid process) 사이에서 관찰한다.

③ 배측 요골 수근 인대(dorsal radiocarpal ligament)(c)

요골 근위의 배면에서 주상골, 월상골, 삼각골 사이에 있고, 요골 수근 관절의 움직임, 특히 장굴 · 척굴을 제한한다.

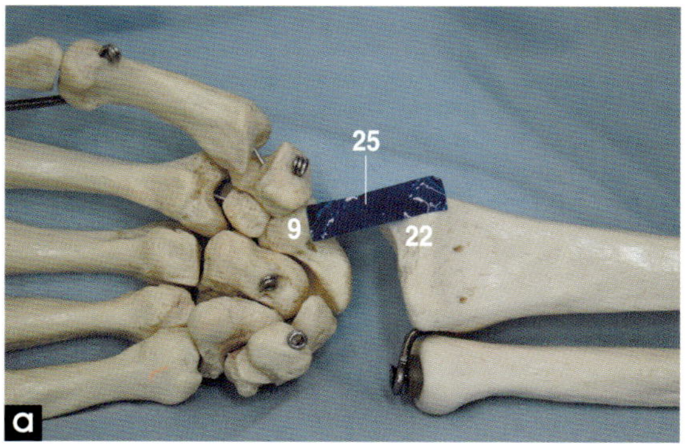


a. 손바닥에서 요측 측부 인대(25)를 주상골(9)과 요골 경상 돌기(22) 사이에서 관찰한다.

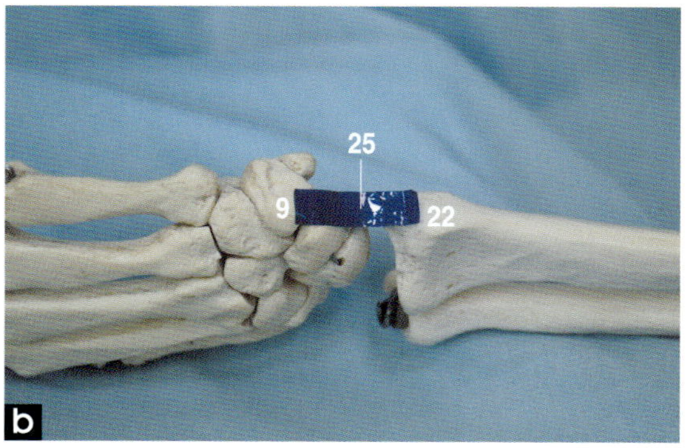


b. 요측에서 요측 측부 인대(25)를 주상골(9)과 요골 경상 돌기(22) 사이에서 관찰한다.

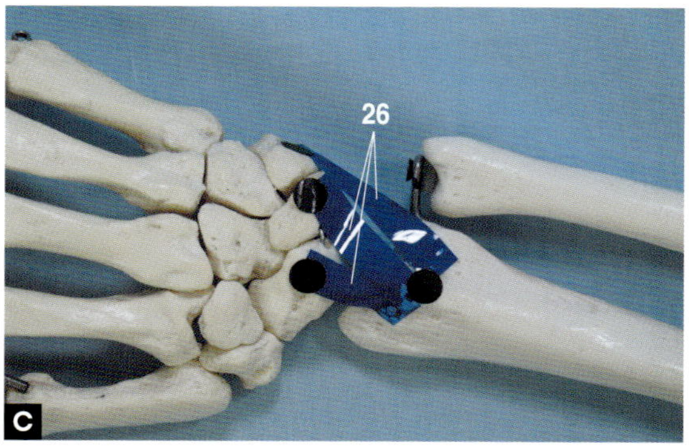


c. 손등에서 본 배측 요골 수근 인대(26)를 나타낸다.

## 관절원판(삼각 섬유연골 복합체 : TFCC)을 이해한다

원위 요척 관절을 연결하고, 요골의 척골 절흔에서 척골 경상 돌기 내측에 존재한다. 요골 수근 관절의 일부를 구성한다. 가운데 부분이 얇아서 전단력(shearing force)에 의해 부분 파열이 발생하기 쉽다.

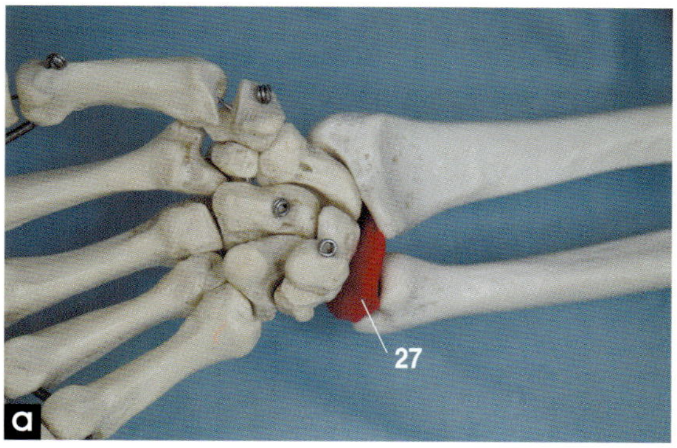


a. 관절원판(27)을 손바닥에서 본다.

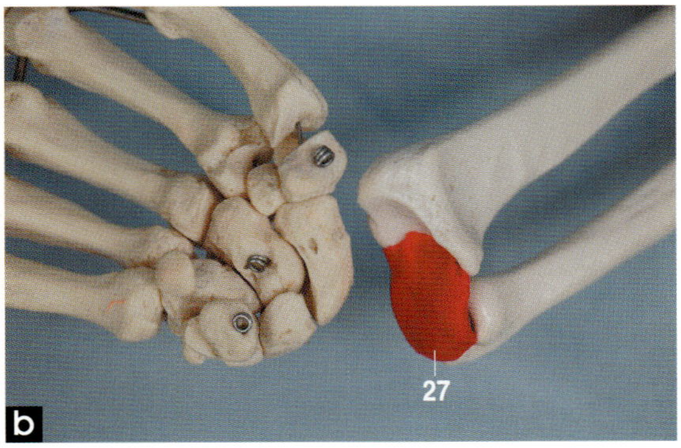


b. 수근 관절을 빼면, 척측에 관절원판(27)을 관찰할 수 있다.

**● 관절원판(triangular fibrocartilage complex/TFCC)**

관절원판에 대립하는 수근골은 삼각골이다. 외력에 의해 삼각골과 관절원판이 충돌하여 원판 손상이 생기는 경우가 많다. 관절원판은 섬유연골 같은 구조의 삼각 섬유연골 복합체로, 그 주위를 인대와 관절낭이 둘러싼다. 관절원판의 가운데 부분이 얇아서 모든 방향의 외력을 받아 파괴되기 쉬우므로 임상상 관절원판 손상으로 자주 발견된다.

## 손등의 근과 신근 지대를 이해한다

손등은 6개의 관으로 이루어진 신근 지대(28)에 의해 고정되어 있다. 이 6개의 관 속에는 9개의 근육이 있고, 요측에서 ① 장무지 외전근 · 단무지 신근, ② 장 · 단 요측 수근 신근, ③ 장무지 신근, ④ 수지 신근 · 시지 신근, ⑤ 소지 신근, ⑥ 척측 수근 신근이 존재한다.

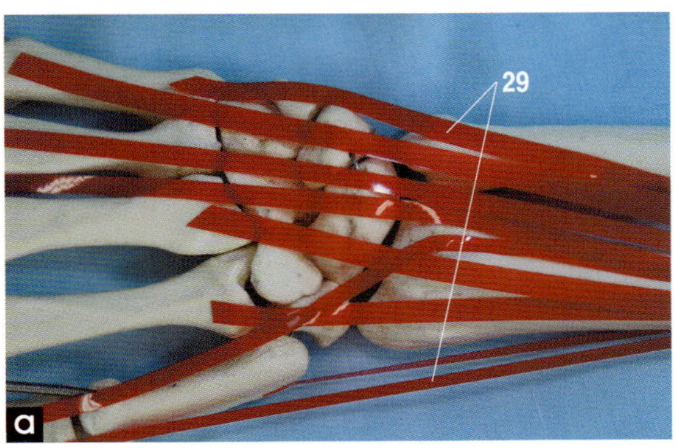


a. 손등에서 전완의 신전근육(29)을 본다.

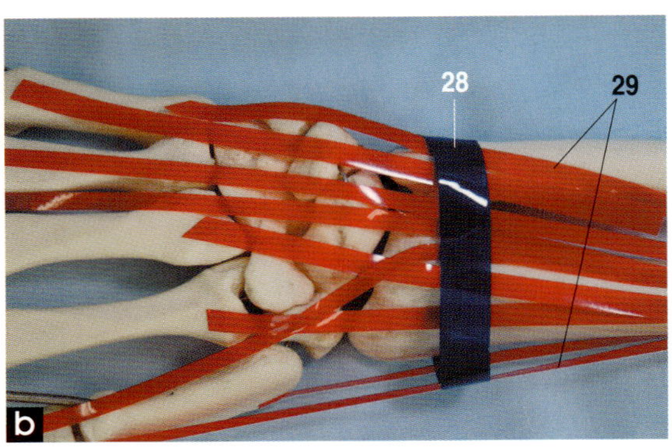


b. 신근 지대(28)를 설정하고 신전근육(extensor muscles)을 관찰한다.

# 대표적인 검사

## 1 팔렌 검사(Phalen's test)

### 방 법

① 수근 관절의 장굴을 60초간 유지한다. ② 정중 신경을 압박한다. ③ 손가락 끝의 마비와 이상 감각이 증가한다.

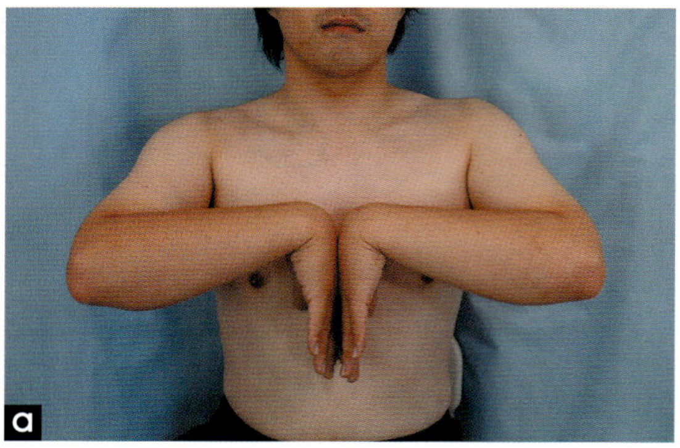

a. 팔렌 검사를 하는 방법을 나타낸다. 손등을 맞대어 서서히 장굴을 강제하면, 수근 관 내의 내압 상승과 정중 신경 압박에 의해 손가락 끝의 마비와 이상 감각이 증가한다.

### 의 의

이 검사는 수근 관을 좁혀 내압을 상승시킴으로써 정중 신경 지배영역의 증상을 일으키는 것이다. 골절 후유증, 류머티스 관절염(RA), 종양, 과도한 사용, 신장 투석 환자에게 발생하는 아밀로이드증(아밀로이드 침착) 등에서 발생할 가능성이 높지만, 검사 양성률은 60~85% 정도이다. 수근 관 증후군(carpal tunnel syndrome)의 평가에 자주 사용된다.

참고문헌 Phalen GS : Spontaneous compression of the median nerve at the wrist. Am Med Assoc **14** : 1128-1133, 1951

### ※ 역팔렌 검사(reverse Phalen's test)

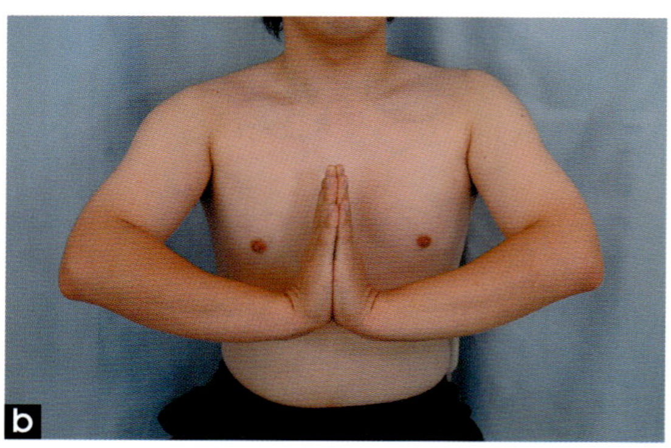

b. 반대로 손바닥을 맞대어 서서히 배굴을 강제하면 수근 관 내에서 압박된 정중 신경이 신전하여 팔렌 검사와 같이 손가락 끝의 마비와 이상 감각이 증가한다. 팔렌 검사가 양성이면, 이 검사도 양성으로 나올 가능성이 높다.

## 2 수근 관 티넬 징후(Tinel's sign)

**방 법**

① 수근 관 위를 포인트로 한다. ② 그 부위를 두드린다. ③ 손가락 끝으로 통증이 퍼진다.

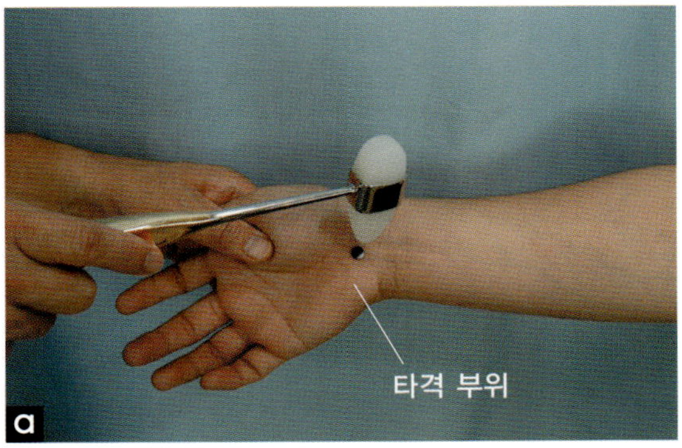


a. 수근 관의 지붕을 구축하는 횡수근 인대 위를 두드려 수근 관 내에서 압박 · 협착이 있으면 손가락 끝에 마비를 호소한다.

**의 의**

손가락으로 저린 감각이 발생하면 양성으로 평가한다. 신경 장애 부위 또는 재생 신경의 끝을 두드리면 신경 지배영역에 통증이 발생하는 것을 응용한다.

참고문헌 Tinel J : Nerve Wounds : Symptomatology of peripheral nerve lesions caused by war wounds, Joll CA (ed), Rothwell F (trans), William Wood, New York, 1918

## 3 구혈대 검사

**방 법**

① 수근 관절 주위를 구혈대로 압박한다. ② 약 60초간 실시한다. ③ 마비가 증가한다.

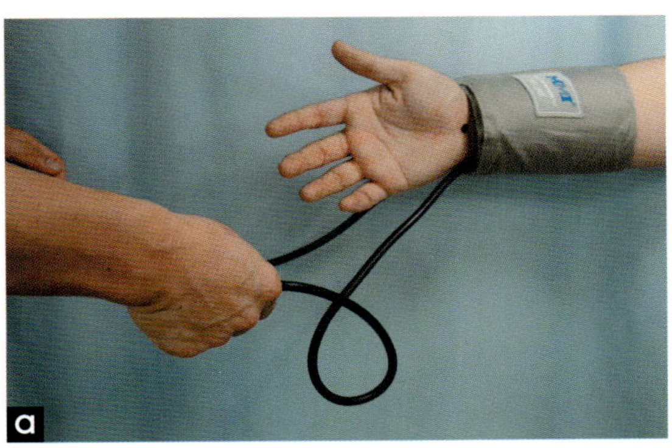


a. 횡수근 인대의 근위부를 구혈대로 압박하였을 때, 수근 관내에 협착이 있으면 손가락 끝에 마비를 호소한다.

## 의 의

티넬 징후와 같이 외부에서 수근 관 주위를 압박 자극함으로써 증상이 발생한다.

참고문헌 McRae R : Clinical Orthopedic Examination, Churchill Livingstone, New York, 1976

# 4 척측 활동 검사(ulnar grinding test)[McMurray's test of the hand]

## 방 법

① 손을 쥐고 수근 관절을 척굴위로 한다. ② 관절면에 압박을 가하면서 전완을 회내 · 회외 한다. ③ 통증과 클릭(painful click)을 확인한다.

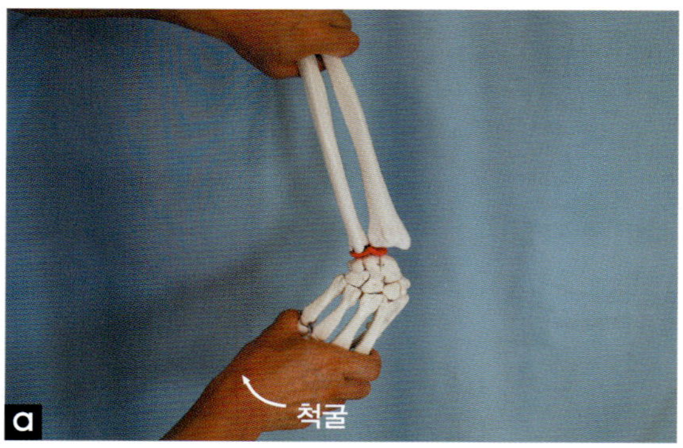


a. 전완 중간위로 수근 관절을 척굴한다.

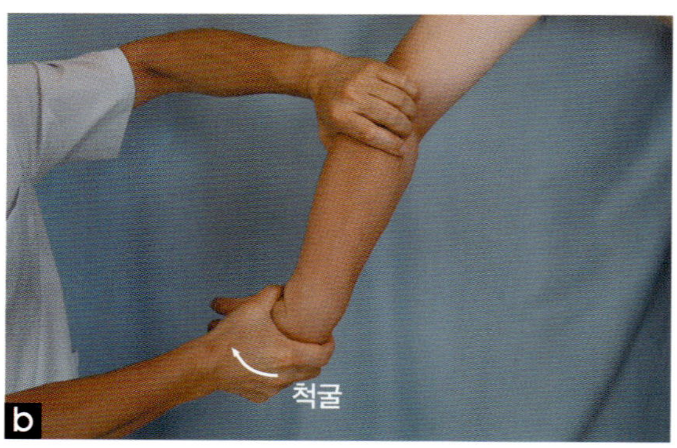


b. 체표에서 그 위치를 나타낸다.

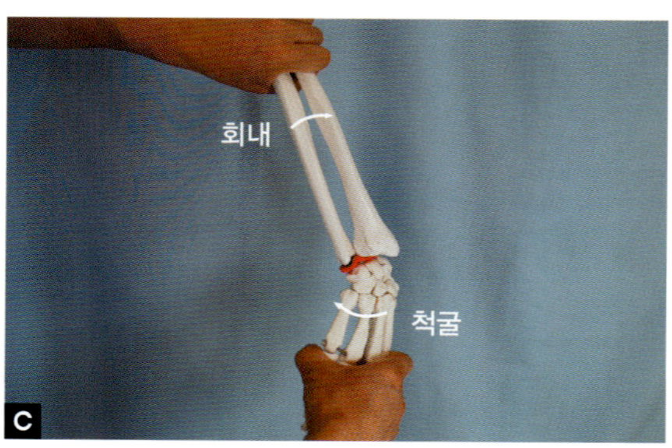


c. 이 자세에서 전완을 회내한다.

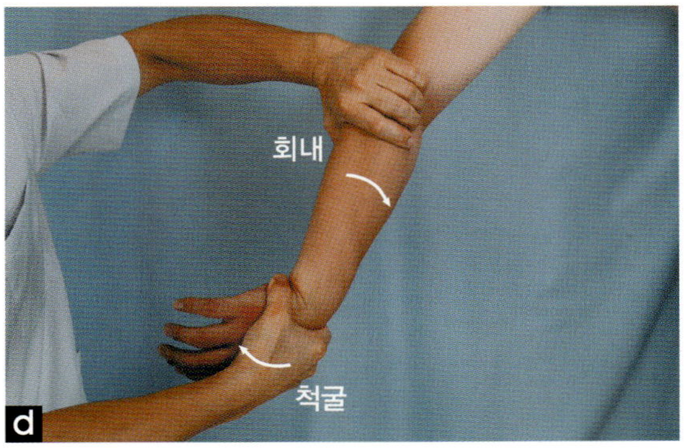


d. 체표에서 그 방법과 최종 위치를 나타낸다.

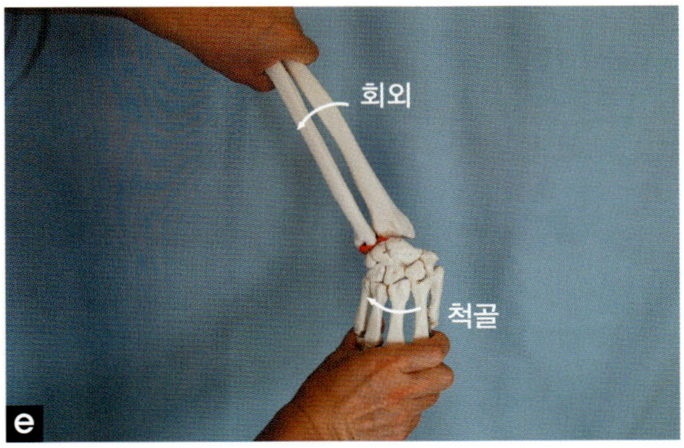


e. 서서히 되돌리고, 이번에는 전완을 회외한다.

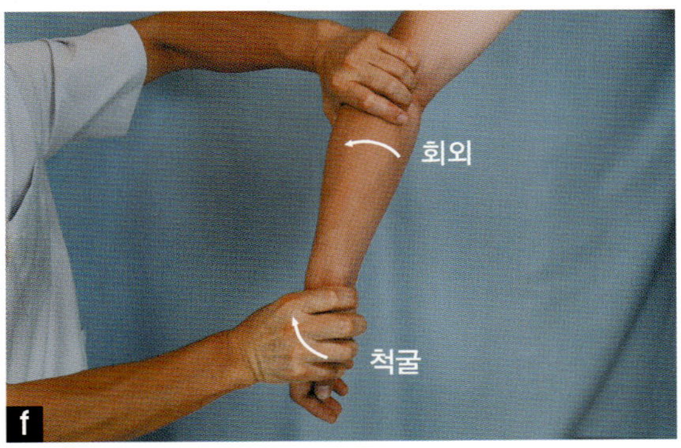


f. 체표에서 그 방법과 최종 위치를 나타낸다.

## 의 의

이 검사가 양성인 경우, TFCC(관절원판) 손상이 의심된다. TFCC 손상의 원인에는 손을 짚고 넘어져서 발생하는 외상성 파열과, 비외상성으로 만성적 과용이나 연령 증가에 따른 변형에서 오는 퇴행성 파열의 두 가지가 있다. 모든 TFCC 손상에서도 수근 관절의 척굴운동으로 회전한 경우에 증상이 발생하여 양성이 된다.

### ● 수근 관절을 척굴

처음에는 스스로 수근 관절을 척굴하게 하고, 척굴위의 회내 · 회외에서 통증의 유무를 조사한다. 다음으로, 수근 관절을 수동적으로 척굴하여 압박을 가하면서 회내 · 회외한다. 관절원판에 통증이나 마찰음(crepitus)을 느끼면 양성으로 평가한다.

## 5 핑켈스타인 검사(Finkelstein's test)

### 방 법

① 무지를 손바닥 안으로 쥔다. ② 수동적으로 척굴을 강제한다. ③ 건(tendon) 부위에 통증을 호소한다.

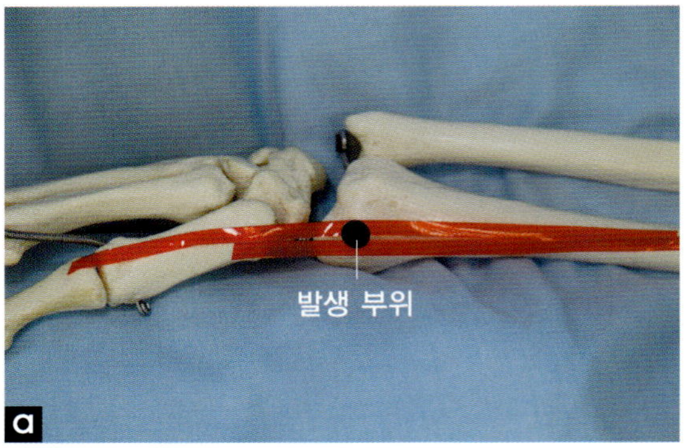


a. 협착성 건초염이 발생하는 부위를 나타낸다.

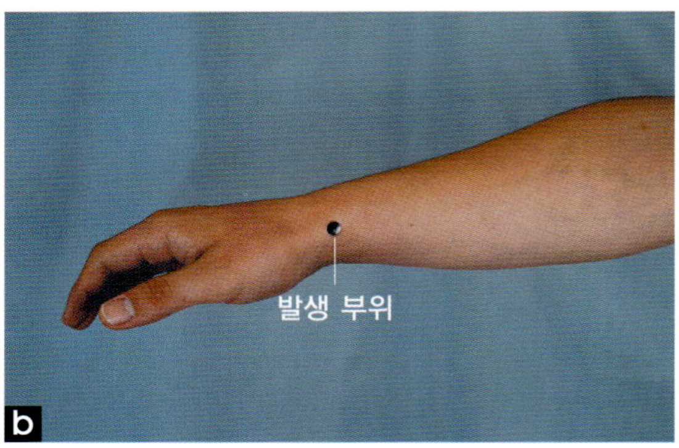


b. 체표에서 협착성 건초염이 발생하는 부위를 나타낸다.

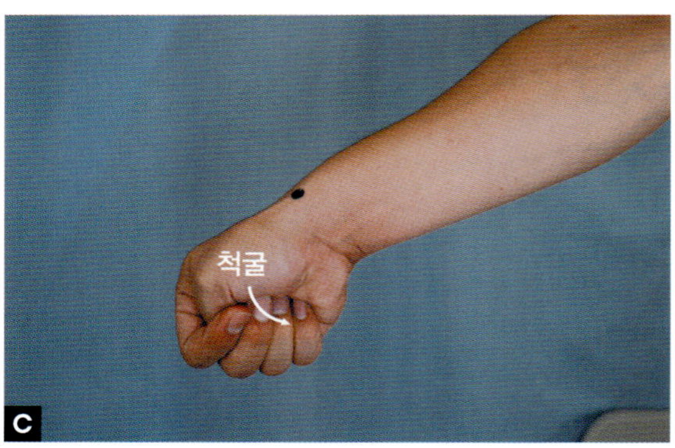


c. 무지를 손바닥 안으로 쥔다.

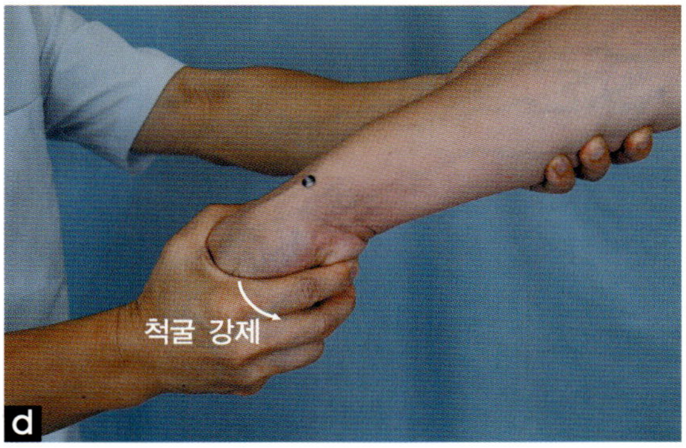


d. 그 상태에서 수동적으로 수근 관절을 척굴한다.

### 의 의

이 검사는 수동적으로 제1신근구획 내의 근(2~3개의 장무지 외전근과 단무지 신근이 격벽을 가지고 존재함)을 신전함으로써 통증을 일으켜, 양성이면 협착성 건초염(stenosing tenosynovitis), 즉 드 퀴르벵 병(de Quervain' s disease)을 의심한다. 원인으로 제1신근구획 건의 과도한 사용, 특히 단무지 신근 건막 협착이 있다고 생각한다.

참고문헌 Finkelstein H : Stenosising tenovaginitis at the radial styloid process. J Bone Joint Surg **12** : 590-594, 1930

**● 발생하는 부위**

부위는 제1신근구획 내의 장무지 외전근, 단무지 신근 건막 위이다. 기준으로는 리스터 결절로 급격하게 방향을 바꾸는 장무지 신근건과의 사이에 형성되는 타바코와의 요측으로 생각된다.

**● 척굴**

무지를 손바닥 안으로 싸고, 우선 환자 스스로 척굴을 하고 통증이 발생하는지를 확인한다. 그후, 천천히 수동적으로 시행하고 조사한다.

## 6 척골 관 티넬 징후(Tinel's sign)

### 방 법

① 척골 관(Guyon canal)을 확인하고 압통을 조사한다. ② 척골 관을 두드린다. ③ 손의 척측에 마비가 발생한다.

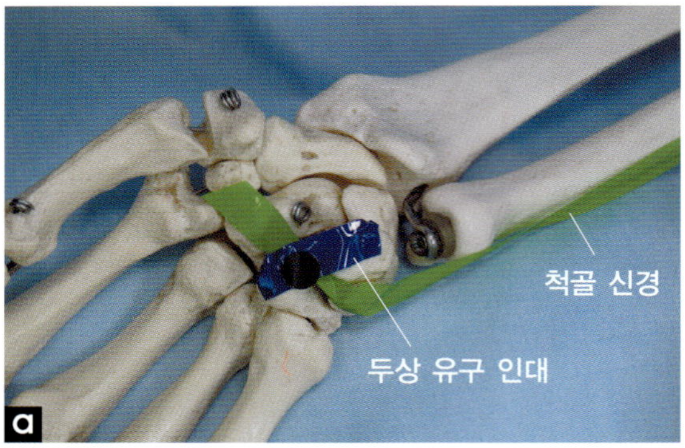


a. 척골 관을 확인하고, 그 부위를 두드린다.

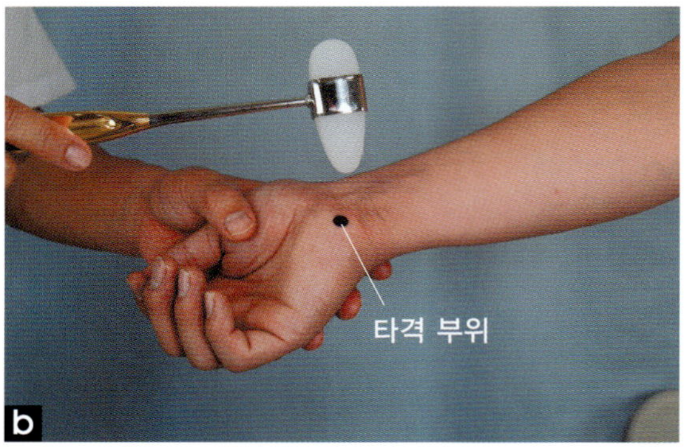


b. 체표에서 검사하는 모습을 나타낸다.

## 의 의

이 검사는 척골 관을 두드려 증상이 발생하는지 조사한다. 저린 감각이 나타나면 양성으로 평가한다. 외상이나 종양(결절종), 신경 장애 · 압박 또는 재생 신경 부위의 끝을 두드리면 증상이 발생한다.

### ● 척골 관(Guyon canal)

척골 관은 손바닥으로 두상골과 유구골 구, 두상 유구 인대로 둘러싸인 공간을 말한다. 이것과 관련하여 척골 관 증후군이란, 유구골 구에서 기원하는 단소지굴근이 형성되는 건궁으로 척골 신경이 압박됨으로써 발생하는 증후를 말한다. 소지외전근을 운동지가 지배한 후에 압박되므로, 그 끝의 충양근(lumbrical muscle), 골간근, 단무지굴근, 무지내전근이 장애를 나타낸다.

# 수지 관절

손가락에 관계되는 관절은 중수 수지 관절(MP 관절), 중수간 관절(IP 관절)이 있지만, 그것들의 관절구조와 기능에는 차이가 보인다. MP 관절은 관절면이 큰 중수골 두와 관절면이 작은 근위 지골 기저부로 구성되므로 가동성이 크다. 또한 측부 인대가 신전 시에 이완되고, 굴곡 시에 긴장하여 MP 관절의 안정성을 준다. 한편, IP 관절은 같은 정도 크기의 골두와 기저부로 구성되고, 측부 인대의 제한도 같은 정도로 받으므로 신전 · 굴곡의 모든 관절이 안정되어 있다. 또한 지골 기저부의 횡단면에 장측은 배측에 비하여 크게 대형상을 띠므로, 굴곡 시에 관절의 안정성이 강해진다.

## 시진, 촉진

### 1 정적 관찰

#### ●● 골단핵의 성장 부분을 이해한다 ●●

골 성장이라는 관점에서 손가락의 골단핵 발생 부위는 제1지 중수골에서는 기저부에 골단핵을 갖지만, 다른 중수골은 원위단(골두)에 존재한다. 또한 중수골에서는 모두 기저부에 존재한다.

#### ●● 중수 수지 관절과 중수간 관절의 차이를 이해한다 ●●

중수 수지(MP) 관절은 관절면이 큰 중수골 두와 관절면이 작은 지골 기저부로 구성된다. 한편, 중수간(IP) 관절은 같은 정도 크기의 골두와 기저부로 구성되어 있다.

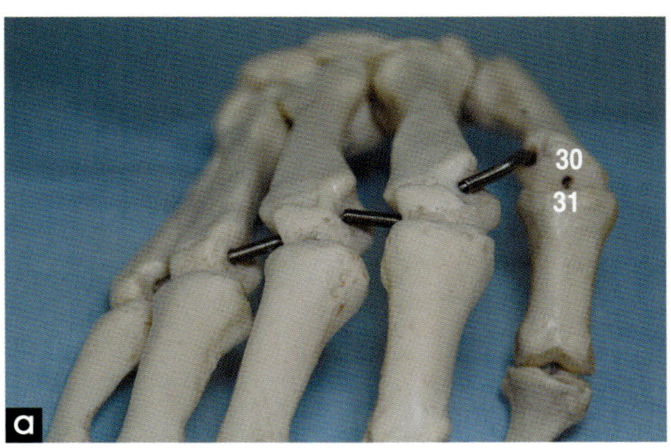


a. MP 관절에서는 중수골 두(head of metacarpal bones)(30)의 관절면이 크고, 지골 기저부(base of phalanx)(31)의 관절면은 작다.

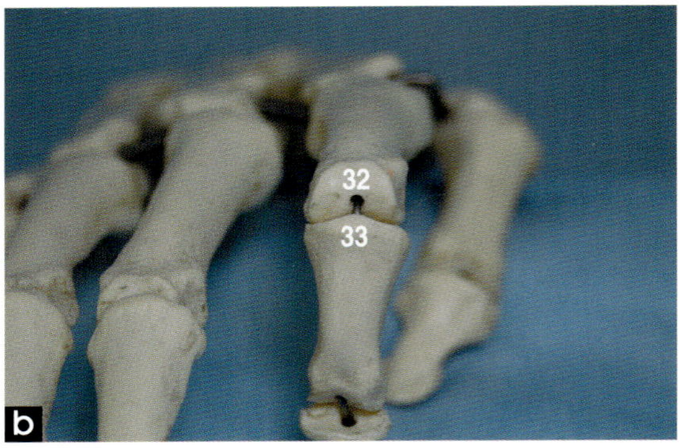


b. IP 관절에서 기절골 두(head of proximal phalanx)(32)는 중위 지골 기저부(33)와, 중절골두는 원위 지골 기저부의 관절면과 거의 같은 크기이다.

### 손가락의 측부 인대와 수장 판을 이해한다

손가락의 관절 주위에는 내측 · 외측 측부 인대와 관절의 원위에서 근위로 향하는 수장 판이 존재한다. 수장 판은 기저부에서 관절과 같은 역할을 하며, 굴곡 시에는 넓혀져 수지 관절의 안정성에 공헌한다.

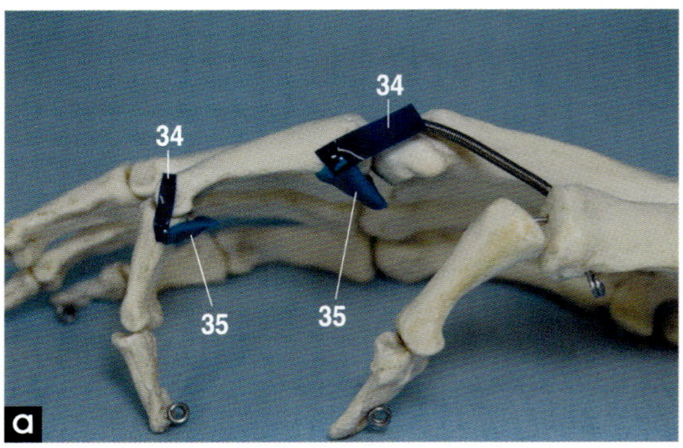


a. 내측 측부 인대(medial collateral ligament)(34)와 수장 판(palmar plate)(35)의 위치를 나타낸다.

### 건초(활막성 · 인대성 건초)의 차이를 이해한다

건초(tendon sheath)에는 건을 주위에서 싸고 있는 활막성 건초와, 건을 뼈에 고정하기 위한 인대성 건초의 두 가지가 있다.

## 2 동적 관찰

수지 관절은 MP 관절, IP 관절이 정교하고 치밀하게 신전 · 굴곡 운동을 하므로, 정교하고 정확한 구조를 요구한다. 그 중에서 신근으로 신전근(ED), 굴근으로 표재 수지 굴근(FDS), 심 수지 굴근(FDP)과 충양근(lumbrical muscle) · 골간근(IO)을 이해하는 것이 중요하다.

## ○○ 신전근의 주행과 작용을 이해한다 ○○

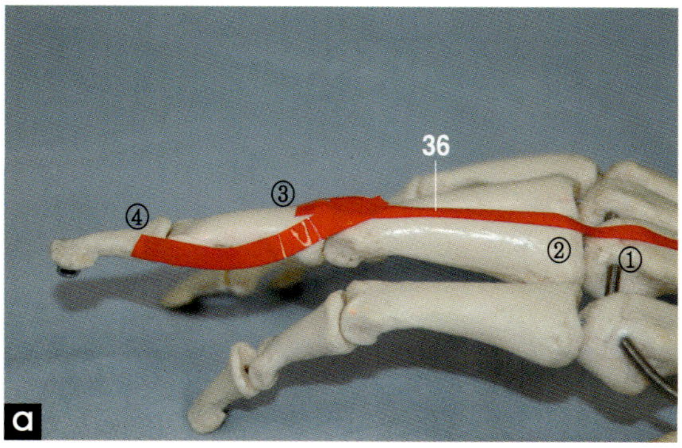


a. 신전근(36)의 주행과 부착부를 나타낸다.

### ● 주행과 부착부

신전근육들은 상완골 외상과에서 기원하고 원위부로 주행하여 지배 건막에서 끝난다. 그 사이에 중수골 두에서는 시상색(1)에 의해 고정되고, 계속하여 지골 기저부에서는 신근건막 전개부(2)로 강력한 정지가 된다. 이 섬유에 의해 지신근의 주요 작용인 MP 관절의 신전이 가능하게 된다. 또한 원위부로 가서 중앙색(3)이 되어 중위 지골 기저부에, 또 측색(4)이 되어 원위 지골 기저부에 종신건으로 이름을 바꾸어 끝난다.

이와 같이 신전근은 MP 관절 신전과 MP 관절 굴곡위에서의 IP 관절의 신전을 가능하게 한다. 이 근이 작용하면 외재근 양성 자세(extrinsic plus position)로, MP 관절 신전과 IP 관절 굴곡의 자세를 취한다.

## ○○ 표재 수지 굴근과 심 수지 굴근의 주행과 작용을 이해한다 ○○

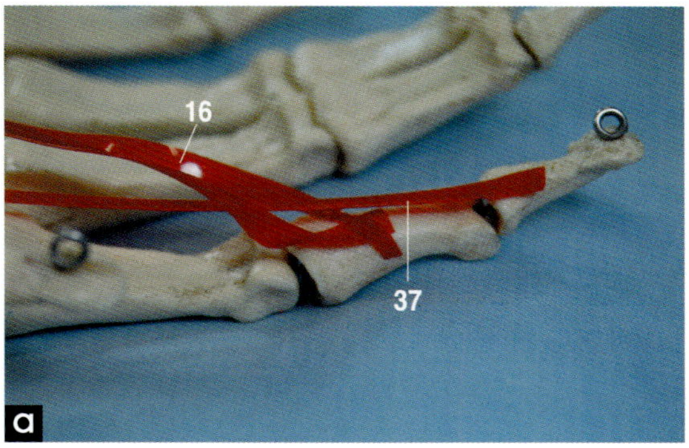


a. 표재 수지 굴근(16)과 심 수지 굴근(37)의 주행과 형태를 이해한다.

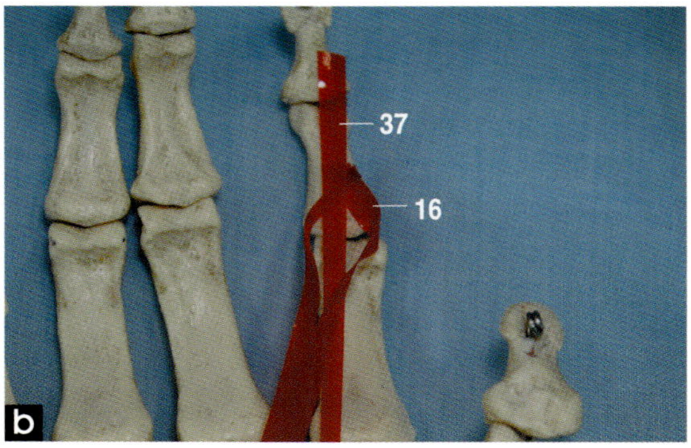


b. 장측에서 본 표재 수지 굴근(16)과 심 수지 굴근(37)의 주행과 형태를 이해한다.

### ● 주행과 작용

표재 수지 굴근(flexor digitorum superficialis/FDS)은 내상과, 척골 구상 돌기, 요골 조면의 3두에서 기원하고, 제2~5중위 지골 기저부(base of middle phalanx)에서 정지하는 2관절근이다. 이 근의 특징으로, 중위 지골 기저부에 부착하기 전에 건 열공을 가지고 심지굴근건을 관통시킨다. 이 사이에서 섬유성 유착이 발생하면 양자간 활동에 장애가 나타나고 굴곡 장애를 가져온다. 심 수지 굴근(flexor digitorum profundus/FDP)은 1관절근으로 건 열공을 통과 후에 제2~5원위 지골 기저부에서 정지한다. 또한 충양근의 기원이 된다.

표재 수지 굴근은 PIP 관절 굴곡, 심 수지 굴근은 DIP 관절 굴곡 작용을 한다.

## ◎◎ 골간근, 충양근의 구조와 작용을 이해한다 ◎◎

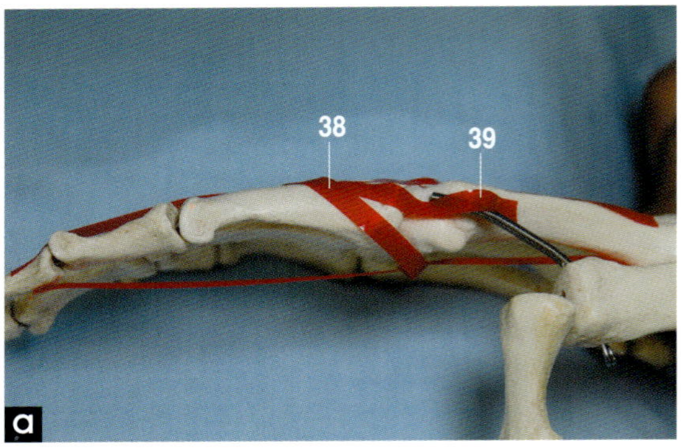


a. 요측에서 본 충양근(38)과 골간근(39)을 관찰한다.

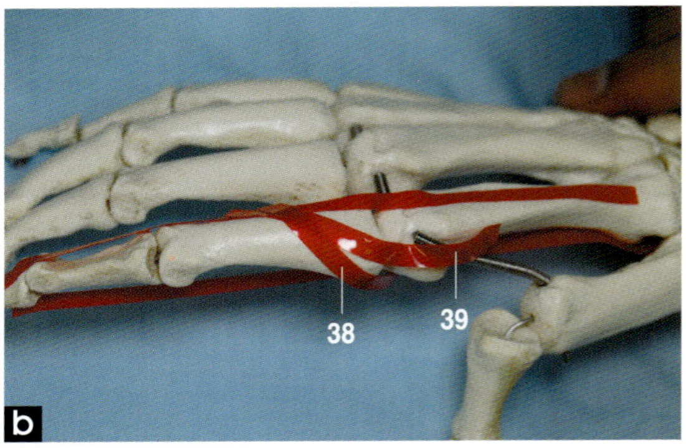


b. 요배측에서 본 충양근(38)과 골간근(39)을 관찰한다.

### ● 구조와 작용

충양근(38)과 배측 · 장측 골간근(39)은 같은 작용을 한다. 충양근은 심 수지 굴근의 요측에서 기원하여 지배 건막에서, 골간근은 중수골의 요측 · 척측에서 기원하여 지배 건막에서 정지한다. 사진에서 충양근은 근이 시작되는 각이 크므로 MP 관절 굴곡을 시작하는 근육으로, 골간근은 골에서 기원하므로 강력한 MP 관절의 굴근으로 작용한다. 이근들을 내재근(intrinsic muscle)이라고 부르고, 이 근들이 작용하면 내재근 양성 자세(intrinsic plus position)으로, MP 관절 굴곡과 IP 관절 신전의 자세를 취한다.

# 대표적인 검사

## 1 내전 · 외전 압박 검사(adduction/abduction stress test)

### 방 법

① MP, PIP, DIP 각각에서 검사하는 관절을 약간 굴곡위로 한다. ② 환측의 인대와 역방향으로 압박을 가한다. ③ 관절의 동요 정도를 관찰한다.

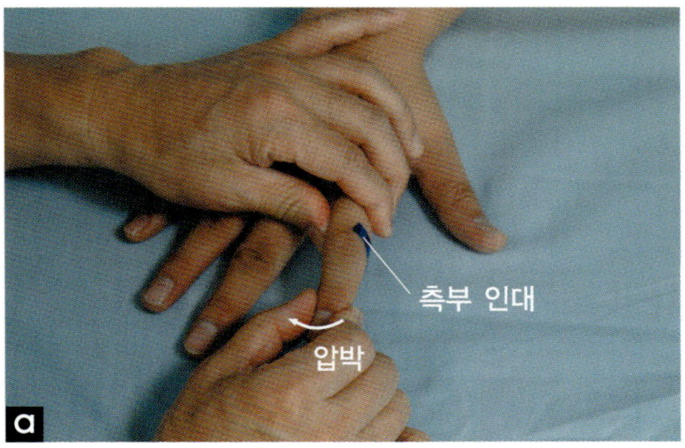


a. 제2지 PIP 관절 외측 측부 인대의 동요를 검사하고 있다. 손가락을 약간 굴곡위로 하고, 관절에 내전 · 외전 압박을 가한다. 그 밖의 관절에 대해서도 동일하게 한다.

### 의 의

이 검사에서 동요를 보이면 양성으로 한다. 손가락의 측부 인대에 손상이 있으면, 환측과 역방향으로 동요가 보인다.

## 2 수지 관절 그라인드 검사(grind test)

### 방 법

① MP 관절, IP 관절의 상태를 검사한다. ② 관절의 장축 방향에 압박과 회전을 가한다. ③ 관절에 통증을 호소한다.

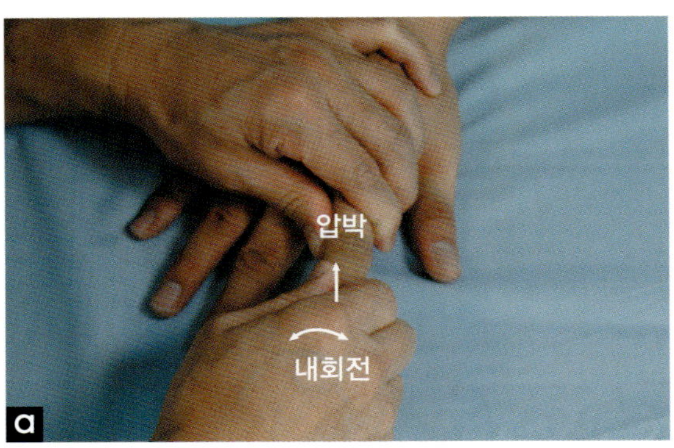


a. 제2지 PIP 관절에 압박 검사를 하고 있다. 기타 관절에 대해서도 동일하게 시행한다.

**의 의**

손가락의 관절면에 이상이 있으면, 압박 · 회전을 가하는 것으로 증상이 나타난다. 증상이 나타나면 양성으로 한다.

**● 압박 검사**

손가락 관절증의 경우, 관절면에 압박을 가하면서 회전을 하면 통증을 호소한다.

## 3 수지 관절 견인 검사(traction test)

**방 법**

① MP 관절, IP 관절의 상태를 검사한다. ② 관절의 장축 방향으로 견인과 회전을 가한다. ③ 측부 인대에 통증을 호소한다.

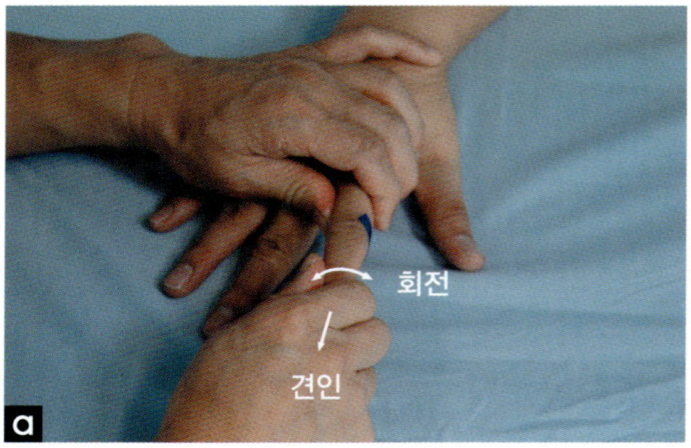


a. 제2지 PIP 관절에 견인 검사를 하고 있다. 기타 관절에 대해서도 동일하게 한다.

**의 의**

손가락의 측부 인대에 손상이 있으면, 관절에 견인 · 회전을 가하는 것으로 손상 부위에 증상이 나타난다. 증상이 나타내면 양성으로 한다.

**● 견인 검사**

손가락의 측부 인대 손상의 경우, 지간에 견인을 가하면서 회전을 하면 통증을 호소한다.

# 척주의 이해

척주의 주요 역할로 ① 경추는 두부(체중의 약 13%) 지지와 가동성, ② 흉추는 체간 지지와 내장 보호, ③ 요추는 체간 지지가 있다. 그 밖에 천장 관절을 포함한 골반은 척주의 체중 지지와 분산, 골반 내장 보호가 있다.

1. 추공(vertebral foramen)
2. 상관절면(superior articular surface)
3. 치돌기 와(fovea dentis)
4. 횡돌기 공(foramen transversarium)
5. 전결절(anterior tubercle)
6. 후 결절(dorsal tubercle)
7. 횡돌기(transverse process)
8. 치돌기(odontoid process)
9. 극돌기(spinous process)
10. 환추 횡 인대(transverse ligament of atlas)
11. 구상 돌기(coronoid process)
12. 척수 신경 구(groove for spinal nerve)
13. 추궁근(pedicle of vertebral arch)
14. 관절 돌기(articular process)
15. 추궁판(lamina of vertebral arch)
16. 추체(vertebral body)
17. 늑골 돌기(costal process)
18. 추간 관절(zygapophysial joint)
19. 추간판(intervertebral disc)
20. 극상 인대(supraspinal ligaments)
21. 극간 인대(Interspinal ligaments)
22. 수핵(nucleus pulposus)
23. 섬유륜(fibrous ring)
24. 척추 신경(vertebral nerve)
25. 수핵 탈출(herniation of nucleus pulposus)

# 시진, 촉진

## 1 정적 관찰

### 각 추체(椎體)의 골 구조를 이해한다

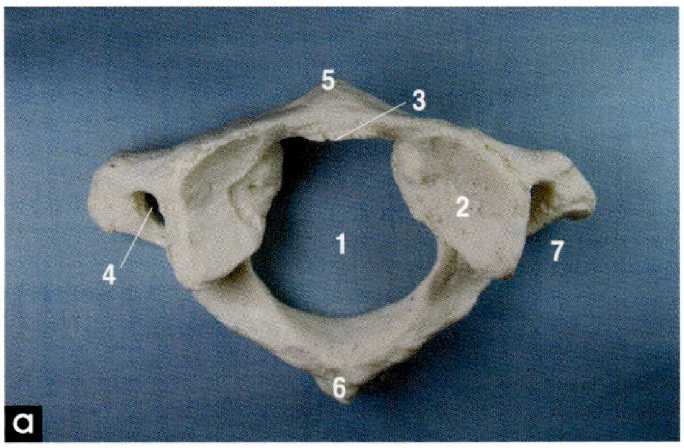


a. 상위 경추(환추, 축추) 중 하나인 환추(제1경추)이다. 전후경보다 횡경이 길고 후두골을 지탱하고 있다. 중앙에 추공(vertebral foramen)(1), 후두골을 올리는 상관절면(superior articular surface)(2), 치돌기(dens)와 정중 환축 관절을 만드는 치돌기 와(齒突起窩 : dental fovea)(3), 추골 동맥을 통과시키는 횡돌기 공(4), 전후 골을 높이는 전결절(anterior tubercle)(5), 후 결절(dorsal tubercle)(6), 옆의 횡돌기(transverse process)(7)를 관찰한다.

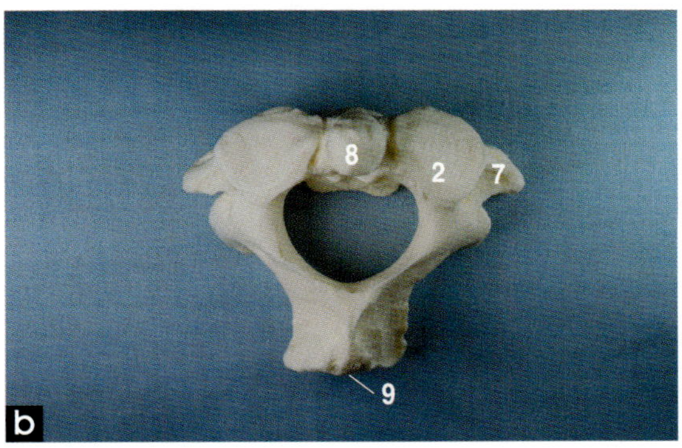


b. 축추(제2경추)는 환추와 관절을 이루는 치돌기(8)(정중 환축 관절)와 상관절면(2)(외측 환축 관절), 옆의 횡돌기(7), 후방에 2개로 나누어진 극돌기(spinous process)(9)를 관찰한다.

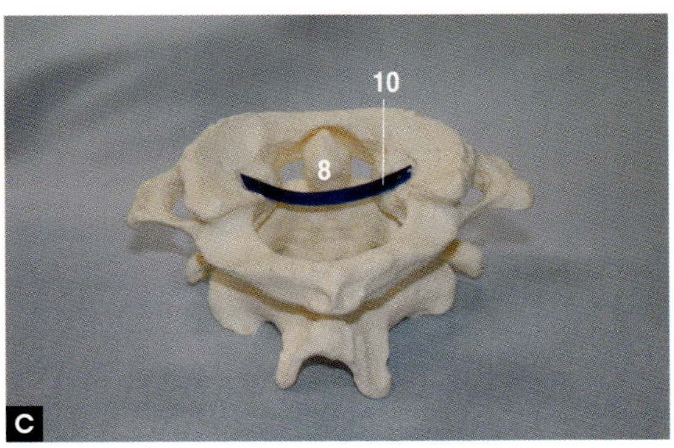


c. 정중 환축 관절의 좌우에 걸친 환추 횡 인대(10)가 치돌기(odontoid process)(8)의 후방 이동을 예방한다.

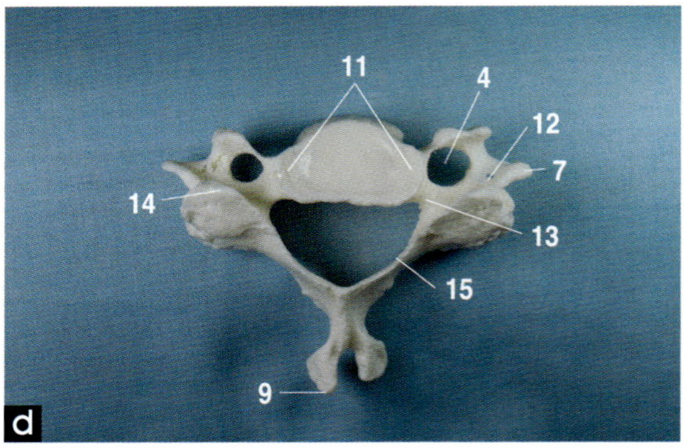


d. 환추, 축추 이외의 경추는 거의 같은 형태를 한다. 특징은 추체와 그 옆에 있는 구상 돌기(coronoid process)(11)이다. 상하 구상 돌기는 관절낭으로 둘러싸인 루시카 관절(Luschka'S joint)을 만들고, 경추의 굴신운동을 유도하고, 측굴 운동은 제한한다. 또한 횡돌기(7)는 추골 동맥을 통과하는 횡돌공(foramen transversarium)(4)과 직각으로 교차하는 척수 신경 구(groove for spinal nerve)(12)를 포함하며, 척수 신경 구는 전외방을 향한다. 횡돌기(7) 전후는 사각근의 기시부가 된다. 후궁은 앞에서부터 추궁근(pedicle of vertebral arch)(13), 관절 돌기(14), 추궁판(lamina of vertebral arch)(15), 2개로 나누어진 극돌기(9) 순서로 구성되어 있다.

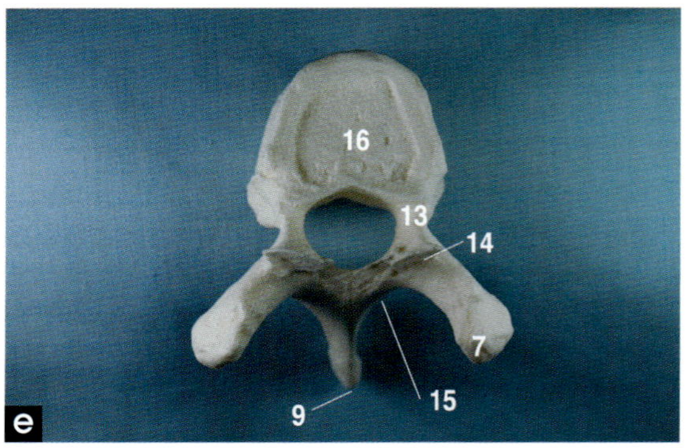


e. 흉추를 나타낸다. 추체(16), 추궁근(13), 추궁판(15), 상하 관절돌기(14)(추간 관절), 횡돌기(7), 극돌기(9)를 관찰한다. 특히 횡돌기(7) 끝의 전면은 늑척추 관절을 형성한다.

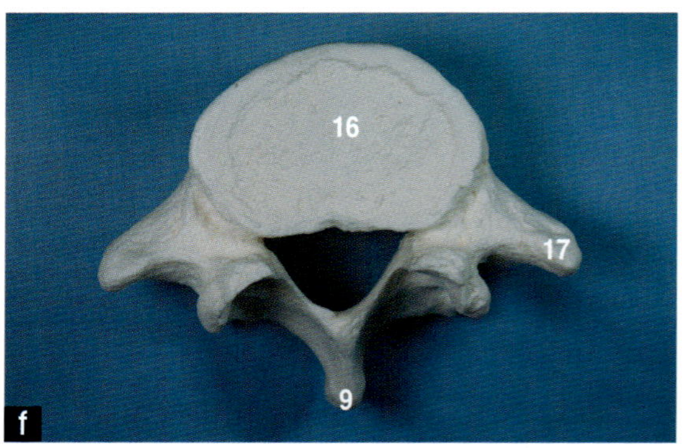


f. 요추를 나타낸다. 전후경에서 횡경이 큰 추체(16), 관절 돌기(articular process)와 같은 높이인 늑골 돌기(costal process)(17)(횡돌기), 약간 내외측에 적합한 추간 관절, 발달한 극돌기(9)를 관찰한다.

이상에서 추체 각부의 특징을 정리하면,

① 추체는 추간판(intervertebral disc)과 연결하여 체중을 지지하고, 정적 지지 기구의 역할을 한다.

② 추간 관절은 해부학적 관절 구조를 이루며, 추골의 가동성과 상하 추체간의 기점이 된다.

③ 횡돌기, 극돌기는 인대와 근의 부착부가 되고, 운동의 추진과 제한을 하는 동적 역할을 한다.

④ 추궁은 추체 후면과 추공을 형성하고, 그것이 연속하여 척주관을 구성한다.

### ● 정중 환축 관절

차축 관절이고, 치돌기는 환추 전궁과 환추 횡 인대(transverse ligament of atlas)로 만들어진 골성 인대륜 속에 있다. 전방은 관절강이 있는 활막성 관절이고, 후방은 관절낭이 없으며, 치돌기 와 환추 횡 인대의 사이는 섬유성 지방조직으로 메워진다.

### ● 외측 환축 관절

환추의 하관절면과 축추의 상관절면으로 구성되고 좌우 대칭이다. 정중 환축 관절의 움직임에 따라 움직인다.

## ●● 각 추체의 추간 관절 면을 이해한다 ●●

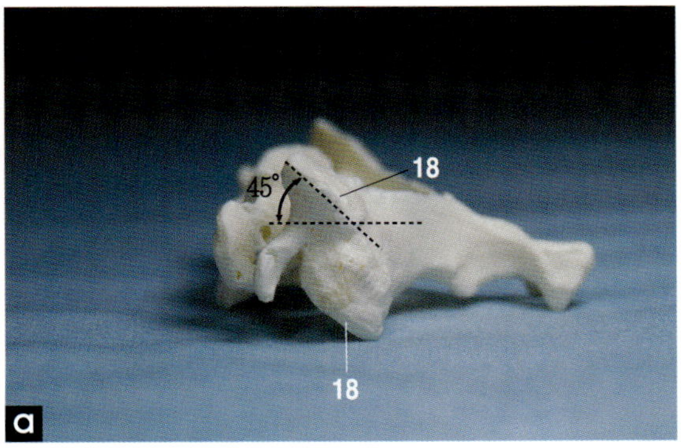


a. 하부 경추 추간 관절(18)은 전액면에 평행하고, 수평면에 대하여 45° 올라가 있다.

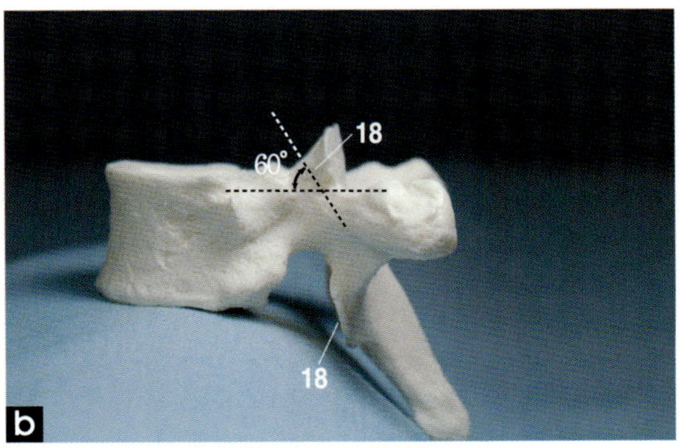


b. 흉추 추간 관절(18)은 전액면에 대하여 경도 후방으로 열리고, 수평면에 대하여 60° 올라가 있다.

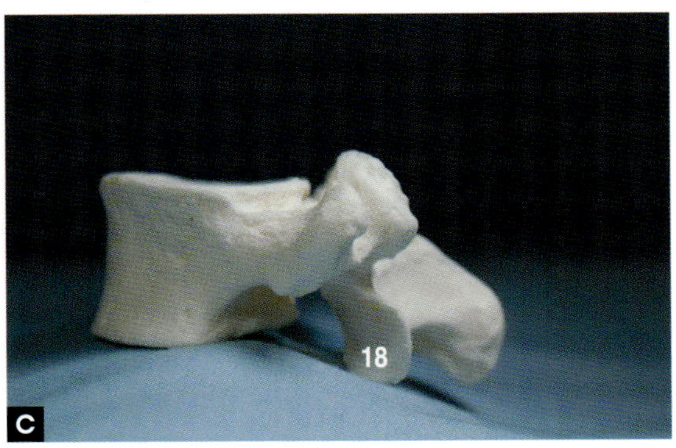


c. 요추 추간 관절(18)은 전액면에 대하여 후방으로 45° 열리고, 수평면에 대하여 90° 올라가 있다.

## ●● 추골간 기본적 움직임을 이해한다(기능적 구성 단위) ●●

추골은 각각의 추간 관절(zygapophysial jont)(18)을 운동의 기점으로 하여, 전방으로 안정성을 띠는 추체(16), 후방으로 극상 인대(supraspinal ligaments)에 의한 스프링 작용으로 움직임을 제어하는 극돌기(9)가 존재하고, 이것들을 정리하여 기능적 구성 단위로 취하면 알기 쉽다.

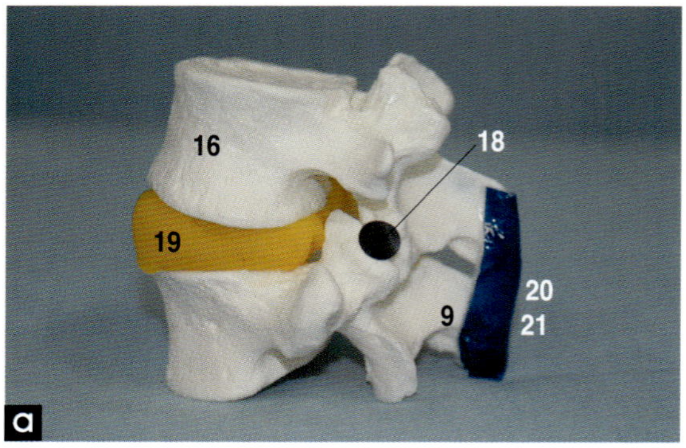


a. 전방에 추체(16)와 추간판(19), 중앙에 추간 관절(18), 후방에 극상 인대(20), 극간 인대(Interspinal ligaments)(21)가 있는 극돌기(9)가 존재한다. 이것들을 기능적 단위로 생각한다. 주위의 인대로는 전종 인대(추체 전방을 덮음), 후종 인대(추체 후방을 덮음), 황색 인대(추궁 후면을 덮음), 극간 인대(21)〔상하 극돌기간을 연결), 극상 인대(20)〔상하 극돌기 상연을 연결 : 경추에서는 항(項)인대], 횡돌간 인대(상하 횡돌기를 연결)가 있다.

## 2 동적 관찰

### ●● 추간판과 수핵 탈출(herniation of nucleus pulposus)을 이해한다 ●●

신경, 혈관이 존재하지 않는 추간판(19)은 중앙 수핵(22)과 주위 섬유륜(23)으로 구성된다. 추간판은 90% 수분을 함유한 구상의 젤라틴 같은 물질이다. 섬유륜은 수핵(22)을 함유한 신전성이 적은 섬유조직으로 된다.

압박력 분산은 수핵이 약 80%, 섬유륜이 20%를 담당한다. 추간판(19)의 변성에 의해 기능이 저하되면, 그만큼 추간 관절의 부담이 증가하는 것이다. 더욱이 변성이 진행되면 압박력에는 비교적 강하지만 회전력에는 약한 추간판(19)이 단열되고, 수핵 탈출의 과정에 이른다.

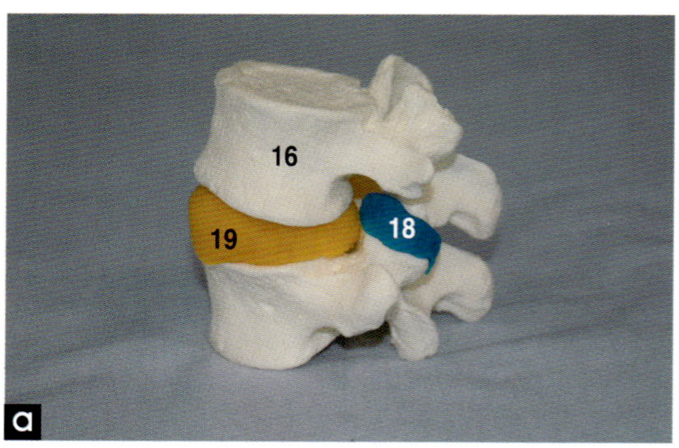


a. 상하 2개의 추체(vertebral body)(16)를 조합하여, 추간판(19), 추간 관절(18)을 나타낸다.

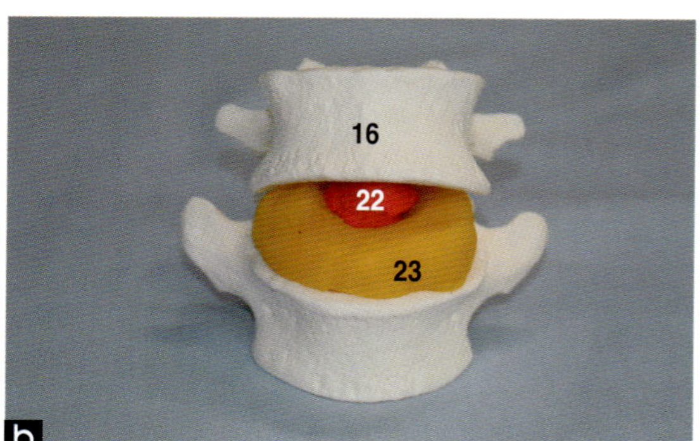


b. 추간판은 중앙 수핵(22)과 주위 섬유륜(fibrous ring)(23)으로 구성된다

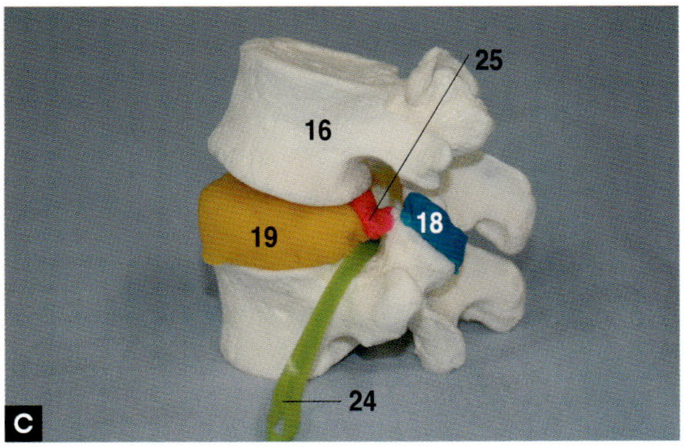


c. 회전력에는 강한 추간판(19)이 파열되고 수핵 탈출(25) 과정을 거치면, 외측으로 뻗은 척수 신경(24)을 압박한다.

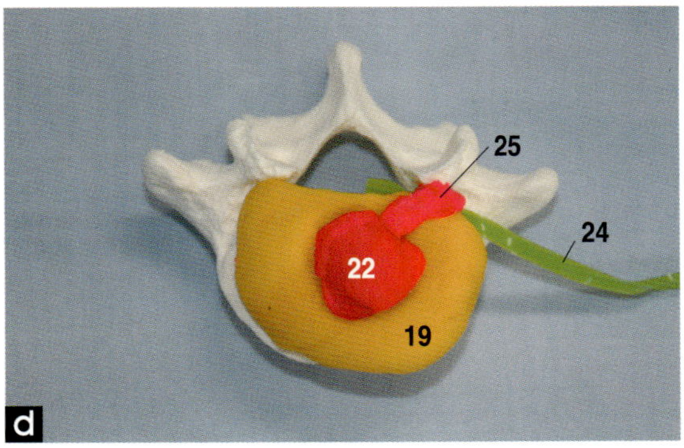


d. 수핵(nucleus pulposus)이 탈출하여(25) 척수 신경(24)을 압박하는 모습을 나타낸다.

# Ⅳ 경 추

1. 대후두 결절(greater occipital tubercle)
2. 목덜미 선(nuchal line)
3. 유양 돌기(mastoid process)
4. 제2, 4경추 극돌기(C2, C4 spinous process)
5. 제7경추 극돌기(C7 spinous process)
6. 횡돌기(transverse process)
7. 제1늑골(first rib)
8. 전사각근(scalenus anterior muscle)
9. 중사각근(scalenus medius muscle)
10. 상완 신경총(brachial plexus)

# 경추의 특징

경추는 주로 가동성을 담당하는 상위 경추와 지지성을 담당하는 하위 경추로 구성된다. 또한 횡돌기 공이 뇌에 이르는 혈액순환 통로로도 되어 있어, 이 부위의 손상에 따라 중증의 증상이 발생한다. 또한 척수 신경, 자율 신경의 증상도 발생하기 쉬운 부위라고 할 수 있다.

경부는 전면에서 보았을 때 안면과 체간의 사이에 있고, 흉골과 쇄골을 하연으로 하는 영역을 말한다. 후면에서는 대후두 결절(greater occipital tubercle)을 포함하는 목덜미 선(nuchal line)이 상부 경계이며, 유양 돌기를 기원으로 하는 흉쇄유돌근을 외측 경계, 제7경추 극돌기를 하부 경계로, 그 중앙에 경추 극돌기가 세로로 나열된다. 체표에서는 후두골에서 내려가 우선 제2극돌기, 다음으로 제4극돌기를 만질 수가 있고, 아래 순서대로 제7극돌기까지 촉진할 수 있다. 경부를 전굴하면 촉진하기가 더욱 쉬워진다. 또한 앙와위에서 경부의 근육을 이완하면 경추 횡돌기(transverse process)를 만져볼 수가 있다.

## 시진, 촉진

### 1 정적 관찰

#### 골 지표를 이해한다

경부 후면에서 촉진할 수 있는 부위는 대후두 결절(1), 목덜미 선(nuchal line)(2), 유양 돌기(mastoid process)(3), 제2 · 4경추 극돌기(4), 제7경추 극돌기 (C7 spinous process)(5), 횡돌기(6)이다.

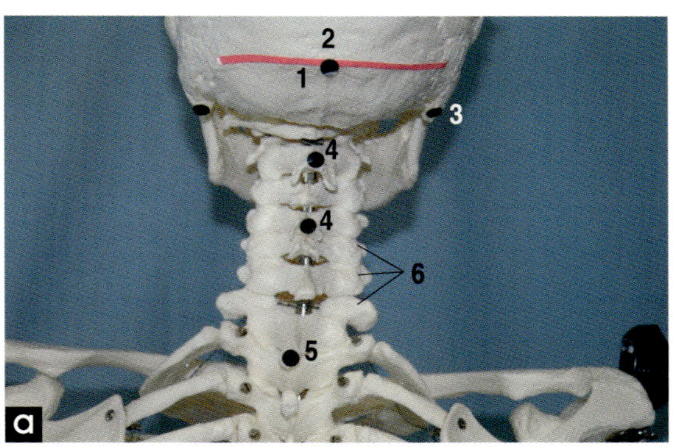


a. 경부 후면에서 본 골 지표를 나타낸다.

#### 사각근과 상완 신경총을 이해한다

쇄골 상부에서 제1늑골과 경추 횡돌기의 전 · 후 결절에서 기시하는 전 · 중사각근 사이를 통과하는 상완 신경총을 이해한다.

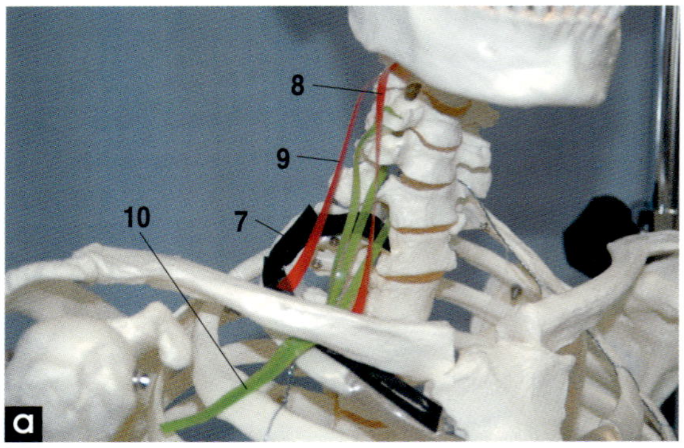


a. 쇄골 상부에서 제1늑골(first rib)(7)과 전사각근(scalenus anterior muscle)(8), 중사각근(scalenus medius muscle)(9) 사이를 통과하는 상완 신경총(brachial plexus)(10)을 관찰한다.

## 검사의 대상이 되는 부위를 이해한다

경부 지지조직(연부조직), 추간공의 이상(협착 등), 추간판의 이상(손상), 척수의 손상을 관찰하는 것이 검사의 주목적이 된다.

# 대표적인 검사

## 1 오도노휴 검사(O'Donoghue's maneuver)

### 방 법

① 우선 측굴 · 회전 시의 통증 유무를 능동운동으로 확인해 둔다. ② 다음으로, 두부를 검사자의 양손으로 가볍게 유지하고, 경부를 측굴 또는 회전 시킨다. ③ 저항을 이겨내고 측굴 또는 회전을 하게 한다.

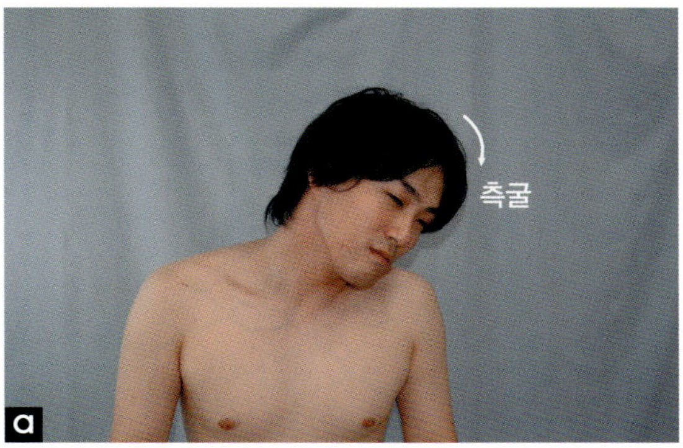


a. 능동운동으로 경부를 측굴하고, 통증 유무와 그 부위를 조사해 둔다.

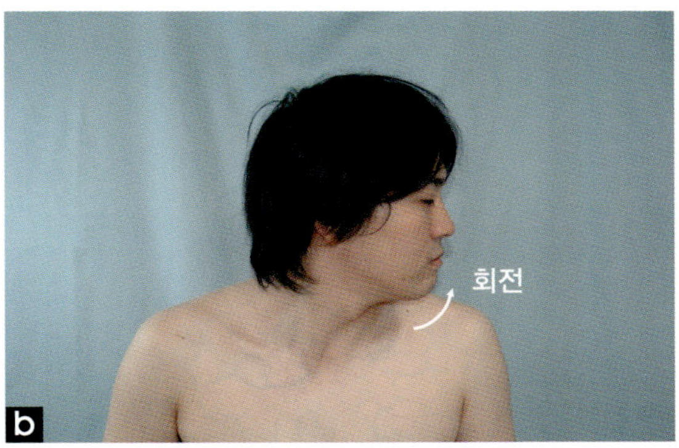


b. 능동운동으로 경부를 회전하고, 통증 유무와 그 부위를 조사해 둔다.

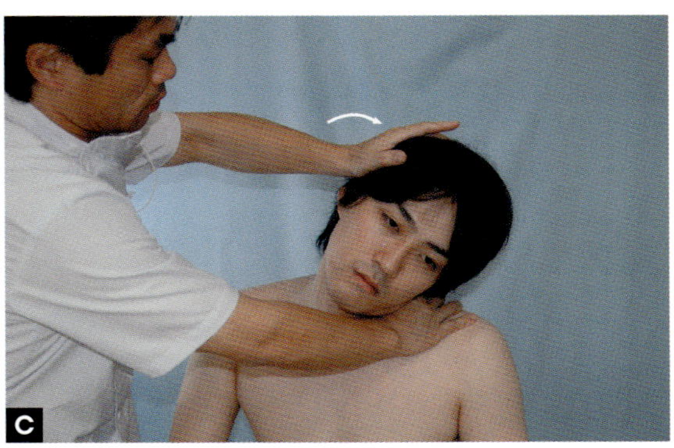


c. 다음, 수동적으로 경부를 측굴하고, 통증 유무를 조사한다.

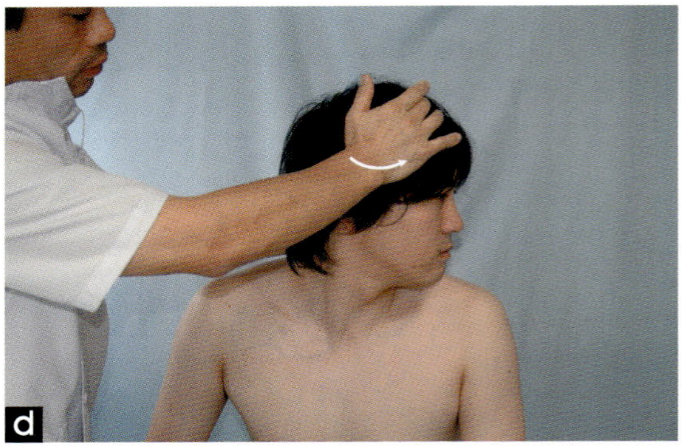


d. 수동적으로 경부를 회전하고, 통증 유무를 조사한다.

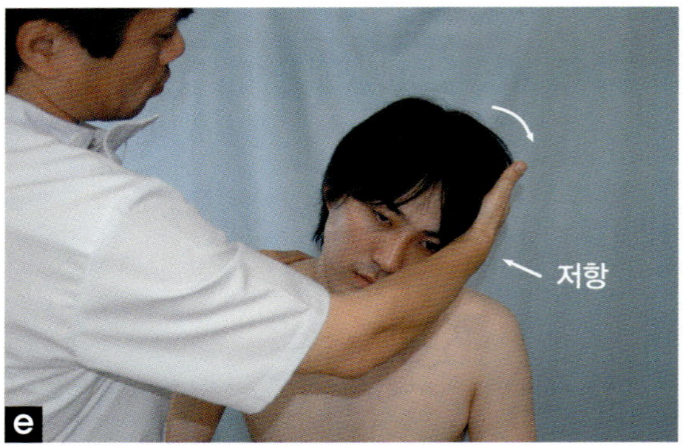


e. 측굴에 대하여 저항을 가하고, 통증 유무를 조사한다.

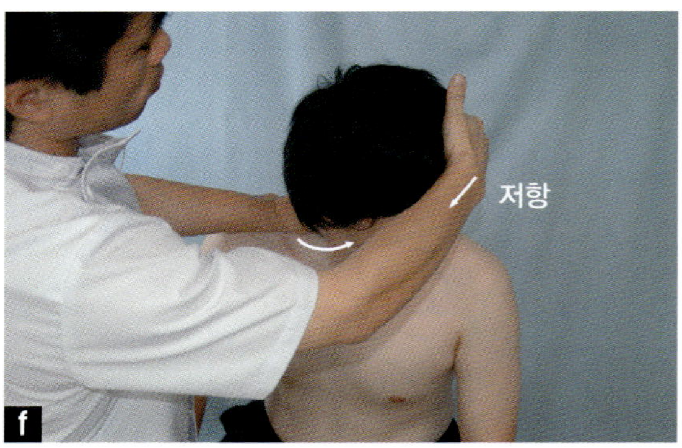


f. 회전에 대하여 저항을 가하고, 통증 유무를 조사한다.

## 의 의

능동운동에서 고통을 호소하면 경부의 근육 손상을 의심하고, 저항을 가했을 때 고통을 호소하면 인대 손상을 의심한다.

참고문헌 O'Donoghue DH : Treatment of Injuries to Athletes, 3rd Ed, WB Saunders, Philadelphia, 1976

● **능동운동**

능동운동을 시키는 목적은 주로 근육을 수축시켜 손상 부위에 통증을 일으키려 것이다. 따라서 근육의 기능을 해부학적으로 이해한 후에 검사를 하는 것이 중요하다.

● **저항을 가하다**

운동에 저항을 가함으로써 손상 인대의 통증을 일으키게 된다.

**● 근 · 인대의 연부조직 손상**

흔히 말하는 연부 손상에는 다음과 같은 정의를 이용한다.

염좌(sprain)란, 생리적 운동영역을 초월한 운동이 강제되는 경우에 관절 주위의 인대가 손상되는 것을 말한다. 한편, 근섬유의 부분 단열을 '근육 파열(strain)' 이라고 하며, 근육의 완전 파열(rupture)과는 다르다. 또한 둔기 등으로 두드려 손상되었을 때 피부에 개방창이 보이지 않는 경우를 '좌상(contusion)', 개방창이 보이면 '좌창(contused wound)' 이라고 한다.

## 2 소토 · 홀 검사(Soto-Hall test)

### 방 법

① 팔은 머리 위에 외전하여 거상한 채 둔다. ② 앙와위에서 흉골을 고정하고, 두부를 지지하여 수동적으로 경추를 전굴한다. ③ 경추의 국소통을 확인한다. ④ 증상이 있으면 경추의 골과 인대 손상을 의심한다.

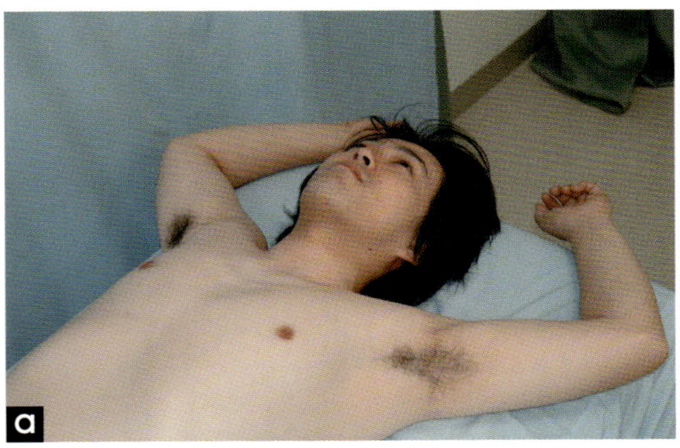

a. 앙와위에서 안정하고, 팔은 머리 위에 둔다.

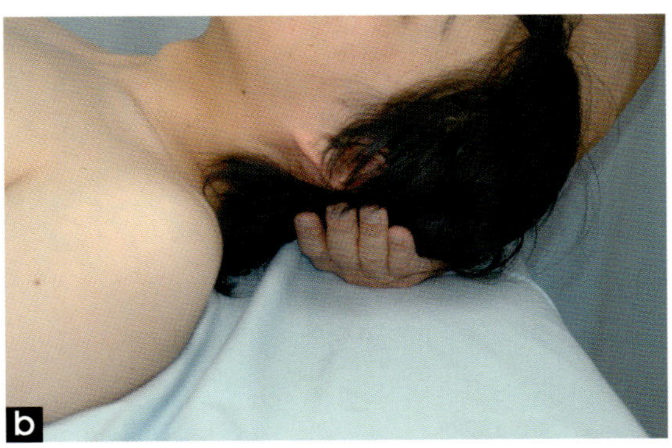

b. 검사자의 한쪽 손으로 후두부를 지지한다.

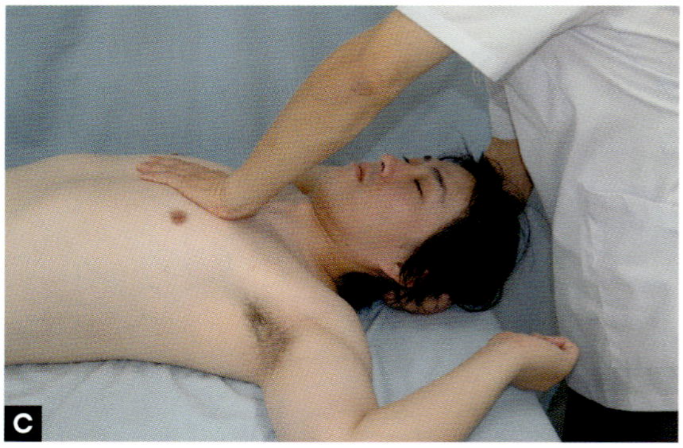


c. 다른 손으로 흉골을 가볍게 고정한다.

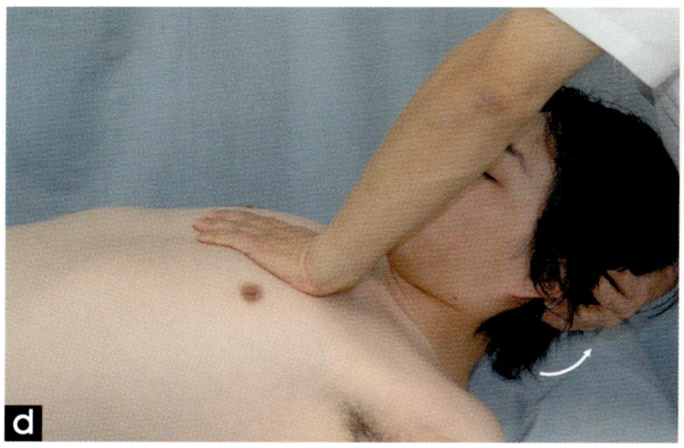


d. 흉골을 고정한 채 두부를 천천히 굴곡시킨다. 경추, 상부 흉추에 국소통을 호소하면 양성으로 한다.

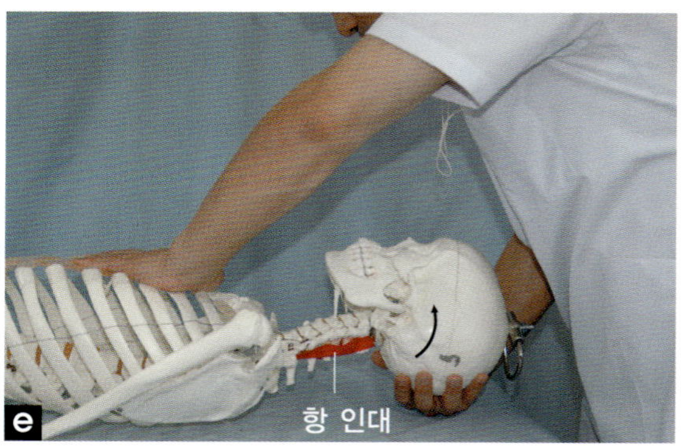


e. 항 인대(nuchal ligament)를 신장하고 신전시키는 모습을 뼈로 나타낸다.

**의 의**

이 검사에서 경추의 국소에 증상을 보이면 경추의 골 또는 인대 손상을 의심한다.

참고문헌 Soto-Hall R, Haldeman K : A useful diagnostic sign in vertebral injury. Surg Gynecol Obstet **61** : 827-831, 1935

## 3 극돌기 타격 검사(spinal percussion test)

**방 법**

① 앉은 자세에서 경추를 가볍게 굴곡한다. ② 각 극돌기를 두드린다. ③ 국소통을 확인한다.

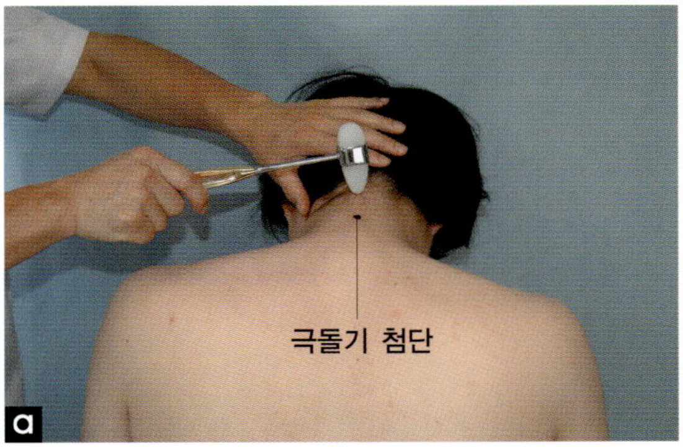


a. 사전에 극돌기를 확인해 두고, 극돌기 첨단을 망치로 두드린다.

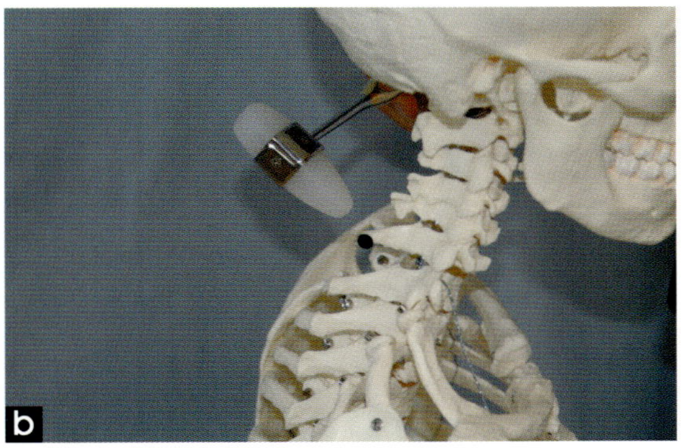


b. 극돌기 위치를 확인하고 정확하게 두드린다.

### 의 의

이 검사에서 경추의 국소에 증상을 보이면, 그 부위의 경추 골 또는 인대 손상을 의심한다.

참고문헌 O'Donoghue D : Treatment of Injuries to Athletes, 4th Ed, Saunders, Philadelphia, 1984
Turek SL : Orthopaedics, 3rd Ed, Lippincott, Philadelphia, 1977

## 4 애드슨 검사(Adson test)

### 방 법 1

① 앉은 자세에서 환측 요골 동맥을 확인한다. ② 목을 환측으로 회전, 때로는 그 상태에서 신전한다. ③ 맥박의 소실 유무를 본다.

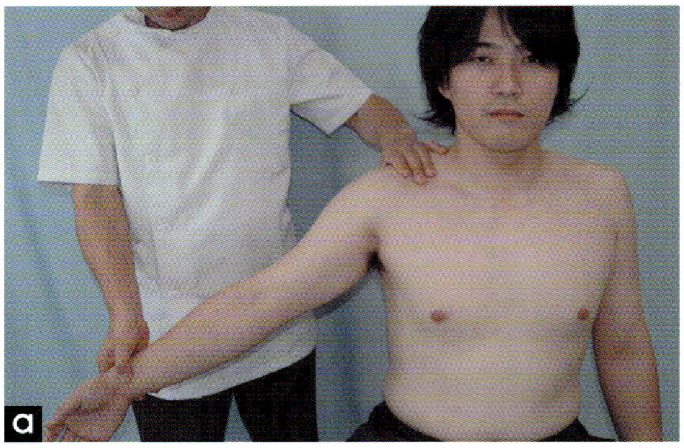

a. 검사에 들어가기 전에 환측 요골 동맥을 확인한다.

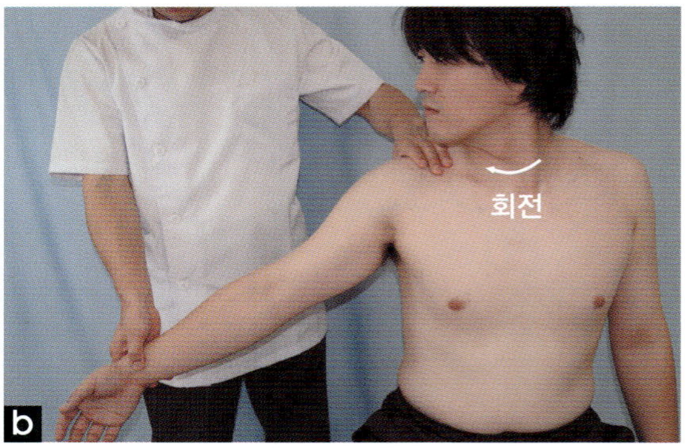


b. 경부를 환측으로 천천히 회전시킨다.

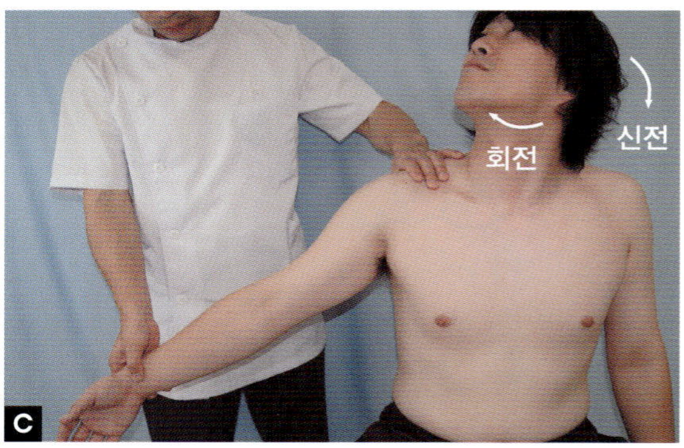


c. 다음으로, 경부를 신전시킨다. 경부 회전과 동시에 신전을 해도 좋다. 맥박의 소실 유무를 확인한다.

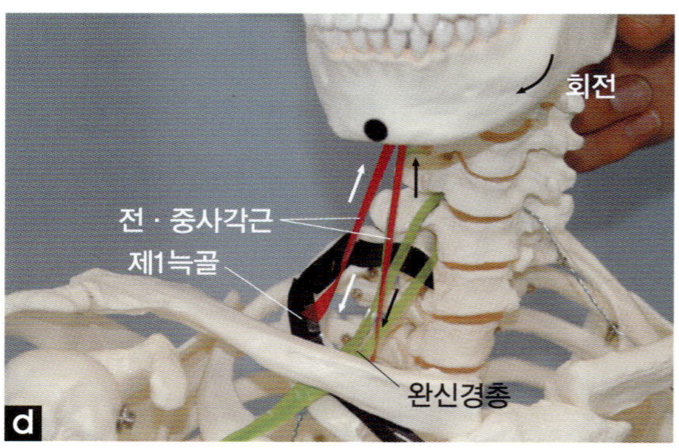


d. 이 때의 모습을 뼈로 나타낸다.

## 맥박의 소실 유무

맥박의 소실이 있으면 사각근, 쇄골 하근에 의한 압박을 의심한다.

## 방 법 2

① 검사에 들어가기 전에 환측 요골 동맥을 확인한다. ② 경부를 건강한 측으로 천천히 회전, 신전시킨다. ③ 맥박의 감약 유무를 본다.

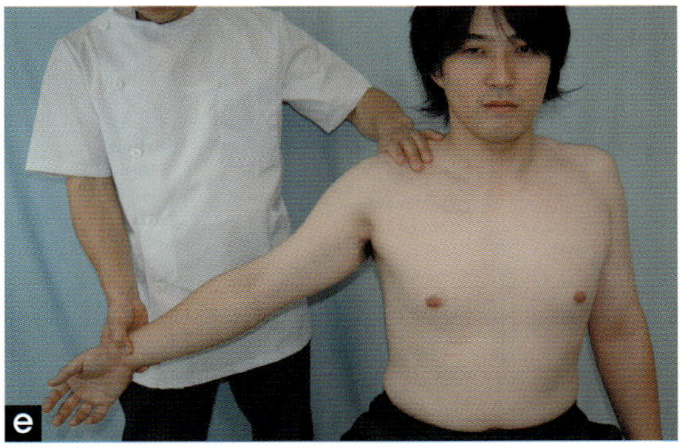


e. 검사에 들어가기 전에 환측 요골 동맥을 확인한다.

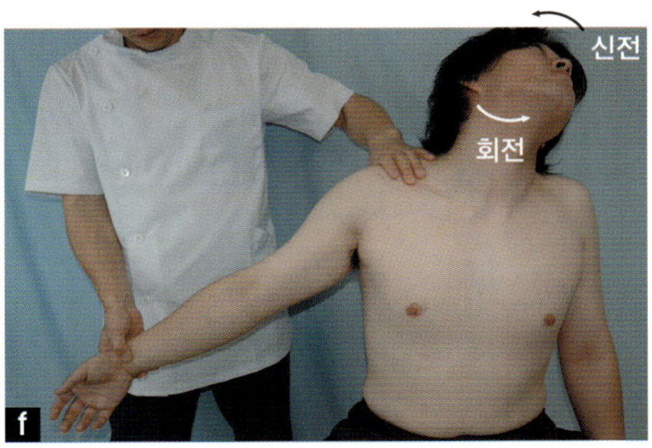


f. 경부를 건강한 측으로 천천히 회전 · 신전시켜 맥박의 소실 유무를 확인한다.

## 의 의

이 검사에서 일상적으로 보이는 증상이 다시 나타나면 흉곽 출구 증후군, 특히 사각근의 이상(압박)을 의심한다. 맥박의 소실은 건강한 사람에게서도 보이므로 주의한다.

참고문헌 Adson AW : Surgical treatment for symptoms produced by cervical ribs and the scalenus anticus muscle. Surg Gynecol Obstet **85** : 687, 1947

### ● 흉곽 출구 증후군(thoracic outlet syndrome)

병태에 이상이 없어도 약 20%가 양성이 된다. 그 경우에도 '원인 있음' 으로 판단하는 쪽이 좋다. 다른 원인검사로 건반사, 지각검사, 경추 운동성, 압통점을 확인한다. 또한 증상이 나타날 때까지의 시간을 기록하고, 맥박 소실보다도 증상의 발생을 중시해야 할 것이다.

### ● 사각근

사각근의 작용은 같은 측으로의 측굴과 회전을 행하는 것이다. 그 때문에 얼굴이 환측으로 회전되었을 때는 신경과 혈관속이 압박되기 쉬워지고, 양성으로 나오는 경우가 많다.

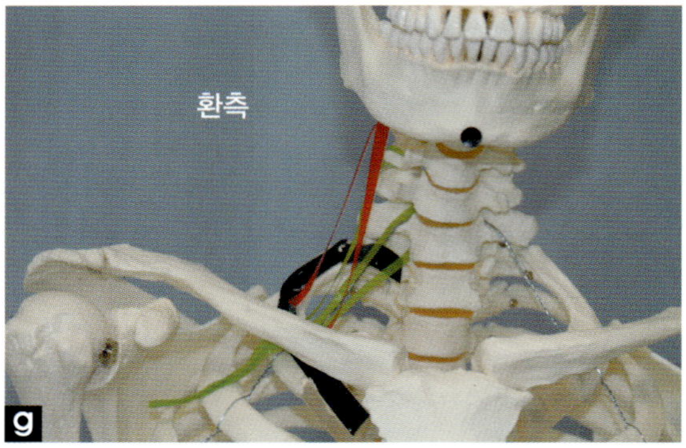


g. 경부 중립위의 모습을 나타낸다.

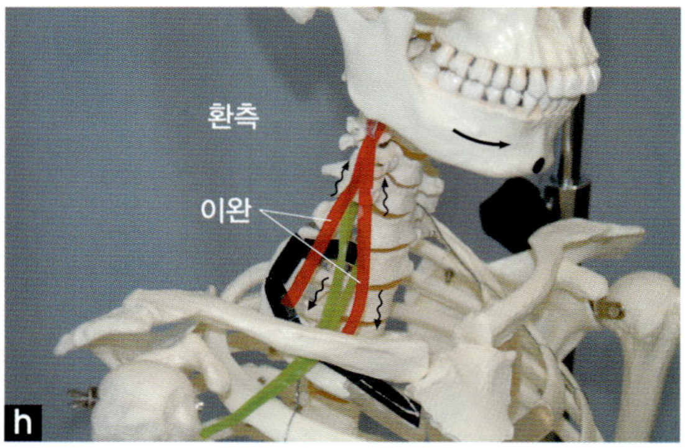


h. 경부를 건강한 측으로 회전하면, 사각근이 이완되어 신경과 혈관을 압박하는 경우가 적다.

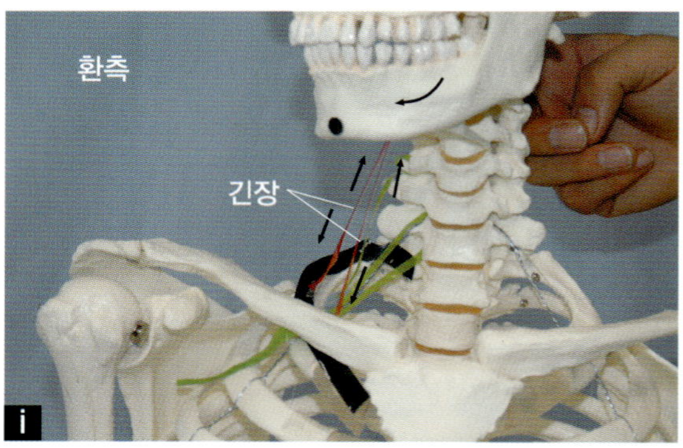


i. 경부를 환측으로 회전하면, 사각근이 긴장하여 신경과 혈관을 압박한다.

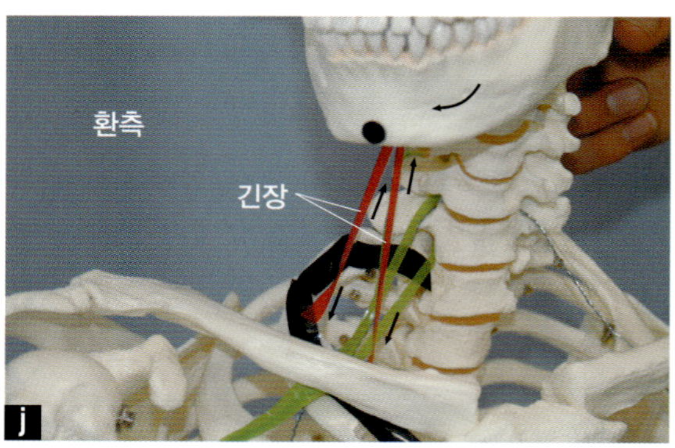


j. 긴장된 상태를 확대하여 나타낸다.

## 5 늑쇄 검사(costoclavicular test)

### 방 법

① 앉은 자세에서 환측의 요골 동맥을 확인한다. ② 가슴을 충분히 펴고 경부를 전굴한다. ③ 맥박의 소실, 증상의 재현을 확인한다.

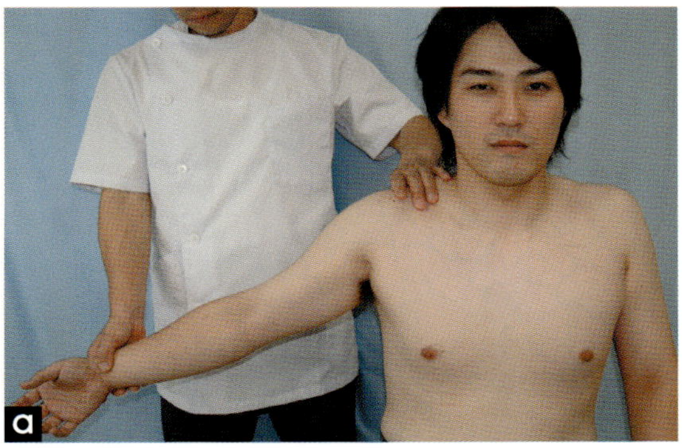

a. 환측의 요골 동맥을 확인해 둔다.

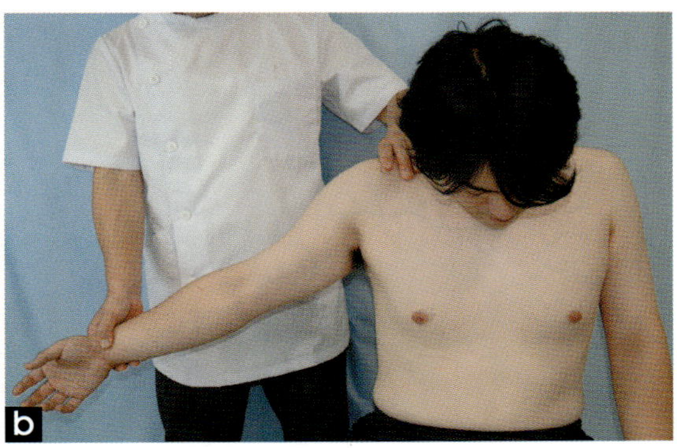

b. 가슴을 충분히 편 상태에서 환자 스스로 경부를 전굴한다.

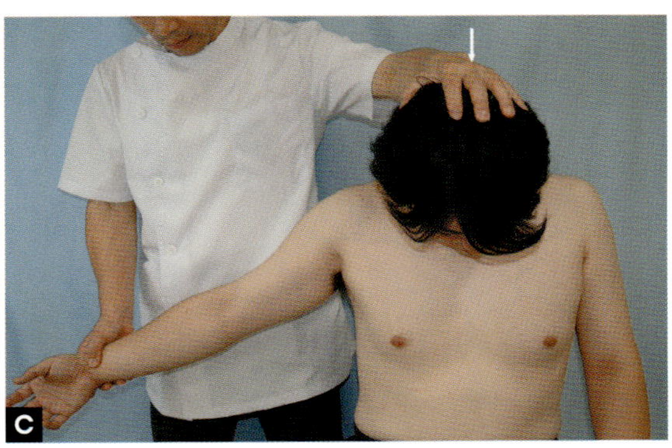

c. 증상을 일으킬 목적으로 수동적으로 경부를 전굴시키는 경우도 있다.

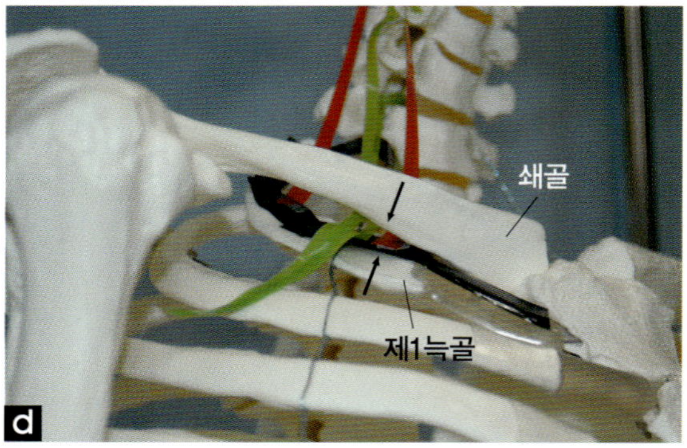


d. 경부를 전굴시켰을 때 늑쇄간이 좁아져 있으면 압박되어 맥박의 소실을 보인다.

## 의 의

이 검사에서 증상이 재현되면 늑골 · 쇄골 간 협착에 의한 신경과 혈관의 압박을 의심한다. 이와 같은 검사에 이든 검사(Eden's test)가 있는데, 이것은 가슴을 편 상태에서 양쪽의 상지를 후하방으로 신전하면 늑쇄 압박에 의해 증상이 재현된다.

참고문헌 Falconer MA, Li FWP : Resection of first rib in costoclavicular compression of the brachial plexus, Lancet **59** : 63, 1962

Falconer MA , Weddel G : Costoclavicular compression of the subclavian artery and vein : Relation to scalene anticus syndrome. Lancet **2** : 542, 1943

**● 경부를 전굴**

양성인 경우, 쇄골과 제1늑골 간의 압박을 의심한다.

신경총, 쇄골하 동 · 정맥은 전 · 중사각근을 통과한 후에 쇄골과 제1늑골 간을 통과한다. 이 사이가 좁아져 있으면, 경부의 전굴에 의해 신경과 혈관속이 압박된다.

# 6 라이트 검사(Wright test)[상지 과외전 검사(hyperabduction test)]

## 방 법

① 앉은 자세에서 환측의 요골 동맥을 확인한다. ② 상지를 외전 · 외회전시킨다. ③ 맥박의 소실, 증상의 재현을 확인한다.

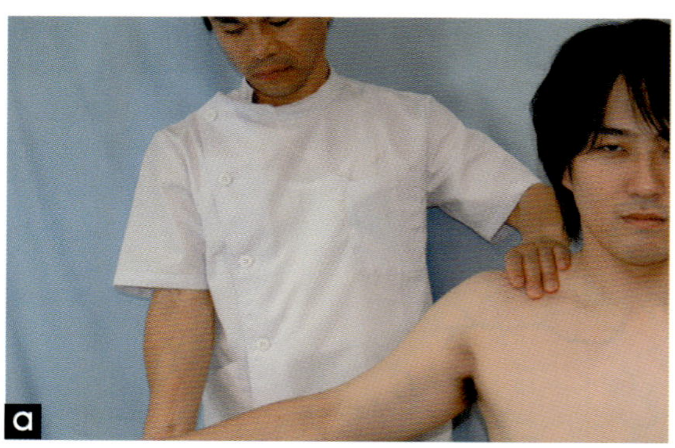


a. 환측의 요골 동맥을 확인한다.

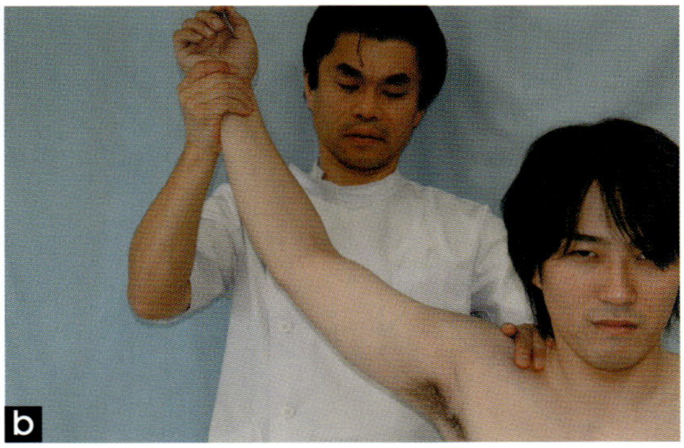
b. 상지를 외전 · 외회전시켜 동맥의 박동 변화를 본다.

## 의 의

이 검사에서 동맥의 박동이 소실되면 소 흉근에 의한 신경 · 혈관의 압박을 의심하지만, 건강한 사람이라도 약 50%에서 보이므로 신뢰성은 그다지 높지 않다고 생각된다.

참고문헌 Wright IS : The neurovascular syndrome produced by hyperabduction of the arms. Am Heart J **29** : 1, 1945

### ● 상지를 외전

이 자세에서 양성인 경우, 소 흉근에 의한 신경 · 혈관의 압박 장애가 의심된다. 외전을 한동안 계속(약 1분간)하여 그 사이의 맥박 소실의 유무, 일상의 증상 재현을 조사한다.

### ● 소 흉근의 해부

소 흉근 아래에는 상완 신경총, 쇄골하 동 · 정맥이 통과한다. 소 흉근의 긴장이 강해지면 이것들을 압박하여 원위 요골 동맥의 박동에 영향을 준다.

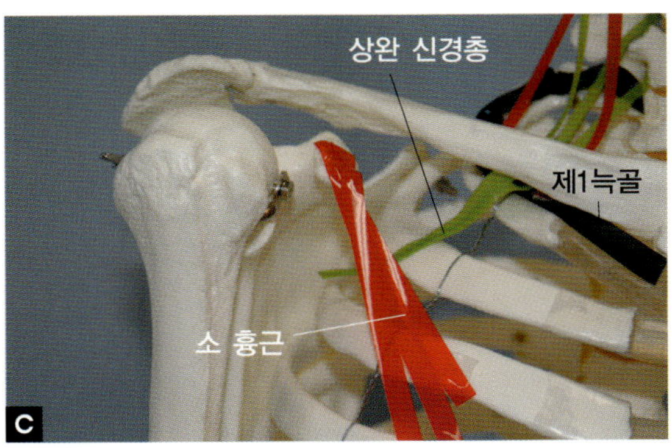

c. 소 흉근과 그 아래를 통과하는 상완 신경총을 나타낸다.

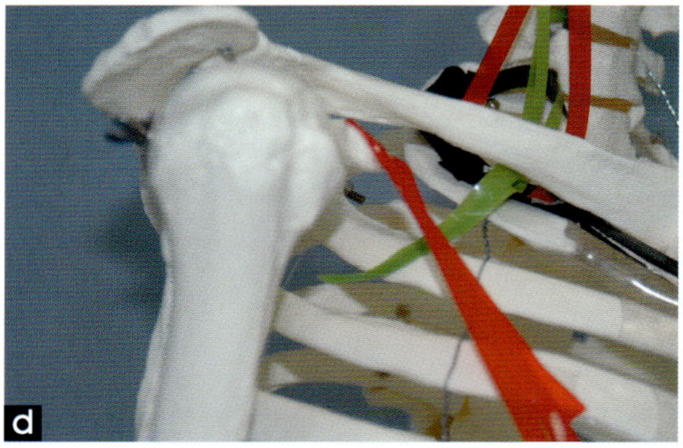

d. 이 부위를 확대하여 나타낸다.

## 7 견인 검사(traction test)

### 방 법

① 앉은 자세에서 환측의 요골 동맥을 확인한다. ② 견관절 외전위, 주관절 신전한 상태로 상지를 원위부로 견인한다. ③ 맥박의 소실 유무를 확인한다.

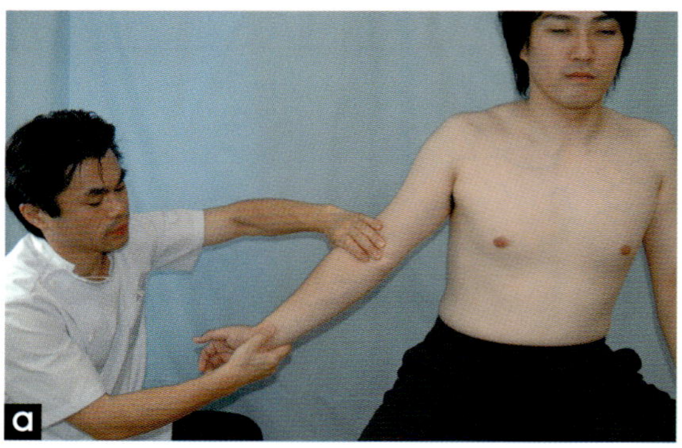

a. 요골 동맥을 확인하여 두고, 다른 손으로 상완부를 움켜쥔다.

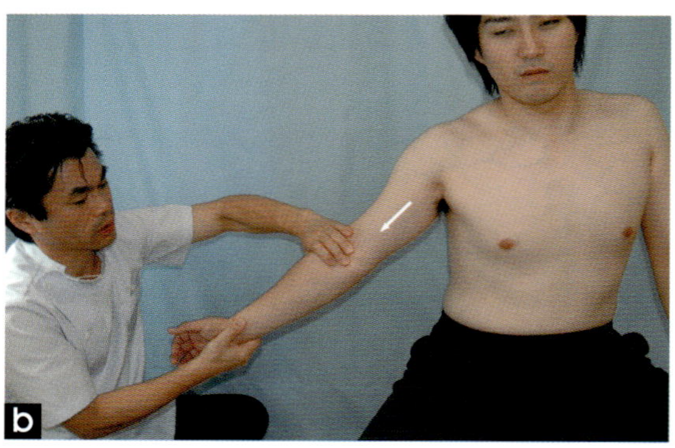

b. 서서히 상지를 원위부로 견인하고, 그 때의 박동 소실을 확인한다.

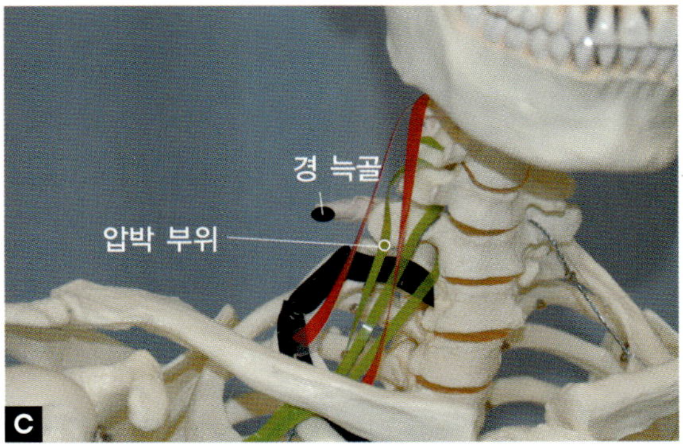


c. 상지를 원위부로 견인한 때의 경부 상황을 나타낸다.

## 의 의

이 검사가 양성인 경우 경 늑골(cervical rib)을 의심한다.

참고문헌 McRae R : Clinical Orthopedic Examination, Churchill Livingstone, New York, 1976

**● 원위부로 견인**

서서히 상지를 원위부로 견인하였을 때, 경 늑골이 있으면 신경 · 혈관이 기계적으로 압박되어 장애를 나타낸다. 즉 경추 늑골화에 의해 완신경총, 동 · 정맥은 압박을 받을 가능성이 높아지지만, 더욱더 상지를 하방으로 견인하면 경 늑 골에 의해 하방의 압박이 증가하고 양성이 되기 쉽다.

# 8 추간공 압박 검사(foraminal compression test)

## 방 법

① 앉은 자세에서 두정부에 검사자의 양손을 둔다. ② 머리에서 하방으로 압박하면서 머리를 회전한다. ③ 환측에 방사통을 호소하는지 확인한다.

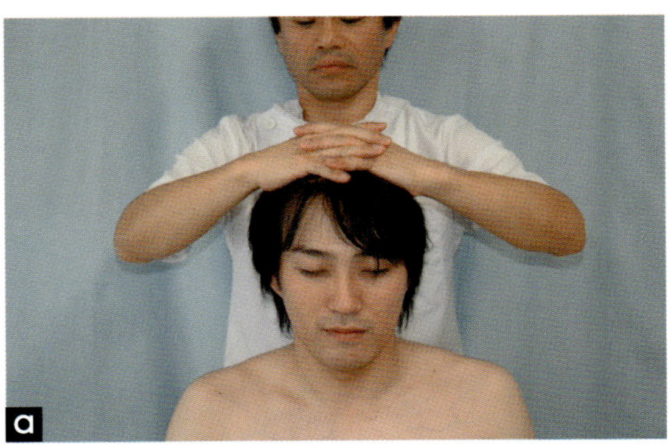


a. 앉은 자세에서 검사자는 두부에 양손을 깍지 낀다.

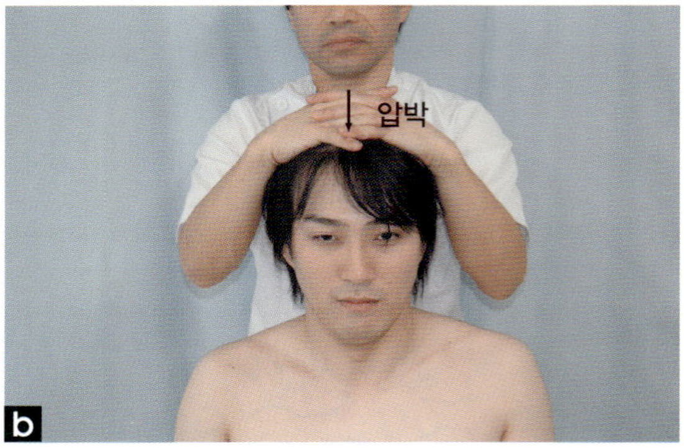


b. 경추 하방(장축 방향)에 가볍게 압박을 가한다.

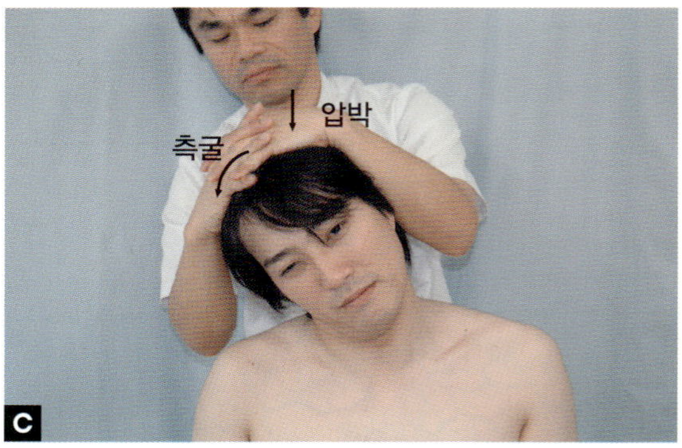


c. 압박을 한 채 좌우로 천천히 측굴한다.

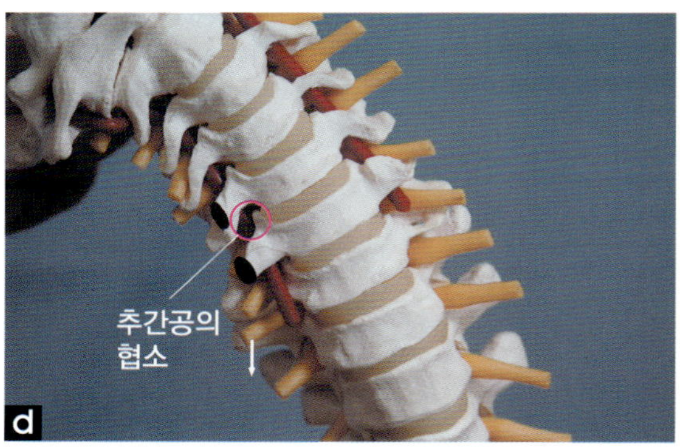


d. 측굴에 의해 측굴 추간공이 압박 · 협소화하고, 증상이 발생한다.

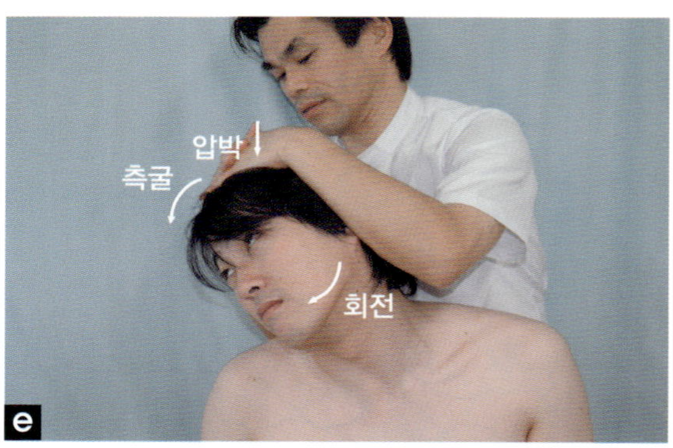


e. 증상이 보이지 않는 경우, 추가로 좌우에 가볍게 회전을 가한다.

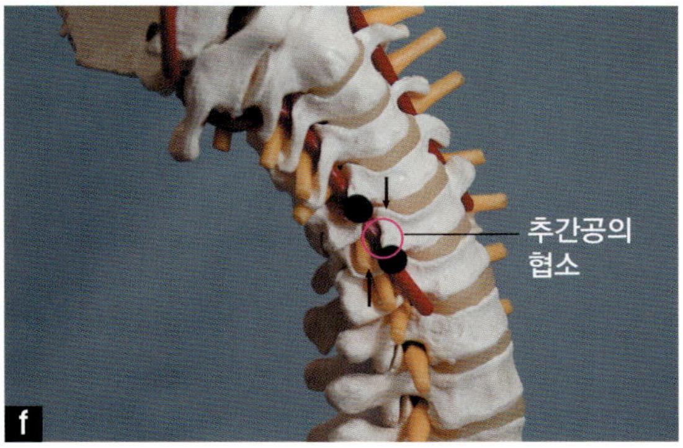


f. 회전으로 추간공이 압박 · 협소화하고, 증상이 발생하기 쉬워진다.

## 의 의

이 검사에서 방사통이 재현되면, 경추 추간공의 협소화를 의심한다.

참고문헌

Spurling RG, Scoville WB : Lateral rupture of the cervical IVD's — a common cause of shoulder and arm pain. Surg Gynecol Obstet **78** : 350-358, 1944

Harris NM : Cervical spine dysfunction. GP **32** : 78-88, 1967

Depalma A, Rothman RH : The intervertebral Disc, Saunders, Philadelphia, p88, 1970

**● 측굴**

경추의 측굴 시, 단순하게 전면에서의 움직임 이외에 반드시 회전한다. 예를 들면, 우측굴 시는 안면이 좌로 회전하도록 경추 회전이 연동한다.

**● 회전**

경추의 측굴, 회전시 상지에 방사통을 호소하면 양성으로 하고, 추간공의 압박과 폐색을 의심한다.

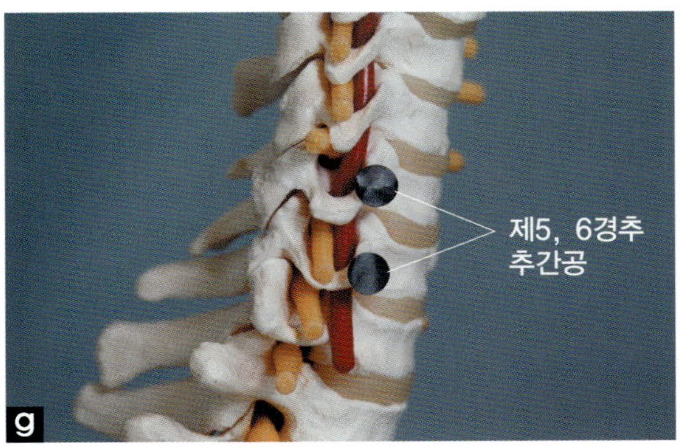


g. 제 5, 6 경추에서의 추간공을 나타낸다. 추골 동맥은 경추 횡돌기 공을 두개(頭蓋)를 향하여 진입하고, 또 척수 신경은 횡돌기의 척수 신경구를 전외측으로 주행한다.
이 부위에서 추골 동맥과 척수 신경은 직각으로 교차하게 된다. 추간공의 전방에는 루시카(luschka) 관절, 후방에는 추간 관절이 있으므로, 경추의 움직임은 어느 정도 제한되지만, 외상이나 관절 변형을 수반하면 이 검사에 의해 양성으로 나오기 쉽다.

# 9 잭슨 측굴 압박 검사(Jackson's compression test)

## 방 법

① 앉은 자세에서 경부를 안정되게 한다. ② 우선 경부를 측굴한 후 압박한다. ③ 방사통의 유무를 확인한다.

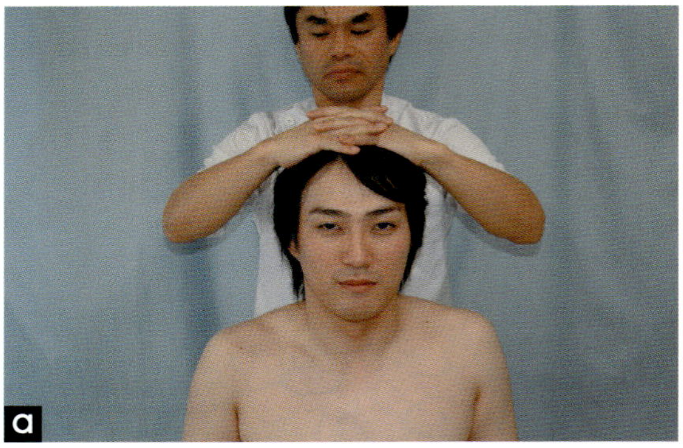


a. 앉은 자세에서 경부를 안정되게 한다.

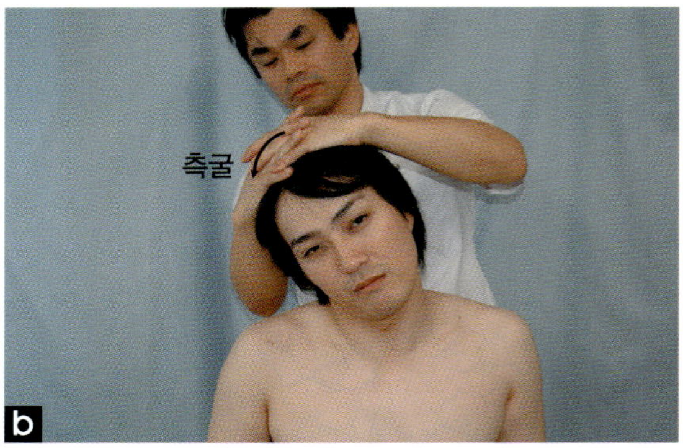


b. 경부를 좌우로 측굴시켜 증상의 유무를 본다.

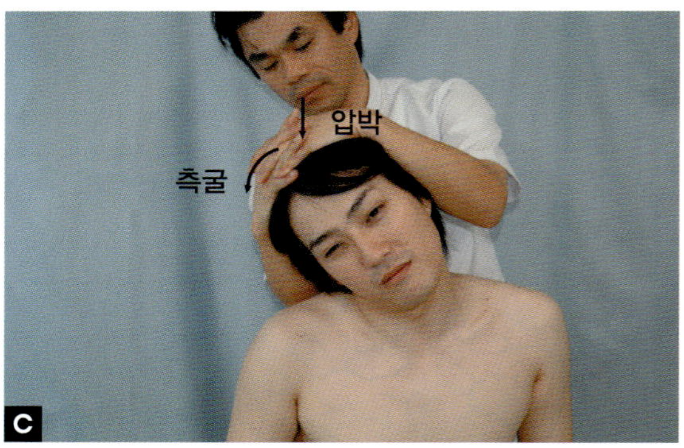


c. 측굴위에서 두부에 압박을 가하여 방사통의 유무를 확인한다.

## 의 의

이 검사에서 증상이 재현되면, 측굴한 쪽의 경추 추간공 협소화를 의심한다. 앞장의 추간공 압박 검사에 준한다.

참고문헌 Jackson R : The Cervical Syndrome, 3rd Ed, Charles C. Thomas, Springfield, Illinois, p153-154, 1966

● **압박**

측굴위에서 두부에 압박을 가하여 방사통이 보이면 추간공의 압박, 폐색, 협소화를 의심한다.

## 10 잭슨 회전 압박 검사(Jackson's compression test)

### 방 법

① 앉은 자세에서 경부를 안정되게 한다. ② 경부를 환측으로 회전시킨다. ③ 그후, 두정부를 천천히 압박한다. ④ 방사통 유무를 확인한다.

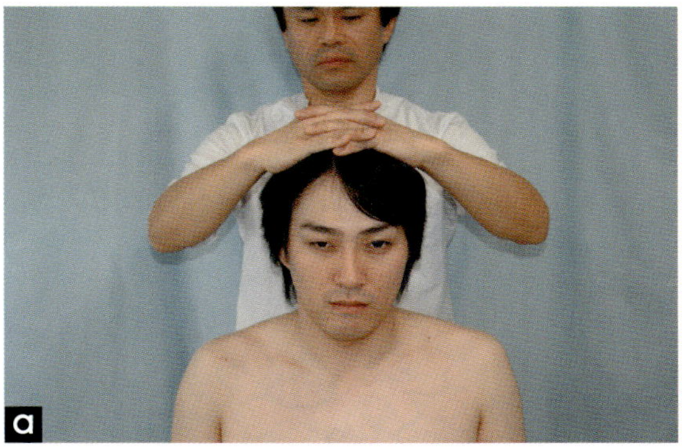

a. 앉은 자세에서 경부를 안정되게 한다.

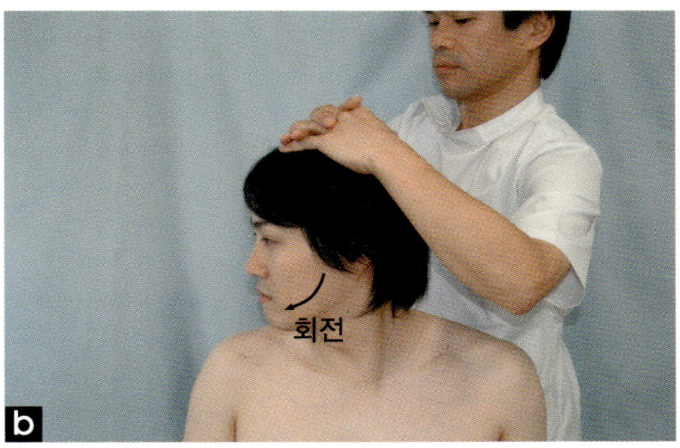


b. 경부를 환측으로 회전시킨다.

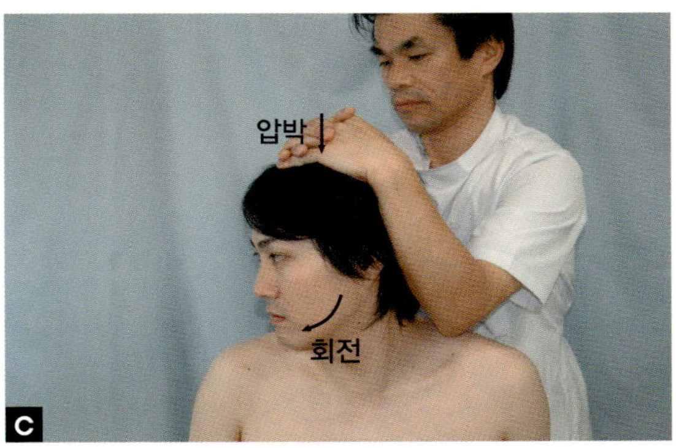


c. 회전위에서 두부에 압박을 가하여 방사통의 유무를 확인한다.

### 의 의

이 검사에서 방사통이 재현되면, 회전측의 경추 추간공 협소화를 의심한다. 앞장의 추간공 압박 검사에 준한다.

참고문헌 Jackson R : The Cervical Syndrome, 3rd Ed, Charles C. Thomas, Springfield, Illinois, p153-154, 1966

● **압박**

회전위에서 두부에 압박을 가하여 방사통이 보이면, 추간공의 압박, 협소화, 폐색을 고려한다.

## 11 스펄링 검사(Spurling's test)

### 방 법

① 앉은 자세에서 목을 좌우로 회전하고, 환측(통증측)을 확인한다. ② 환측으로 굴곡시켜 통증이나 방사통의 유무를 본다. ③ 더욱 신전시켜 증상의 변화를 본다. ④ 국소통은 추간 관절을, 방사통은 신경근증을 의심한다.

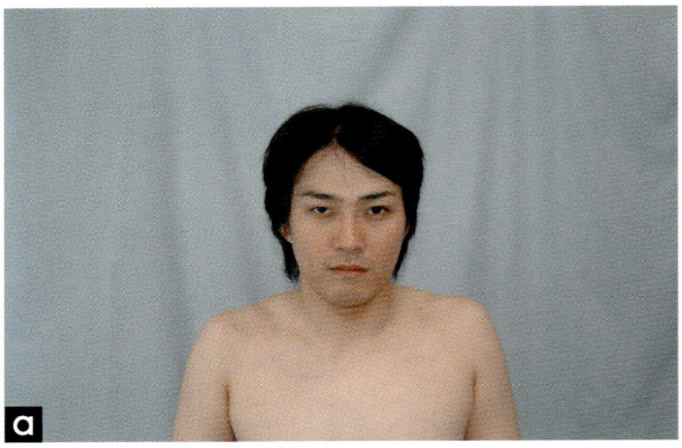


a. 앉은 자세에서 안정을 유지한다.

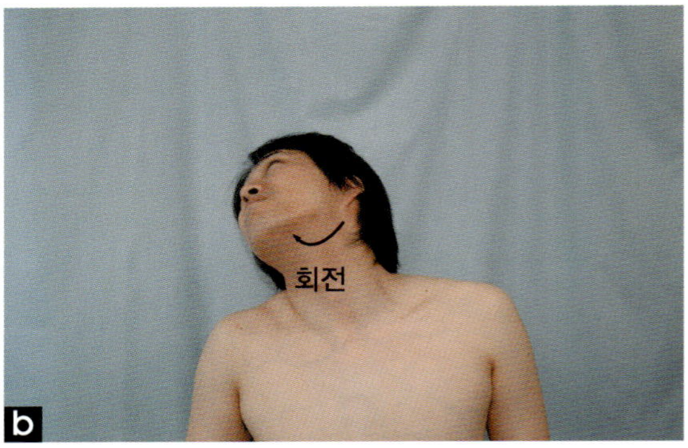


b. 경부를 좌우로 회전시켜 통증 부위와 정도를 확인한다.

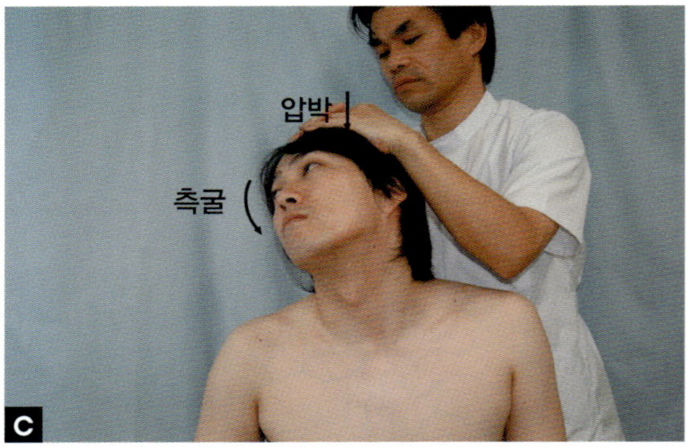


c. 통증이 있는 측에 측굴과 신전을, 그리고 두정부에 30초 정도 압박을 가하여 통증의 정도가 증가하는지를 확인한다.

## 의 의

이 검사에서 국소통이 보이면 추간 관절을, 방사통이 보이면 신경근 압박을 의심한다.

참고문헌 Spurling SG, Scoville WB : Lateral rupture of the cervical intervertebral disc. A common cause of shoulder and arm pain. Surg Gynecol Obstet **78** : 350-358, 1944

● **측굴 · 신전**

이 방법 외에 두부에 가볍게 압박을 가하여 국소통인지 방사통인지를 확인하는 방법도 있다. 이 경우, 20~30초간 압박을 가하여 통증을 증가시킬 수 있다. 국소통이면 추간 관절증, 방사통이면 신경근 압박 증상을 의심한다.

# 12 어깨 내림 검사(Jackson's shoulder depression test)

## 방 법

① 앉은 자세에서 안정을 유지한다. ② 환측의 어깨를 내리누르고, 다른 손으로 목을 반대측으로 측굴한다. ③ 검사하는 쪽에 통증이 출현하는지를 확인한다.

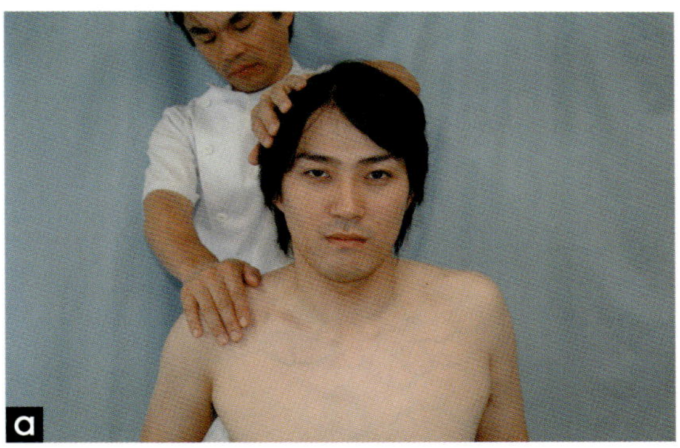

a. 앉은 자세에서 안정을 유지하고, 검사자는 두부와 어깨에 손을 댄다.

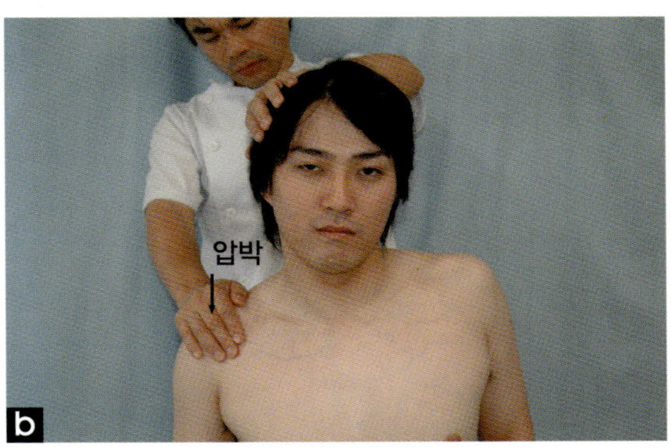


b. 두부를 고정한 채 환측 어깨를 서서히 내리누른다.

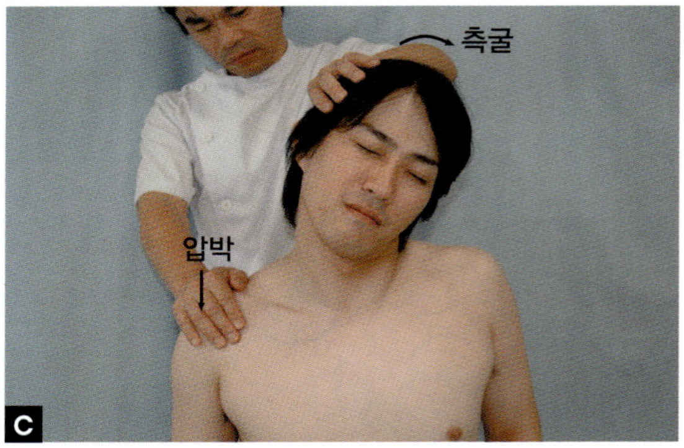


c. 그리고 두부를 반대측으로 측굴하면서 검사하는 쪽에서 통증이 발생하는지를 확인한다.

## 의 의

이 검사에서 검사하는 쪽에 통증을 호소하면 신경근 증상을 의심한다.

참고문헌 Jackson R : The Cervical Syndrome, 3rd Ed, Mosby, St. Louis, 1985

**● 두부를 반대측으로 측굴**

통증·방사통이 있으면 양성으로 하고, 견인에 의한 신경근 증상을 의심한다. 검사 전에 미리에 근의 긴장이나 유착을 고려해 둔다.

# 13 견관절 신전 검사(Eaton's test)

## 방 법

① 앉은 자세에서 검사자는 환측에 선다. ② 두부를 건강한 쪽으로 젖힌다. ③ 동시에 환측의 수관절을 배굴하면서 견관절을 신전(후하방으로 견인)한다.

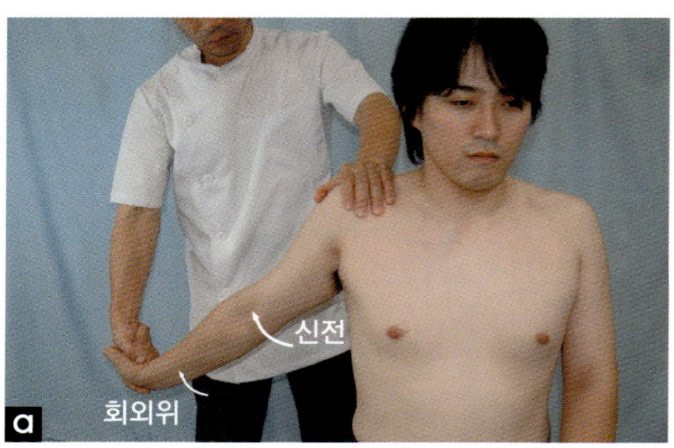


a. 검사자는 환측에 서서, 환측의 상지를 회외위로 가볍게 신전한다.

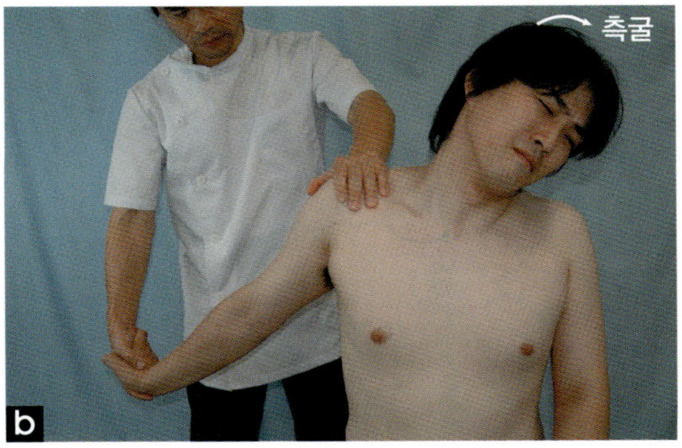


b. 두부를 건강한 쪽으로 측굴한다.

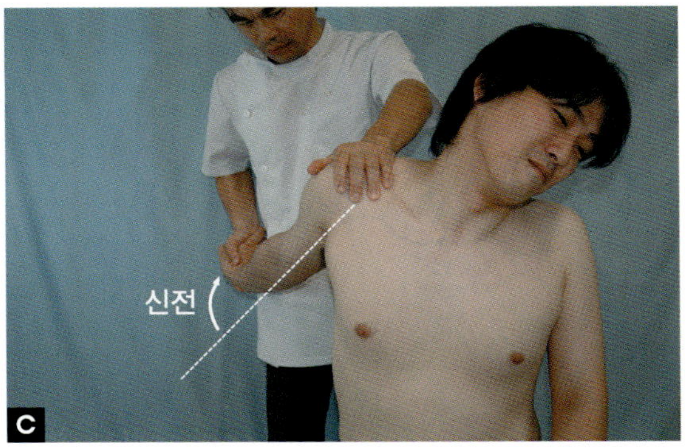


c. 동시에 환측의 수관절을 배굴하면서 견관절에 더욱 신전(후하방으로 견인)을 가한다.

## 의 의

이 검사에서 방사통이 나타나면 추간공의 협소화와 상완 신경총의 압박을 의심한다.

참고문헌 Eaton LM : Neurologic causes of pain in the upper extremities with particular reference to symptoms of protruded intervertebral disk in the cervical region and mechanical compression of the brachial plexus. Surg Clin North Am **26** : 810-833, 1946

● **신전 검사**

이 검사는 증상을 일으키기 쉬운 검사로 사용되고, 상 · 하위의 경추에 모두 사용한다.

● **신전**

이때, 방사통을 보이면 추간공의 협소화 등 원인에 상완 신경총이 신전 또는 압박되는 것을 생각할 수 있다.

# V 흉 추

1. 상부(superior part)
2. 제2흉추(2th thoracic vertebra/T2)
3. 견갑극 근부(spine of scapula)
4. 제3흉추(3th thoracic vertebra/T3)
5. 하부(inferior part)
6. 제7-8흉추(7-8th thoracic vertebra/T7-8)
7. 척추 측만(scoliosis)
8. 제7경추(7th cervical vertebra/C7)
9. 제12흉추(12th thoracic vertebra/T12)
10. 제7흉추 극돌기(T7 spinous process)
11. 제8흉추 횡돌기(T8 transverse process)

# 시진, 촉진

## 1 정적 관찰

### 흉추에서 견갑골의 위치를 이해한다

견갑골의 위치에서 상부(1)는 제2흉추(2th thoracic vertebra/T2)(2), 견갑극 근부(3)는 제3흉추(3th thoracic vertebra/T3)(4), 하부(inferior part)(5)는 제7-8흉추(7-8th thoracic vertebra/T7-8)(6)를 일단 기준으로 한다.

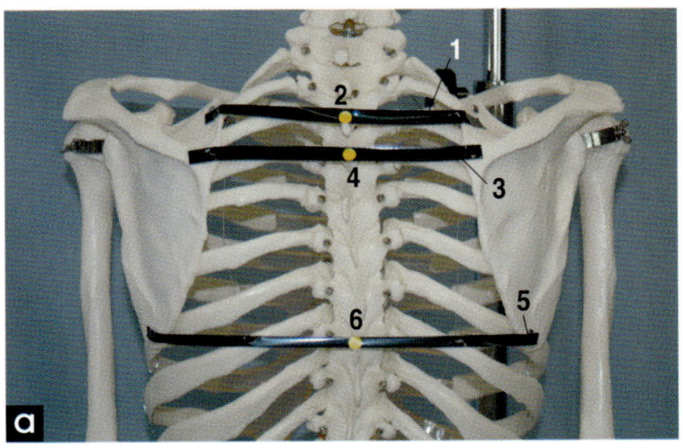


a. 골 지표에서 상부(superior part)(1)는 제2흉추(2), 견갑극 근부(spine of scapula)(3)는 제3흉추(4), 하부(5)는 제7-8흉추(6)를 일단 기준으로 한다.

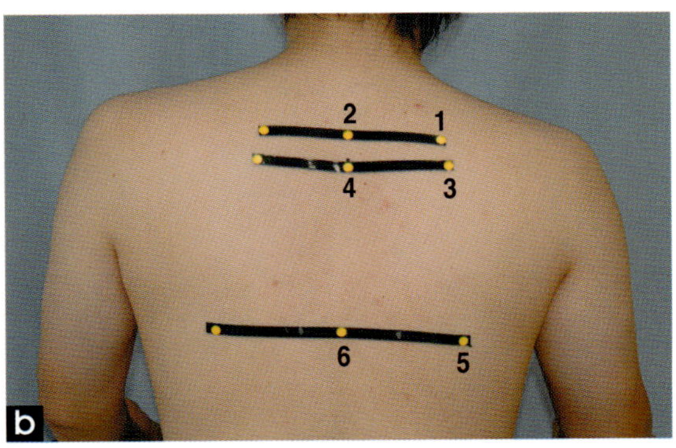


b. 체표에서 흉추와 견갑골의 위치 관계를 확인한다.

### 흉추와 늑골의 움직임을 이해한다

늑골은 흉추와 늑 척추 관절(costovertebral joint)을 사이에 두고 연결되어 있다. 흉추의 움직임은 당연히 늑골의 움직임에 큰 영향을 준다. 예를 들면, 흉추의 우철 측만에서 철(凸)측에 늑골 융기를 관찰할 수 있다.

또한 척추 측만(scoliosis)에 의한 추체는 철측으로 회전하지만, 요추에서는 역방향이 된다.

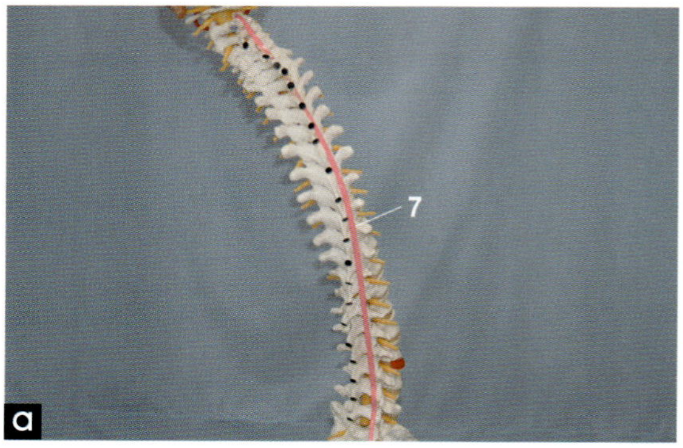


a. 척추 측만(7)에 의한 추체 회전은 철측으로 회전된다. 단, 요추에서는 역방향이 된다. 라인은 척추의 우철 측만에서 흉추는 우로 회전, 요추는 좌로 회전한다.

## 흉추와 흉곽의 움직임을 이해한다

흉곽의 확장과 축소는 전방의 흉골, 후방의 늑추 관절, 늑횡 관절의 움직임이 종합된 것이다. 따라서 흉추의 가동성, 늑 연골의 골화상태에 따라 흉곽의 주경은 변화한다. 이것들을 호기 · 흡기 시에 계측하여 흉추와 흉늑 간의 움직임을 알 수 있다.

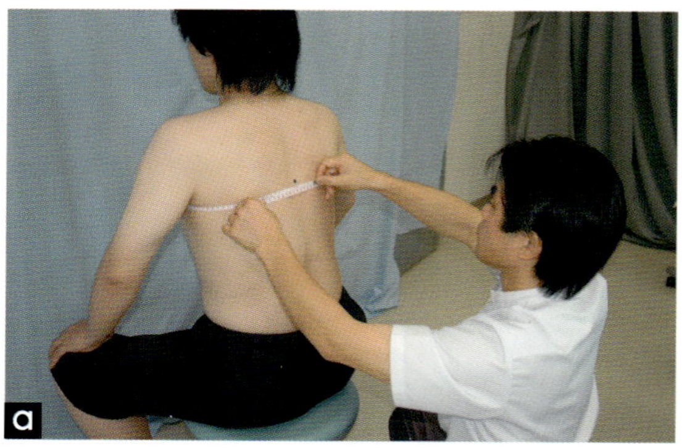


a. 흉곽의 주경을 호기 · 흡기 시에서 계측하고, 그 차이를 구하여 흉추의 가동성을 추측할 수 있다.

## 극돌기간의 움직임을 이해한다

흉추에서도 제7경추(7th cervical vertebra/C7)(8)부터 제12흉추(12th thoracic vertebra/T12)(9) 극돌기를 기준으로, 그 사이 거리를 계측한다. 그 결과로 강직성 척추염의 유무를 고려할 수 있다.

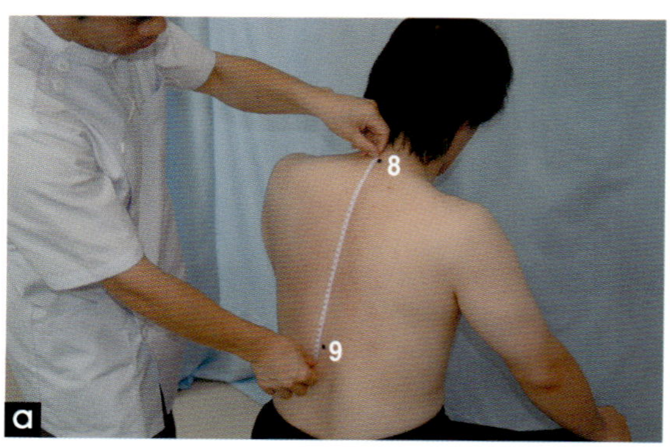


a. 체간의 중간위, 최대 신전위, 최대 굴곡위에서 거리를 확인한다.

## ◎◎ 흉추 극돌기와 추간 관절 위치를 이해한다 ◎◎

흉추 극돌기는 다른 추체와 달리 길게 하방으로 뻗는다. 그 위치는 하나 아래 추체로, 예를 들면 제7흉추 극돌기(10)는 제8흉추 횡돌기(11)(또는 추간 관절)의 위치에 해당된다.

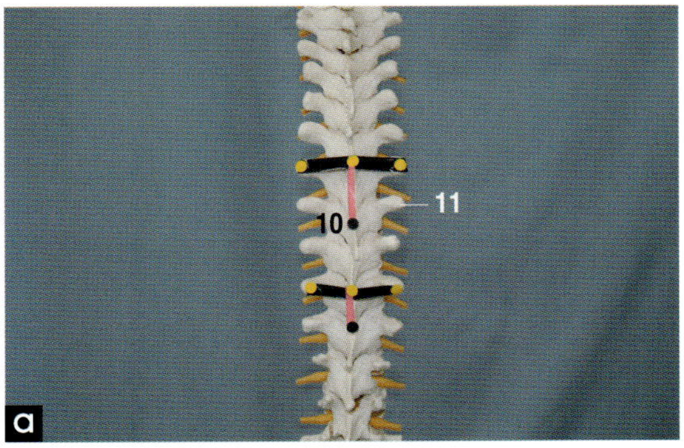


a. 하부 흉추 극돌기와 횡돌기의 위치를 나타낸다.

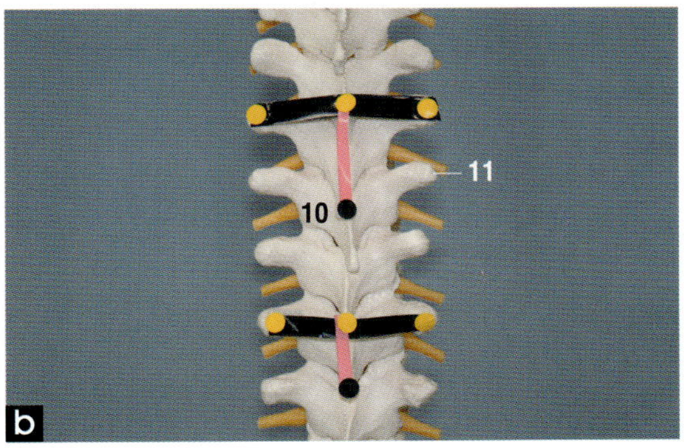


b. 제7흉추 극돌기(C7 spinous process) 전단(10)은 제8흉추 횡돌기(C8 transverse process)(11)(또는 추간 관절)에 존재한다.

# 대표적인 검사

## 1 극돌기 타격 검사(spinal percussion test)

### 방 법

① 앉은 자세를 취한다. ② 경부, 체간을 약간 전굴위로 한다. ③ 망치로 극돌기상과 방척주근을 두드린다.

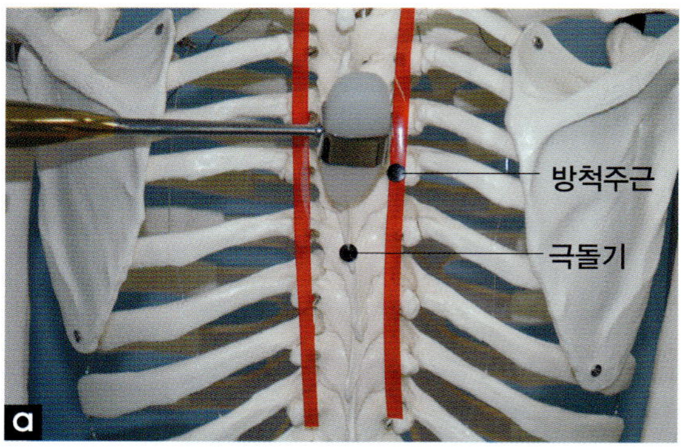


a. 망치로 극돌기상을 두드린다.

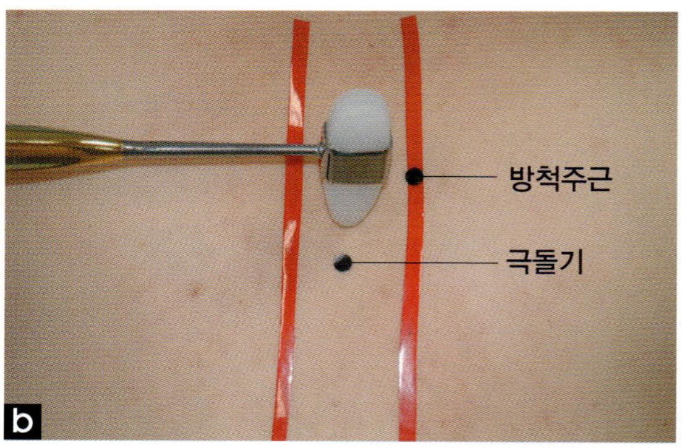


b. 체표에서 그 모습을 나타낸다.

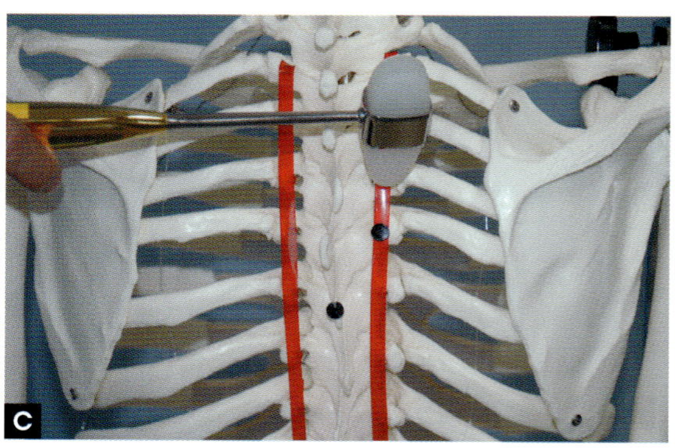


c. 망치로 양옆의 방척주근을 두드린다.

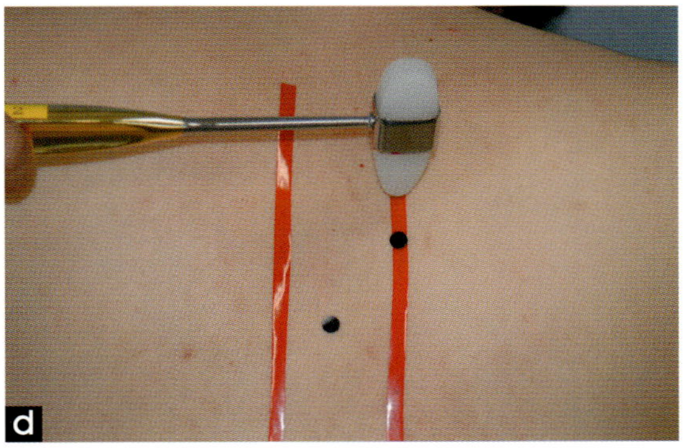

d. 체표에서 그 모습을 나타낸다.

## 의 의

이 검사에서 극돌기상에 통증을 호소하면 골절을, 방척주근상에 타박통이 있으면 근 좌상(muscular strain)을 의심한다.

참고문헌 O'Donoghue D : Treatment of Injuries to Athletes, 4th Ed, Saunders, Philadelphia, 1984
Turek SL : Orthopaedics, 3rd Ed, Lippincott, Philadelphia, 1977

**● 극돌기상과 방척주근**

극돌기상에 타박통이 있으면 골절을, 방척주근에 타박통이 있으면 근 좌상을 의심한다.

# 2 소토 · 홀 검사(Soto-Hall's test)

## 방 법

① 앙와위를 취한다. ② 경추를 고정하고, 상부 흉추를 대상으로 굴곡한다. ③ 상부 흉추에 국소통이 보이는지를 확인한다.

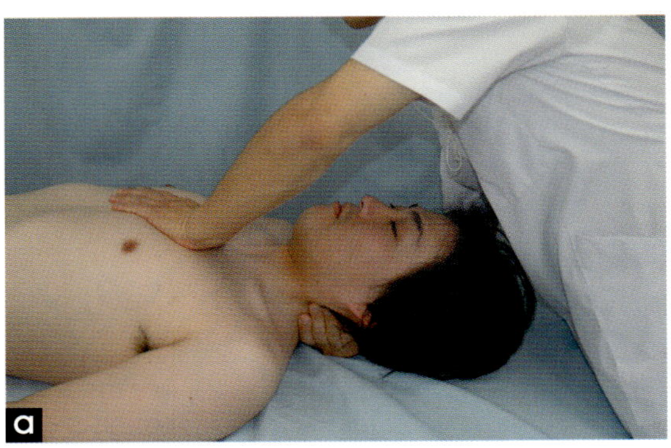

a. 경부 후방을 손바닥 전체로 유지하고, 흉골상에 다른 손바닥을 둔다.

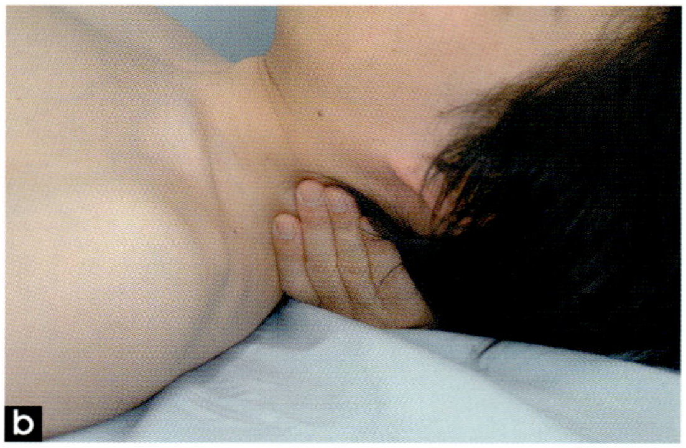

b. 경부 후방을 손바닥 전체로 유지하고 있는 모습을 나타낸다.

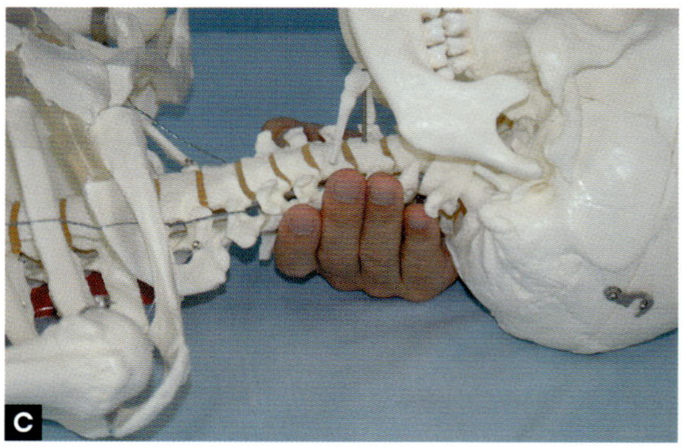

c. 그 때의 모습을 뼈로 나타낸다.

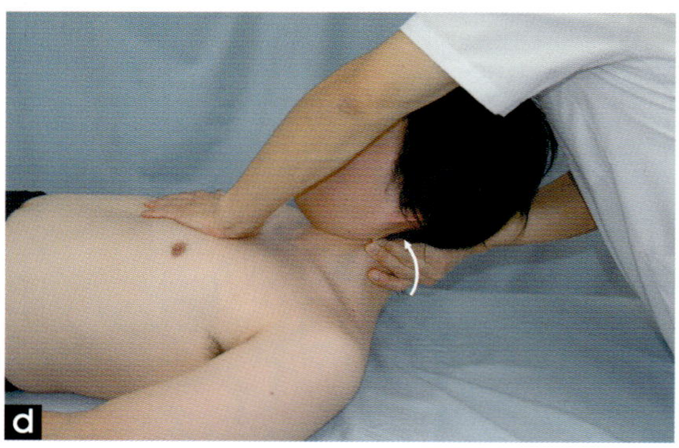

d. 흉골을 고정한 채 상부 흉골에 압박을 주듯이 서서히 굴곡해 간다.

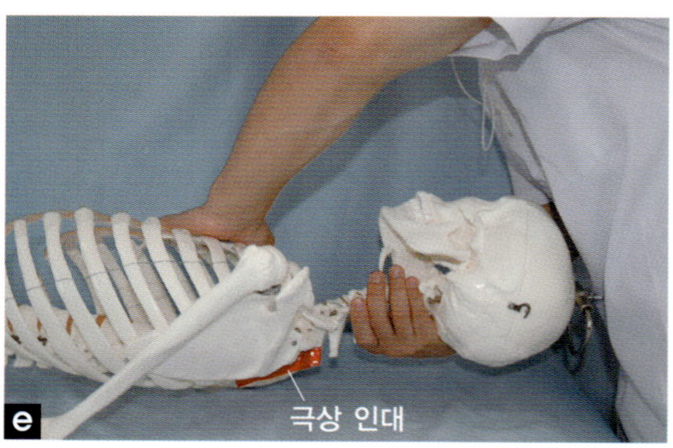


e. 극상 인대를 신전하는 모습을 뼈로 나타낸다.

## 의 의

이 검사로 상위 흉추에 통증이나 증상을 호소하면 관절질환 또는 인대 손상을 의심한다.

참고문헌 Sato-Hall R, Haldeman K : A useful diagnostic sign in vertebral injury. Surg Gynecol Obstet **61** : 827-831, 1935

● **상부 흉추**

통증을 호소하면 관절 또는 인대 손상을 의심한다.

## 3 흉골 압박 검사(sternal compression test)

### 방 법

① 앙와위를 취한다. ② 흉골에 양손을 겹쳐 둔다. ③ 흉골 전체를 위에서 아래로 몇 번에 나누어 압박한다. ④ 늑골 측면에 통증이 나타나는지를 조사한다.

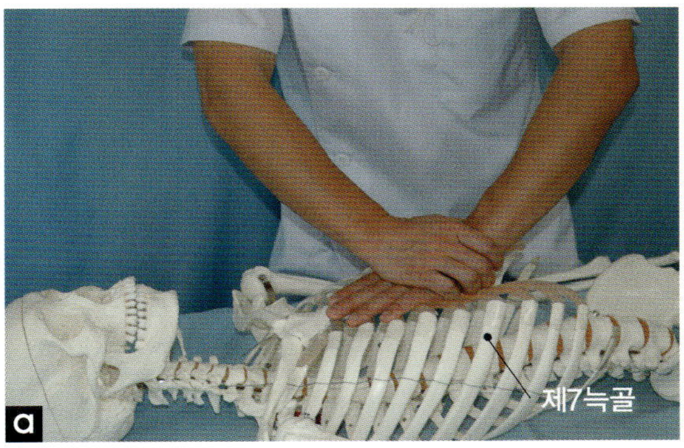


a. 흉골 위에 양손을 겹쳐 둔다.

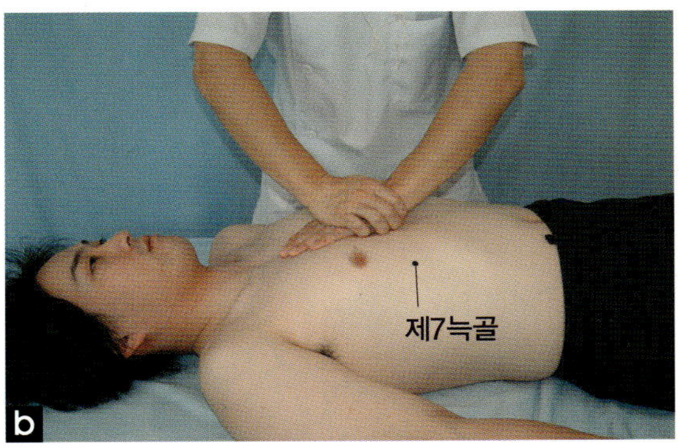


b. 그 모습을 체표에서 나타낸다.

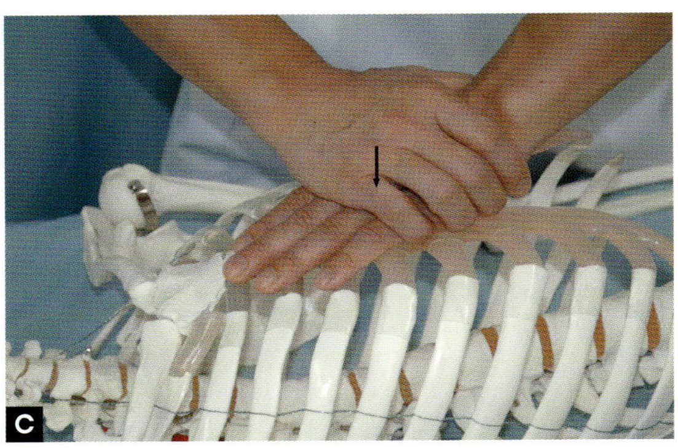


c. 다음, 양손으로 흉골 위를 하방으로 서서히 압박한다. 통증을 호소하면 이것을 중단한다.

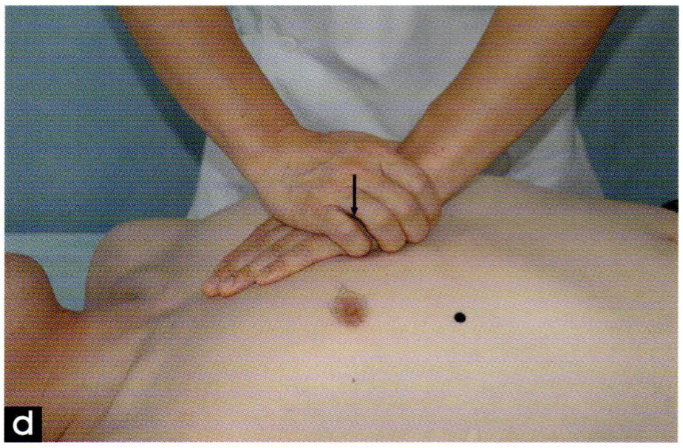

d. 그 모습을 체표에서 나타낸다.

**의 의**

이 검사에서 통증을 호소하면 늑골 골절이 의심되므로, 그 부위를 확인한다.

**● 통증을 호소하면**

통증을 호소한 경우에는 늑골 골절을 의심하고, 망치로 두드려 그 부위를 확인한다.

## 4 비버 징후(Beever sign)

**방 법**

① 앙와위를 취한다. ② 이 상태에서 상반신을 거상한다. ③ 배꼽이 상하 중 어느 쪽으로 이동하는지를 관찰한다.

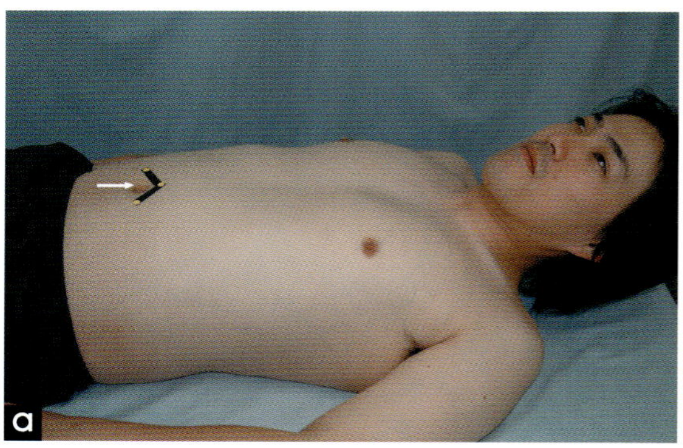

a. 앙와위에서 목을 굴곡하면 배꼽이 상하로 이동한다.

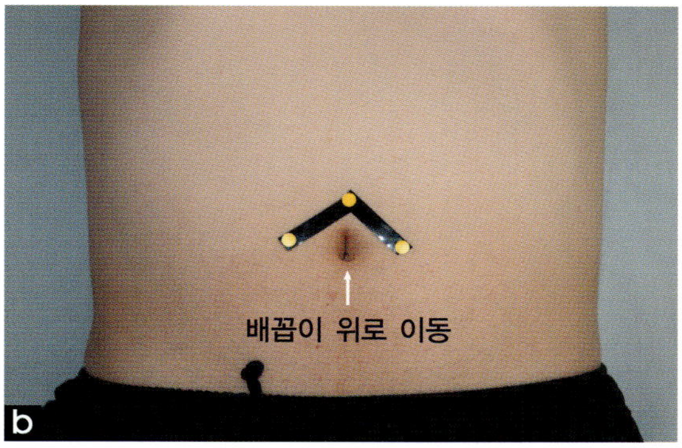


b. 배꼽이 상하로 이동하는 모습을 나타낸다.

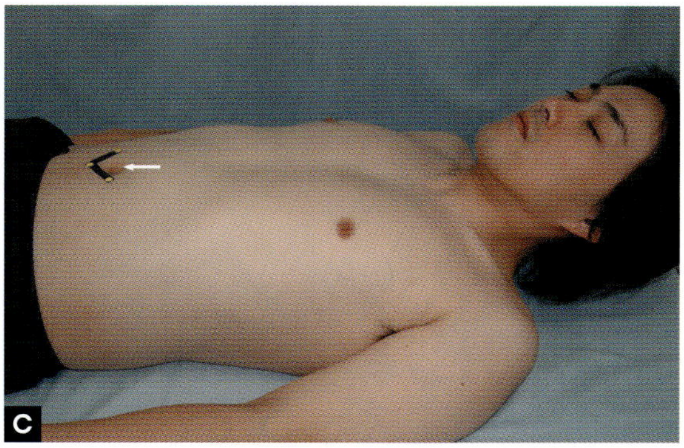


c. 목을 굴곡하면 배꼽이 상하로 이동한다.

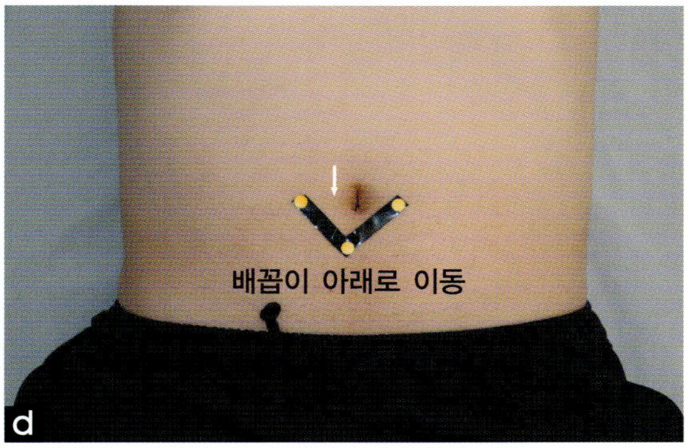


d. 배꼽이 하방으로 이동하는 모습을 나타낸다.

## 의 의

척수의 기질적 장애가 존재하는지를 검사한다. 특히 제10흉추 높이에서 장애가 나타난다고 한다. 검사에서 배꼽의 상하 이동에 따라 제10흉추를 경계로 하는 신경근 장애가 의심된다.

참고문헌 Rodnitzky RC : Van Allen's Pictorial Manual of Neurological Tests, 3rd Ed, Year Book, Chicago, 1988

### ● 배꼽이 상하로 이동

배꼽이 위로 이동한 경우는 제10-12흉추 신경근 장애를, 아래로 이동한 경우는 제7-10흉추 신경근 장애를 의심한다. 흉수 장애가 있으면 복근 수축이 행해지지 않고, 건강한 쪽으로 끌리는 것에서 이 징후가 나온다.

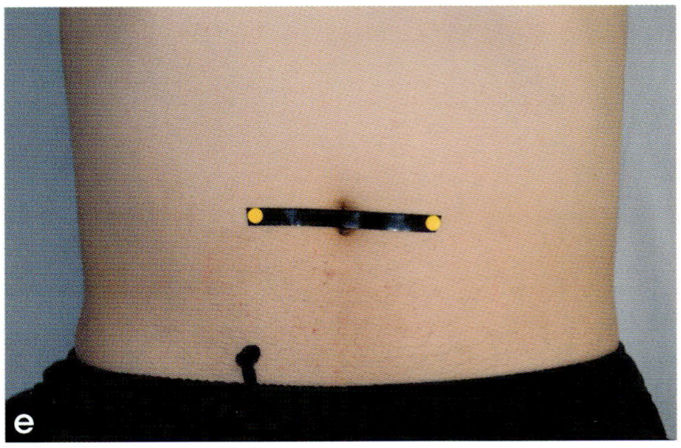

e. 정상에서는 배꼽이 수평으로 관찰된다.

## 5 스케펠만 징후(Schepelmann's sign)

### 방 법

① 앉은 자세를 취한다. ② 팔짱을 끼고 체간을 굴곡한다. ③ 측굴 시의 통증 유무를 조사한다.

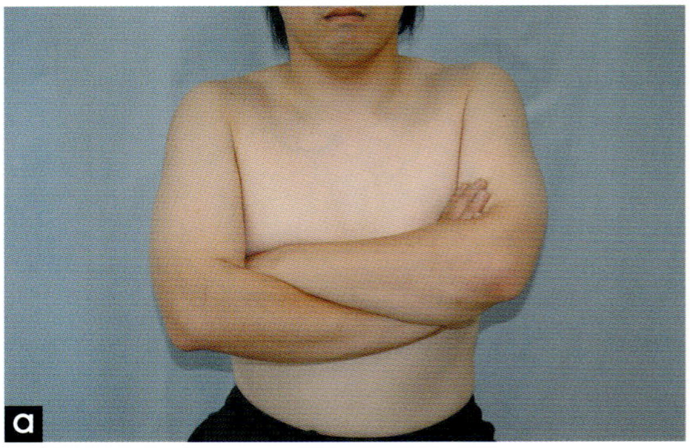

a. 등을 곧게 하고 팔짱을 끼고 가슴을 편다.

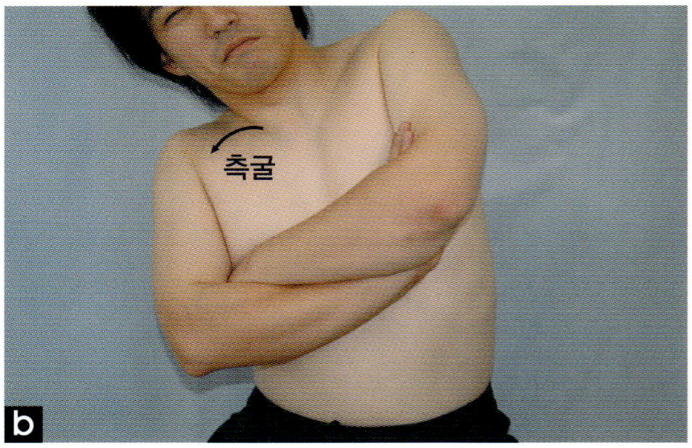


b. 그대로 체간을 측굴한다.

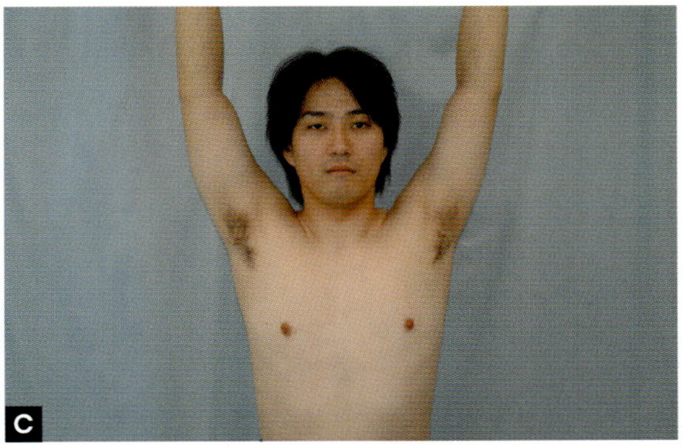


c. 다른 방법으로, 상지를 거상하여 체간을 곧게 뻗는다.

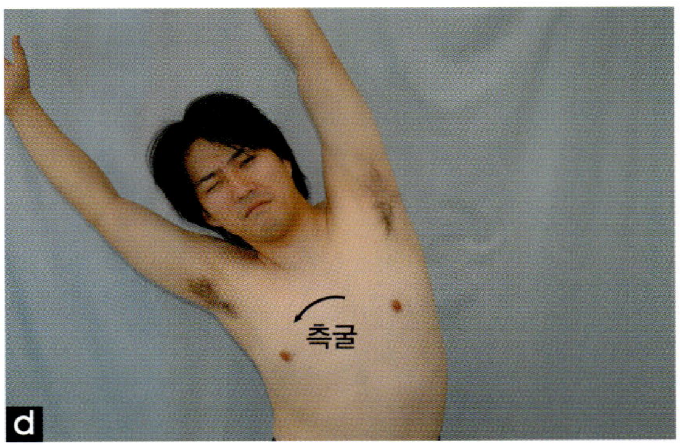


d. 그대로 체간을 측굴한다.

### 의 의

이 검사에서 체간 굴곡측에 통증을 호소하면 압박 자극에 의한 늑간 신경염을, 신전측에 통증을 호소하면 흉막 섬유성 염증을 의심한다.

● **측굴**

측굴시킨 경우, 굴곡측에 통증을 호소하면 늑간 신경염을, 신전측에 통증을 호소하면 흉막 섬유성 염증을 의심한다.

## 6 흉부 확장 검사(chest expansion test)

### 방 법

① 앉은 자세를 취한다. ② 흉곽(유두 : 제7늑간 레벨)의 호기와 흡기 시의 주경을 계측한다. ③ 그 차이를 확인한다.

호기 시와 흡기 시의 차이를 구하여 흉곽의 가동성으로 한다.

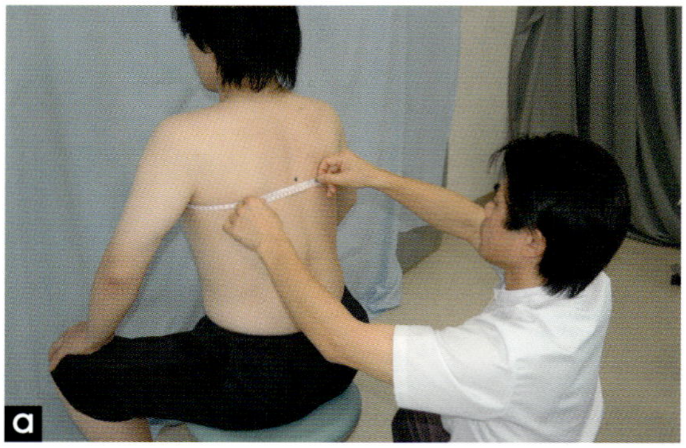

a. 유두와 제7늑간의 높이에 자를 수평으로 댄다.

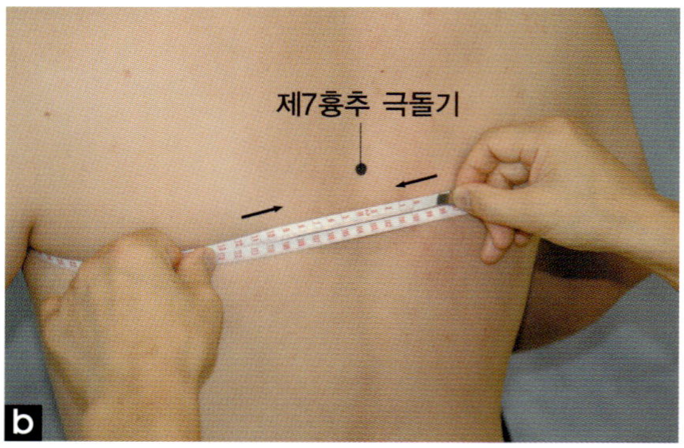


b. 호기 시의 주경을 계측한다. 검은 점은 제7흉추 극돌기를 나타낸다.

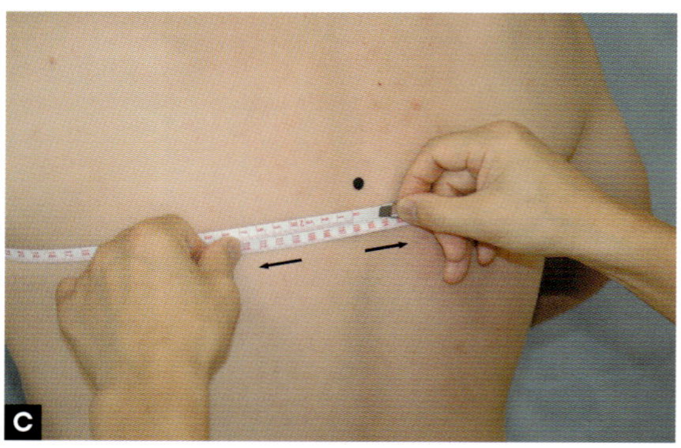

c. 그후, 흉기 시의 주경을 계측한다.

## 의 의

이 검사에서 흉곽의 움직임이 적은 경우는 강직성 척추염을 의심한다.

참고문헌 Moll JMH, Wright V : An objective clinical study of chest expansion. Ann Rheum Dis **31** : 1-8, 1982

**● 호기 시와 흡기 시의 차이**

호기와 흡기 시의 차이는 정상에서 3.5~5.0cm이고, 2.5cm 이하인 경우는 강직성 척추염을 의심한다.

## 7 극돌기간 계측

### 방 법

① 앉은 자세를 취한다. ② 극돌기간(제7-12흉추)의 거리를 계측한다. ③ 체간을 최대 신전하여 마찬가지로 계측을 한다. ④ 다음으로 체간을 최대 굴곡하여 계측한다. ⑤ 양자간의 차이를 구하고 평가한다.

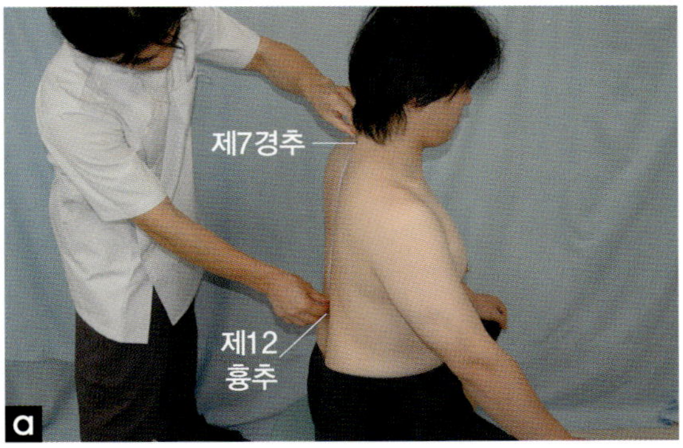


a. 앉은 자세에서 체간을 똑바로 하고, 극돌기간 거리를 계측하기 위하여 제7경추에서 제12흉추에 자를 댄다.

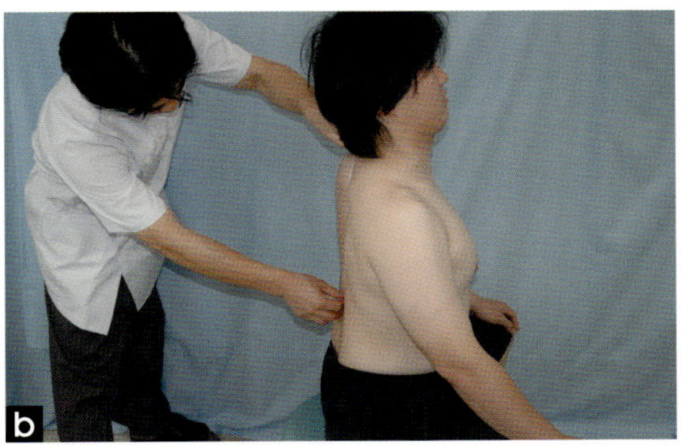


b. 체간을 최대 신전하여 계측한다.

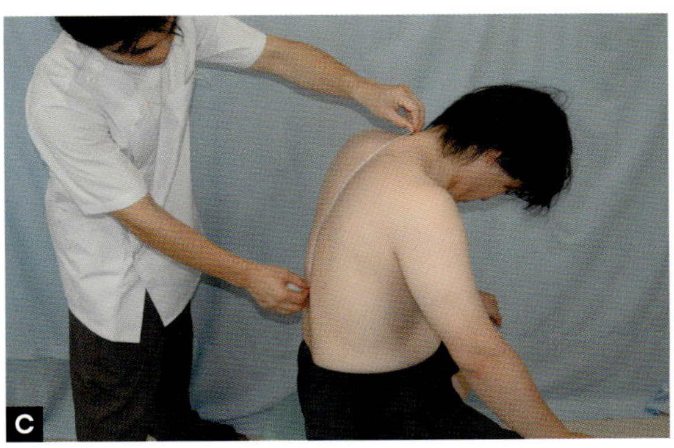


c. 체간을 최대 굴곡하여 같은 방법으로 계측을 하고, 양자 간의 차이를 구하여 평가한다.

### 의 의

이 검사에서 흉곽의 움직임이 적은 경우는 강직성 척추염을 의심한다.

# VI 요 추

1. 장골 능(iliac crest)
2. 야코비 선(Jacoby's line)
3. 추간 관절(zygapophysial joints)
4. 장골 섬유속(iliac fascicle)
5. 천골 섬유속(sacrum fascicle)
6. 추간 공(intervertebral foramen)
7. 요방형근(quadratus lumborum muscle)
8. 요추 늑골 돌기(costal process)
9. 추체(petrosa)
10. 추간판(intervertebral disc)
11. 장골 와(iliac fossa)
12. 장치 융기(iliopubic eminence)
13. 장요근(iliopsoas muscle)

# 요추의 특징

요부를 체표에서 본 경우, 장골 능과 늑골 하연의 범위이고, 그 사이에 5개의 요추극돌기를 확인할 수 있다. 장골 능 상단을 지나는 야코비 선은 제4-5요추 극돌기간을 결정함에 있어 기준이 되고, 또 장골 능과 광배근, 외부 복 경사근으로 둘러싸인 함요를 요삼각이라고 한다. 요부의 근은 척추 기립근으로 총칭되고, 표재에는 내측에서부터 극근, 최장 근, 장늑 근이 있다. 또한 심층에는 횡돌극근으로서 추궁측에서 회전근, 다열근, 반극근이 있다. 한편, 후방에서 본 골반에 관계되는 근으로 좌골결절에서 기원하는 슬근군(hamstrings)이 있고, 골반 움직임은 하지 신전 거상(SLR)에서 이해할 수 있도록 이 근의 영향을 강하게 받는다. 요추간의 움직임은 추간 관절(zygapophysial joints) 형태에 영향을 받고, 굴곡 · 신전이 가장 크고, 측굴 · 회전은 적다. 더욱이 골반을 구성하는 천장 관절과의 관계는 중요하다.

## 시진, 촉진

### 1 정적 관찰

#### 골 지표를 이해한다

각 극돌기와 장골 능 그리고 좌우 장골 능을 연결하는 야코비 선을 이해한다.

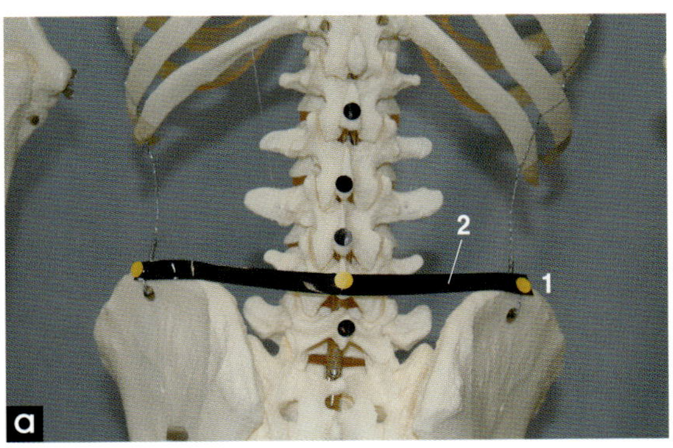


a. 각 극돌기와 장골 능(iliac crest) 그리고 좌우 장골 능(1)을 연결한 야코비 선(Jacoby's line)(2)을 나타낸다.

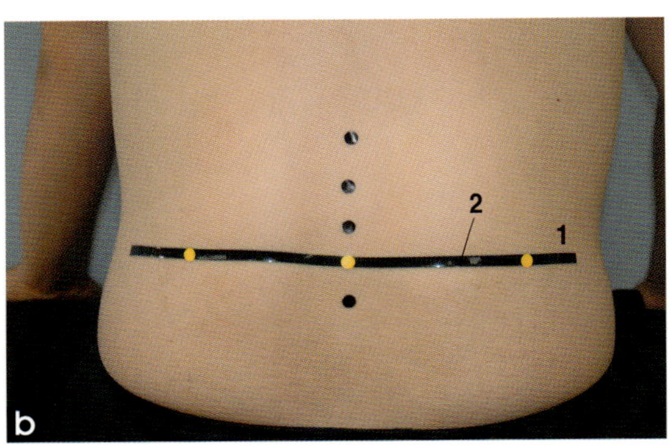


b. 체표에서 각 극돌기와 야코비 선(2)을 나타낸다.

**● 야코비 선(Jacoby's line)**

야코비 선은 제 4–5요추 극돌기간에 존재하며, 극돌기 촉진 시의 기준이 된다.

## ●● 추간 관절의 움직임을 이해한다 ●●

요추 추간 관절은 시상면에 있으므로 요부 굴곡 · 신전에 유리하다. 또한 굴곡 시는 추간 관절(3)이 벌어져 추간 공(6)이 넓어진다. 신전 시는 관절면이 충돌하여 추간 공이 좁아진다.

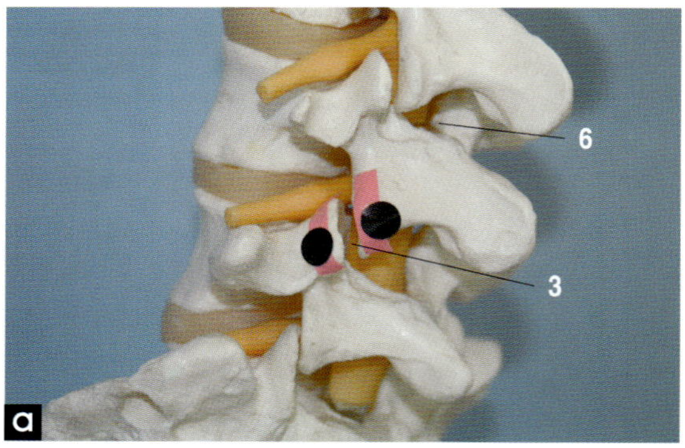


a. 요추의 중간위에서 추간 관절은 기울기가 없다.

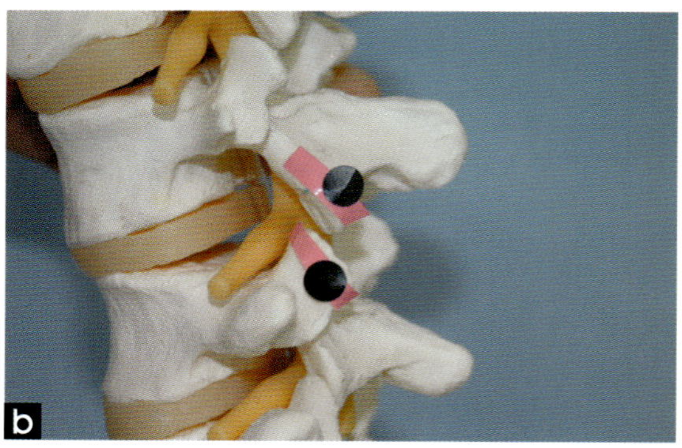


b. 굴곡 시는 추간 관절이 벌어져 추간 공(intervertebral foramen)이 중간위 때보다 넓어진다.

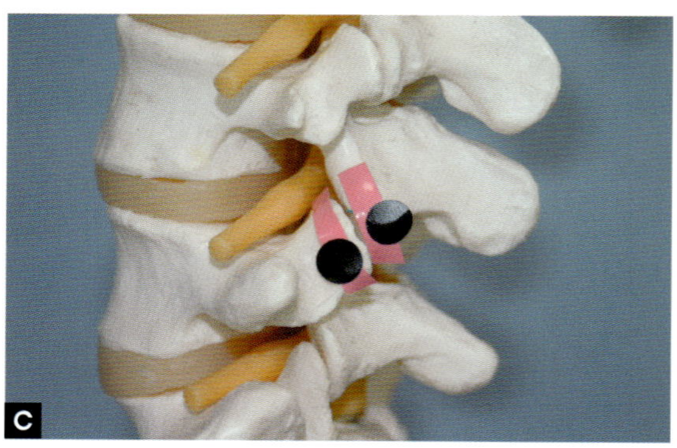


c. 신전 시는 관절면이 충돌하여 추간 공이 중간위 때보다 좁아진다.

**● 관절면의 충돌**

추간 관절의 장애 요인으로 요추 신전 시의 충돌, 관절 염좌, 추간 관절염, 추간 관절증 등을 들 수 있다. 또한 추간 관절의 저가동성도 장애의 원인으로 잠재한다.

## ○○ 인대를 이해한다 ○○

장요 인대는 제4, 5요추에서 장골 능(장골 섬유속)과 천골익(천골 섬유속)에 이르는 2종류의 인대로 이루어진다. 이 인대에 의해 제4, 5요추의 지지성과 천장 관절의 을 움직일 수 있다. 한편, 제3요추는 골반과의 사이에 인대성 지지가 없고, 또 요추 중앙에 존재하기 때문에 가장 외력을 받기 쉬워 임상상 중요하다.

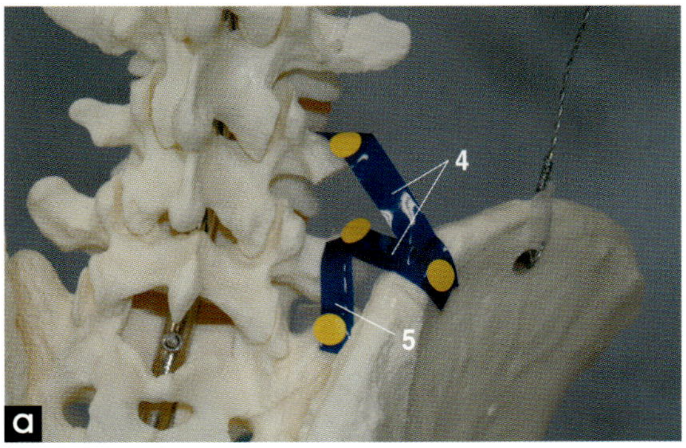


a. 후방에서 장골 섬유속(iliac fascicle)(4)과 천골 섬유속(sacrum fascicle)(5)으로 이루어지는 장요 인대를 나타낸다.

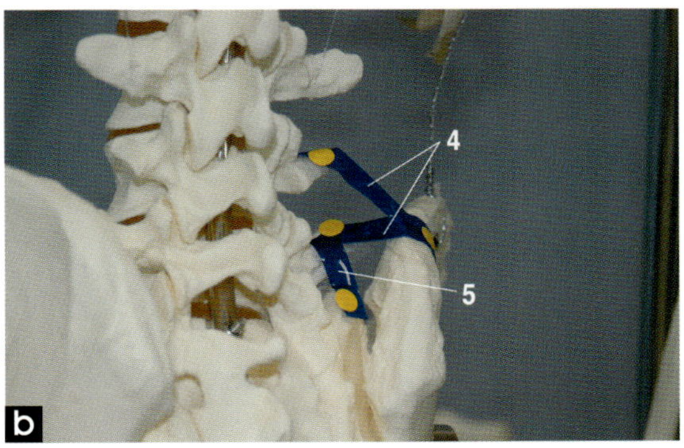


b. 대각선 후방에서 장요 인대의 위치와 방향을 나타낸다.

**● 장요 인대**

장요 인대는 상부 섬유와 하부 섬유로 나누어지고, 하부 섬유는 요추의 신전과 천골의 움직임을 제동한다. 상부 섬유는 장골에 부착하여 요추의 굴곡을 제동한다. 또 장요 인대는 요추의 측굴을 제한한다.

## ○○ 추간 공과 신경근을 이해한다 ○○

요추의 상관절 돌기와 하관절 돌기 사이에는 일정한 간극(間隙)이 있다. 이것을 추간 공(intervertebral foramen)(6)이라고 부르며, 척수 신경근이 원위부를 향하여 통과한다.

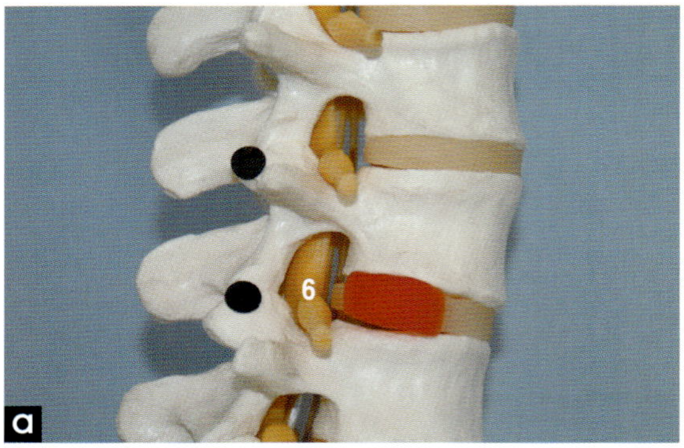


a. 요추 중간위에서는 추간 공(6)을 어느 정도 확보할 수 있다.

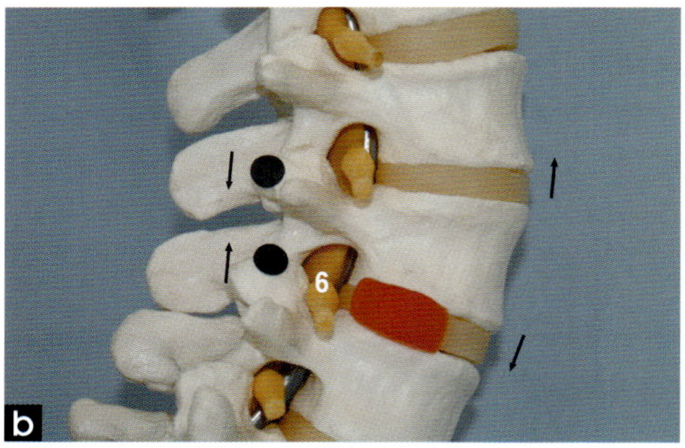


b. 요추의 신전 시 추간 공(6)이 협소해지고, 추간판의 일부가 신경근을 압박한다(검은 점은 추간 관절을 나타냄).

## ●● 극돌기의 높이를 이해한다 ●●

흉추의 극돌기와 요추의 극돌기에서는 각 추간 관절에 대한 높이가 크게 다르다. 흉추 극돌기는 하방으로 뻗어 있으므로, 극돌기의 위치가 추간 관절에서 하나 아래 추체 높이에 있다. 한편 요추의 극돌기는 추간 관절의 위치와 거의 같다. 이것은 극돌기의 높이에서 추간 관절의 위치를 추측하는 데 참고가 된다.

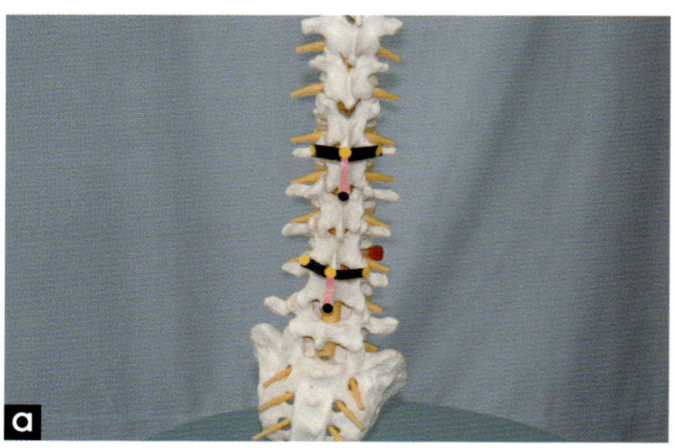


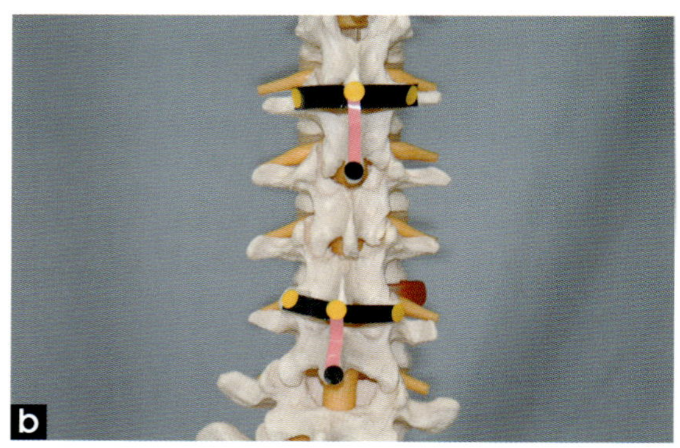

## 2 동적 관찰

### 요부에 관계되는 근을 이해한다

요추 주위에는 외측 심층에 요방형근(7), 장요근(13)이 있다. 요방형근은 사각형의 얇은 근층 없이 3개의 근섬유로 이루어진다. 장요근은 요추 늑골 돌기(8) · 추체(9) · 추간판(10), 장골 와(11)에서 대퇴골 소전자에 이어진다.

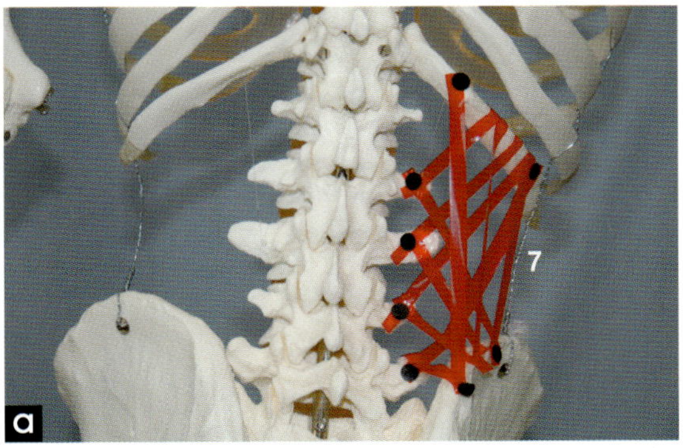


a. 외측 심층의 요방형근(7)을 후방에서 나타낸다.

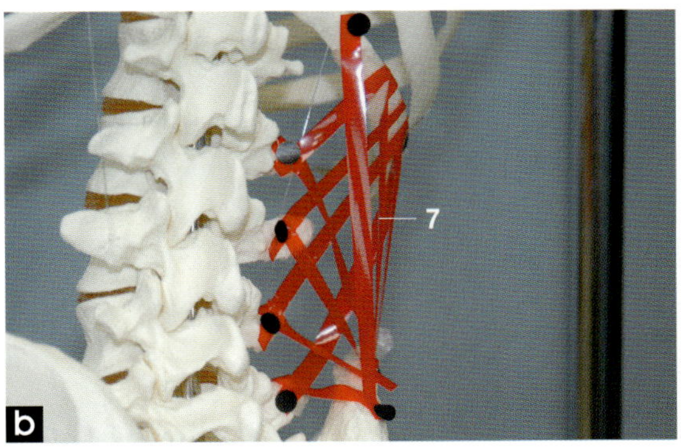


b. 외측 심층의 요방형근(7)을 대각선 후방에서 나타낸다.

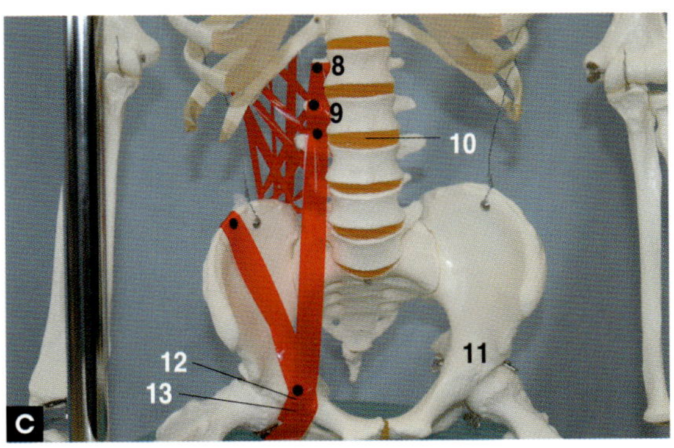


c. 후방에 요방형근(quadratus lumborum muscle)이 보인다. 전방에 요추 늑골 돌기(8) · 추체(petrosa)(9) · 추간판(intervertebral disc)(10), 장골 와(iliac fossa)(11)에서 나와 장치 융기(iliopubic eminence)(12)를 꺾어 돌아 대퇴골 소전자에 이어진 장요근(iliopsoas muscle)을 나타낸다.

# 대표적인 검사

## 1 극돌기 타격 검사(spinal percussion test)

### 방 법

① 앉은 자세를 취한다. ② 체간을 약간 전굴위로 한다. ③ 망치로 극돌기 또는 방척주근을 타격한다.

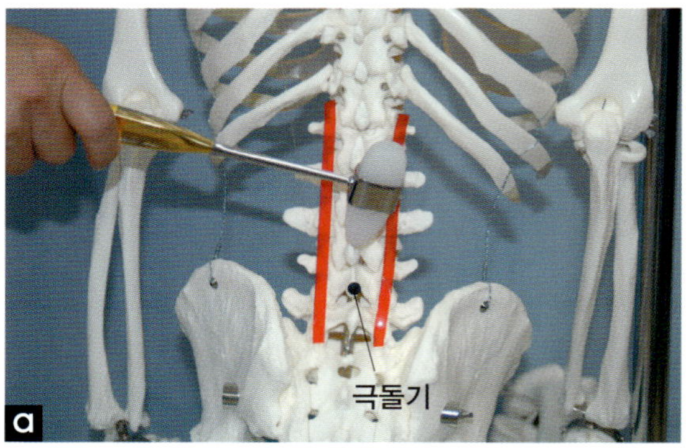


a. 극돌기를 타격한다.

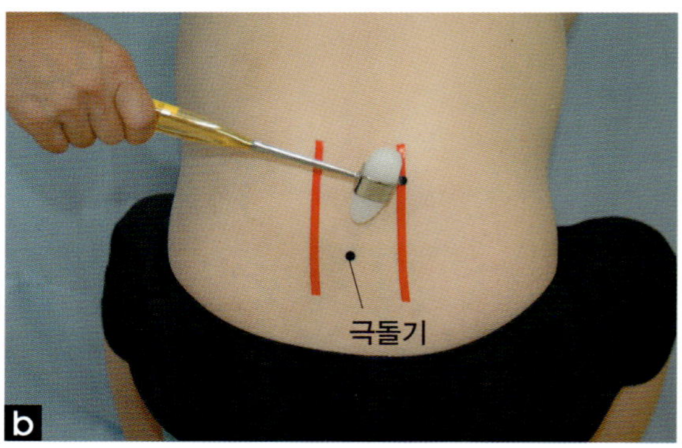


b. 체표에서 이 모습을 나타낸다.

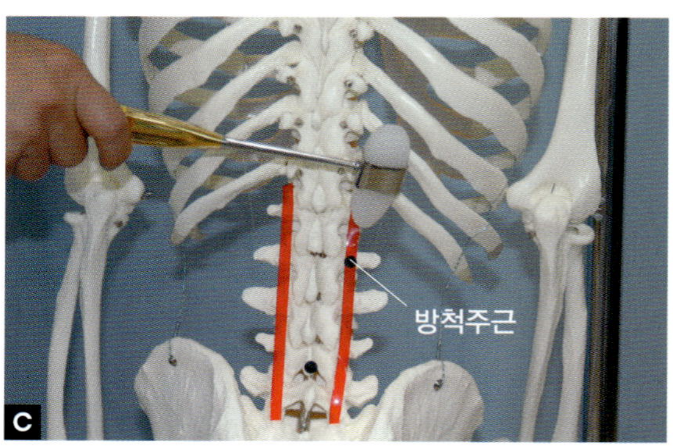


c. 척주의 방척주근을 타격한다.

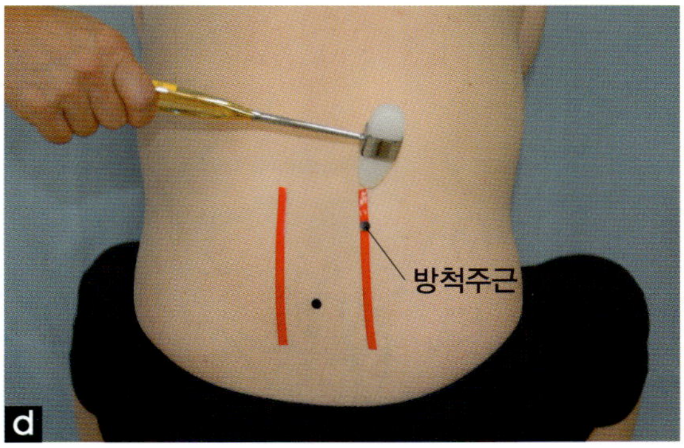


d. 체표에서 이 모습을 나타낸다.

## 의 의

이 검사에서, 극돌기의 타격통이 나타나면 척주 구성체의 파괴성 병변(극돌기 골절 등)이나 염증을 의심하고, 방척주근의 타격통을 보이면 근 좌상이 의심된다.

참고문헌 O'Donoghue D : Treatment of Injuries to Athletes, 4th Ed, Saunders, Philadelphia, 1984
Turek SL : Orthopaedics, 3rd Ed, Lippincott, Philadelphia, 1977

**● 극돌기를 타격, 방척주근을 타격**

극돌기에 타격통이 있으면 극돌기 골절을 의심한다. 방척주근에 타격통이 있으면 근 좌상을 의심한다.

# 2 하지 신전 거상 검사[straight leg raising(SLR) test]

## 방 법

① 앙와위를 취한다. ② 하지를 신전위로 한다. ③ 그대로 천천히 거상한다.

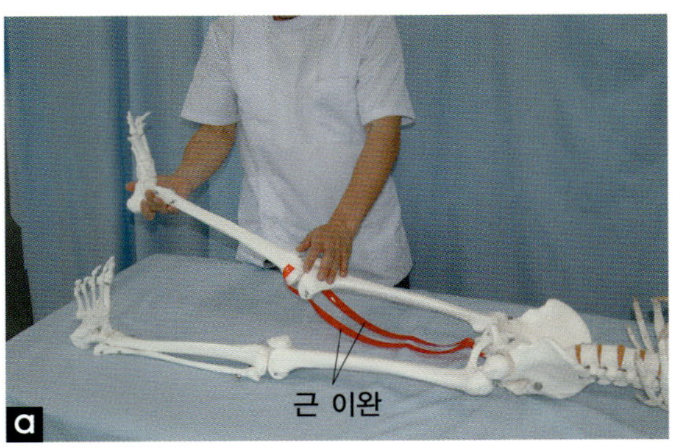


a. 앙와위로 하고, 하지 신전위로 유지한다. 대퇴 후면의 근이 이완되어 있다.

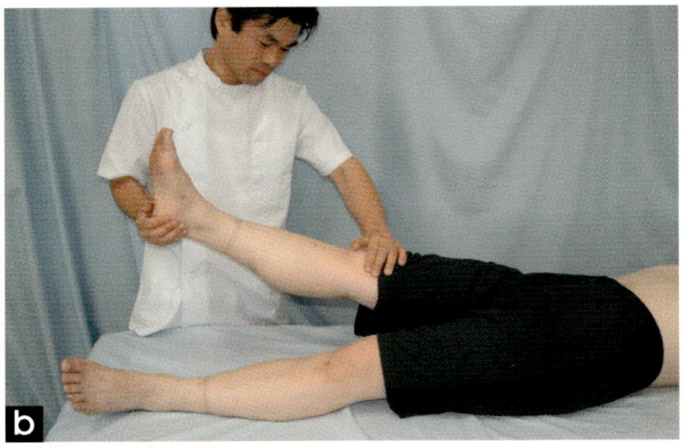


b. 그때의 모습을 나타낸다.

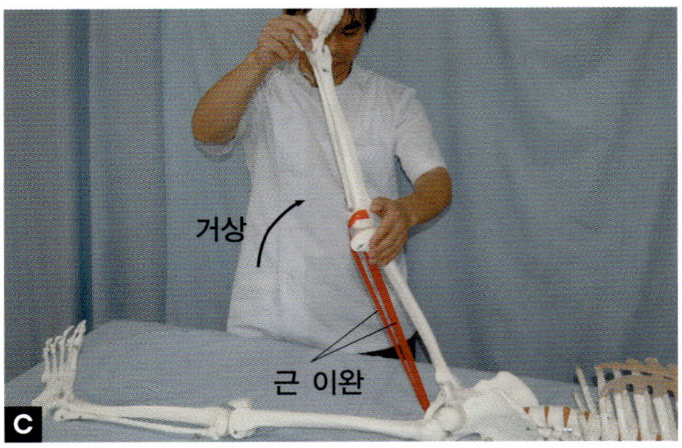


c. 반대측의 하지가 뜨지 않도록 하여 서서히 하지를 거상한다. 대퇴 후면의 근은 긴장한다(반대측 하지는 검사자의 무릎으로 고정함).

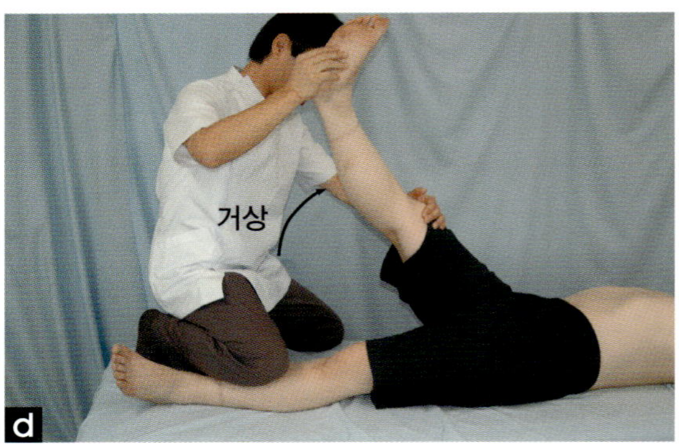


d. 실제 모습을 나타낸다.

## 의 의

이 검사에서 요추에 국소통을 호소하면 추간판 손상을, 하지에의 방사통을 호소하면 좌골 신경통을, 대퇴후면에 국한된 둔통을 호소하면 슬근 구축을 의심한다.

**참고문헌** DeJong RN : The Neurologic Examination : Incorporating the fundamental of neuroanatomy and neurophysiology, 4th Ed, Harper & Row, Hagerstown, MD, 1979

**● 하지를 거상**

요추에 국소통을 호소하면 추간판 손상을 의심한다.
하지의 방사통을 호소하면 좌골 신경통을 의심한다.
대퇴 후면에 국한된 둔통을 호소하면 슬근 구축을 고려한다.

이 검사는 좌골 신경 또는 척수 신경근의 일부를 신전함으로써 통증을 유발하는 검사법이다. 일반적으로 하지 거상 90°로 제5요추 높이의 신경근 이동거리는 12mm 정도이다. 한편 슬근 구축에 의해 통증을 일으키는 경우를 위장성이라고 할 수 있다.
이 방식은 라세그 검사에도 해당된다.

## 3 라세그 검사(Lasegue's test)

### 방 법

① 앙와위를 취한다. ② 고관절, 슬관절을 굴곡위로 한다. ③ 이 자세에서 슬관절만 신전한다.

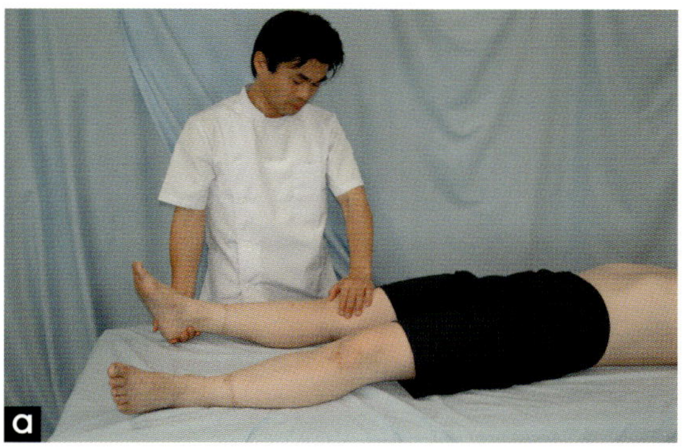

a. 앙와위로 한다.

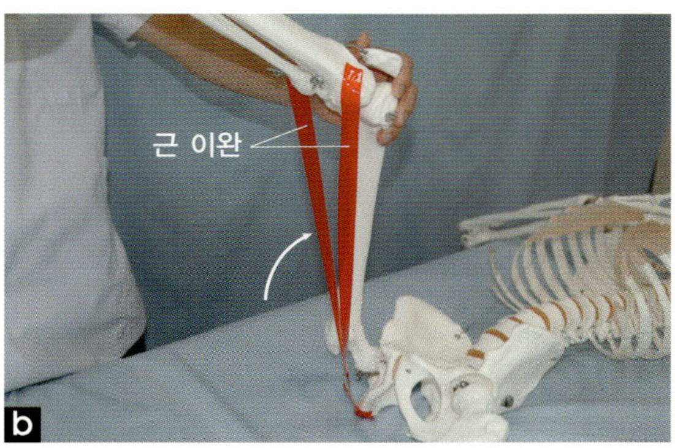


b. 고관절, 슬관절을 굴곡위로 한다. 이 자세가 시작 자세다. 대퇴 후면의 근은 이완된다.

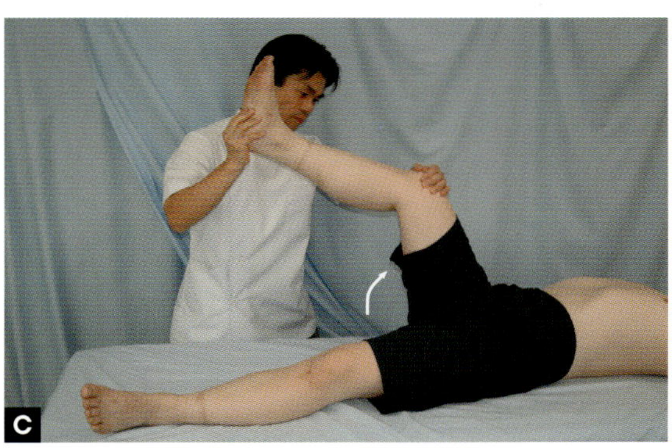

c. 체표에서 이 모습을 나타낸다.

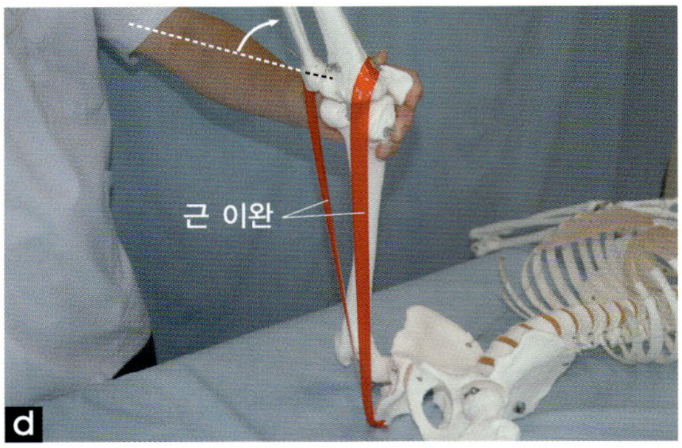


d. 서서히 슬관절만 신전한다. 대퇴 후면의 근은 긴장한다.

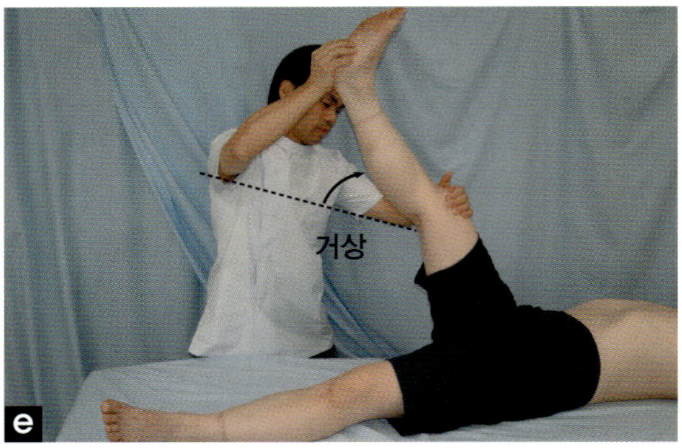


e. 체표에서 이 모습을 나타낸다.

## 의 의

통증 부위에서 좌골 신경통이 의심된다.

참고문헌
Lasègue C : Considerations sur la sciatique. Arch Gen de Meil **24** : 558, 1864
Wilkins RH , Brody IA : Lasegue's sign. Arch Neurol **21** : 219, 1969

**● 슬관절만 신전**

통증 부위에서 좌골 신경통이 의심된다.

## 4 브라가드 검사(Bragard's test)

### 방 법

① 앙와위로 한다. ② 하지 신전위에서 통증이 나타날 때까지 거상한다. ③ 이 자세에서 하지를 약간 내린다. ④ 그리고 족관절만 배굴한다. ⑤ 통증이 나타난다.

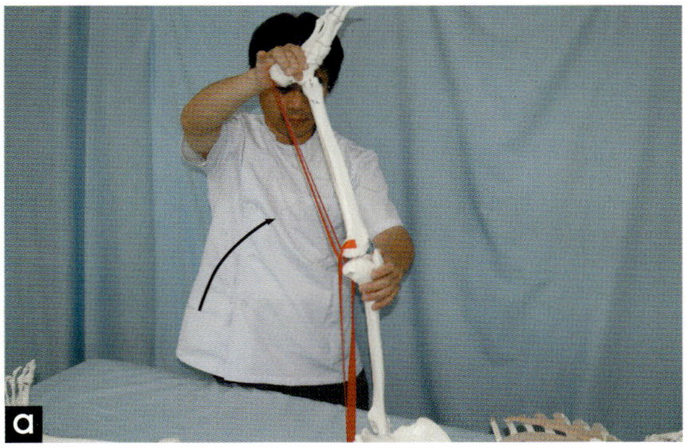

a. 하지 신전위로 통증이 나타날 때까지 거상한다.

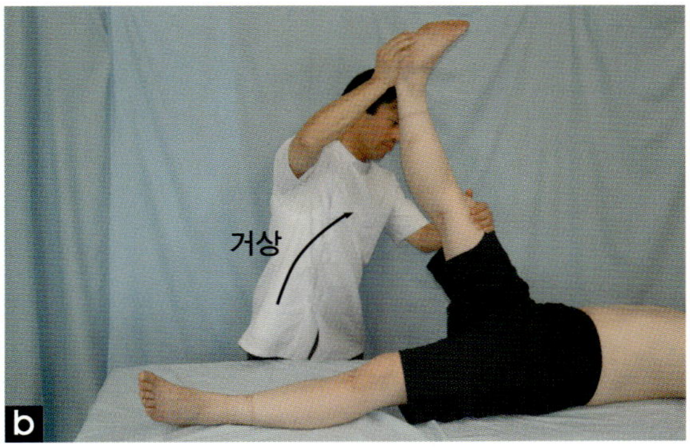


b. 이 때의 모습을 나타낸다.

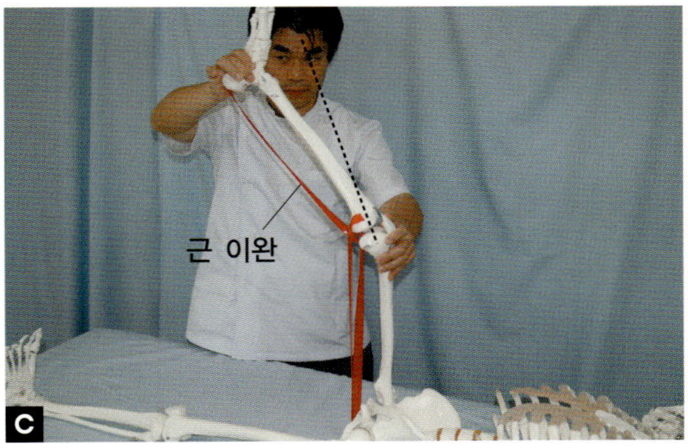


c. 일단 하지를 약간 내려 슬근을 느슨하게 한다.

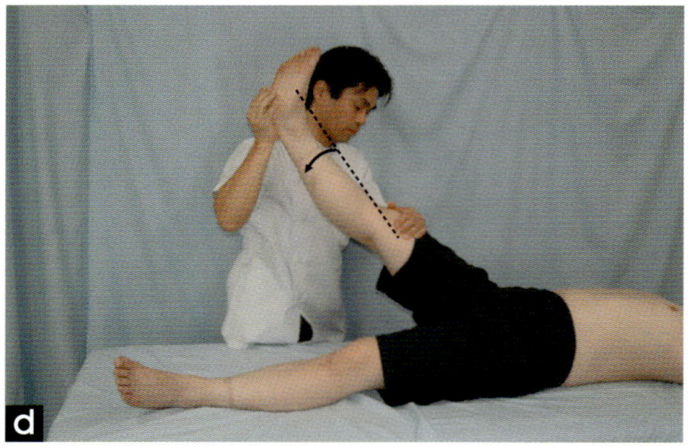


d. 이 때의 모습을 나타낸다.

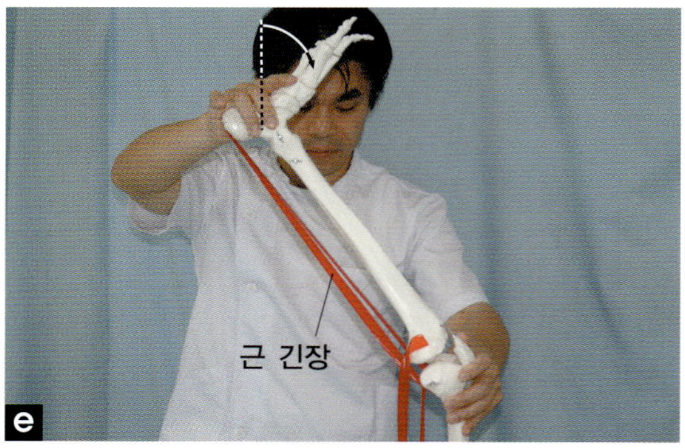


e. 그리고 족부를 유지한 채 족관절을 배굴한다.

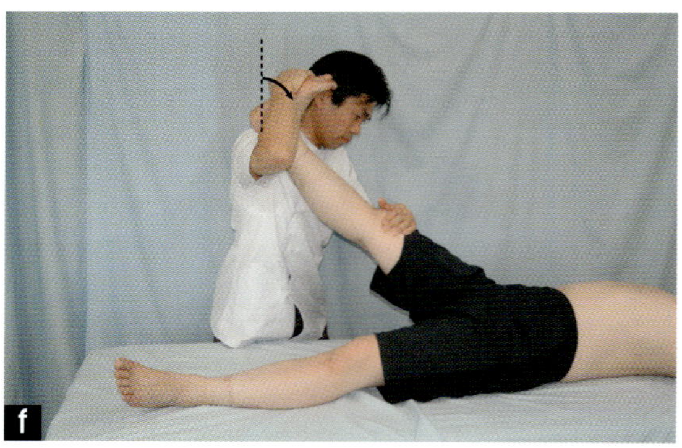


f. 이 때의 모습을 나타낸다.

## 의 의

이 검사는 신경근을 신전하고 양성인 경우는 근성 좌골 신경통을 의심한다.

참고문헌 Fahrni WH : Observations on straight leg raising with special reference to nerve root adhensions. Can J Surg **9** : 44, 1966

### ● 족관절을 배굴

족관절 배굴은 비복근을 긴장시켜, 그 운동으로 신경근을 신전한다. 근성 좌골 신경통을 의심하는 경우는 이 조작으로 대퇴와 하퇴 후면에 통증 유무를 확인하면 좋다.

## 5 양 하지 거상 검사(bilateral SLR test)

### 방 법

① 앙와위를 취한다. ② 양 하지를 신전하여 거상시킨다. ③ 우선, 거상 70° 이하에서 통증이 발생하는지를 본다. ④ 다음으로 거상 70° 이상에서 통증이 발생하는지를 본다.

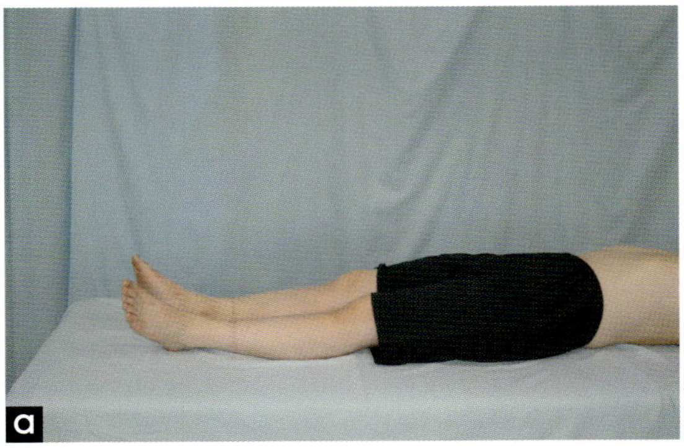


a. 앙와위에서 양 하지를 신전한다.

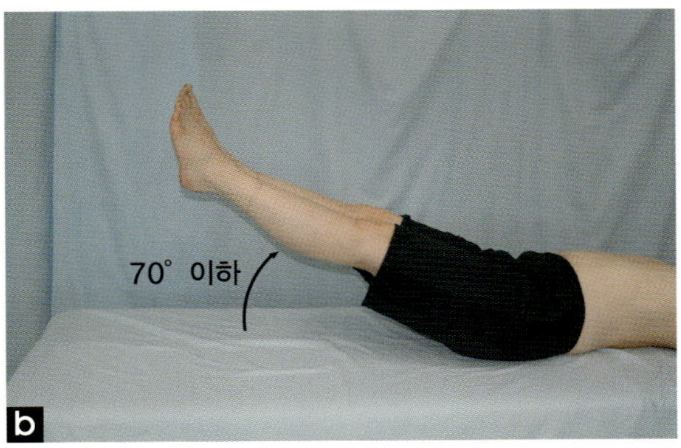


b. 신전한 채 양 하지를 거상한다. 거상 70° 이하에서 통증이 발생하는지를 본다.

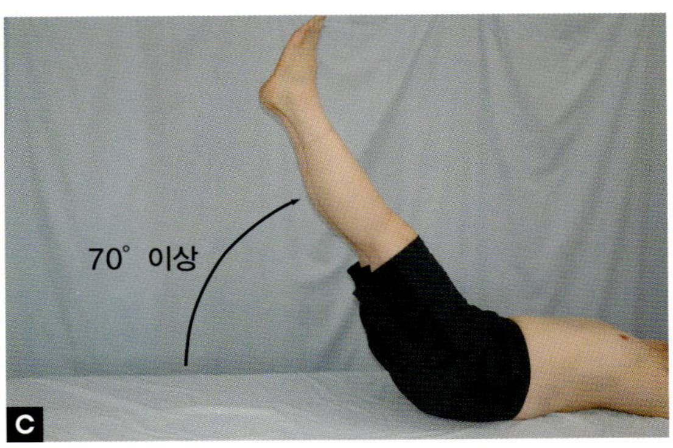


c. 신전한 채 양 하지를 거상한다. 거상 70° 이상에서 통증이 발생하는지를 본다.

### 의 의

이 검사에서 양성인 경우, 요천추 이행부의 손상, 또는 요추 손상을 의심한다.

**● 거상 70°**

하지를 신전위에서 거상한 경우, 거상 각이 작은 때의 하지 중력에 의한 압박은 하부 요추에서 요천추에 가해진다. 한편, 거상 각이 크면 하지 중력에 의한 압박은 요추로 이행된다. 즉 거상 70° 이상에서 통증이 발생하면 요천추 이행부의 손상을 의심하고, 거상 70° 이하에서 통증이 발생하면 요추 손상을 의심한다.

## 6 대퇴 신경 신전 검사(femoral nerve stretch test)

### 방 법

① 환측 하지를 위로 하여 측와위를 취한다. ② 골반을 고정, 슬관절을 신전한 채 고관절을 신전한다. ③ 대퇴 전면에 방사통 유무를 관찰한다.

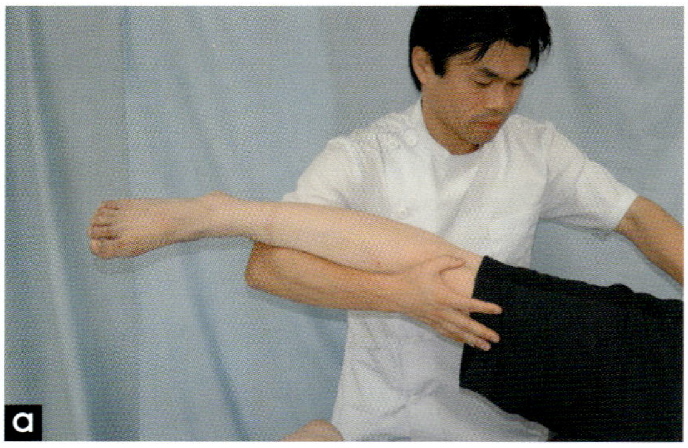

a. 환측 하지를 위로 한 측와위에서 슬관절 신전위로 한다. 반대측 손으로 골반을 고정한다.

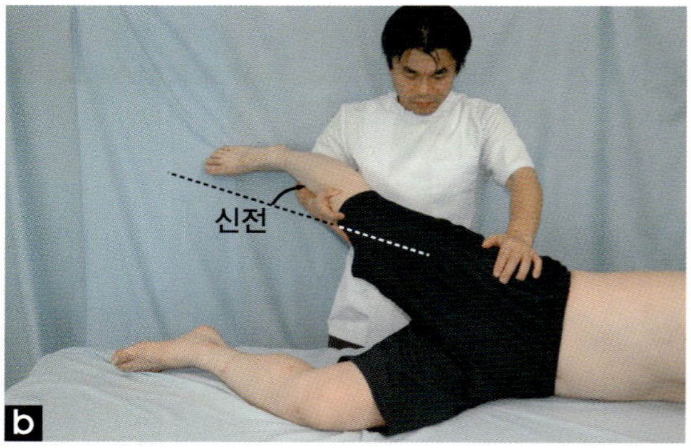


b. 검사자는 골반을 고정한 채 고관절을 신전한다.

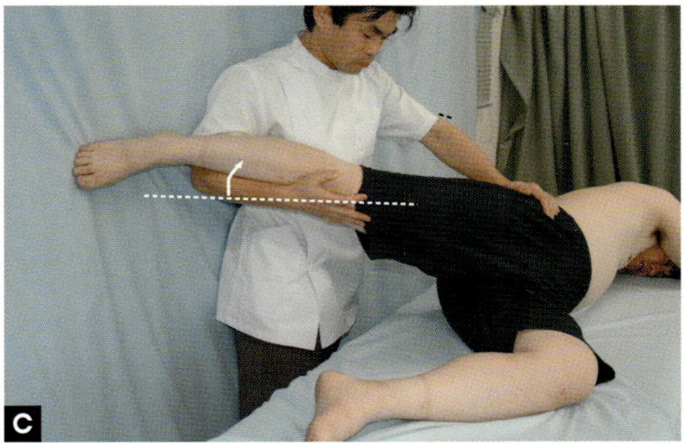

c. 각도를 바꾸어 검사법을 나타낸다.

### 의 의

이 검사가 양성인 경우, 대퇴 신경이 신전된 제2, 3요추 또는 제4요추 신경근의 압박을 의심한다.

**● 고관절을 신전**

슬관절 신전위에서 더욱 고관절을 신전하면, 골반 전방을 주행하는 대퇴 신경을 신전하는 것이 된다.

## 7 발꿈치 · 발끝 보행 검사(heel-toe walk test)

### 방 법

① 선 자세를 취한다. ② 발끝 세워 걷기 또는 뒤꿈치 걷기를 지시한다. ③ 각각 불가능하면 양성이다.

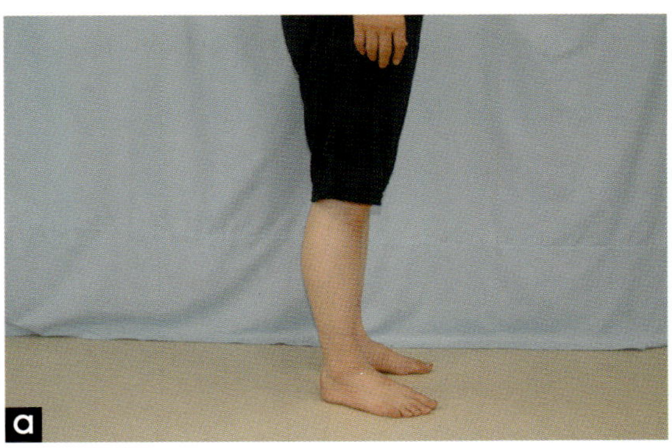

a. 선 자세를 취한다.

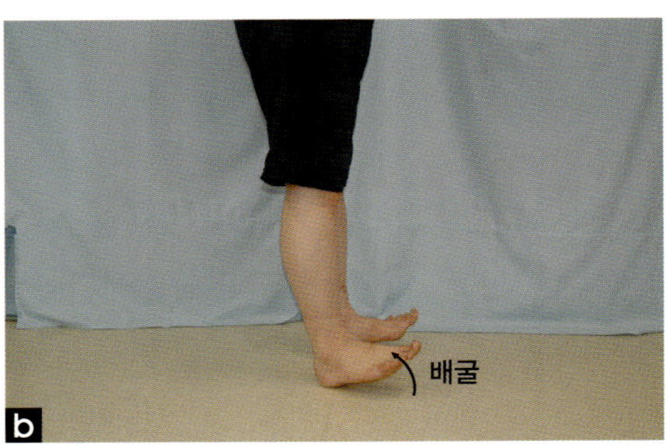


b. 양 하지의 족관절을 동시에 배굴한다.

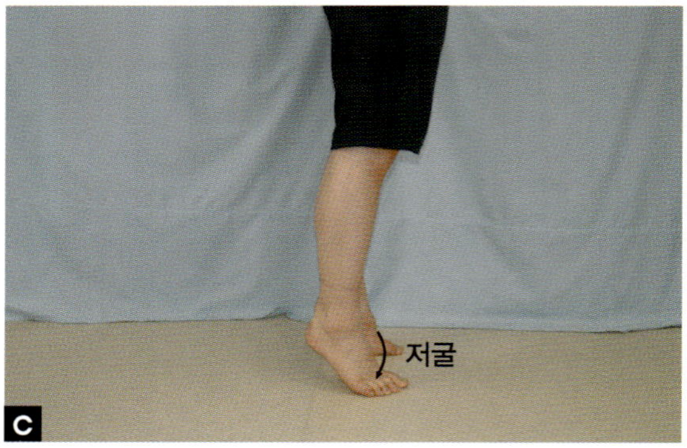


c. 양 하지의 족관절을 동시에 저굴(발끝 세우기)한다.

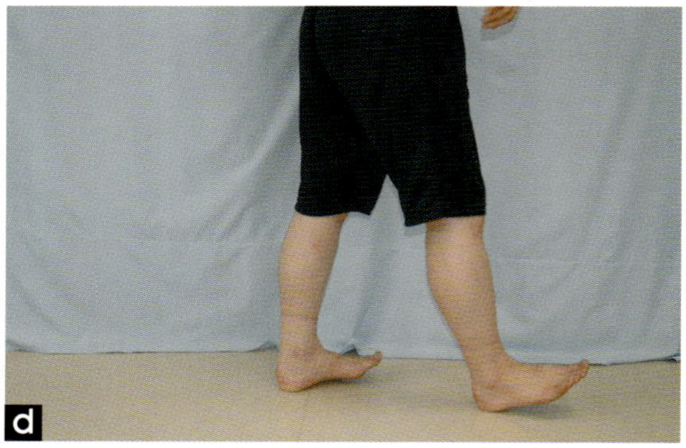


d. 양 하지의 족관절을 배굴한 채 보행한다.

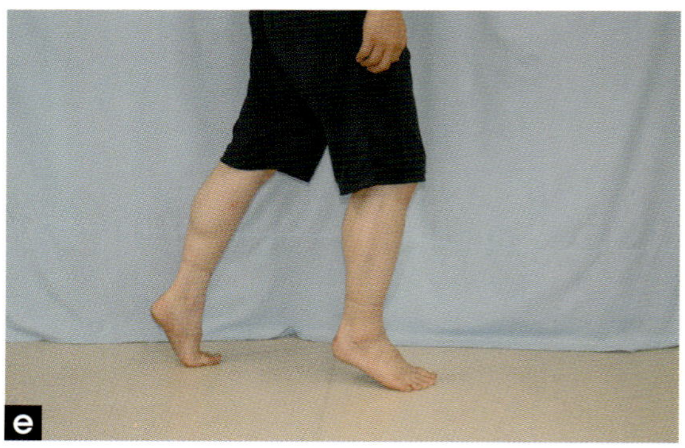


e. 양 하지의 족관절을 저굴(발끝 세우기)한 채 보행한다.

## 의 의

족관절을 배굴한 채 보행이 불가능한 경우에는 제4, 5요추의 신경근 장애, 발끝 세우기 보행이 불가능한 경우는 제5요추, 제1천추 신경근 장애를 의심한다.

**● 배굴 · 저굴**

뒤꿈치 서기, 또는 뒤꿈치 걷기가 불가능한 경우는 제5요추 신경근 장애를 의심한다.
발끝 세우기, 또는 발끝 세워 걷기가 불가능한 경우는 제1천추 신경근 장애를 의심한다.

## 8 발살바 검사(Valsalva's maneuver)

### 방 법

① 의자 위에 앉는다. ② 배변 시와 같이 복압을 가한다. ③ 복부, 하지의 방사통 유무를 본다.

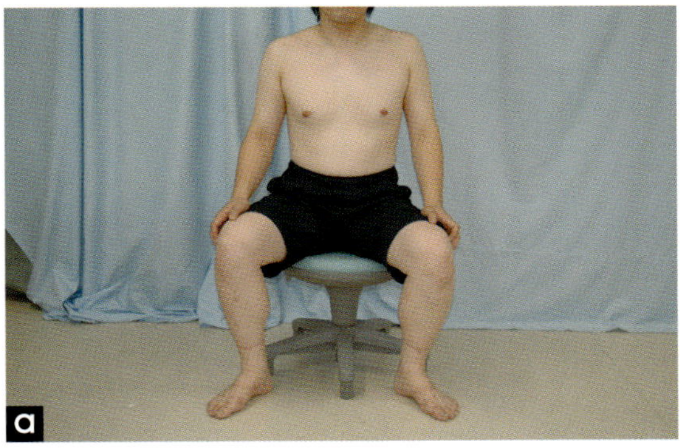

a. 의자 위에 앉는다.

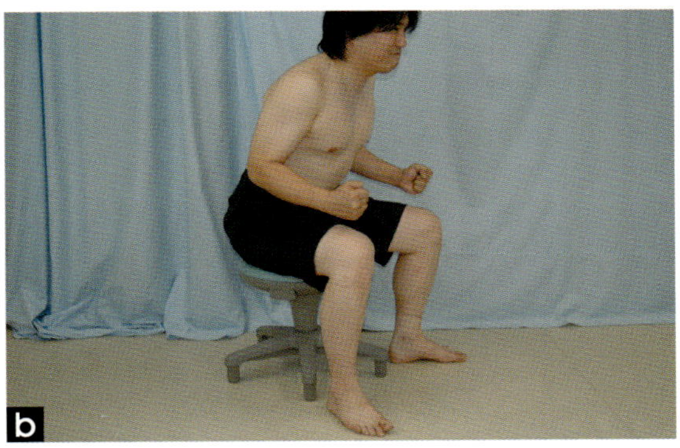

b. 배변 시와 같이 복압을 가하고, 복부와 하지의 방사통 유무를 확인한다.

### 의 의

이 검사가 양성인 경우, 척추관 내의 공간 점유 병변을 의심한다.

참고문헌 Aird RB, Naffziger HC : Prolonged jugular compression; A new diagnostic test of neurological value. Trans Am Neurol Assoc **66** : 45-49, 1940

● **방사통**

양성인 경우, 척주관 내의 공간 점유 병변을 의심한다.

## 9 밀그램 검사(Milgram's test)

### 방 법

① 앙와위를 취한다. ② 하지를 나란히 하여 약간 거상한다. ③ 30초 정도 가능한지 조사한다.

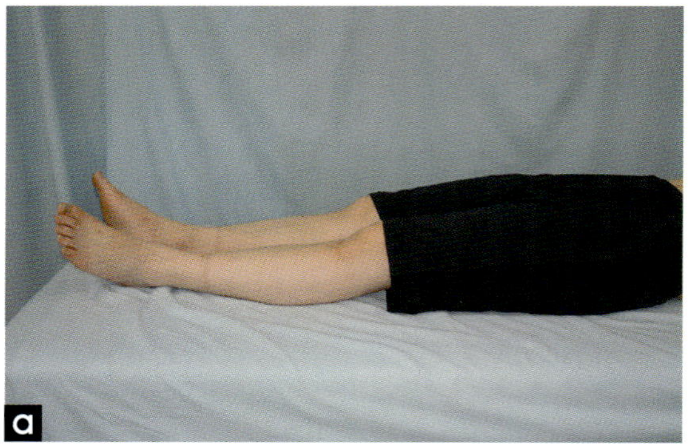

a. 앙와위에서 양 하지를 나란히 한다.

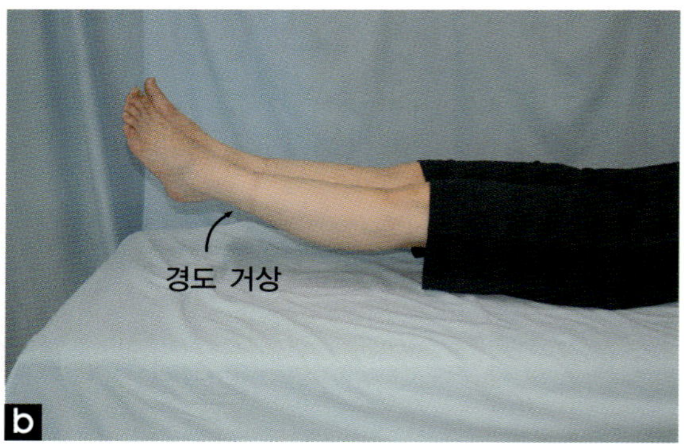


b. 하지를 나란히 하여 약간 거상한다. 30초 정도 가능한지 확인한다.

### 의 의

이 검사가 양성인 경우, 척추관 내의 공간 점유 병변을 의심한다.

참고문헌 Hoppenfeld S : Physical Examination of the Spine and Extremities, Appleton Century Crofts, New York, p127, 1976

**● 30초 정도 가능**

하지를 약간 거상하여 30초 정도 유지할 수 있는 경우를 양성으로 한다. 양성의 경우, 척추관 내의 공간 점유 병변을 의심한다.

## 10 나프지거 검사(Naffziger's test)

### 방 법

① 앉은 자세를 취한다. ② 경정맥을 1분간 압박한다. ③ 요부에 국소통을 호소한다.

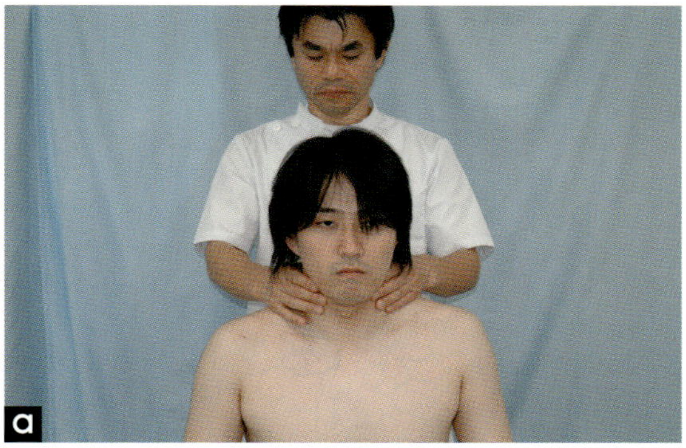

a. 앉은 자세에서 검사자는 경정맥을 1분간 압박한다. 이때, 요부에 국소통을 호소하는지를 확인한다.

## 의 의

이 검사가 양성인 경우, 척추관 내의 공간 점유 병변을 의심한다.

참고문헌 Aird RB, Naffziger HC : Prolonged jugular compression : A new diagnostic test of neurologic value. Trans Am Neurol Assoc **66** : 45-48, 1940

● **국소통**

요부에 국소통을 호소하면 양성으로 평가한다. 양성인 경우, 척추관 내의 공간 점유 병변을 의심한다.

# 11 골드스웨이트 검사(Goldthwaith's test)

## 방 법

① 앙와위를 취한다. ② 허리 밑에 손을 넣고, 각 손가락을 요추 극돌기에 댄다. ③ 다른 손으로 환측의 하지 신전 거상(SLR)을 한다. ④ 통증이 어느 위치에서 발생하는지를 확인한다.

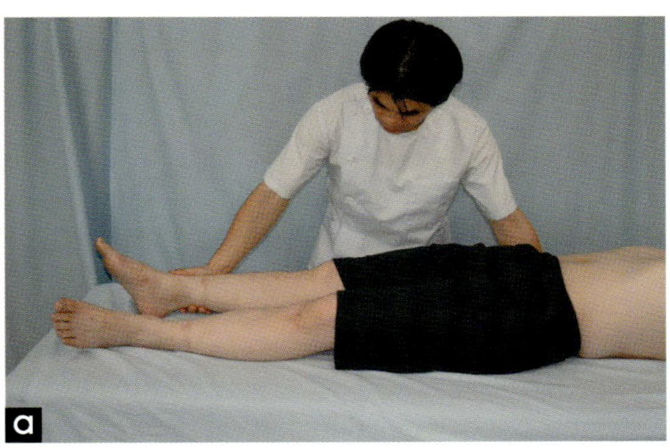

a. 앙와위로 허리 밑에 손을 넣고, 각 손가락을 요추 극돌기에 댄다.

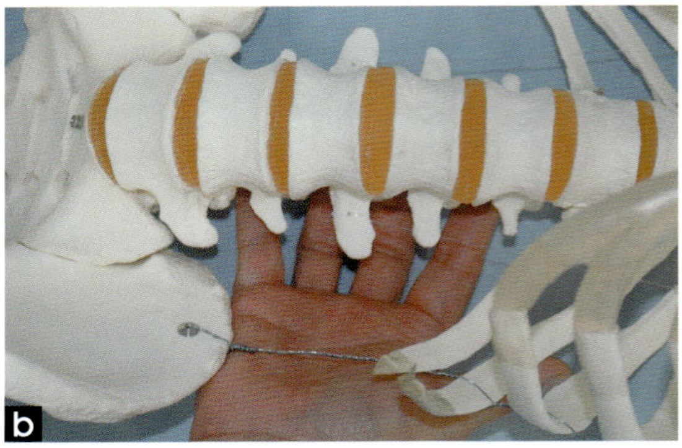

b. 요추 극돌기 아래에 손가락을 댄 모습을 나타낸다.

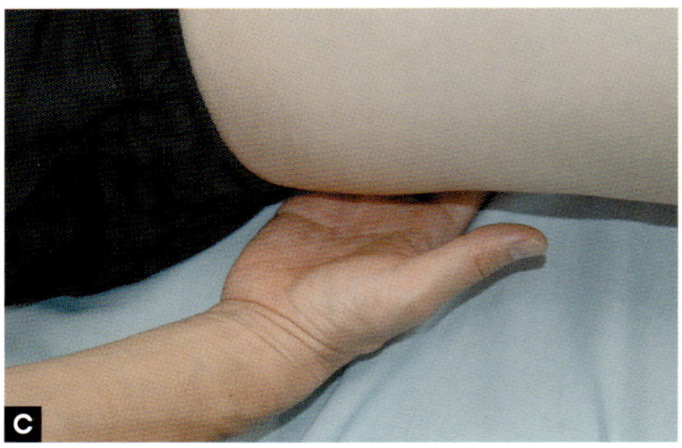

c. 이 상태를 체표에서 나타낸다.

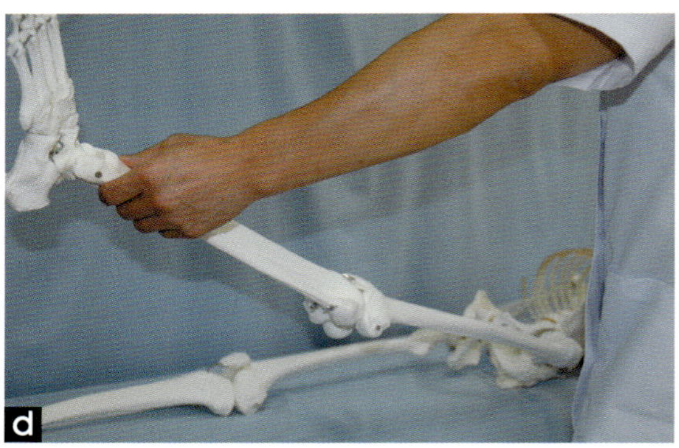

d. 다른 손으로 서서히 환측 하지의 SLR을 행한다. 거상 각이 작다.

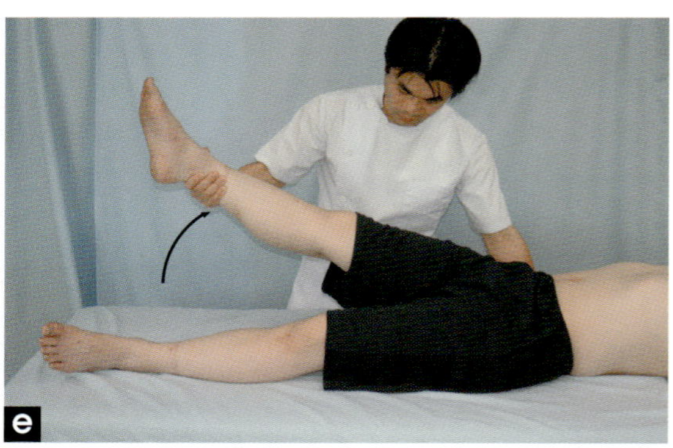

e. 이 때의 모습을 나타낸다.

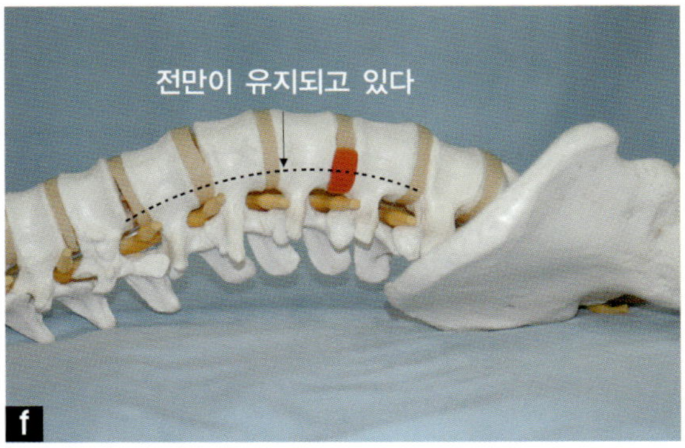


f. 환측 하지의 SLR을 한다. 거상 각이 작은 경우, 요추에 대한 압박은 그다지 가해지지 않는다.

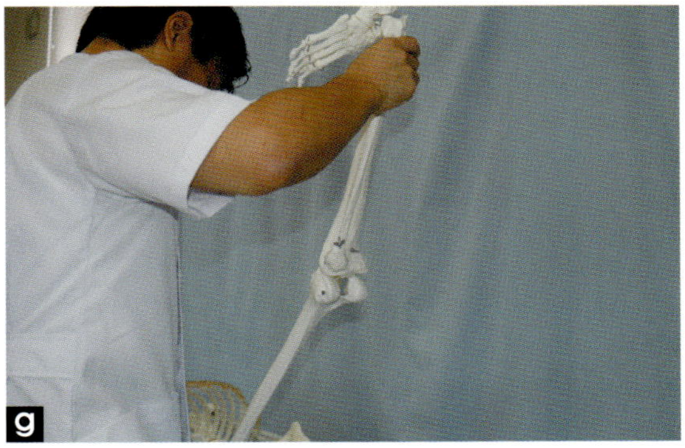


g. SLR 거상 각을 점차 크게 한다.

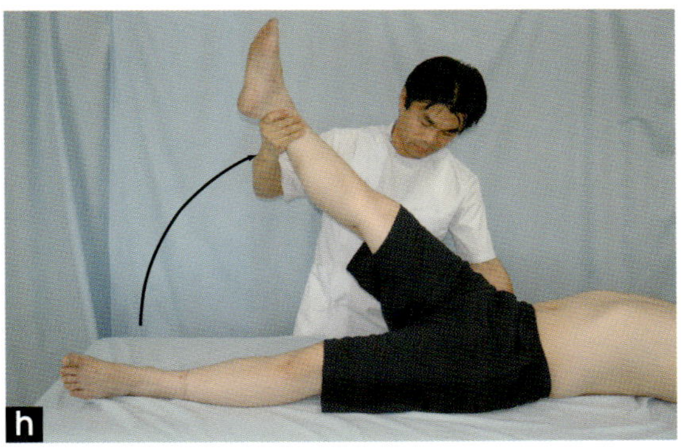


h. 그 때의 모습을 나타낸다.

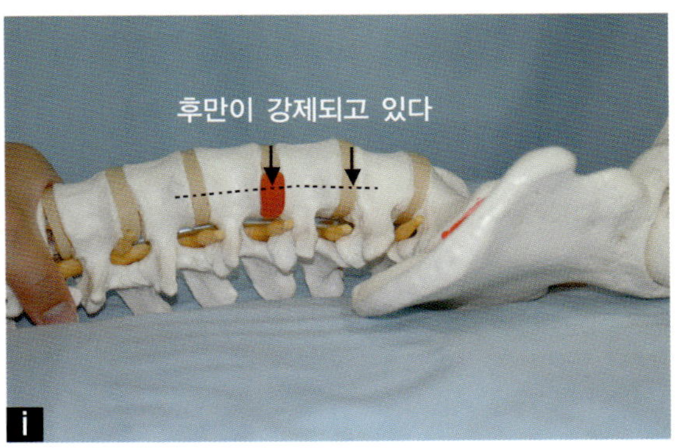


i. 거상 각을 크게 하면, 요추의 압박이 커지고 후만이 강제된다.

## 의 의

이 검사가 양성인 경우, 하지 거상 각에 의해 요추에서 천장 관절간에 손상 부위를 추측할 수 있다.

**● 거상 각**

SLR을 한 경우, SLR 거상 각과 극돌기에 가해지는 압박의 관계는 SLR이 0~30°에서는 천장 관절의 손상, 그 후 SLR이 30~60°에서는 천장 관절에서 하부 요추의 손상, SLR이 60~90°에 이르러 통증을 호소하면 요추 손상을 의심할 수 있다.

## 12 지지 전굴 검사(belt test)

이 검사를 하는 조건으로 요추 전굴 시에 통증이 나타나는 것을 확인해 둔다.

### 방 법

① 선 자세를 취한다. ② 체간을 전굴시킨다. ③ 검사자가 환자의 좌골을 후방에서 고정하면 통증이 소실한다.

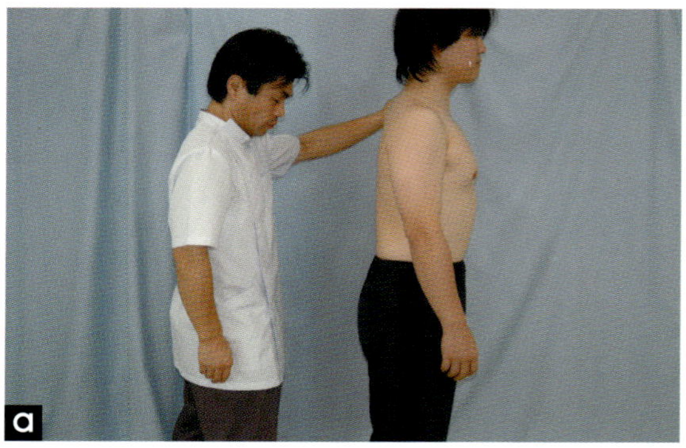

a. 선 자세를 취한다.

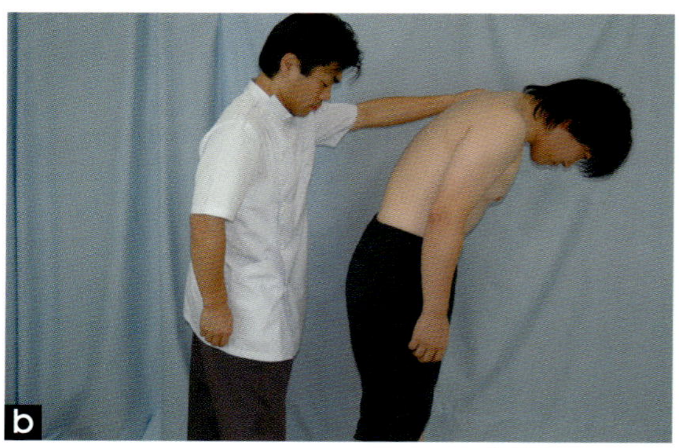

b. 전굴을 하게 하고, 통증이 있는 곳을 확인해 둔다.

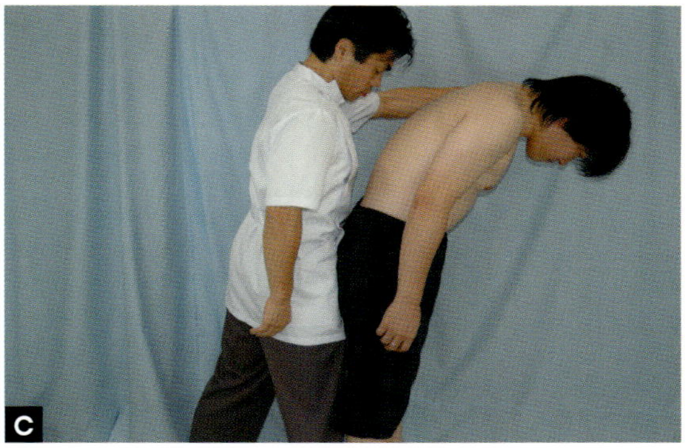

c. 환자의 좌골을 검사자의 대퇴부로 후방에서 지지하여 전굴을 하게 한다. 그때 통증이 사라지는지를 확인한다.

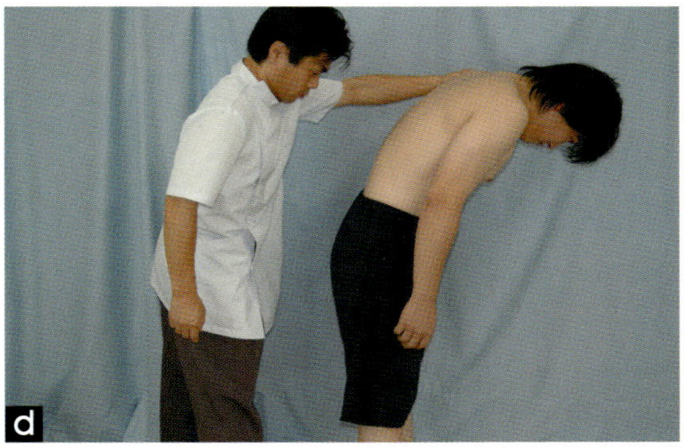

d. 다시 후방에서 고정을 제거하고 전굴을 하게 한다. 그 때 통증이 재발하는지를 확인한다.

## 의 의

이 검사가 양성인 경우, 요추 천장 관절 중 어느 쪽의 손상인지를 추측할 수 있다.

### ● 후방에서 지지

후방에서 환자의 좌골을 지지한 경우, 천장 관절에 대한 압박이 감소한다. 당연히 천장 관절의 통증이 줄어든다. 지지를 제거하면, 압박이 가해지고 통증이 발생하는 것을 응용한 것이다.

| | 좌골 고정 없음 | 좌골 고정 있음 |
|---|---|---|
| 요추 손상 | + | + |
| 천장 관절 손상 | + | - |

+ : 통증 있음, – : 통증 없음

# 13 나클라스 검사(Nachlas'test)

## 방 법

① 복와위를 취한다. ② 무릎을 구부린다. ③ 둔부 통증으로 천장 관절, 요부 통증으로 요추 추간판 손상을 의심한다.

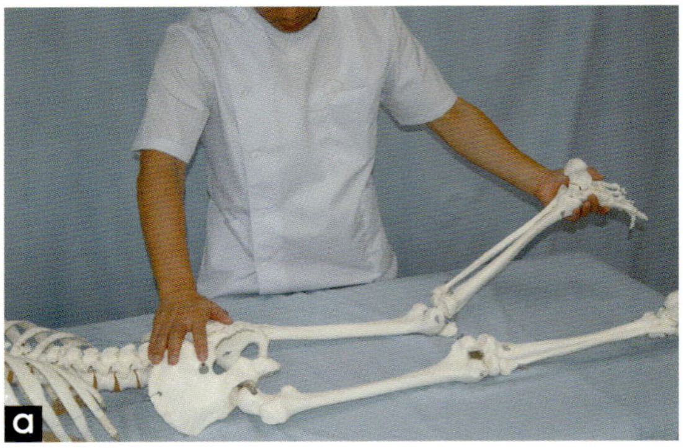

a. 골반을 고정하고, 시작 자세를 나타낸다.

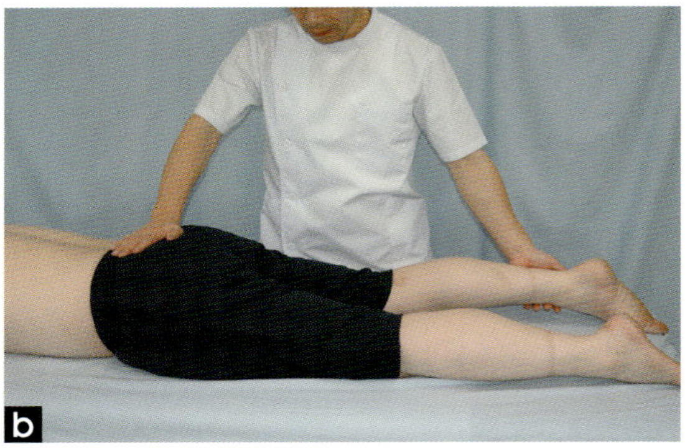

b. 체표에서 이 모습을 나타낸다.

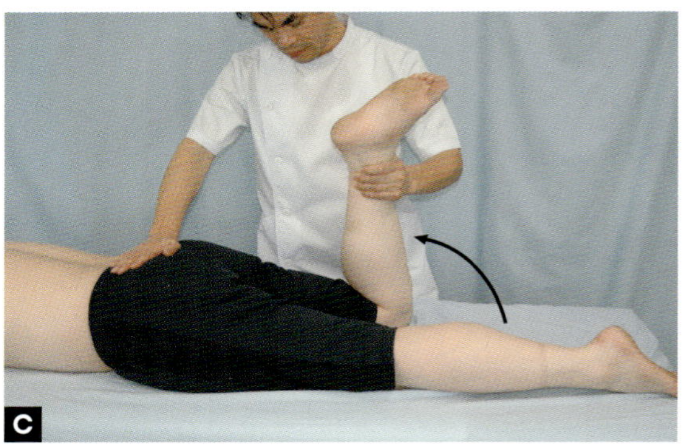

c. 우선, 슬관절 90° 굴곡한다. 통증 유무와 그 부위를 확인한다.

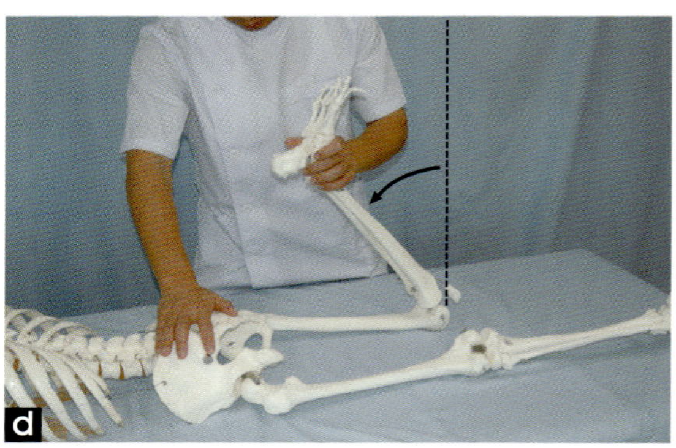

d. 그리고 슬관절을 깊게 구부린다.

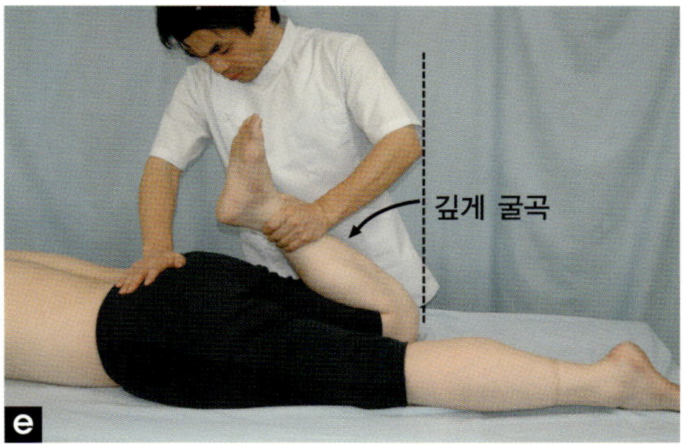


e. 그 때의 모습을 나타낸다.

## 의 의

이 검사가 양성인 경우, 통증이 발생하는 부위에 따라 요추와 천장 관절 중 어느 쪽의 손상인지를 추측할 수 있다.

**● 슬관절을 깊게**

슬관절을 깊게 굴곡하면 천장 관절에 압박이 가해져 통증을 일으키는 경우와, 요추에 압박이 가해져 전만을 증강시켜 증상을 일으키는 경우가 있다.

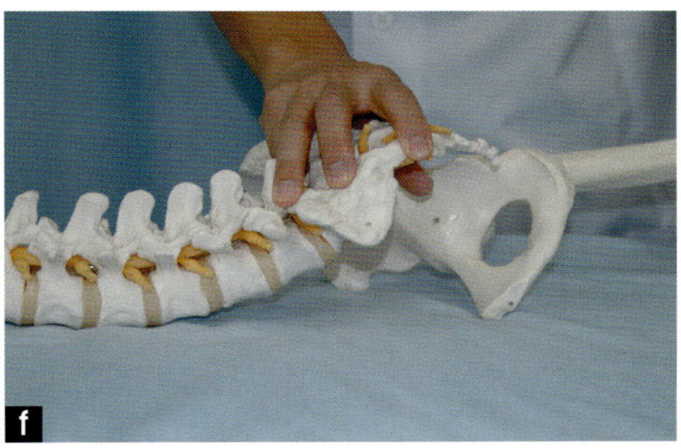

f. 슬관절을 깊게 굴곡할 때, 천장 관절에 압박이 가해진다.

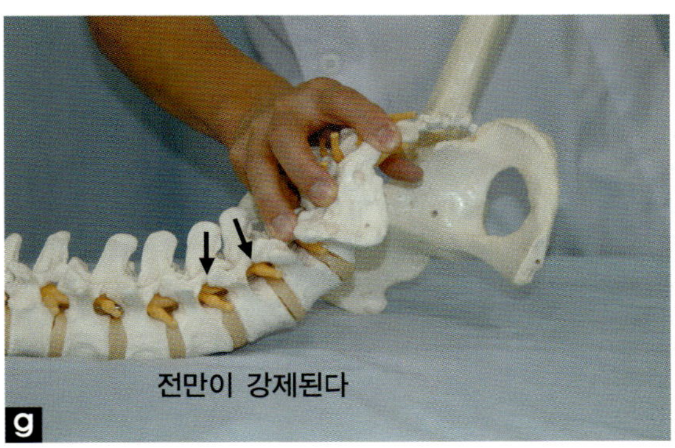


g. 슬관절을 깊게 굴곡할 때, 대퇴직근과 장요근의 장력이 요추를 전방으로 당기고, 요추 전만을 증강시킨다.

## 14 쇼버 검사(Schober's test)

### 방 법

① 입위를 취한다. ② 제2천추 밑 5cm와 위 10cm에 표시를 한다. ③ 최대 굴곡을 하게 한다. ④ 그 때의 거리를 계측한다.

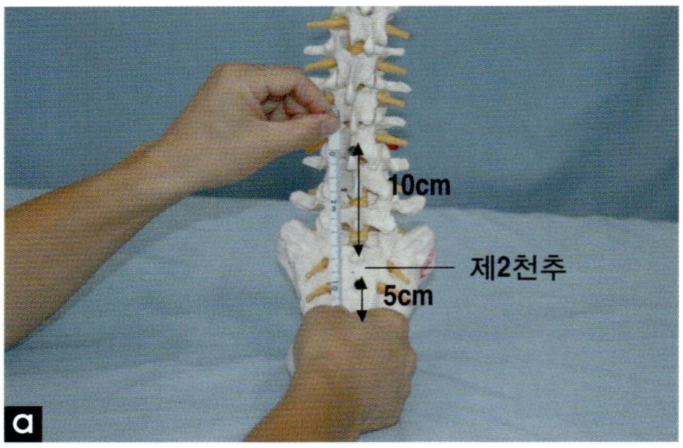


a. 중간위에서 제2천추의 아래 5cm와 위 10cm에 표시를 하고, 계측부위를 결정하여 자를 댄다.

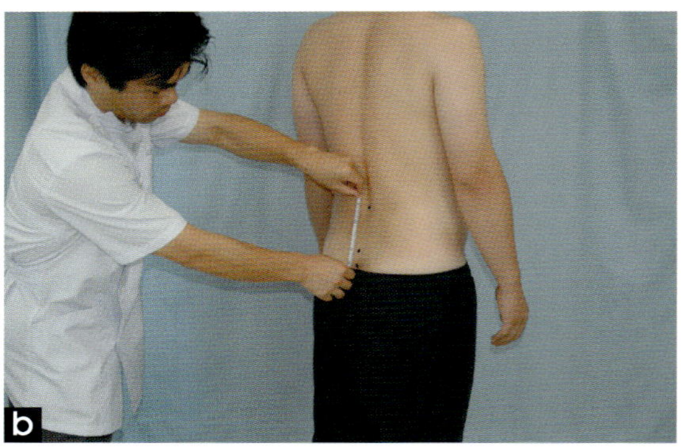


b. 체표에서 이 모습을 나타낸다.

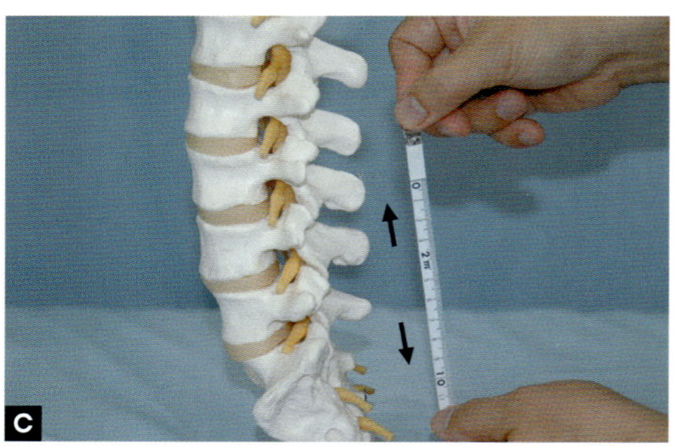


c. 굴곡 시(전굴 시)의 거리를 계측한다.

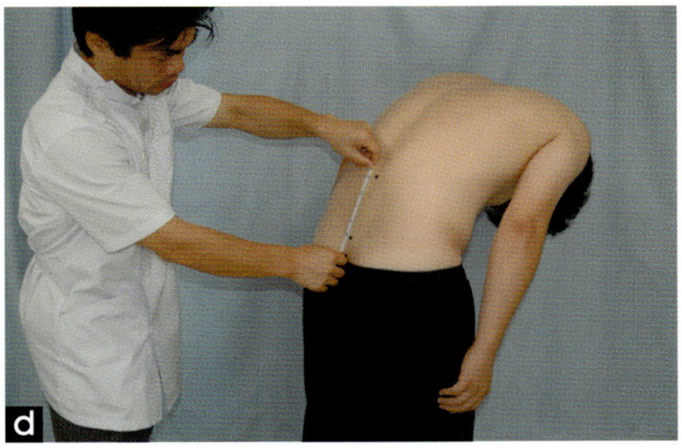

d. 체표에서 이 모습을 나타낸다.

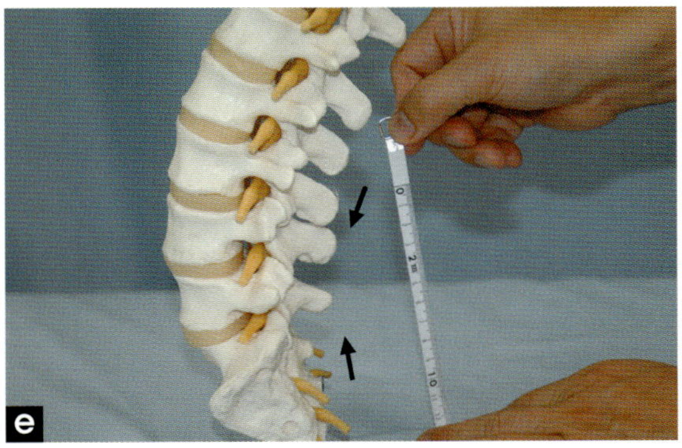

e. 신전 시(후굴 시)의 거리를 계측한다(이것은 참고로 행함).

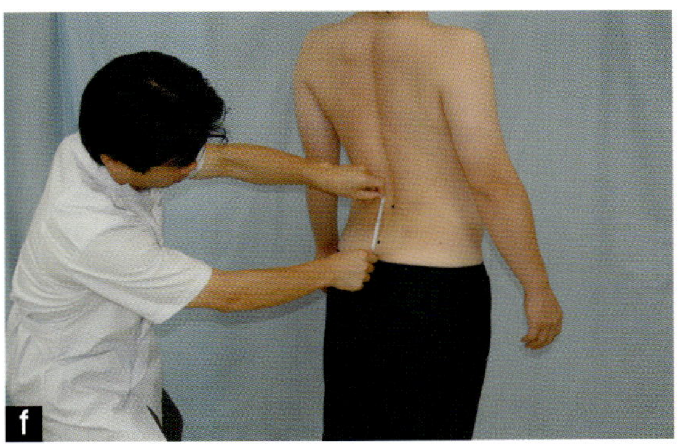

f. 체표에서 이 모습을 나타낸다.

## 의 의

이 검사가 양성인 경우, 강직성 척추염을 의심한다.

**● 굴곡 시의 거리**

중간위와 굴곡 시 두 점간의 거리가 5~7cm 이하이면 강직성 척추염을 의심한다.

이하에 소개하는 검사법은 정형외과에서는 거의 사용하지 않지만, 보조적 검사로 사용이 고려되고 있으므로 소개한다.

## 15 페제르스타인 검사(Fajersztain's test)

### 방법

① 앙와위를 취한다. ② 건강한 쪽의 하지를 통증이 발생할 때까지 거상한다. ③ 그리고 족관절을 배굴한다. ④ 환측 하지의 방사통 유무를 확인한다.

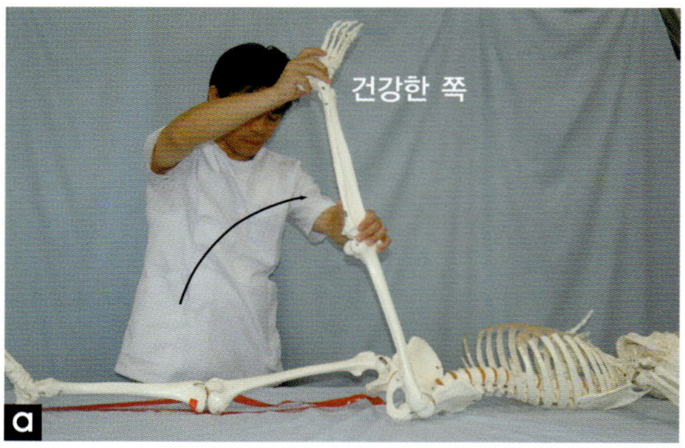


a. 건강한 쪽 하지를 통증이 발생할 때까지 거상한다.

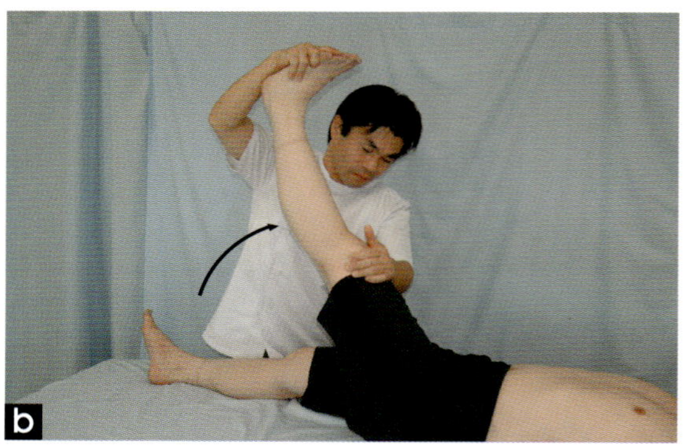

b. 그 때의 모습을 나타낸다.

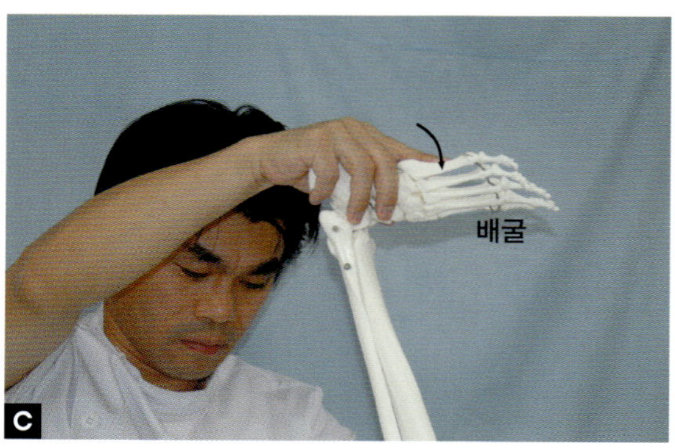


c. 그 자세에서 더욱 족관절을 배굴한다.

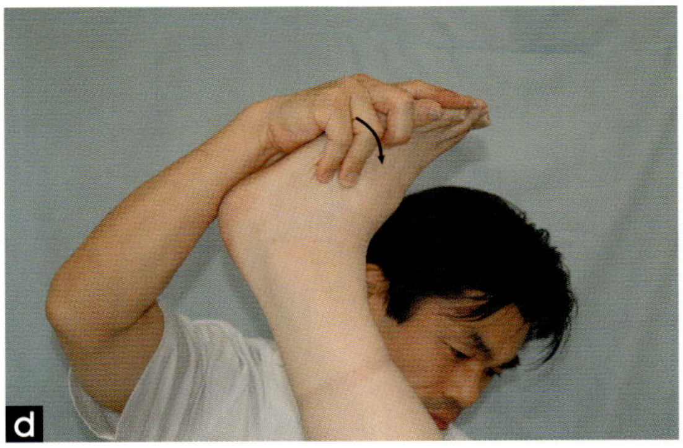

d. 그 때의 모습을 나타낸다.

## 의 의

이 검사에서 통증이 발생하면 양성이다. 양성인 경우, 추간판 손상을 의심한다.

참고문헌 Hudgins WR : The crossed straight leg raising test. N Engl J Med **297** : 1127, 1977
Woodhall R , Hayes GJ : The well leg raising test of Fajersztajn in the diagnosis of ruptured lumbar intervertebral disk. J Bone Joint Surg **32A** : 786, 1950

**● 족관절을 배굴**

통증이 발생하면, 추간판 손상을 의심한다.

# 16 베히테르 검사(Bechterew's test)

## 방 법

① 앉은 자세를 취한다. ② 편측 또는 양측 무릎을 신전시킨다. ③ 신전이 가능한지를 조사한다.

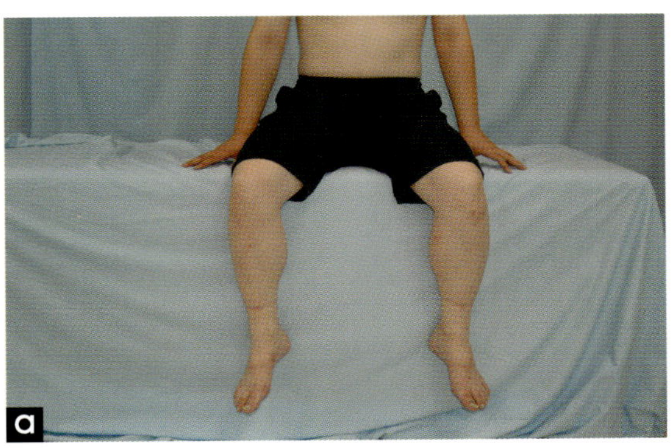

a. 앉은 자세에서 양 하지를 침상 아래로 내린다. 양손으로 침상을 지지한다.

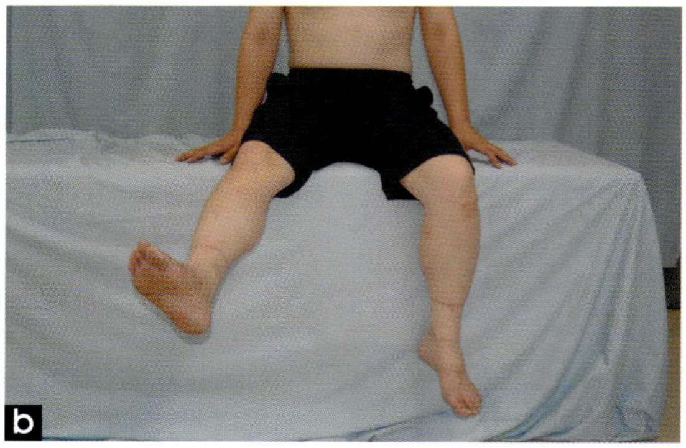

b. 편측 하지를 신전한다.

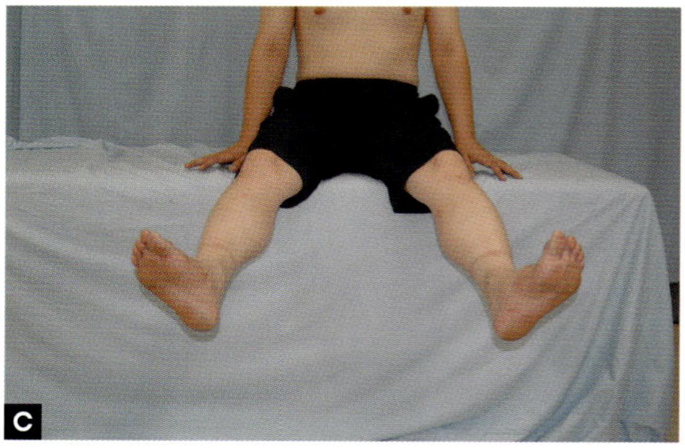

c. 또는 양 하지를 신전한다.

**의 의**

이 검사에서 요부에 통증을 호소하면 추간판 손상을 의심한다.

참고문헌 Hudgins WR : The crossed straight leg raising test. N Engl J Med **297** : 1127-1128, 1977

**● 신전시킨다**

요부에 통증을 호소하면 추간판 손상을 의심한다.

## 17 마이너 징후(minor's sign)

**방 법**

① 앉은 자세에서 일어나도록 지시한다. ② 건강한 쪽의 하지를 구부리고, 체중을 이동하여 선다.

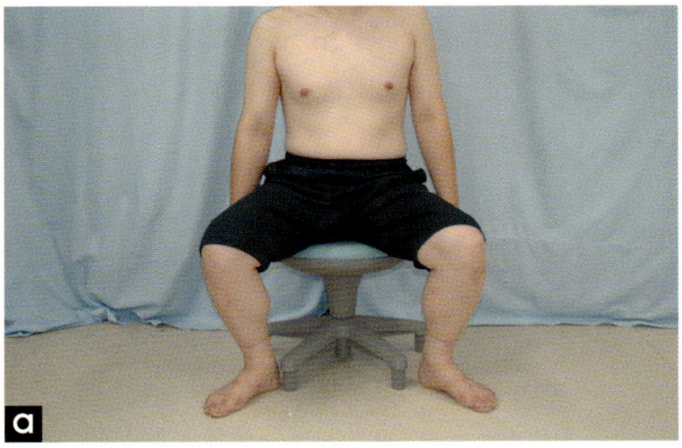


a. 앉은 자세에서 일어나도록 지시한다.

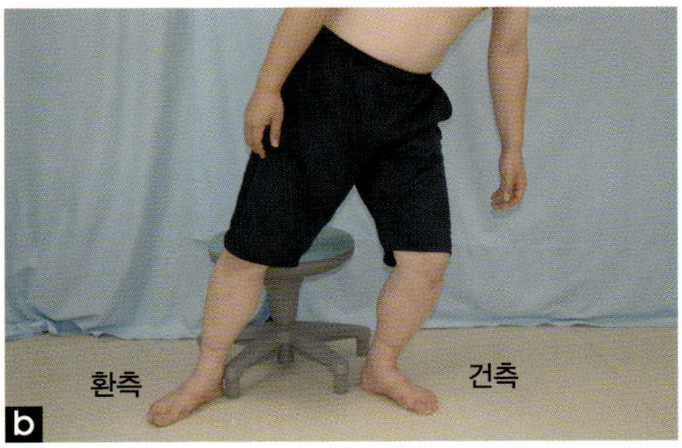


b. 기립 시 환측 하지에는 체중부하를 피하고, 건강한 쪽에 체중을 실어 일어선다.

## 의 의

이 검사에서 양성인 경우, 근성 좌골 신경통을 의심한다.

● **체중을 이동하여 선다**
근성 좌골 신경통을 의심한다.

# 18 보우스트링 징후(bowstring's sign)

## 방 법

① 앙와위를 취한다. ② 하지 신전 거상(SLR)으로 통증을 호소할 때까지 거상한다. ③ 그대로 무릎을 경도 굴곡하여 검사자의 어깨에 하지를 올린다. ④ 슬근을 검사자의 양 무지로 압박한다(통증이 나타나지 않는 경우, 슬와부를 압박). ⑤ 요부에 통증을 일으킨다.

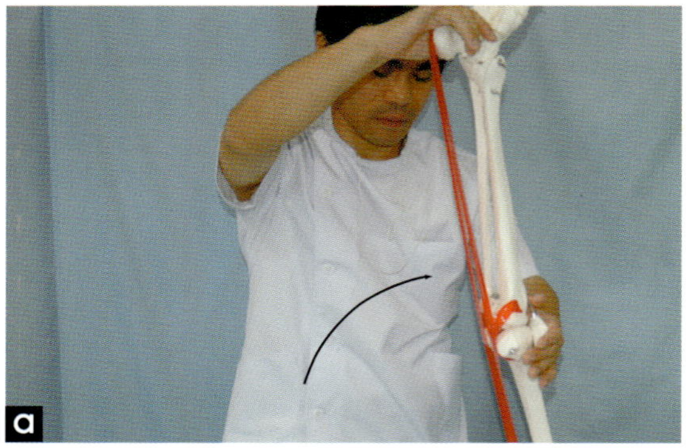

a. SLR을 행하고, 통증을 호소하는 위치까지 거상한다.

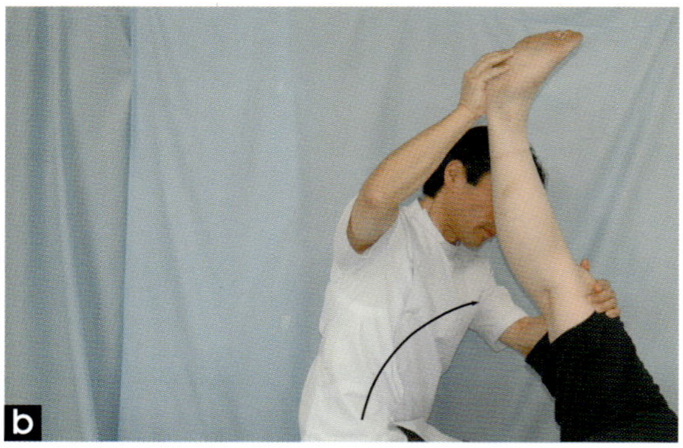

b. 그 때의 모습을 나타낸다.

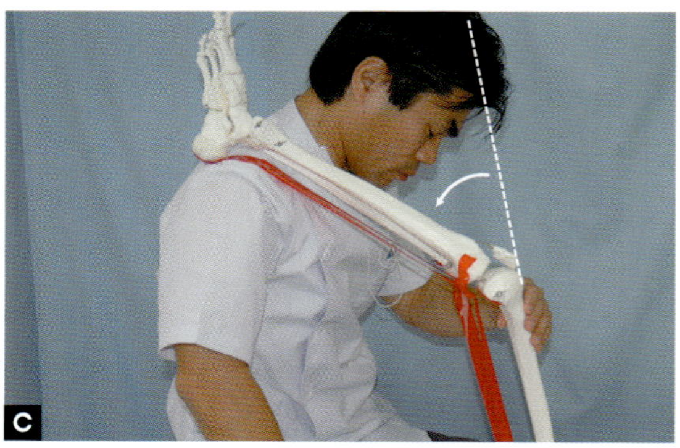

c. 그대로 무릎을 경도 굴곡하여 검사자의 어깨에 올린다.

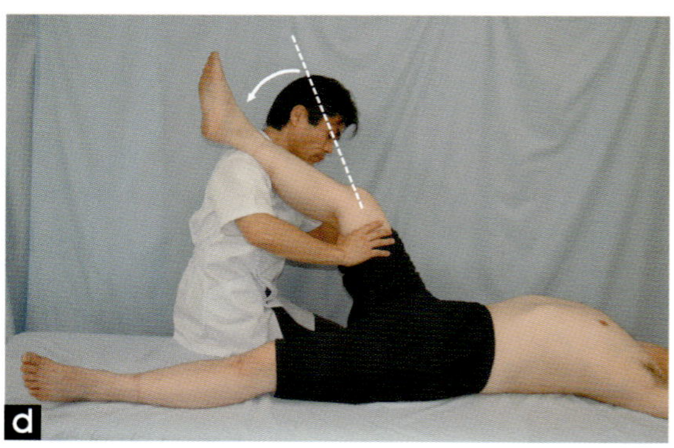

d. 그 때의 모습을 나타낸다.

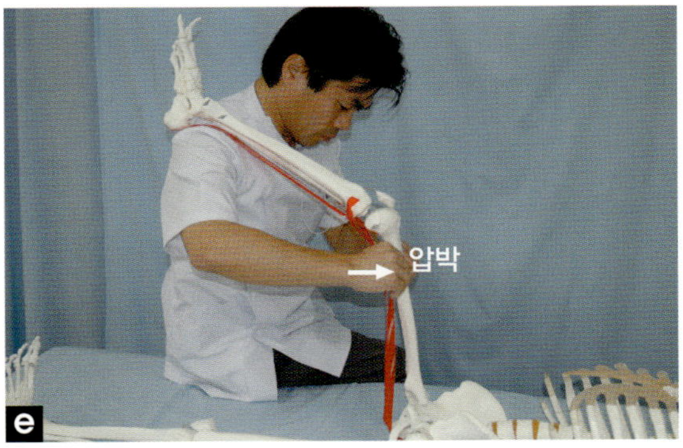


e. 슬근을 검사자의 양 무지로 압박한다.

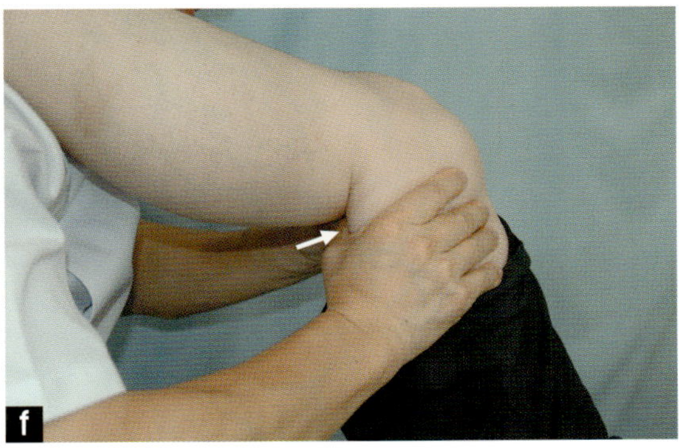

f. 그 때의 모습을 나타낸다.

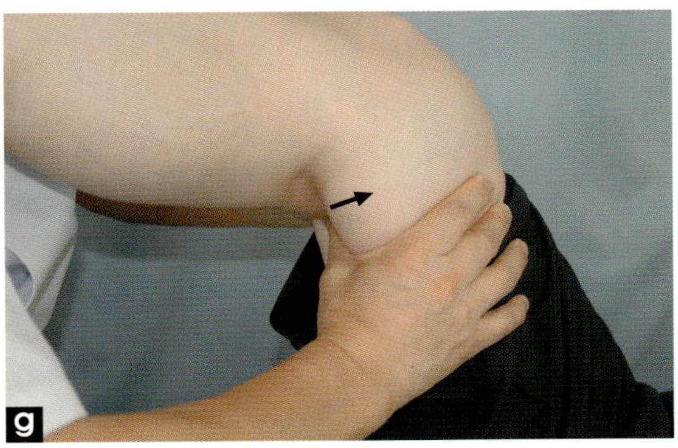

g. 압박 부위와 방향을 나타낸다.

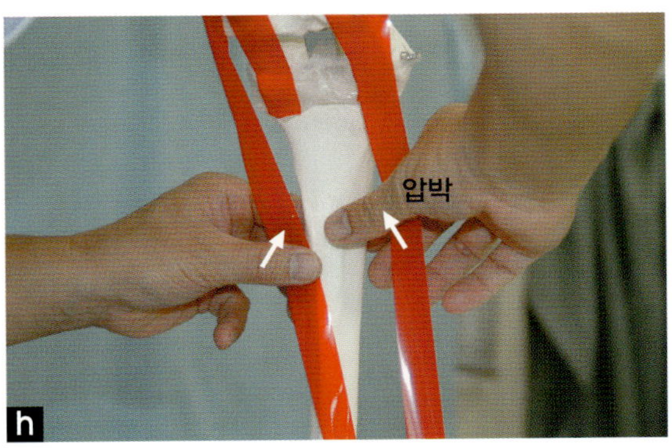


h. 슬근을 양 무지로 압박하는 모습을 나타낸다.

## 의 의

이 검사가 양성인 경우, 근성 신경통을 의심한다.

참고문헌 Cram RH : Sign of sciatic nerve root pressure. J Bone Joint Surg **358** : 192, 1953

**● 슬근을 양 무지로 압박**

통증이 나타나기 어려운 경우에는 슬와부를 양무지로 압박하는 방법도 있다. 양성이면 근성 신경통을 의심한다. bowstring이란 '활줄'을 의미한다.

## 19 켐프 검사(Kemp's test)

### 방 법

① 선 자세를 취한다. 또는 의자 위에 앉은 자세를 취한다. ② 전흉부에서 팔짱을 낀다. ③ 체간을 대각선 후방으로 넘긴다. ④ 하지의 방사통 유무를 확인한다.

〈선 자세의 경우〉

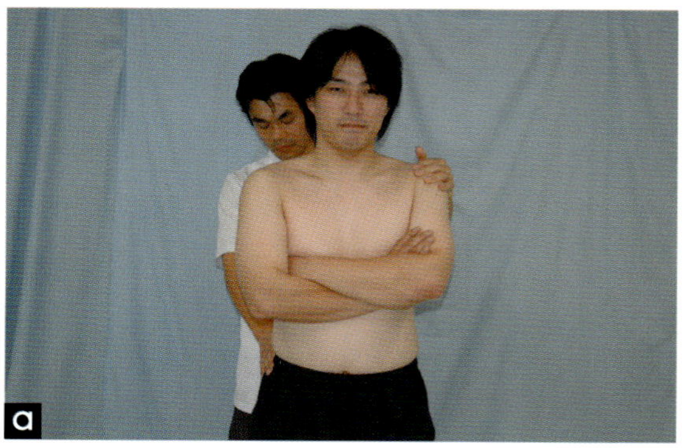

a. 선 자세를 취하고 전흉부에서 팔짱을 낀다.

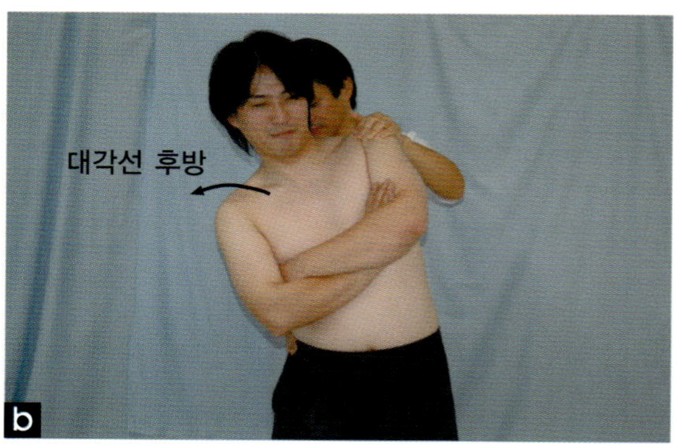


b. 체간을 대각선 후방으로 넘기고, 하지의 방사통을 본다.

〈의자 위에 앉은 자세의 경우〉

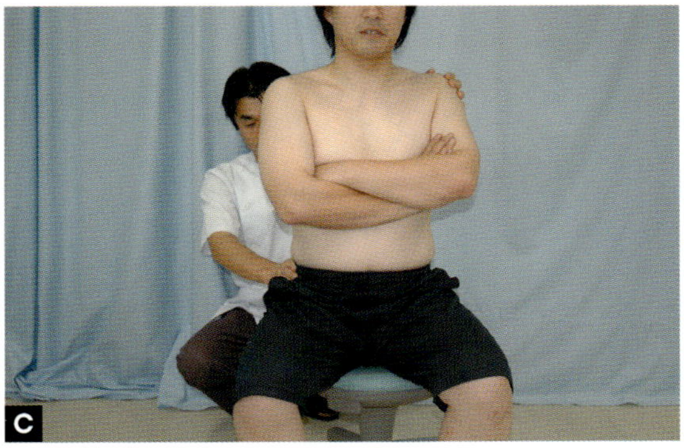

c. 앉은 자세로 전완부에서 팔짱을 낀다.

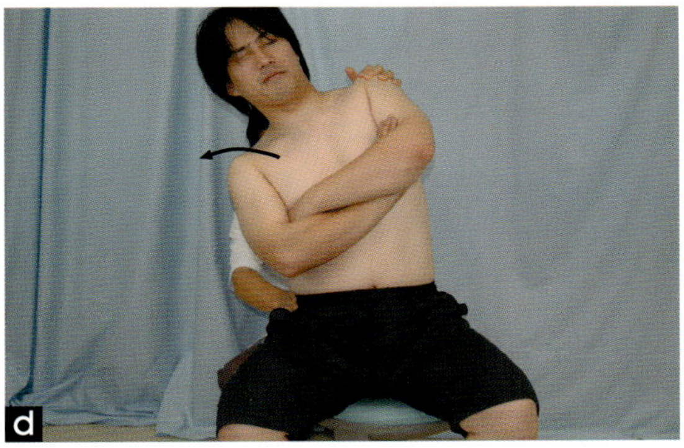

d. 체간을 대각선 후방으로 넘기고, 하지의 방사통을 본다.

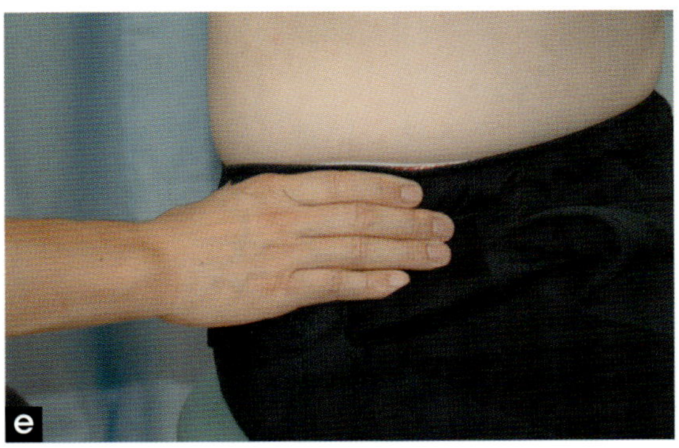

e. 의자 위에 앉은 자세에서 골반 외측을 고정하는 모습이다.

## 의 의

이 검사에서 굴곡측에 통증을 호소하면 추간판 외측부의 손상을, 신전측에 통증을 호소하면 추간판 내측부 손상을 의심한다.

**● 하지의 방사통**

양성인 경우, 신경근증을 의심한다.
굴곡과 같은 통증을 호소하면 추간판 외측부를, 신전측에 통증을 호소하면 추간판 내측부 손상을 의심한다.

# VII 천장 관절

1. 장골 이상면(acetabular auricular surface)
2. 천골 이상면(sacral auricular surface)
3. 관절낭(articular capsule)
4. 천장 관절(sacroiliac joint)
5. 전 천장 인대(anterior sacroiliac ligaments)
6. 후 천장 인대(posterior sacroiliac ligaments)
7. 천극 인대(sacrospinal ligament)
8. 천 결절 인대(sacrotuberal ligament)

# 천장 관절의 특징

천장 관절은 임상에서 치료부위로 중요한 위치를 차지하지만, 그 기능에 대해서는 명확하게 밝혀지지 않은 점들이 많다. 해부학적으로 천장 관절이 장골과 천골 중 어느 부위로 구성되고, 어떻게 기능하는지를 확인할 필요가 있다.

천장 관절은 장골과 천골에서 형상이 일치하는 이상면으로 구성되고, 관절면은 섬유연골(활막성 관절)로 덮여 있다. 관절면의 후방은 장골조면이라는 강력한 후 천장 인대가 부착한다. 그 밖의 주위는 전 천장 인대(anterior sacroiliac ligaments), 골간 천장 인대로 보강되어 있다. 따라서 가동성이 대단히 적다고 할 수 있다.

## 시진, 촉진

### 1 정적 관찰

#### 천장 관절의 형태와 위치를 이해한다

천장 관절(sacroiliac joint)은 장골 이상면(acetabular auricular surface)(1)과 천골 이상면(sacral auricular surface)(2)으로 구성되어 있고, 양 천장 관절이 연결되는 곳에서 골반환이 형성된다. 반관절로 강력한 인대 결합이 행해지고 있다.

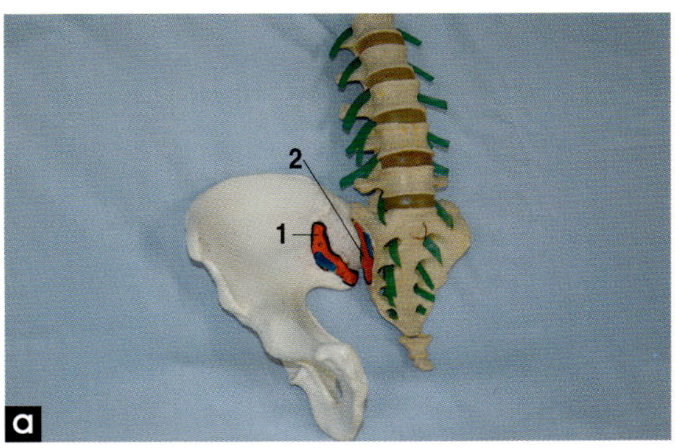


a. 장골과 천골에서 이상면(1)(2)을 나타낸다. 각각 호의 일부를 형성한다.

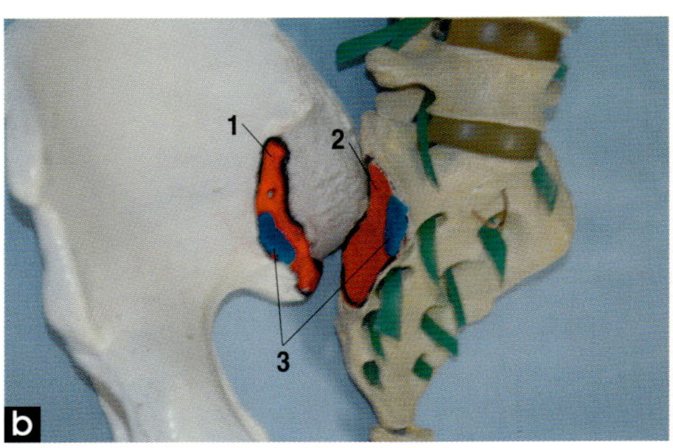


b. 양 이상면은 섬유연골로 덮여 있고, 강인한 관절낭(articular capsule)(3)으로 둘러싸여 있다. 청색 부분이 적합하게 된다.

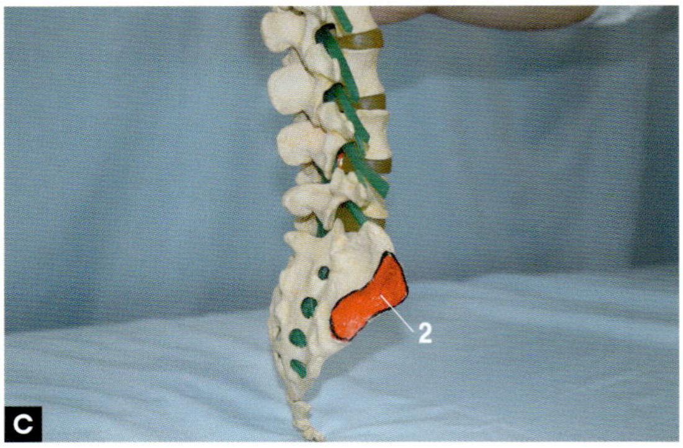


c. 천골의 이상면(우측)을 본다.

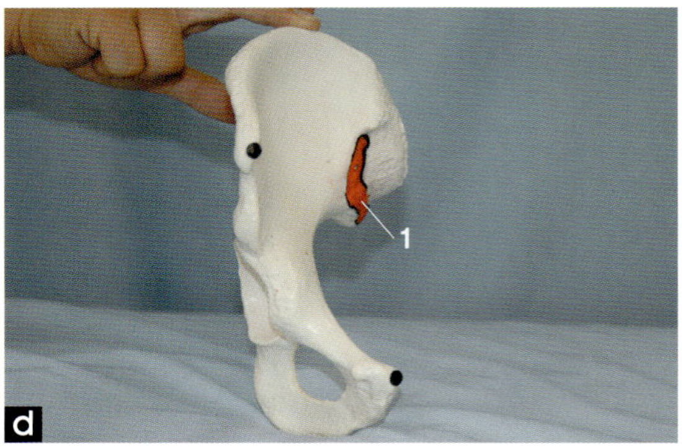


d. 장골의 이상면(우측)을 본다.

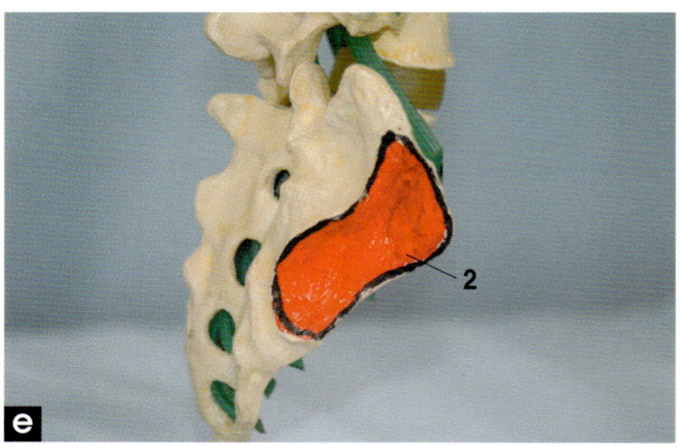


e. 천골 이상면(우측)을 확대한다. 전방으로 볼록한 호를 그린다.

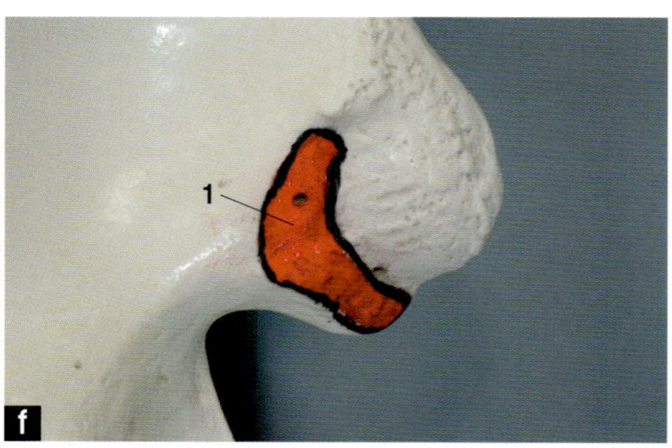


f. 장골 이상면(우측)을 확대한다. 전방으로 볼록한 호를 그린다.

## ● 천장 관절

이 관절을 구성하는 이상면은 호의 일부이고, 전방으로 볼록하게 되어 있다. 따라서 약간 전후로 회전하는 움직임을 그린다. 한편, 관절은 강고한 관절낭으로 둘러싸여 있고, 그 주위는 강력한 인대로 둘러싸여 있으므로 가동성은 적다.

### ●● 천장 관절의 적합을 이해한다 ●●

양 이상면은 하나의 관절을 구성하지만, 요추의 만곡 정도에 따라 하중의 위치와 부하량이 달라진다.

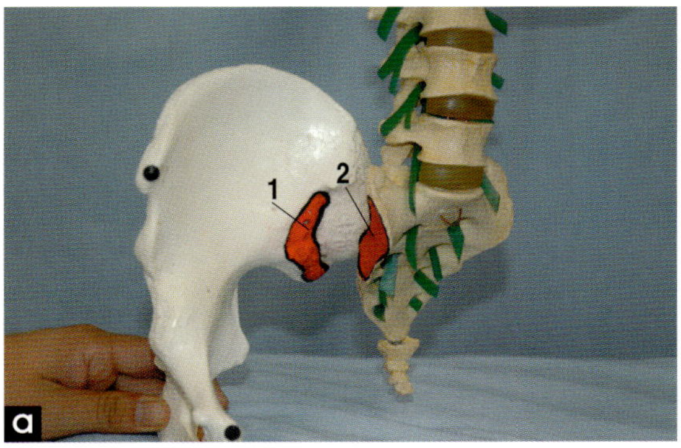


a. 양 관절면을 전방으로 넓힌 모습을 나타낸다.

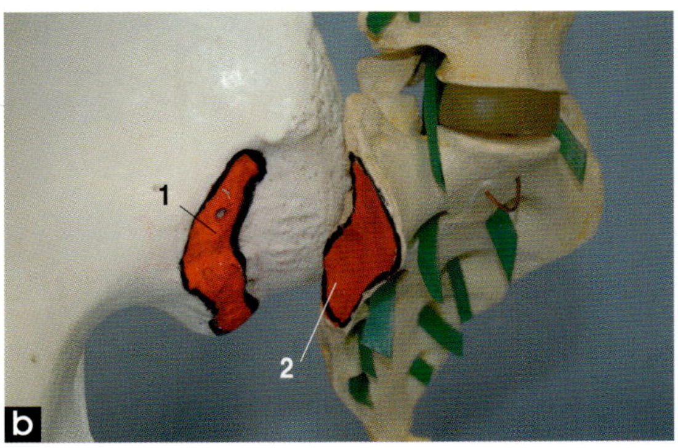


b. 그 모습을 확대한 것이다.

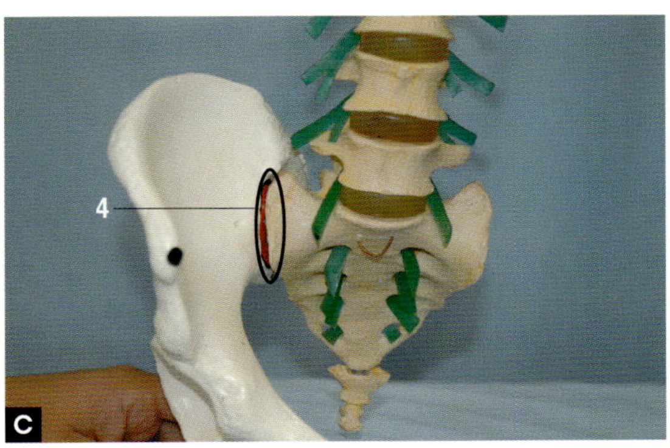


c. 양 관절면을 적합시킬 때의 천장 관절(4)을 나타낸다.

## ◎◎ 천장 관절 주위 인대를 이해한다 ◎◎

양 이상면을 적합시킨 경우, 이상면의 후방은 장골조면이고 골간 천장 인대, 강력한 후 천장 인대(6)로 고정되어 있다. 또한 관절의 전방은 전 천장 인대(5)로 고정된다.

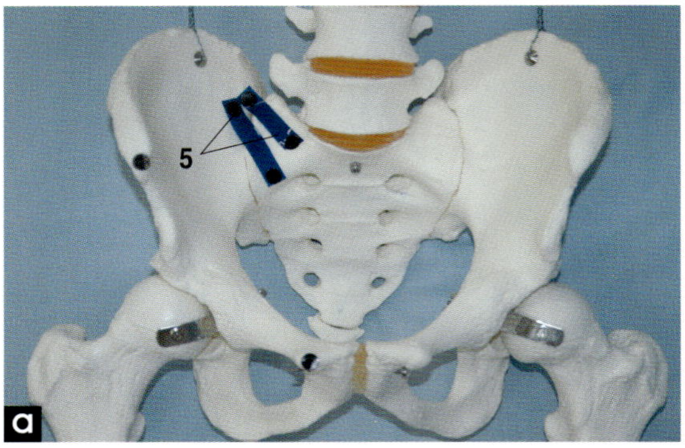


a. 천장 관절의 전방은 전 천장 인대(5)로 고정된다.

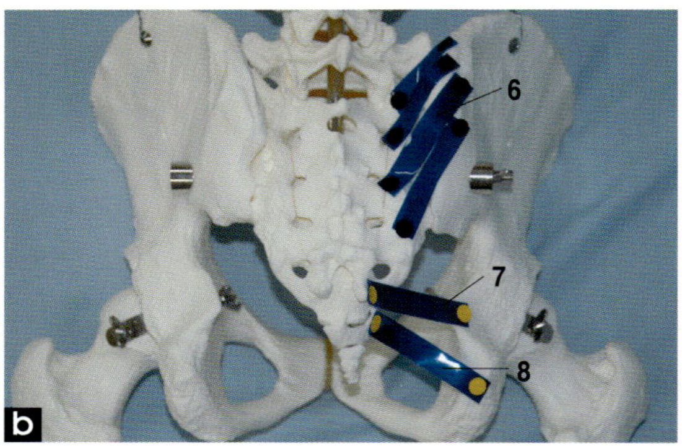


b. 천장 관절의 후방은 관절 바로 후방에 골간 천장 인대가, 그리고 후방에 강력한 후 천장 인대(6)가 존재하고 고정된다. 천골의 하방에는 간접적인 보강 인대로 천극 인대(sacrospinal ligament)(7), 천 결절 인대(sacrotuberal ligament)(8)가 있다.

● **후 천장 인대(posterior sacroiliac ligaments)**

장골능에서 천골 조면으로 주행하는 4개의 인대로 이루어져 있다.

● **전 천장 인대(posterior sacroiliac ligaments)**

장골에서 천골의 관절 결절로 주행하는 2개의 인대로 이루어져 있다.

## 2 동적 관찰

### ◎◎ 천장 관절의 움직임을 이해한다(중간위에서 천장 관절의 위치) ◎◎

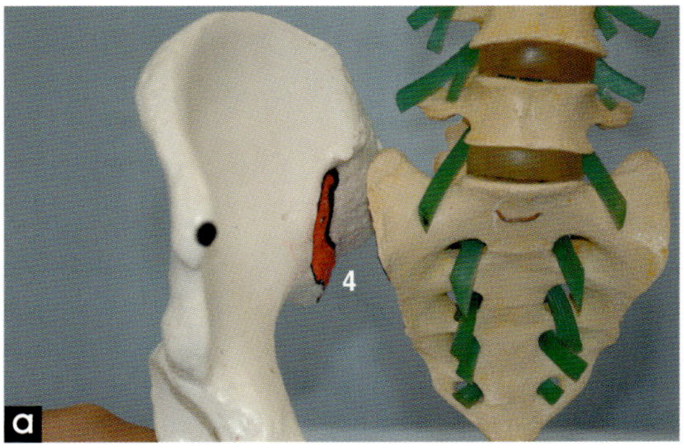


a. 전방에서 본 중간위에서의 천장 관절(4)의 위치를 나타낸다.

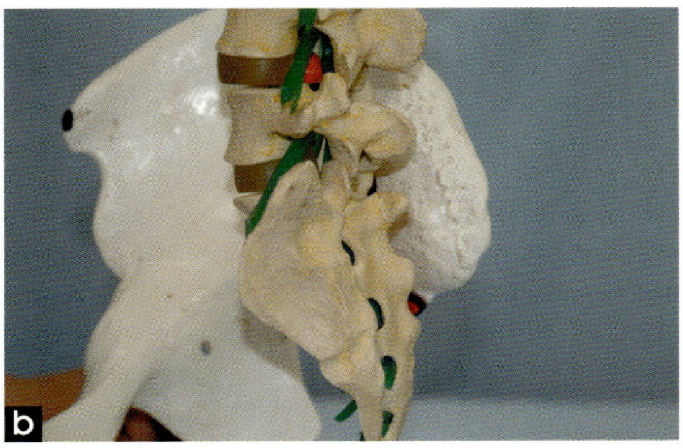


b. 측방에서 본 중간위에서의 천장 관절(4)의 위치를 나타낸다.

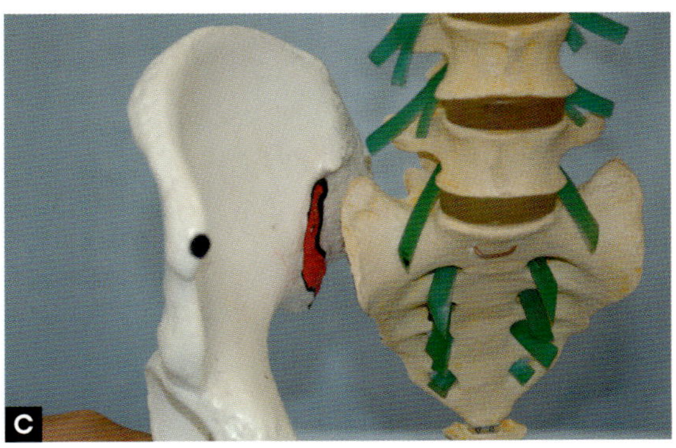


c. 전방에서 본 굴곡 운동(천골이 장골에 대하여 전방으로 회전하는 움직임)을 나타낸다.

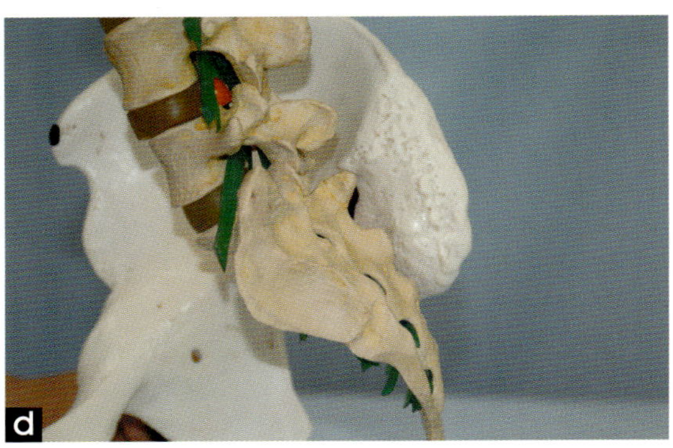


d. 측방에서 본 굴곡 운동(천골이 장골에 대하여 전방으로 회전하는 움직임)을 나타낸다.

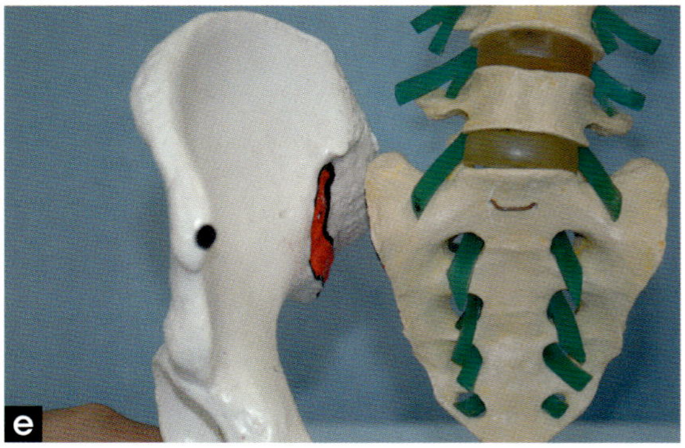

e. 전방에서 본 신전 운동(천골이 장골에 대하여 후방으로 회전하는 움직임)을 나타낸다.

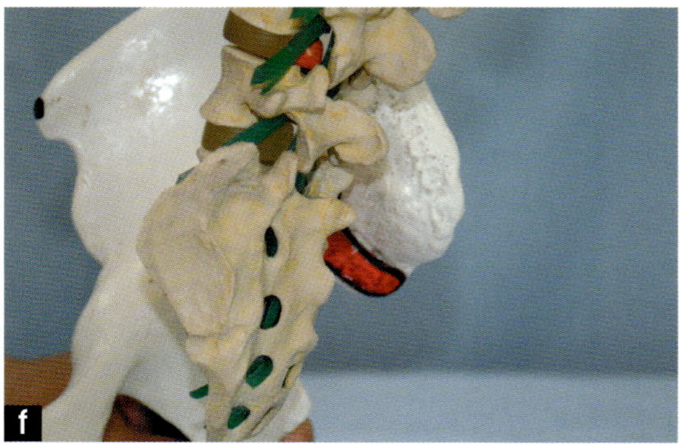

f. 측방에서 본 신전 운동(천골이 장골에 대하여 후방으로 회전하는 움직임)을 나타낸다.

## ● 굴곡 운동

굴곡 운동(nutation)이란, 천골이 전방으로 회전하는 운동+양 장골능 상부가 안쪽으로 기움+좌골결절이 바깥쪽으로 열리는 움직임의 복합운동이라고 할 수 있다. 고관절과 관련지어 설명하면, 고관절의 굴곡 시 장골은 후방으로 밀려 후방으로 회전한다. 이때 천골은 역방향 전방으로 회전(nutation)을 발생시키는 것에서 '굴곡 운동'이 된다. 또한 요추는 후만되어 있다.

## ● 신전 운동

신전 운동(counter-nutation)이란, 천골이 후방으로 회전하는 운동+양 장골능의 상부가 바깥쪽으로 기움+좌골결절이 안쪽으로 닫히는 움직임의 복합운동이라고 할 수 있다. 고관절과 관련지어 설명하면, 고관절의 신전 시 장골은 전방으로 회전한다. 이때 천골은 역방향으로 회전(counter-nutation)을 발생시키는 것에서 '신전 운동'이 된다. 또한 요추는 전만되어 있다.

# 대표적인 검사

## 1 여만 검사(Yeoman's test)

### 방 법

① 복와위에서 무릎을 굴곡위로 한다. ② 그대로 대퇴를 들어 올린다. ③ 천장 관절부에 통증을 호소하면 양성이다.

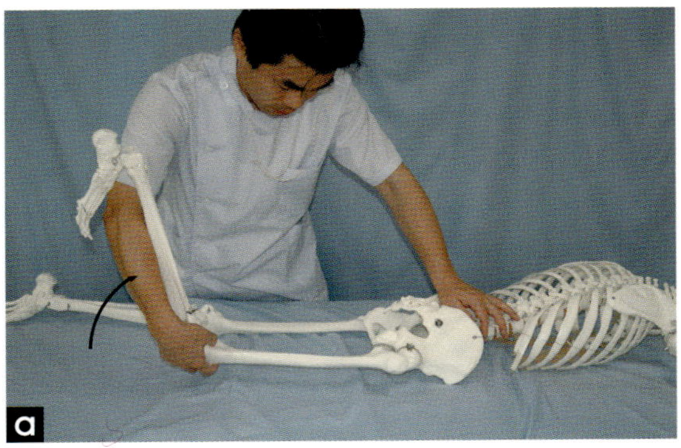

a. 복와위로 검사하는 쪽의 무릎을 굴곡한다. 반대측 손으로 천골을 누른다.

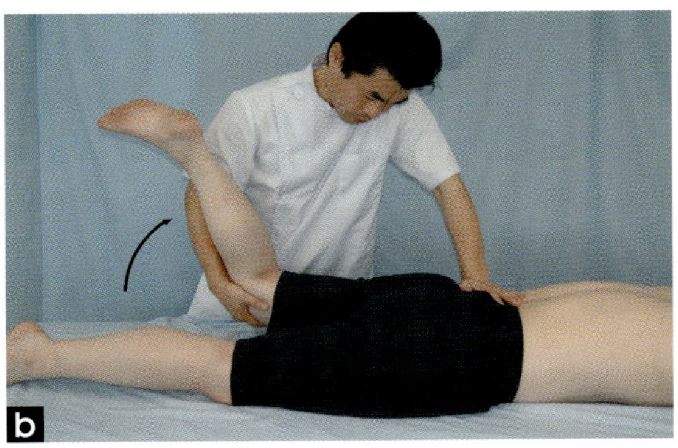

b. 체표에서의 모습을 나타낸다. 이때 천장 관절에는 아직 압박이 가해져 있지 않다.

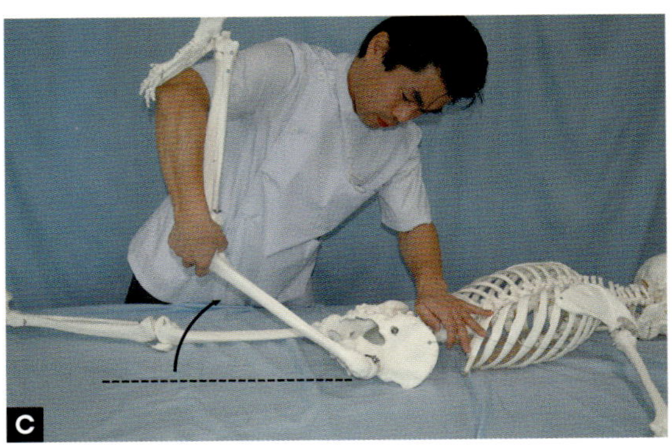

c. 슬관절 전면을 검사자의 손으로 유지하고, 그대로 대퇴를 들어 올린다.

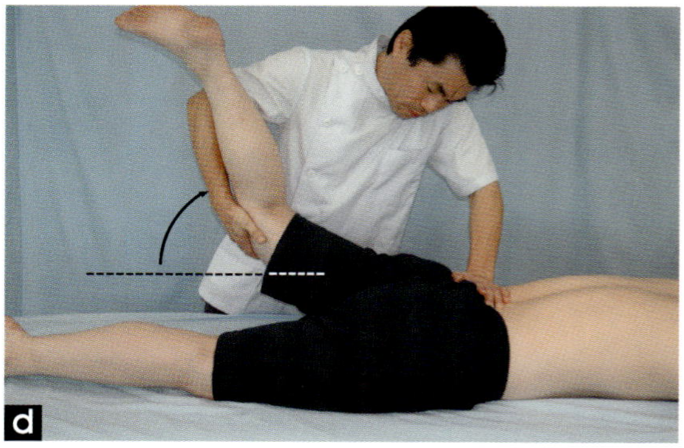


d. 천골을 고정한 상태에서 대퇴를 들어 올리고, 천장 관절부에 압박을 가한다.

**의 의**

이 검사가 양성인 경우, 천장 관절 염좌, 특히 전 천장 인대의 손상을 의심한다.

참고문헌 Yeoman W : The relation of arthritis of the sacro-iliac joint to sciatica. Lancet **2** : 1119-1122, 1982

● **천장 관절부**

이 조작에 의해 장골은 전방으로 회전하고 골반은 앞으로 기운다. 그 결과, 천골은 후방에 남으므로 천장 관절의 전면(전 천장 인대)에 압박을 가한 것이 된다.

## 2 천장 관절 스트레칭 검사(Newton's test)

**방 법**

① 앙와위로 한다. ② 양손을 교차하여 양 장골을 하외방으로 벌린다. ③ 천장 관절부에 통증을 호소하면 양성이다.

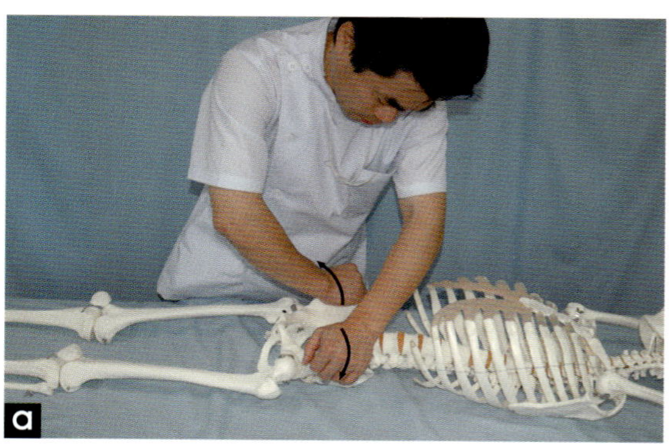


a. 앙와위에서 검사자는 양손을 교차해 양 장골의 외방에 둔다.

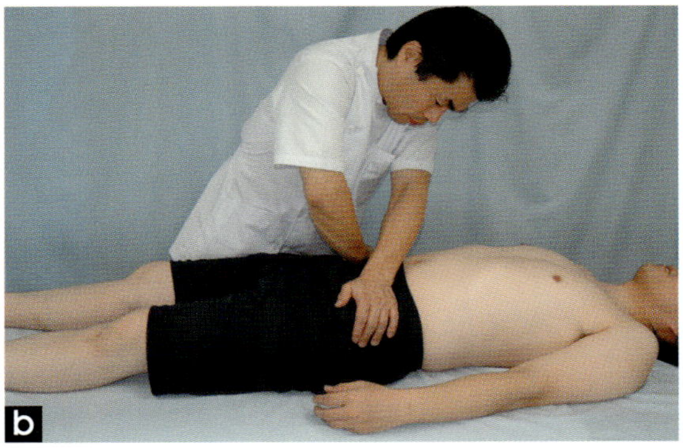

b. 체표에서의 모습을 나타낸다.

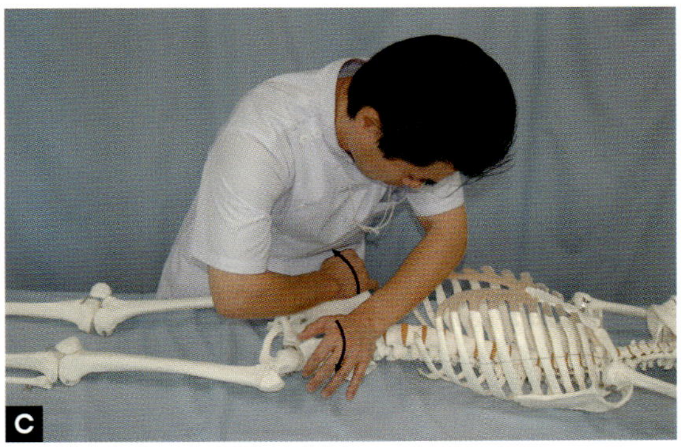

c. 양손으로 장골을 외하방으로 밀고, 천장 관절 전방을 넓히는 듯한 조작을 한다.

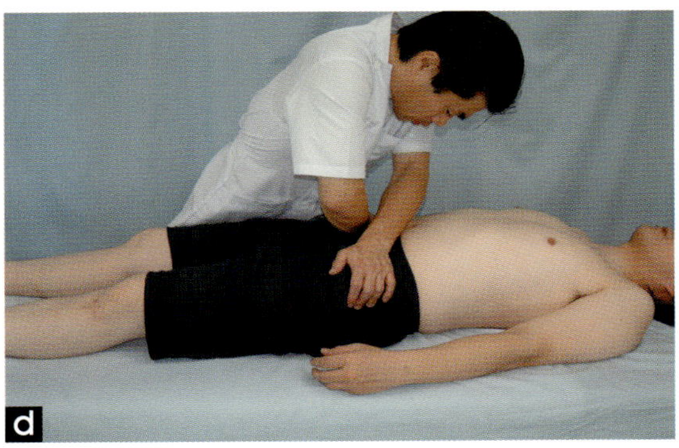

d. 골반 전방을 넓히듯 압박을 가한다.

## 의 의

이 검사는 천장 관절 전면을 넓혀, 양성인 경우는 전 천장 인대의 손상을 의심한다.

참고문헌 Newton DR : Discussion on the clinical and radiological aspects of sacro-iliac disease. Proc R Soc Med **50** : 850-853, 1957

### ● 천장 관절 전방을 넓힌다

양손으로 장골을 외하방으로 누르고, 천장 관절의 전방을 넓히듯 조작한다. 천장 관절부에 압박이 가해지고, 전 천장 관절이 이개된다.

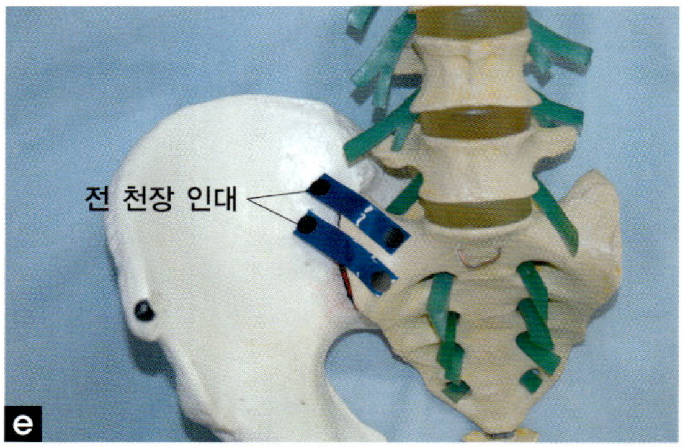


e. 전혀 압박이 가해져 있지 않은 천장 관절을 나타낸다.

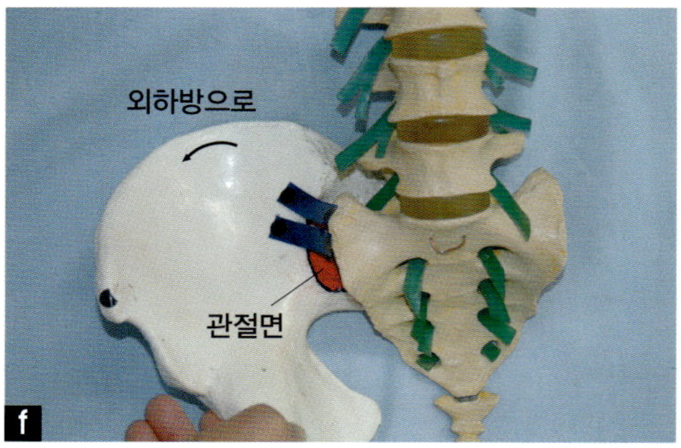


f. 양손으로 장골을 외하방으로 누르고, 천장 관절의 전방을 넓힌 모습을 나타낸다.

**※ 후 천장 인대의 손상**

**방법** ① 앙와위로 한다. ② 양손을 양 장골 외하방에 둔다. ③ 양 장골을 전방으로 향하여 끼우는 듯이 전단력을 가한다. ④ 천장 관절부에 통증을 호소하면 양성이다.

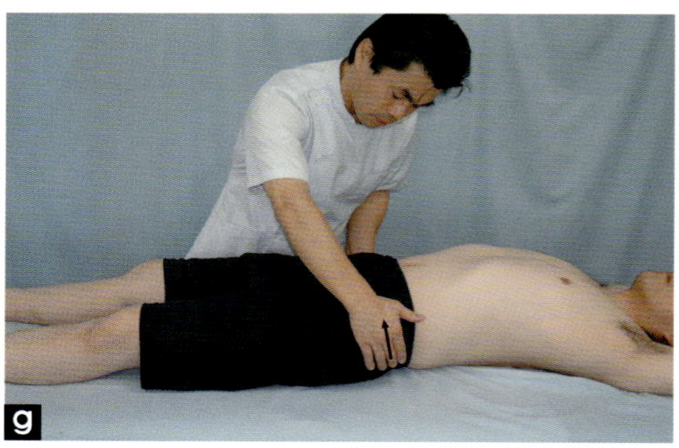


g. 앙와위로 하고, 양손을 양 장골 외하방에 둔다.

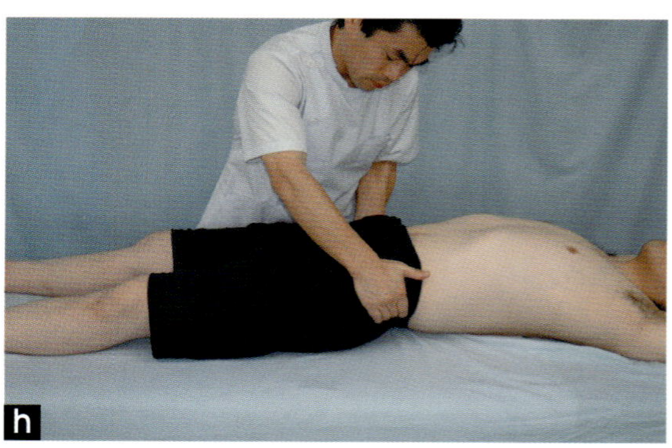


h. 양 장골을 전방으로 향하여 끼우듯 전단력을 가한다.

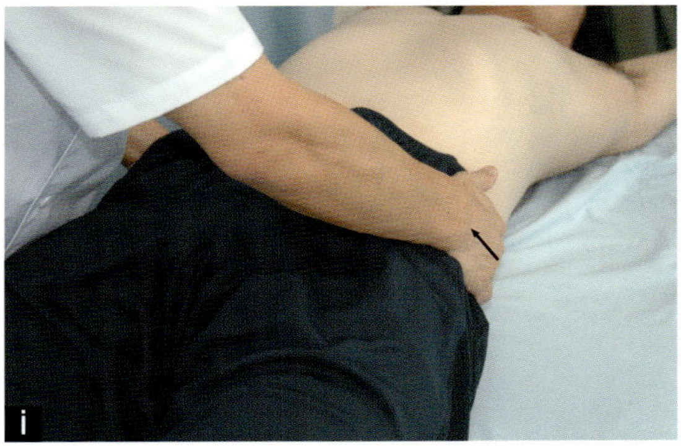

i. 그 모습을 확대한다.

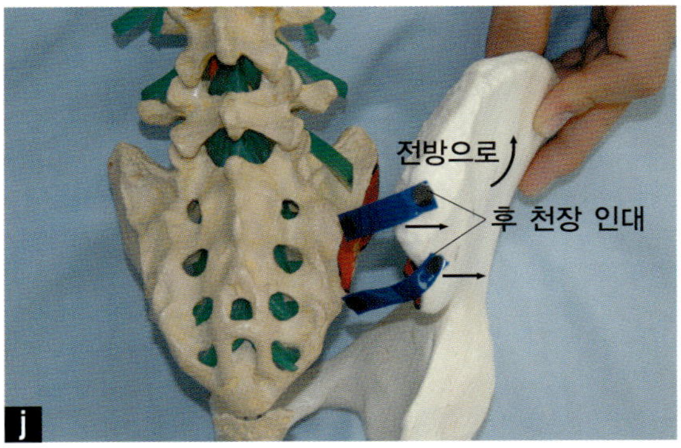


j. 골반 전방을 조이는 듯한 압박은 천장 관절의 후방을 이개하는 것이 되고, 후 천장 인대의 손상 유무를 조사하는 것이 된다.

## 3 천장 관절의 외전 저항 검사(sacroiliac resisted abduction test)

### 방 법

① 측와위로 검사하는 하지는 신전한다(아래 건강한 쪽의 하지는 굴곡하여 안정시킴). ② 능동적으로 고관절을 외전한다. ③ 외전에 대하여 저항을 준다. ④ 천장 관절부에 통증을 호소하면 양성으로 한다.

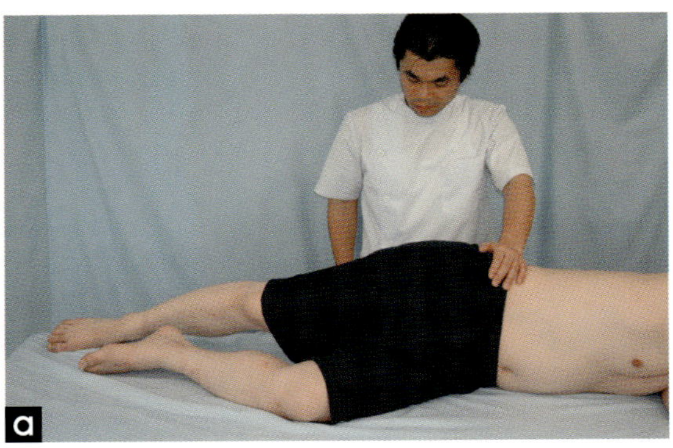

a. 측와위에서 검사하는 하지를 위로 하여 안정시킨다.

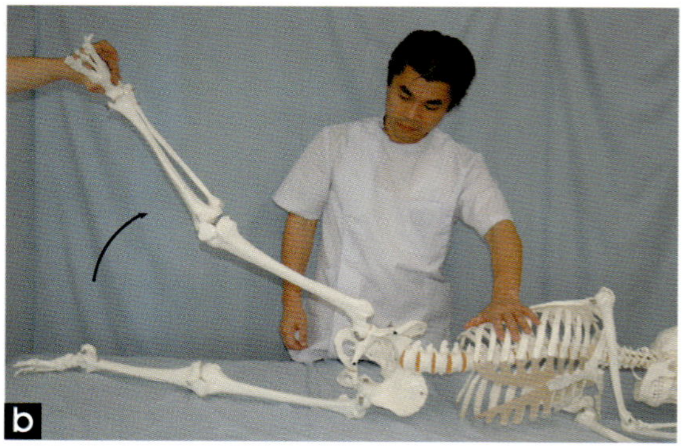


b. 하지를 능동적으로 외전한다.

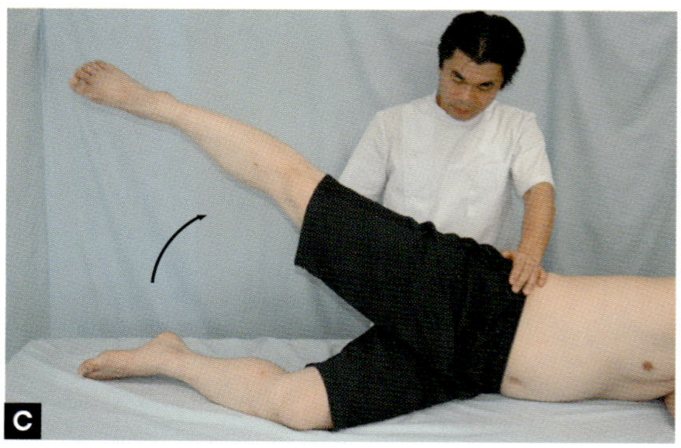


c. 이 경우에 골반을 고정하여 골반 회전을 억제한다.

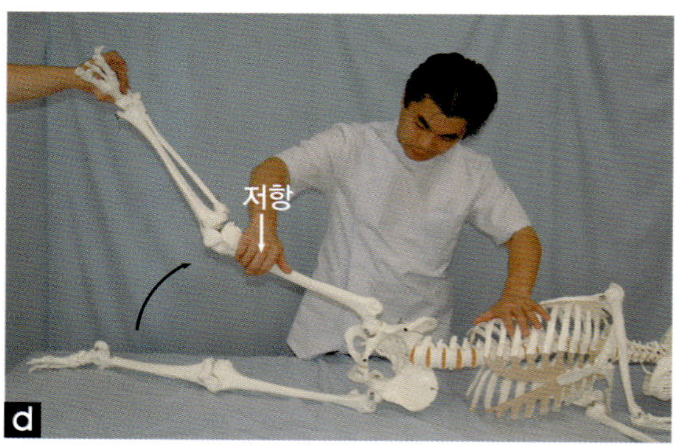


d. 이 자세에서 대퇴 외측에 손을 대고, 외전에 대하여 저항을 가한다.

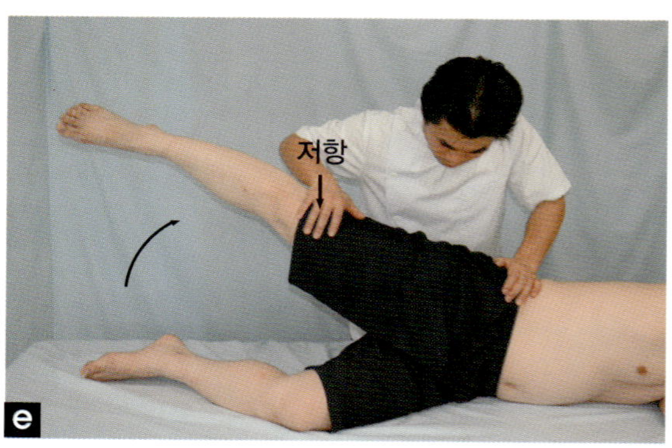


e. 검사하는 모습을 나타낸다.

## 의 의

이 검사가 양성인 경우, 전 천장 인대의 손상을 의심한다.

**● 외전에 저항**

저항을 극복하고 외전하는 것은 천장 관절의 전면에 압박을 가하는 것이 되고, 전 천장 인대를 이개하는 힘이 전달된다.

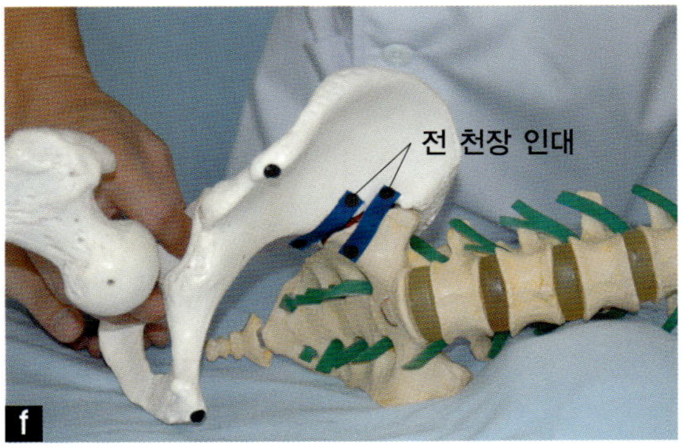


f. 측와위에서의 천장 관절을 나타낸다.

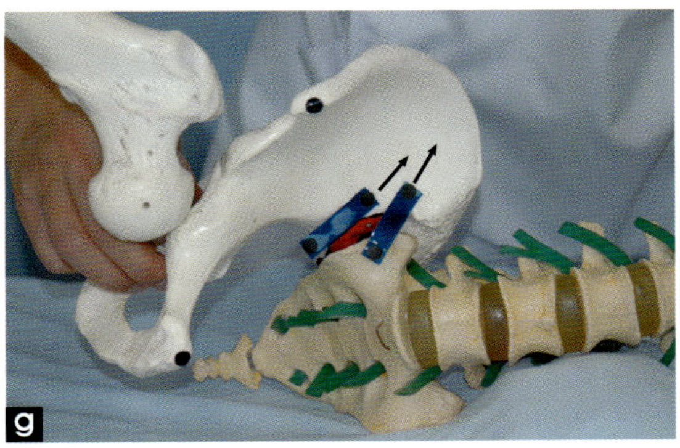


g. 저항을 극복하고 외전하면 천장 관절 전면에 압박을 가하는 것이 되고, 전 천장 인대에 외력이 가해진다.

## 4 히브 검사(Hibb's test)

### 방 법

① 복와위에서 무릎을 90° 굴곡위로 한다. ② 골반을 고정하여 고관절을 내전(하지를 외방으로 향함)한다. ③ 천장 관절부에 통증을 호소하면 양성이 된다.

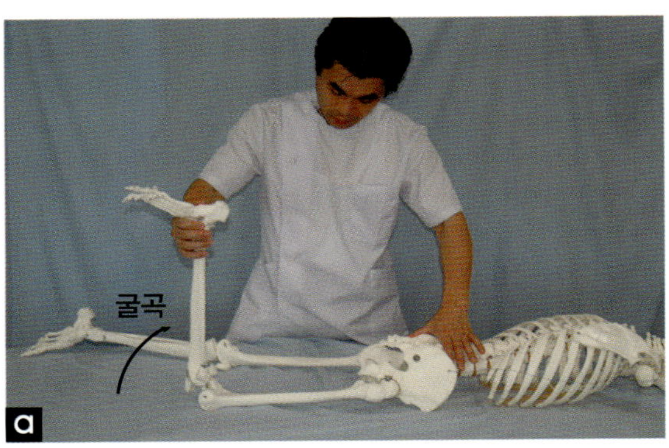


a. 복와위에서 무릎을 90° 굴곡위로 한다.

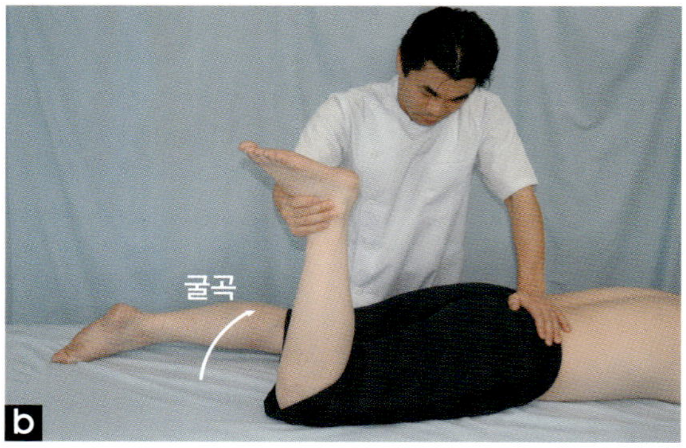


b. 그 때의 모습을 나타낸다.

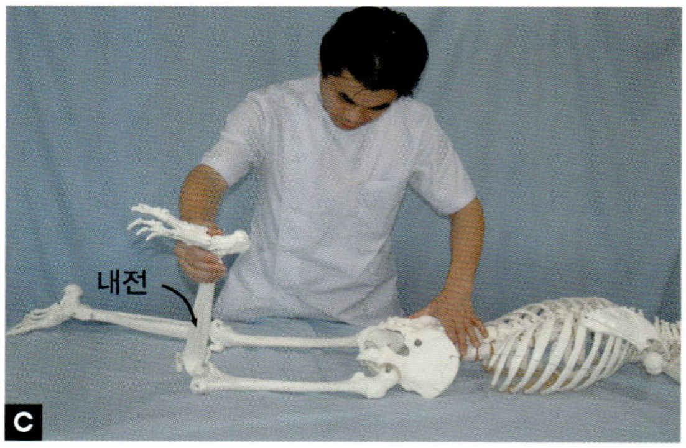


c. 골반을 고정하여 고관절을 내전한다.

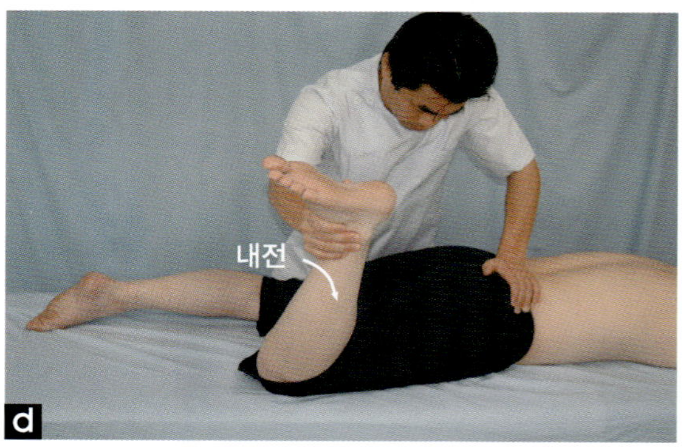


d. 그 때의 모습을 나타낸다.

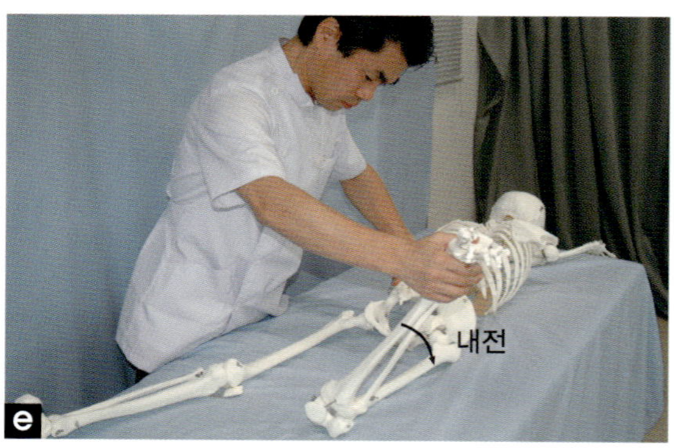


e. 방향을 바꾸어 바라본 검사시 자세이다.

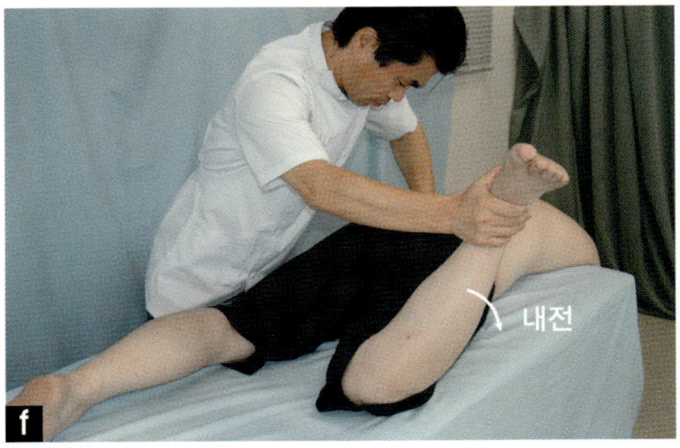


f. 그 때의 모습을 나타낸다.

## 의 의

이 검사가 양성인 경우, 후 천장 인대의 손상을 의심한다. 이것은 천장 관절의 후방을 넓힌 결과에 의한다.

**● 고관절을 내전**

고관절을 내전하면, 골반도 운동하여 천장 관절 후방을 넓히는 것이 된다. 이때, 후 천장 인대에 압박이 가해져 관절부에 통증이 발생한다.

# 5 골반 불안정성 검사(iliac instability test)

## 방 법

① 측와위에서 양 하지는 신전한다. ② 장골을 하방으로 향하여 강하게 누른다. ③ 천장 관절부에 통증을 호소하면 양성으로 한다.

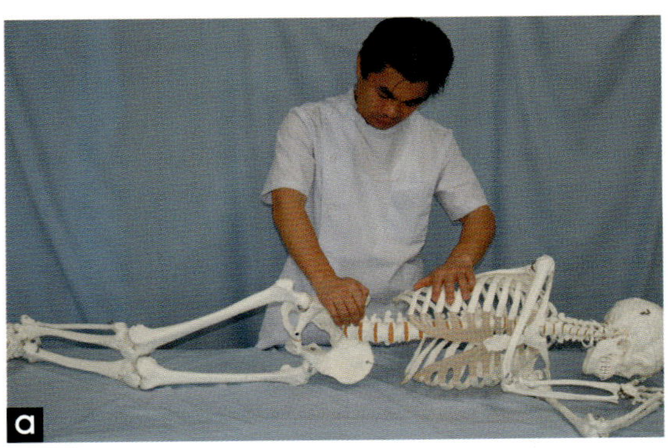

a. 측와위에서 양 하지는 신전하고, 골반의 측면으로 손을 둔다.

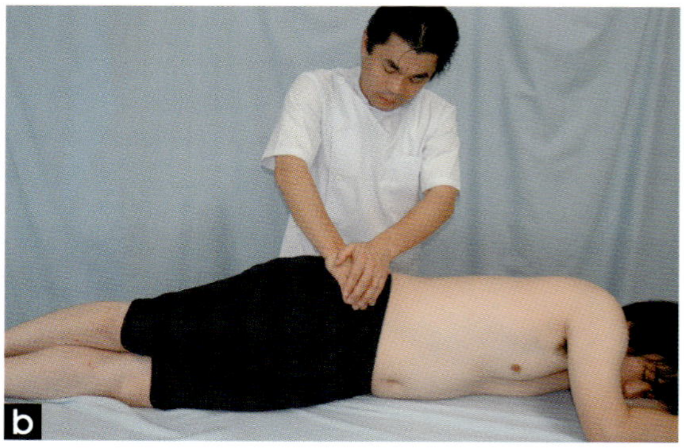

b. 이 때의 모습을 나타낸다.

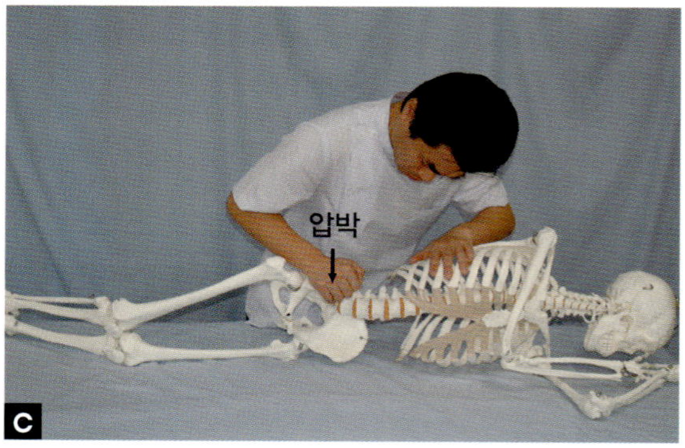


c. 장골을 하방으로 강하게 누른다.

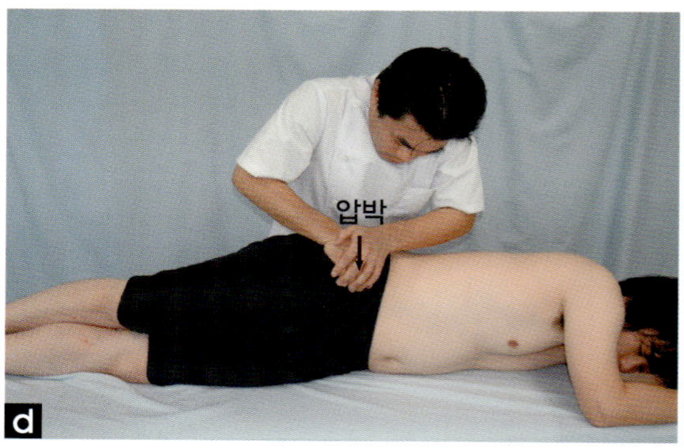


d. 이 때의 모습을 나타낸다.

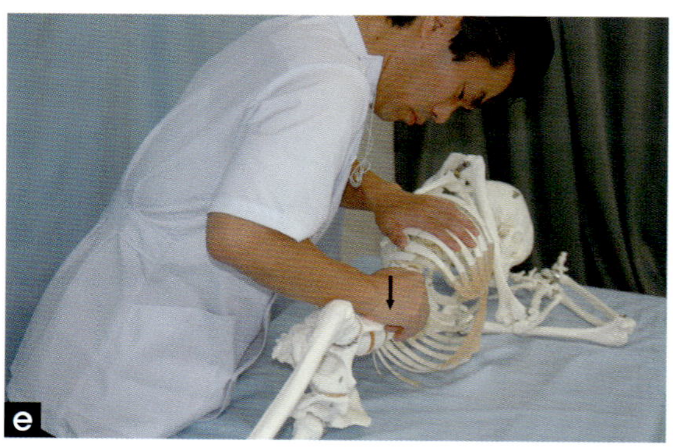

e. 방향을 바꾸어 바라본 검사법을 나타낸다.

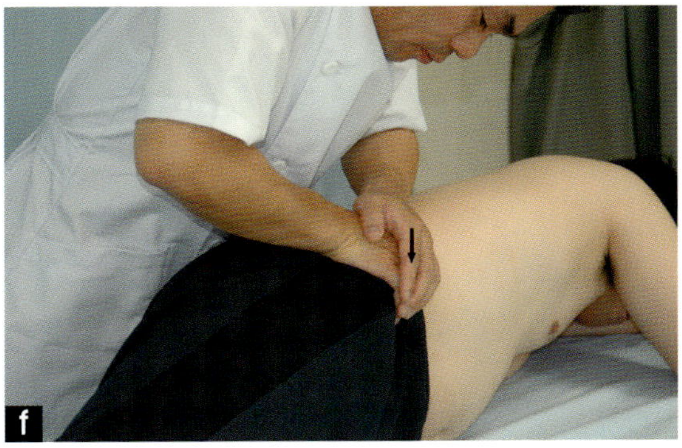

f. 이 때의 모습을 나타낸다.

### 의 의

이 검사가 양성인 경우, 전 천장 인대 손상을 의심한다.

참고문헌 Hoppenfeld S : Physical Examination of the Spine and Extremities. Appleton-Century-Crofts, New York, p127, 1976

**● 장골을 하방으로 강하게 누른다**

천장 관절에 압박이 가해지도록 장골을 하방으로 누른다. 이것을 좌우로 행하여 천장 관절에 불안정감, 통증을 호소한 쪽을 양성으로 한다.

## 6 르윈 · 갠슬렌 검사(Lewin–Gaenslen's test)

### 방 법

① 측와위로 하여 하방의 하지는 굴곡하여 골반을 안정시킨다. ② 상방의 하지는 뻗고, 한쪽 손으로 골반을 고정, 다른 손으로 고관절을 신전한다. ③ 천장 관절부에 통증을 호소하면 양성으로 한다.

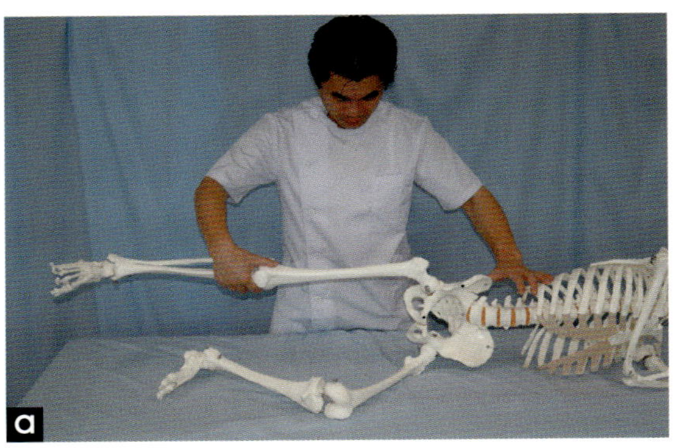

a. 측와위로 하방의 하지는 굴곡하여 골반을 안정시키고, 상방의 하지는 길게 뻗어 유지한다.

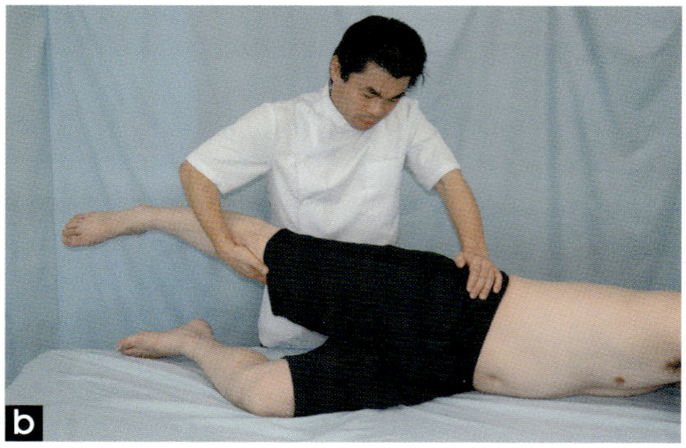


b. 이 때의 모습을 나타낸다.

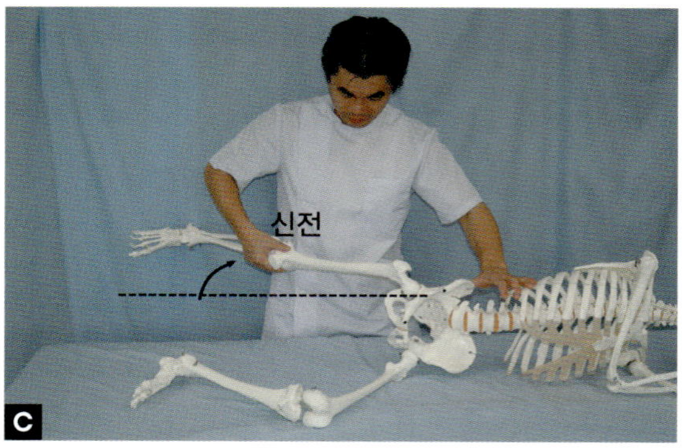


c. 한쪽 손으로 골반을 고정하고, 다른 손으로 하퇴를 유지하고 고관절을 서서히 신전한다.

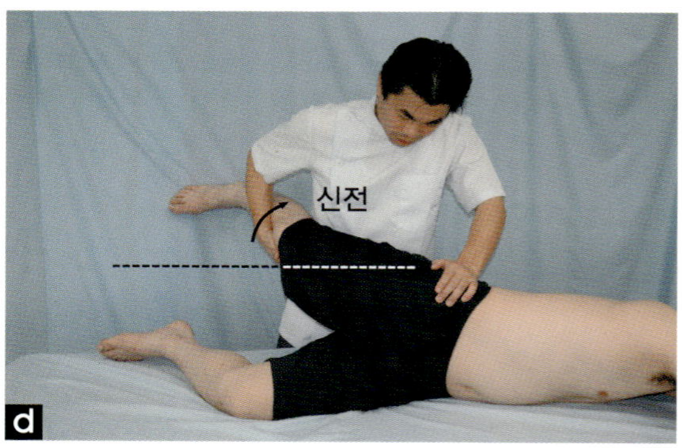


d. 이 때의 모습을 나타낸다.

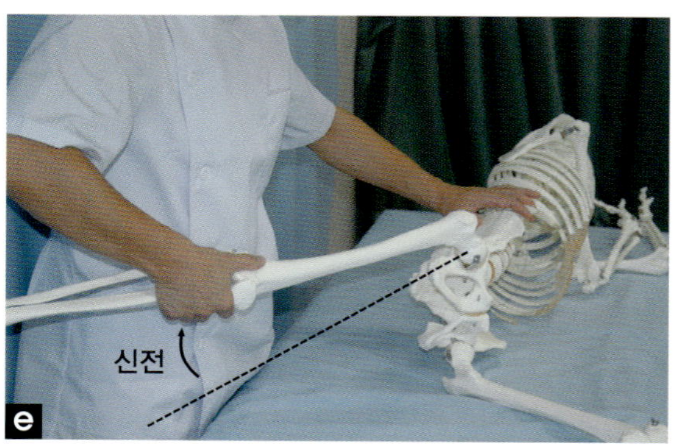


e. 방향을 바꾸어 바라본 검사법을 나타낸다.

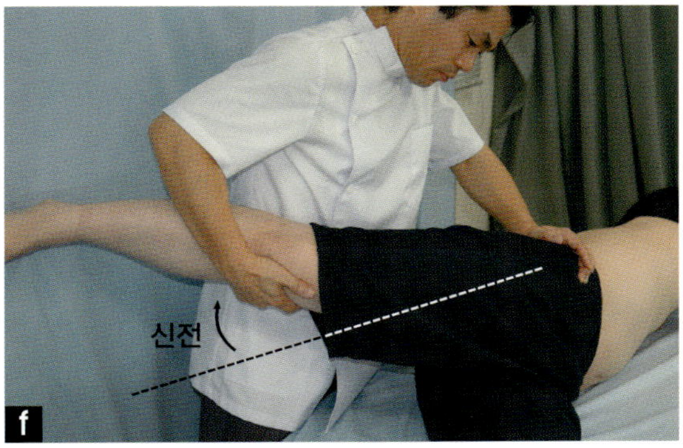


f. 이 때의 모습을 나타낸다.

**의 의**

이 검사가 양성인 경우, 전 천장 인대의 손상을 의심한다.

**● 고관절을 서서히 신전한다**

고관절을 신전하면, 천장 관절의 전면에 이개가 발생한다. 이때 전 천장 관절에 압박이 가해진다.

## 7 갠슬렌 검사(Gaenslen's test)[knee–to–shoulder test]

**방 법**

① 앙와위로 한다. ② 한쪽 슬관절을 가슴에 붙이듯이 하여 고관절을 최대 굴곡한다. ③ 그리고 고관절을 내전 방향으로 눌러 압박을 가한다. ④ 천장 관절부에 통증을 호소하면 양성으로 한다.

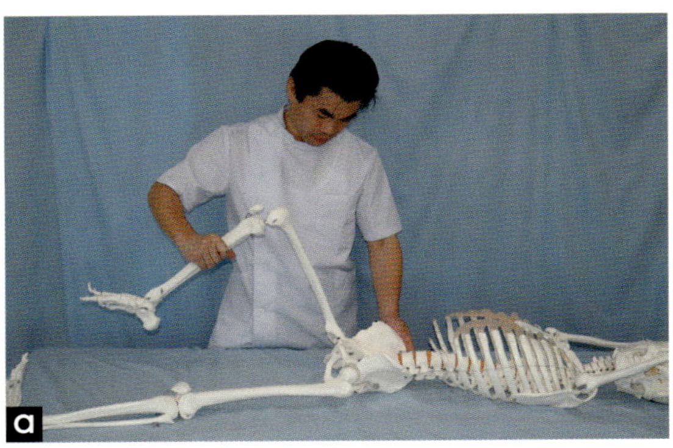

a. 앙와위로 하고 검사하는 쪽의 하지를 유지하고, 같은 쪽 골반을 누른다.

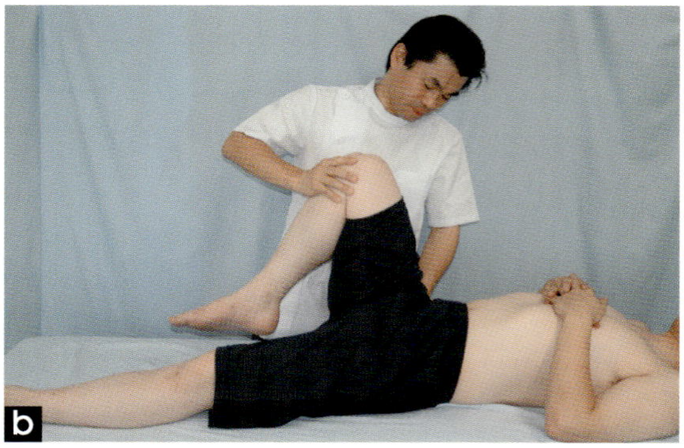


b. 이 때의 모습을 나타낸다.

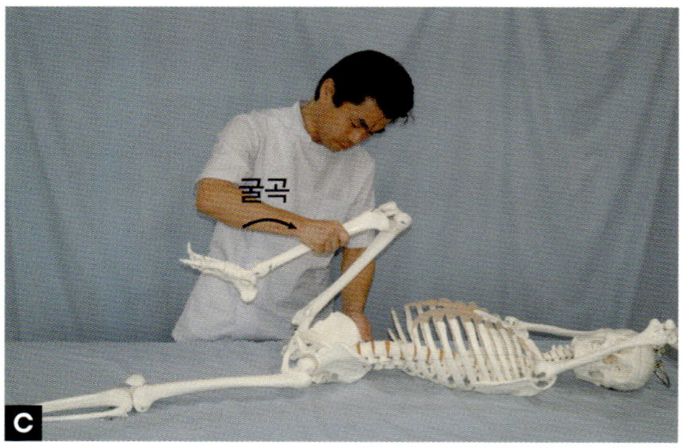


c. 한쪽 슬관절을 가슴에 붙이듯이 고관절을 최대 굴곡한다.

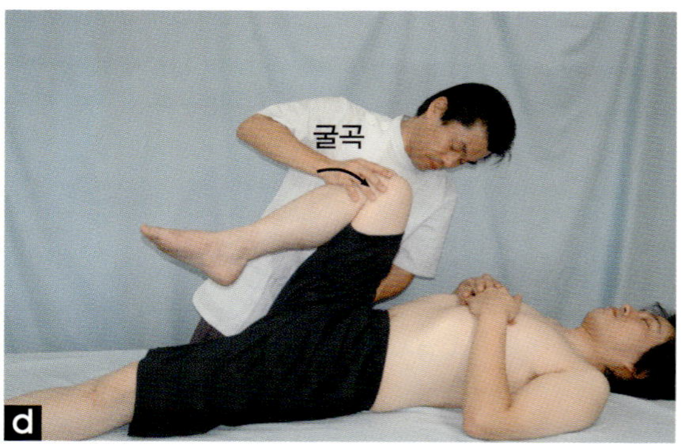


d. 이 때의 모습을 나타낸다.

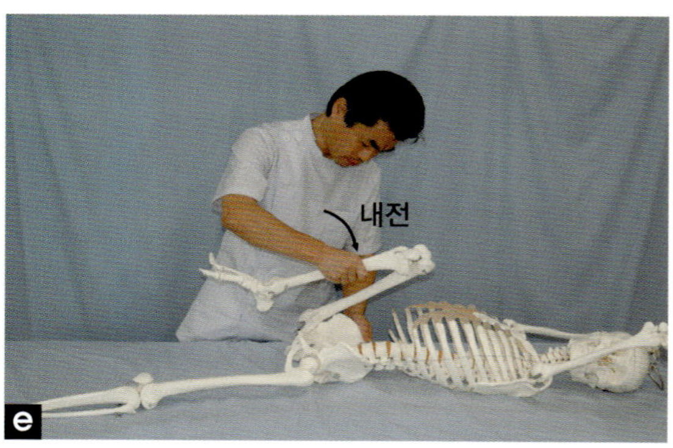


e. 그리고 고관절을 내전 방향으로 눌러 압박을 가한다.

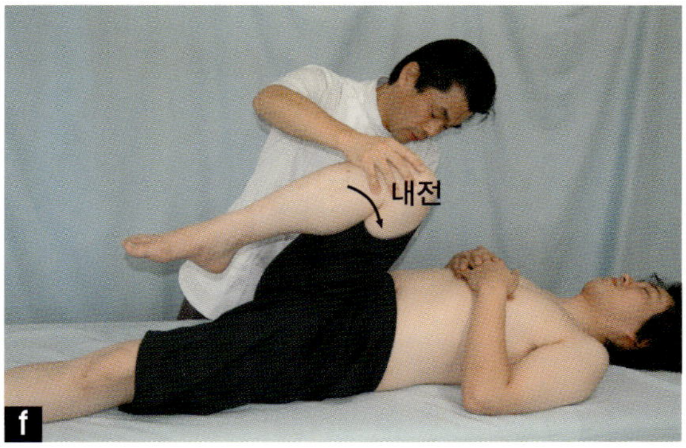


f. 이 때의 모습을 나타낸다.

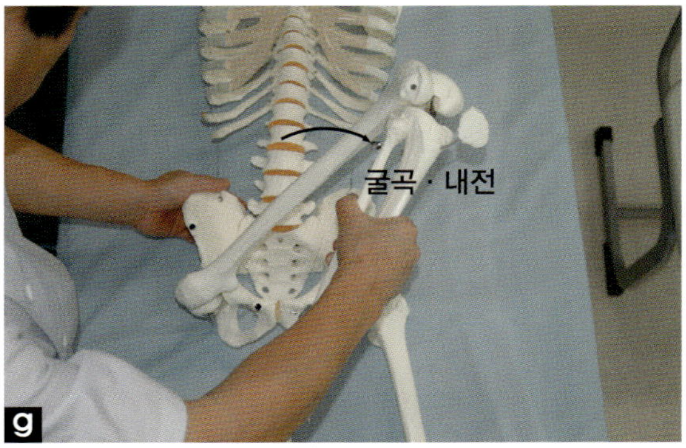


g. 방향을 바꾸어 바라본 이 때의 모습을 나타낸다.

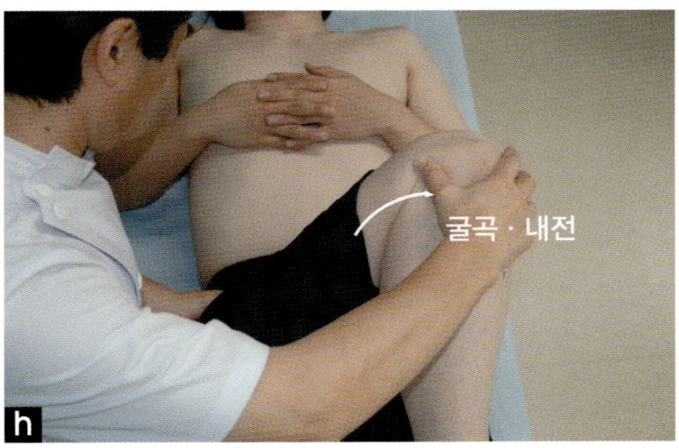


h. 이 때의 모습을 나타낸다.

## 의 의

이 검사가 양성인 경우, 전 천장 인대의 손상을 의심한다.

참고문헌 Gaensleu FJ : Sacro-iliac arthrodesis, indications, author's technique and results. J Am Med Assoc **89** : 2031-2035, 1927

### ● 내전 방향으로 눌러 압박을 가한다

고관절 굴곡만으로는 천장 관절에 압박을 가하기 어렵다. 무릎을 내전 방향으로 누름으로써 골반에는 전단력이 가해지고, 전 천장 인대에 압박을 가할 수가 있다.

# VIII 고관절

1. 전상 장골 극(anterior superior iliac spine)
2. 전하 장골 극(anterior inferior iliac spine)
3. 치골 결절(pubic tubercle)
4. 좌골 결절(ischial tuberosity)
5. 대전자(greater trochanter)
6. 관절낭(articular capsule)
7. 지대(retinaculum)
8. 장골 대퇴 인대(Y인대)(iliofemoral ligament)
9. 치골 대퇴 인대(pubofemoral ligament)
10. 좌골 대퇴 인대(ischiofemoral ligament)
11. 역학적 축(mechanical axis)
12. 수선(plumb line)
13. 기능축(functional axis)
14. 해부축(anatomical axis)
15. 대퇴 경골 각(femur – tibia angle)
16. Q각
17. 슬개 인대(patellar ligament)
18. 슬개골(patella)에서 전상 장골 극(anterior superior iliac spine)에 그은 선
19. 구개각(비구각)(acetabular angle)
20. CE각
21. 서혜 인대(inguinal ligament)
22. 봉공근(sartorius muscle)
23. 장내전근(adductor longus muscle)
24. 대퇴골 두(head of femur)
25. 장치근막 궁(iliopectineal arch)
26. 대퇴 정맥(femoral vein)
27. 대퇴 동맥(femoral artery)
28. 대퇴 신경(femoral nerve)
29. 장요근(iliopsoas muscle)
30. 인장 골소주(tension trabeculae)
31. 압박 골소주(compression trabeculae)
32. 전자 골소주(trochanter trabeculae)
33. 원형 인대(round ligament)
34. 비구 횡 인대(ligamentum transversum acetabuli)
35. 대퇴 근막 장근(tensor fasciae latae muscle)
36. 대퇴 직근(rectus femoris muscle)
37. 횡돌기(transverse process)
38. 추체(petrosa)
39. 추간판(disc)
40. 장골근(iliacus muscle)
41. 중둔근(gluteus medius muscle)
42. 대전자하 점액낭(greater trochanteric bursa)
43. 소둔근(gluteus minimus muscle)
44. 대둔근(gluteus maximus muscle)
45. 장경 인대(iliotibial tract)
46. 치골근(pectineus muscle)
47. 장내전근(adductor longus muscle)
48. 단내전근(adductor brevis muscle)
49. 박근(gracilis muscle)
50. 대내전근(adductor magnus muscle)
51. 후상 장골 극(posterior superior iliac spine)
52. 후하 장골 극(posterior inferior iliac spine)
53. 천극 인대(sacrospinal ligament)
54. 천 결절 인대(sacrotuberal ligament)
55. 장골 능(crista iliaca)
56. 광배근(latissimus dorsi muscle)
57. 외부 복 경사근(obliquus externus abdominis muscle)
58. 로저 · 넬라톤 선(Roser–Nelaton line)
59. 이상근(piriformis muscle)
60. 좌골 신경(sciatic nerve)
61. 내전근관(adductor canal)
62. 반막모양근(semimembranous muscle)
63. 반건양근(semitendinous muscle)
64. 대퇴 이두근(biceps femoris muscle)

# 고관절의 특징

골반과 하지를 연결하여 하중 시의 안정성 획득과 보행(이동)이라는 상반된 역할을 담당하는 부위로 언제나 요추와의 연동 속에서 기능을 한다.

## 시진, 촉진

### 1. 전방

#### 1 정적 관찰

**골반과 대퇴골의 골 지표를 이해한다**

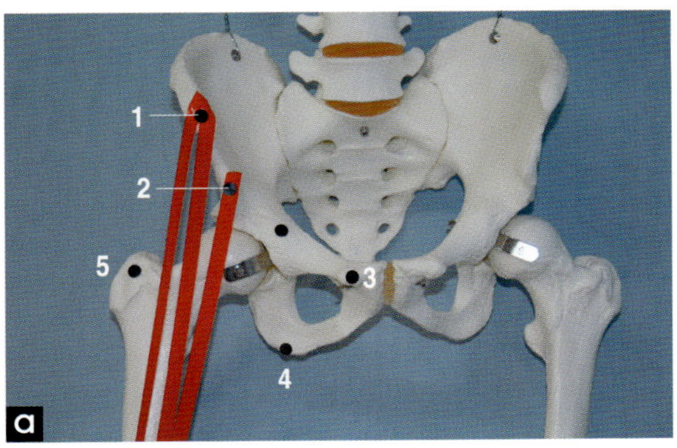


a. 주요 골 지표로, 골반에는 전상 장골 극(anterior superior iliac spine)(1), 전하 장골 극(anterior inferior iliac spine)(2), 치골 결절(pubic tubercle)(3), 좌골 결절(ischial tuberosity)(4), 대퇴골에는 대전자(greater trochanter)(5)가 있다. 각각 근육의 부착부가 되어 있다.

**관절낭의 구조와 인대의 위치를 이해한다**

관절낭은 세 방향으로 뻗은 섬유와 중앙을 조이는 지대(retinaculum)로 구성되어 있다. 또한 고관절 주위에는 장골 대퇴 인대, 치골 대퇴 인대(pubofemoral ligament), 좌골 대퇴 인대(ischiofemoral ligament)의 3개가 있다.

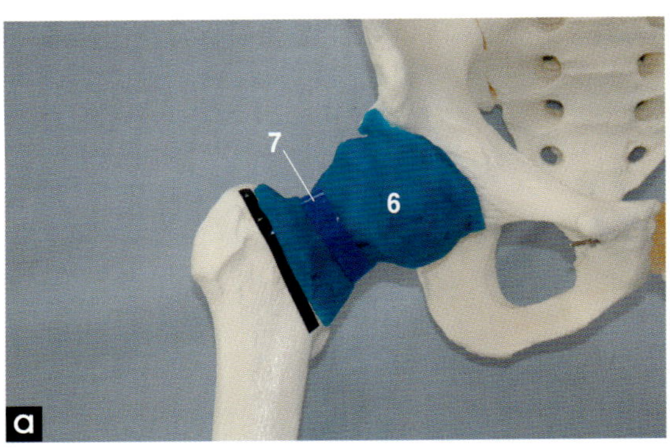


a. 전방에서 본 관절낭(articular capsule)(6)은 비구 연에서 전자간선 사이에 있고, 중앙에서는 지대(7)가 관절낭을 조이고 있다.

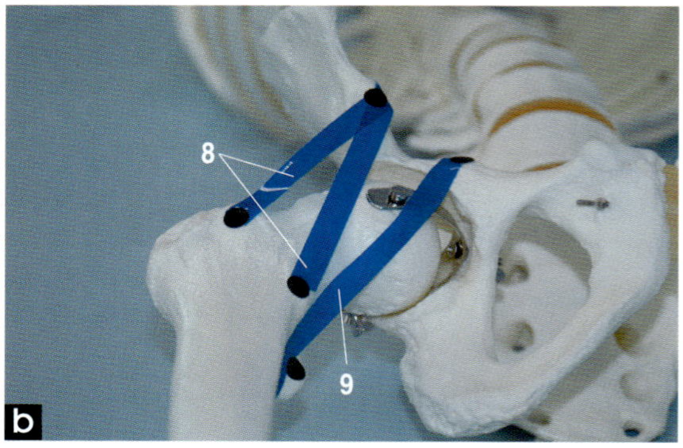


b. 장골 대퇴 인대(8)ilio−femoral(IF) : 전자간선−전하 장골극의 2개와 치골 대퇴 인대(9) (pubo−femoral(PF) : 장치 융기−소전자 1개)를 나타낸다. 양 인대에서 Z형태를 띠고, 골두가 전방으로 이동하는 것을 방지한다.

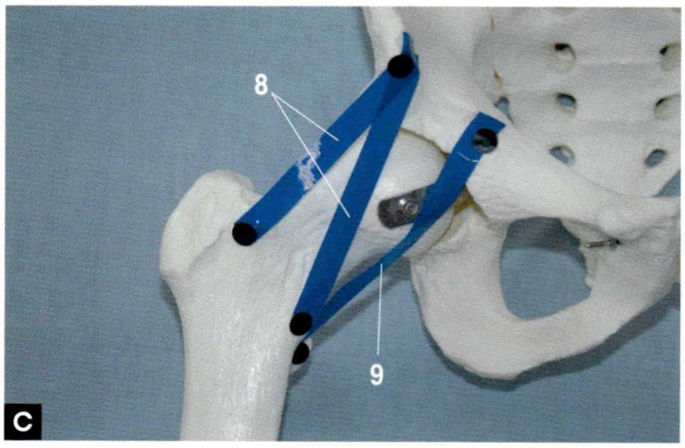


c. 장골 대퇴 인대(8)와 치골 대퇴 인대(9)를 외하방에서 본다.

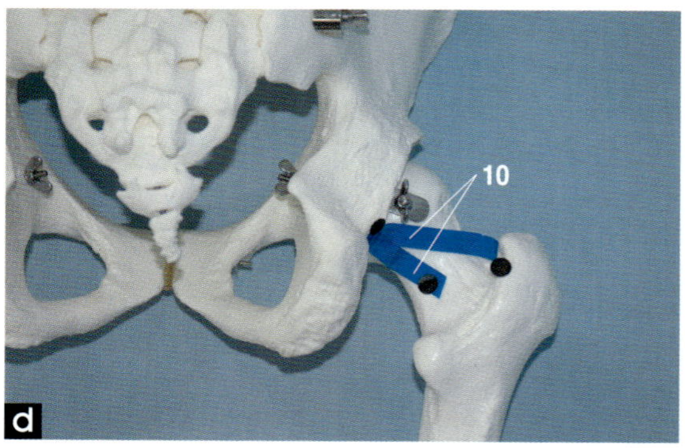


d. 후방에서 좌골 대퇴 인대(10)(ischio−femoral : IF)를 나타낸다. 비구 후면의 하단에서 전자와와 윤대에 이르는 2개의 인대로 구성된다.

## ● 관절낭

고관절의 관절낭은 '원통형이 한 축' 에 비유되어, 그 속은 장축 방향, 대각선 방향, 궁형방향의 3개 섬유와 중앙 지대로 구성되어 있다. 또한 관절낭 내는 음압으로 흡착되어 있고, 탈구를 일으키기 어려운 구조이다.

## ● 장골 대퇴 인대(iliofemoral ligament)(Y인대)

장골 대퇴 인대는 인체에서 가장 크며, 인류가 4개의 다리로 이동했던 것에서 직립 보행을 하면서 발달한 것이라 할 수 있다. 측면에서 보면, 중심선은 대전자상을 통과하지만, 대퇴골 두(head of femur)는 그것보다 전방에 존재하므로 장골 대퇴 인대의 강력한 작용이 필요하게 된다. 또한 이 인대는 그 형태 때문에 'Y인대' 라고도 한다.

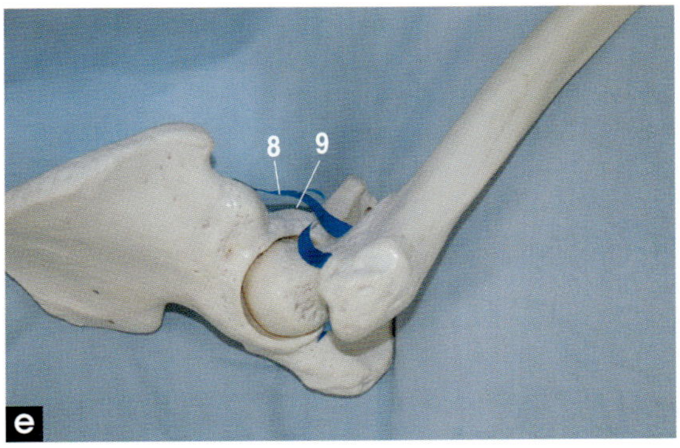


e. 고관절 굴곡 시의 장골 대퇴 인대(8), 치골 대퇴 인대(9), 좌골 대퇴 인대(10)를 나타낸다. 어떤 인대도 굴곡 시에는 이완되어 있는 것을 이해할 수 있다.

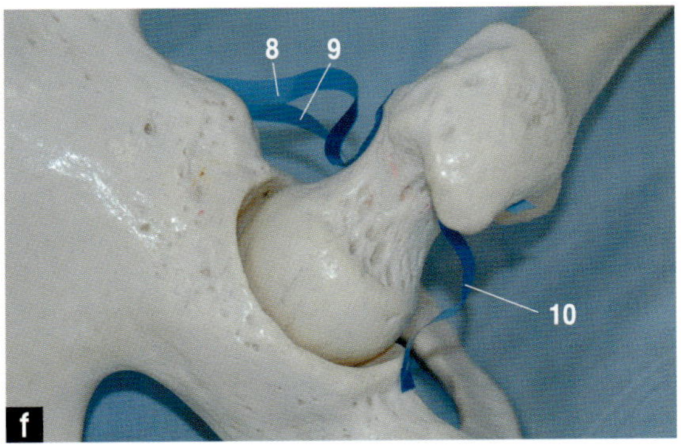


f. 굴곡 시의 고관절을 확대한 것이다. 3개의 인대는 모두 이완되어 있고, 굴곡 시 고관절은 비교적 자유롭게 움직이며, 운동 제한을 받지 않는 것을 알 수 있다.

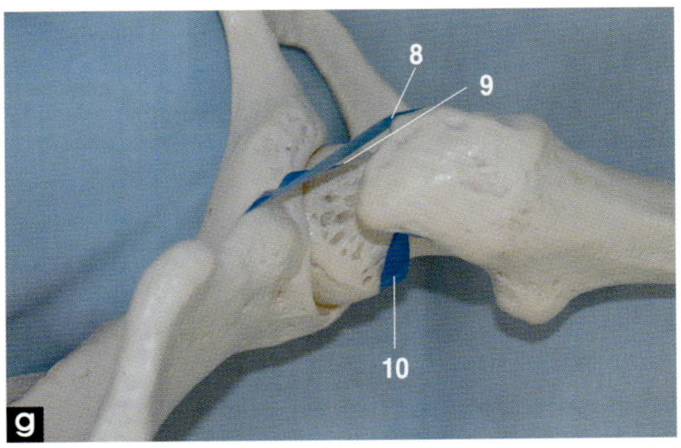


g. 고관절 신전 시의 장골 대퇴 인대(8), 치골 대퇴 인대(9), 좌골 대퇴 인대(10)를 나타낸다. 모든 인대가 신전 시에는 긴장되어 있는 것을 이해할 수 있다. 즉 고관절의 인대는 신전 시에 긴장하여 고관절을 안정시킨다.

## ○○ 축(軸)을 이해한다 ○○

고관절 주위의 축과 정렬에 대해서는 기능축(functional axis)과 해부축(anatomical axis)이 있다. 정렬을 이해하는 데에는 역학적 축(mechanical axis), 슬관절과의 관련으로 대퇴 경골 각(femur–tibia angle)(F–T angle), Q각이 중요하다.

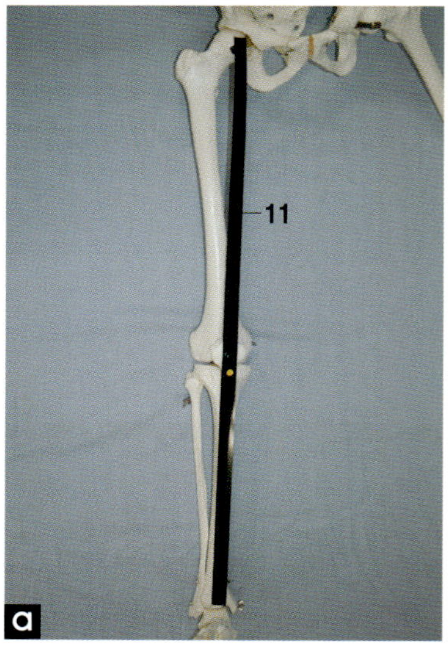


a. 역학적 축(11)은 고관절 중앙과 족관절 중앙을 선으로 묶고, 슬관절이 그 선 위에서 어느 위치에 있는가를 본다. 외측에 있으면 내반슬로 본다.

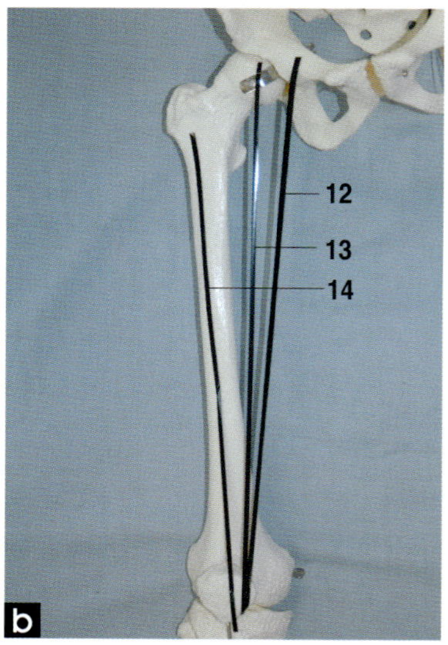


b. 고관절에 대한 대퇴골은 수선(12)을 기준으로 하고, 기능축(13)과 해부축(14)에서 판단한다.

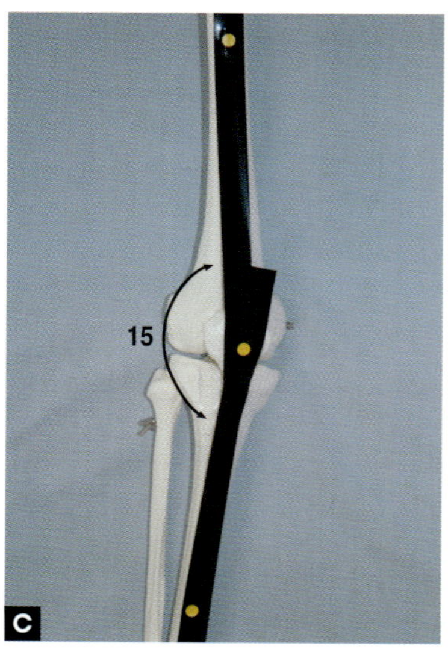


c. 대퇴 경골 각(15)(F–T angle)은 대퇴골과 경골이 외측에서 이루는 각으로, 약 170° 라고 한다.

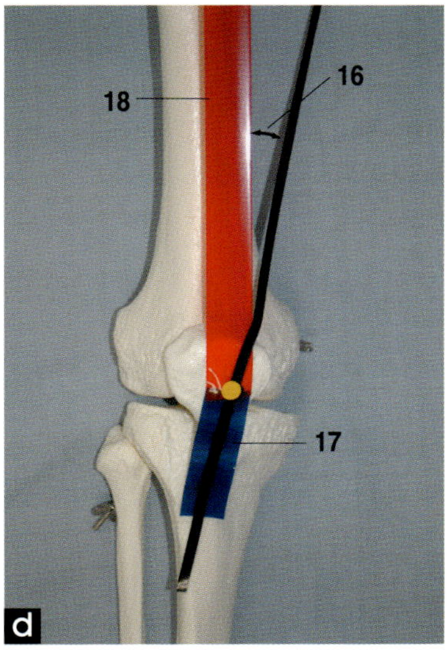


d. Q각(16)은 슬개 인대(patellar ligament)에 대한 대퇴 직근(rectus femoris muscle)의 편위각을 나타낸다. 즉 슬개 인대(17)와 슬개골(patella)에서 전상장골 극(anterior superior iliac spine)에 그은 선(18) 사이에서 만드는 각도를 계측한다.

**● 해부축과 기능축**

정상에서는 수선(plumb line)에 대하여 기능축은 3°, 해부축은 9°의 기울기를 나타낸다. 이 해부축의 기울기가 대퇴 경골 각을 만드는 것이다.

**● 대퇴 경골 각**

임상적으로는 O각, X각으로 평가된다.

**● Q각**

Q각의 의의로, 예를 들어 경골 외염전(external torsion)은 Q각을 증대시킨다. 또한 대퇴 경골 각과의 관련에서는, 외반슬은 경골 조면의 외측 편위(외염전)가 강해지므로 Q각이 커진다고 할 수 있다.

## ○○ 고관절(구개)의 기울기를 이해한다 ○○

X선 사진에서 관절을 정면으로 보면, 관절의 경사각을 판단하는 데 구개각(19)과 CE각(20)이 사용된다. 구개각은 비구의 외측 · 내측 연을 묶은 선이 수평선과 이루는 각을 말한다. CE각은 비구 외측과 골두의 중심을 묶은 선이 수선과 이루는 각을 뜻한다.

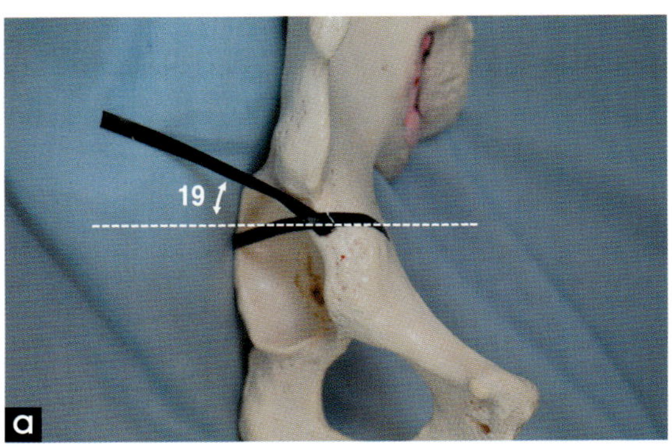


a. 구개각(19)은 수평선에 대한 관절의 경사각을 말한다.

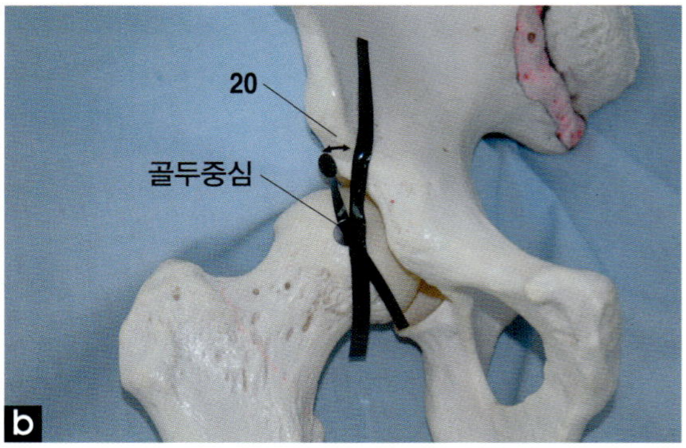


b. CE각(20)은 Center of the head와 End of the roof의 약어이다.

**● 구개각(비구각 : acetabular angle)과 CE각**

고관절 탈구를 평가하는 데 타각적 소견 이외에 X선 사진에서 정확하게 구개 경사각을 계측한다. 계측 시에는 좌우를 계측한 후에 판단을 한다. 성인의 정상 각도는 구개각이 약 10°, CE각이 25° 이상이라고 한다.

## ●● 서혜 인대와 스카르파 삼각의 의의를 이해한다 ●●

스카르파 삼각은 서혜 인대(21)를 아래 변으로 하고, 봉공근(sartorius muscle)(22)과 장내전근(adductor longus muscle)(23)으로 둘러싸인 삼각형의 영역을 말한다. 이 속에 대퇴골두(24)와 접촉하고, 삼각형의 외측에 장요근, 내측에 치골근(pectineus muscle)이 있다. 또한 서혜 인대 바로 아래로는 대퇴 동맥과 접촉한다.

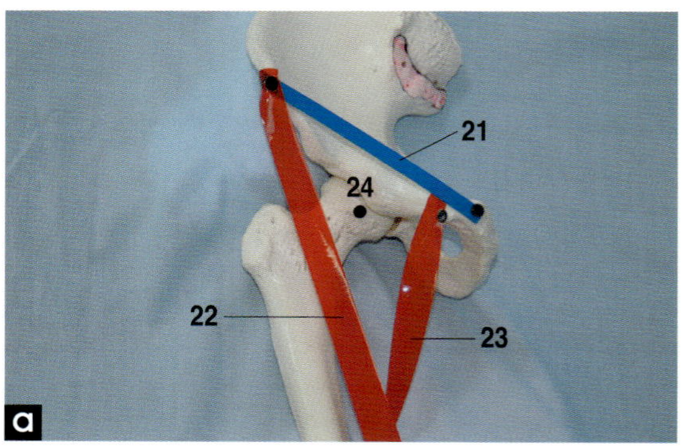


a. 스카르파 삼각을 나타낸다. 중앙에 있는 대퇴골두(24)를 관찰할 수 있다.

## ●● 서혜 인대의 존재와 인대 바로 아래에 있는 혈관 · 신경 · 근육을 이해한다 ●●

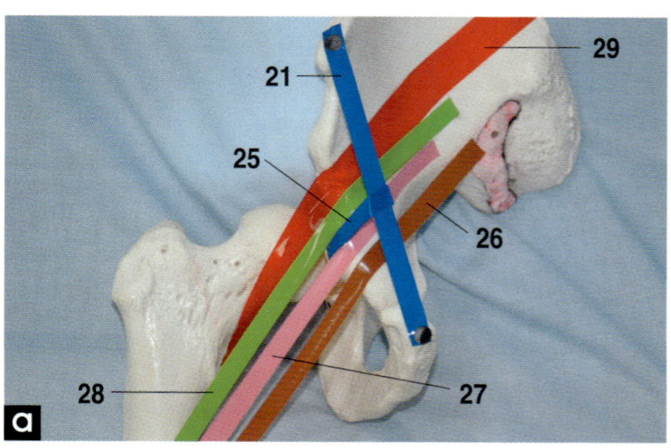


a. 서혜 인대(inguinal ligament)(21)의 아래는 서혜 인대에서 장치 융기에 이르는 장치근막 궁(iliopectineal arch)(25)에 의해 2개의 방으로 분리된다. 내측을 혈관열공이라 하고, 안쪽으로 대퇴 정맥(26) · 대퇴 동맥(27)이 통과한다. 또 외측 방을 근열공이라 하고, 대퇴 신경(28)과 장요근(29)이 통과한다.

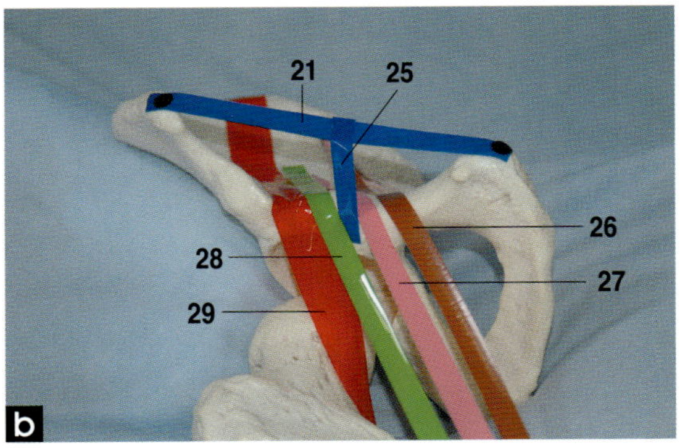


b. 혈관 열공과 근 열공을 아래쪽에서 본 것이다.

- **대퇴 동맥(femoral artery)**

서혜부에서 대퇴 동맥의 위치를 아는 것이 우선 중요하다. 이것을 기준으로 주위의 해부를 추측할 수 있다. 이러한 혈관 열공에 대퇴 정맥(vein/V)·대퇴 동맥(artery/A)과, 근 열공에 대퇴 신경(nerve/N)이 위치하는 것에서 'VAN' 이라고 부른다. 인체에는 이 3개가 반드시 체간의 정중에서 외측에 VAN으로 배치되어 있다.

- **장요근(iliopsoas muscle)**

장요근은 근열공을 통과한 후, 장치 융기로 급격하게 각도를 바꾸고 소전자로 향한다. 따라서 고관절의 굴곡 이외에 외전근으로도 활동한다.

## ◎◎ 골소주를 이해한다 ◎◎

골반에서 대퇴골에는 하중에 의한 골소주가 보인다. 그 중요한 것은 압박 골소주(31)이고, Adam's궁 이라고도 알려졌다. 그 외에 인장 골소주(tension trabeculae)(30), 전자 골소주(trochanter trabeculae)(32)가 있다.

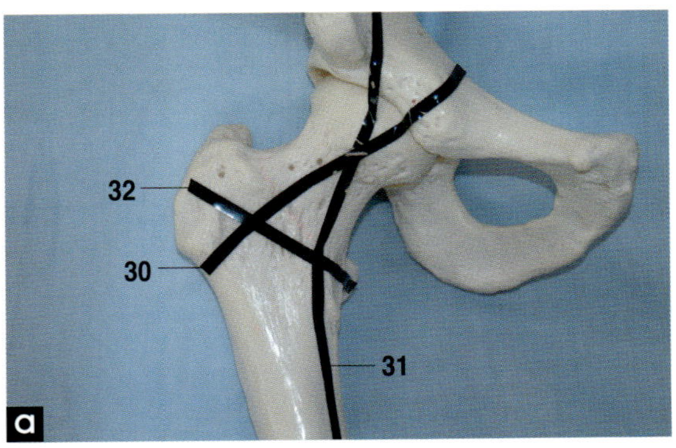


a. 압박 골소주(31), 인장 골소주(30), 전자 골소주(32)를 나타낸다.

- **압박 골소주(compression trabeculae)**

이 골소주는 압박력에 의해 발생하는 것으로 골소주 중에서도 가장 크다. 다른 골소주는 전단력에 의해 발생하는 것이므로, 그 의의가 상당히 다르다.

### 폐쇄공(孔)과 원형 인대를 이해한다

원형 인대(round ligament)(33)는 비구 절흔에서 비구 횡 인대(ligamentum transversum acetabuli)(34)의 바로 아래를 통과하고, 비구 와를 주행하면서 대퇴 골두 와에 닿는 3~3.5cm의 인대이다. 그 중에는 폐쇄 동맥 분지가 원형 인대 동맥이 되어 골두의 영양을 담당한다.

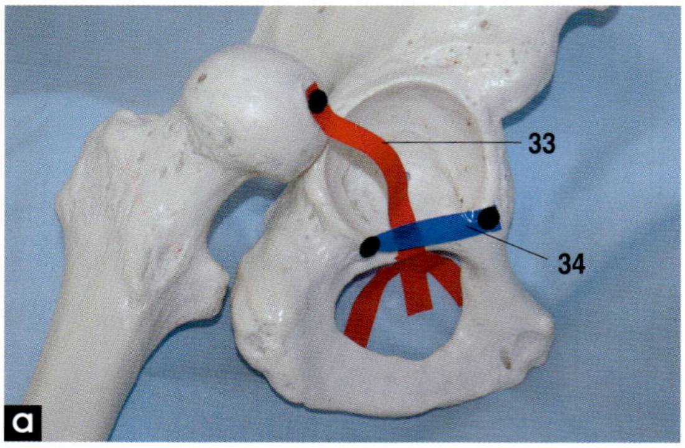


**● 원형 인대 동맥**

원형 인대 동맥은 성인이 되면 위축되고, 인대로서의 기능이 남는다. 그 때문에 골두의 영양은 내측 대퇴 회전 동맥에 의해서만 행해진다.

## 2 동적 관찰

### 전 상 · 하 장골 극에서 기원하는 근 · 인대를 이해한다

관련된 근으로 봉공근(22), 대퇴 근막 장근(35), 대퇴 직근(36), 그 밖에 서혜 인대(21)가 있다.

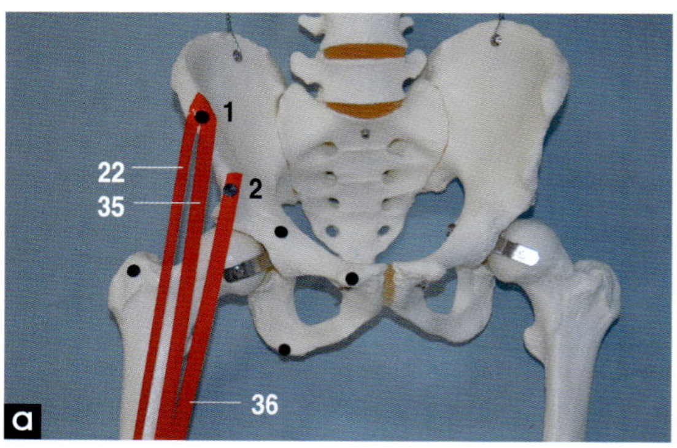


a. 전상 장골 극(1)에서 기원하는 대퇴 근막 장근(tensor fasciae latae muscle)(35), 봉공근(22), 전하 장골 극(2)에서 기원하는 대퇴 직근(36)을 관찰할 수 있다.

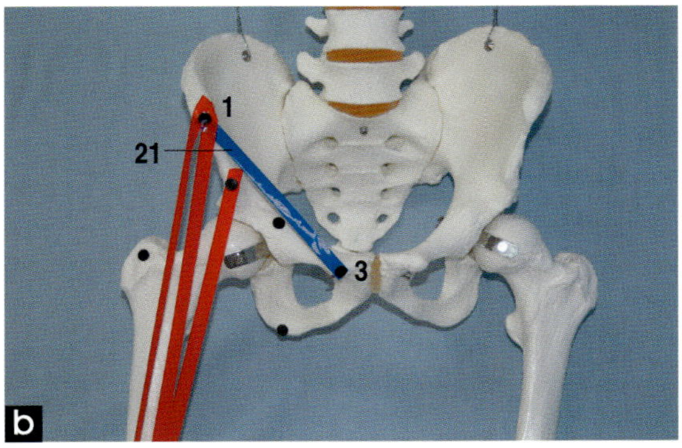


b. 심층에는 전상 장골 극(1)에서 치골 결절(3)에 이르는 서혜 인대(21)가 있다.

## ◎◎ 장요근을 이해한다 ◎◎

심층에 있어 고관절과 요추에 영향을 주는 근에 장요근이 있다. 그 위치와 작용을 확인한다.

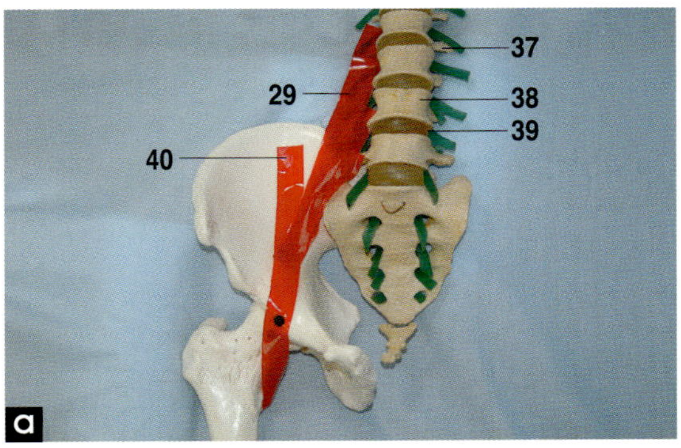


a. 장요근(29)은 제12요추에서 제4요추의 횡돌기(transverse process)(37), 요추(38), 추간판(disc)(39)에서 기원하고, 장골와에서의 장골근(iliacus muscle)(40)과 합류하여 소전자에 닿는다.

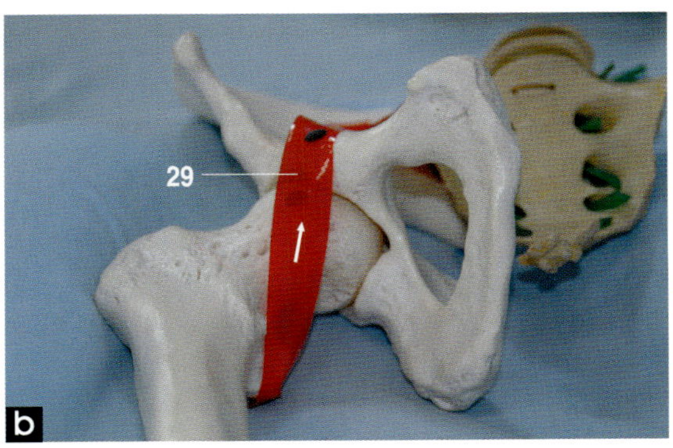


b. 장요근(29)을 하방에서 본 것으로, 소전자가 장치 융기를 향하는(화살표) 것을 나타낸다.

**● 장요근**

이 근의 작용은 요추 전만을 강화하고, 고관절 굴곡 시 그리고 골반의 전경을 강화함과 동시에 고관절을 굴곡 · 외전 · 내전한다. 특히, 고관절 90° 굴곡위에서 굴곡에 가장 강하게 작용한다.

**● 하방에서 본 장요근**

장요근은 대 · 소요근과 장골근이 합류한 후, 장치 융기에서 급격하게 각도를 바꾸어 소전자에 닿는다. 이 위치에서 장요근의 외전 작용을 확인하여 둔다.

## ●● 대전자하 점액낭을 이해한다 ●●

중둔근(41)은 장골 능(crista iliaca)에서 대전자에 이르는데, 대전자에서는 상당한 압박이 가해진다. 중둔근 바로 아래에는 이것들의 마찰을 완충하기 때문에 상당히 큰 대전자하 점액낭(42)이 보인다.

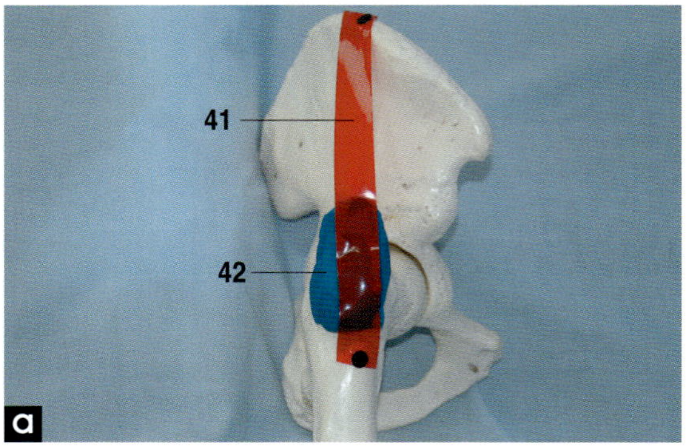


a. 대전자하 점액낭(greater trochanteric bursa)(42)의 위치를 나타낸다. 임상적으로는 점액낭염이 있다.

## ●● 외측에서 본 근군을 이해한다 ●●

고관절의 외측에서 본 근은 크게 나누어 4개 있다. 전방에서부터 대퇴근막장근(35), 소둔근(gluteus minimus muscle)(43), 중둔근(41), 대둔근(44)이다. 대퇴근막장근과 대둔근의 천층 섬유는 하나가 되어 장경 인대(45)가 된다.

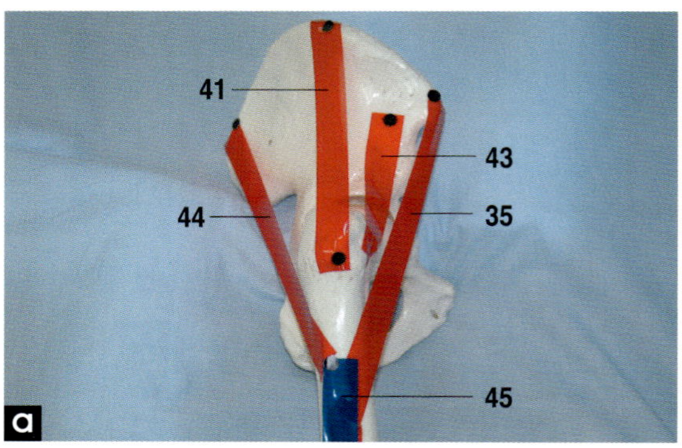


a. 외측에서 관찰할 수 있는 근군을 나타낸다. 소둔근(43)만 심층에 있어 촉진하기 어렵지만, 다른 세근은 표재에 있어 촉진 가능하다.

### ● 그 밖의 세 근

고관절을 외측에서 보면, 전방에 대퇴근막장근(35), 중앙에 중둔근(gluteus medius muscle)(41), 후방에 대둔근(gluteus maximus muscle)(44)이 존재한다. 이것은 견관절 삼각근과 유사한 것에서 이 3근을 '고관절의 삼각근' 이라 한다.

### ● 장경 인대(iliotibial tract)

대퇴 근막 장근(35)을 포함한 장경 인대(45)의 단축은 연령이 증가함에 따라 많아진다. 이 단축에 의해 고관절은 굴곡 · 외전하고, 소위 노인의 보행과 닮았다. 이 단축은 오버 검사(Ober's test)에서 확인하는 것 이외에, 대퇴부 외측 중앙의 오목함 정도로도 파악할 수 있다.

## ○○ 내측에서 본 근군을 이해한다 ○○

대퇴 내측에는 5개의 근이 보이고, 고관절 내전 작용 이외에 굴곡 · 외전 작용이 있다. 기시부에서 보아 장치 융기는 치골근(46), 치골 결절상은 장내전근(47), 치골 결절하는 단내전근(adductor brevis muscle)(48), 치골 결절에는 박근(gracilis muscle)(49), 좌골 결절은 대내전근(adductor magnus muscle)(50)이 일어난다. 그 대부분은 대퇴골 후면의 내측순에 부착하므로, 대퇴 외전 작용도 가능하게 한다.

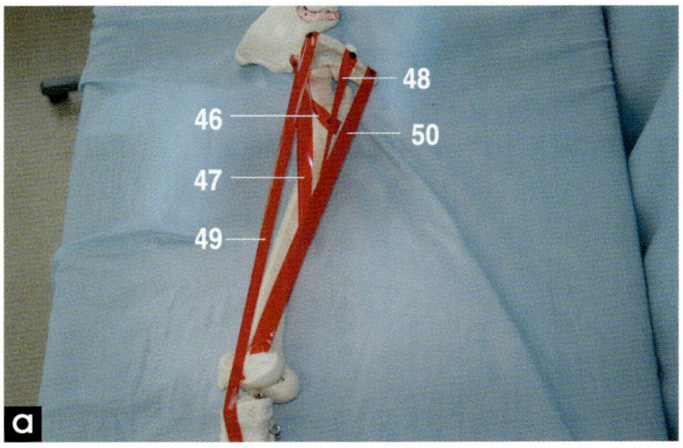


a. 내측에서 본 내전근군을 나타낸다.

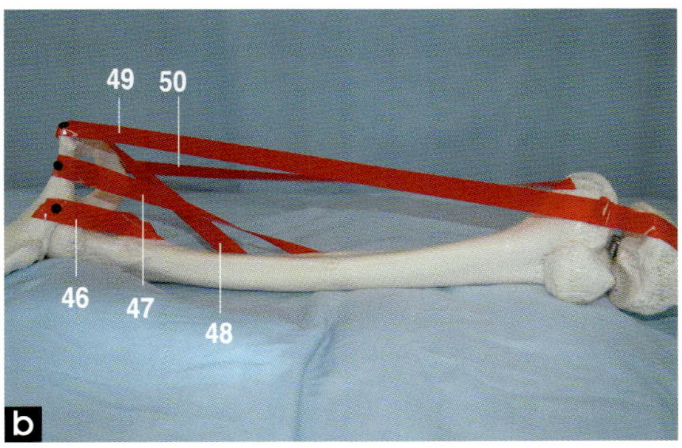


b. 내전방에서 본 내전근군을 나타낸다. 각 근의 위치를 파악한다.

# 2. 후방

## 1 정적 관찰

### ◎◎ 골 지표와 인대를 이해한다 ◎◎

후상 장골 극(posterior superior iliac spine)(51), 후하 장골 극(posterior inferior iliac spine)(52), 좌골 결절(4), 대전자(5)를 촉진한다. 후방에서 골반 좌우 높이는 후상 장골 극을 기준으로 확인한다. 후하방의 대표적인 인대로 천극 인대(sacrospinal ligament)(53), 천 결절 인대(sacrotuberal ligament)(54)가 있고, 대좌골공, 소좌골공이 이것들에 의해 둘러싸여 있는 것을 확인한다.

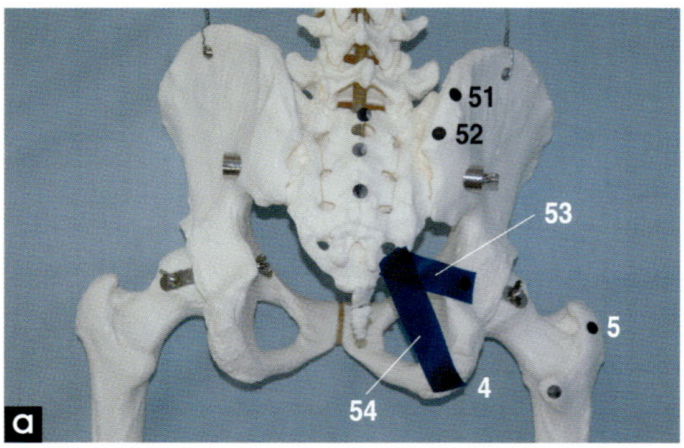


a. 골 지표와 후방의 인대를 나타낸다.

### ◎◎ 요삼각을 이해한다 ◎◎

요삼각이란 장골 능(55) 상연과 광배근(latissimus dorsi muscle)(56), 외부 복 경사근(obliquus externus abdominis muscle)(57)으로 둘러싸인 삼각형 영역을 말한다.

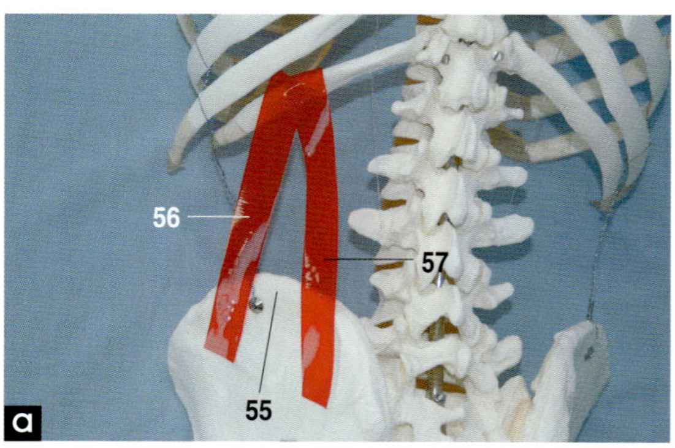


a. 요삼각을 나타낸다. 좌우 요삼각의 형태와 크기로 요추의 측만, 근의 긴장을 추측할 수 있다.

### ◎◎ 로저 · 넬라톤 선과 대전자의 위치를 이해한다 ◎◎

고관절 45° 굴곡위의 측와위에서 대전자를 촉진한다. 그리고 전상 장골 극과 좌골 결절을 묶은 로저 · 넬라톤 선상에 대전자가 존재하는지를 확인한다.

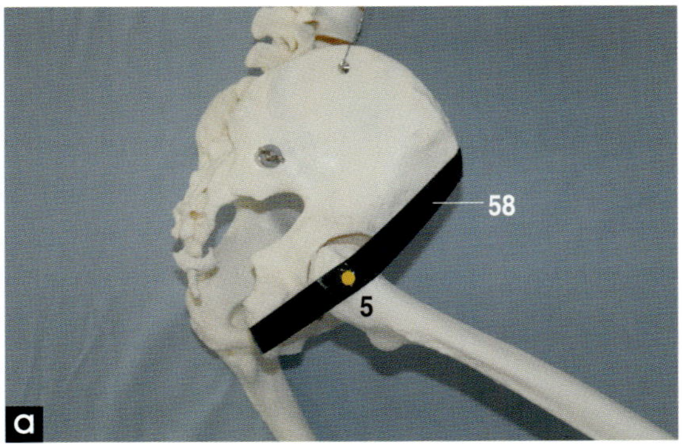


a. 로저 · 넬라톤 선(58)과 대전자(5)의 위치를 나타낸다.

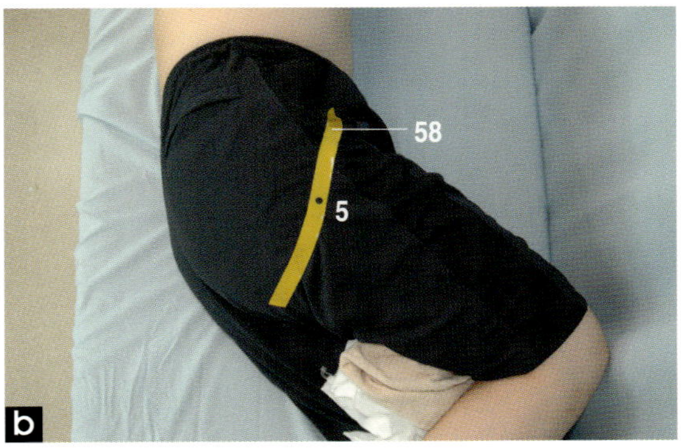


b. 체표에 로저 · 넬라톤 선과 대전자를 나타낸다.

**● 로저 · 넬라톤 선**

로저 · 넬라톤 선(Roser-Nelaton line)은 고관절 탈구를 판단하는 데 중요하다. 대전자가 선보다 위에 있으면 대전자 고위로 고관절 탈구를 의심한다.

## ◎◎ 이(梨)상근과 좌골 신경을 이해한다 ◎◎

천골의 내측면에서 대퇴골의 전자와에 존재하는 이상근(59)은, 대좌골(greater sciatic foramen)공을 이상근 상공과 이상근 하공의 2개로 나눈다.

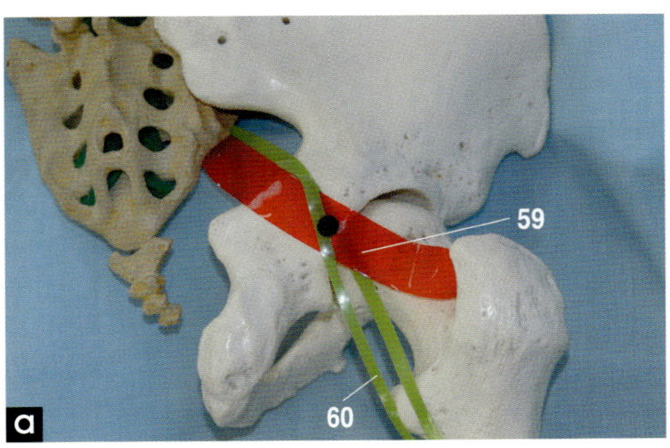


a. 이상근(59)과 좌골 신경(60)을 나타낸다.

**● 이상근(piriformis muscle)**

이상근은 상 · 하 쌍자근(superior gemellus muscle, inferior gomellus muscle), 내 · 외 폐쇄근, 대퇴 방형근과 함께 골반 전자근이라고 부르며, 심층 6개의 외전근으로 고관절 외전에 작용한다. 또한 좌골 신경(sciatic nerve)의 일부는 이상근을 관통하는 것에서 이 부위의 압박 질환으로 이상근 증후군이 보인다.

### ◎◎ 대내전근과 내전근관(adductor canal)(내전근건열공)을 이해한다 ◎◎

대내전근(50)은 치골하지 · 좌골하지 · 좌골 결절의 광범위한 장소에서 기원하고, 내측순 전체길이, 내전근결절에 부착한다. 특히 좌골부에서 기원한 대내전근의 일부는 대퇴 내측 하단과 내전근결절부에서 내전근관(61)이라는 작은 간극을 만든다. 이 간극을 대퇴 동맥(27)이 후방으로 향하여 주행하고 슬와동맥이 된다.

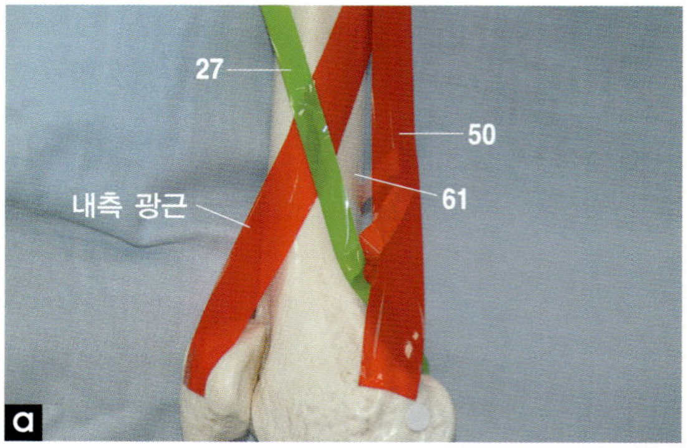


a. 대내전근(50)과 내전근관(61)을 나타낸다.

**● 대내전근**

대내전근은 곧게 앞으로 주행하는 내측 광근과의 사이에 근으로 연결되어 있다. 일반적으로 각각의 근은 단독으로 존재하지 않고 옆에 있는 근과 연결되는 경우가 많다. 임상상 이것이 중요한 의미를 가지는 경우가 있다.

## 2 동적 관찰

### ◎◎ 후방 근을 이해한다 ◎◎

후방에 있는 슬근(hamstring)은 좌골 결절(4)에서 기원한다. 근의 위치는 후면 내측에서 반막모양근(semimembranous muscle)(62), 반건양근(semitendinous muscle)(63), 대퇴 이두근(64)의 순서로 나열된다.

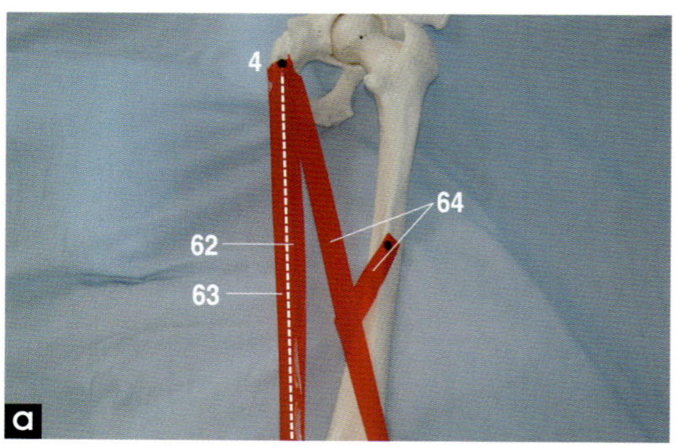


a. 슬근을 나타낸다.

**● 대퇴 이두근(biceps femoris muscle)**

대퇴 이두근은 장두와 단두로 이루어지지만, 지배 신경은 장두가 경골 신경, 단두가 총비골 신경으로 발생학적 유래가 다르다. 이것들은 하나가 되어 비골두에 닿는다.

# 대표적인 검사

## 1 앨리스 검사(Allis' test)

### 방 법

① 앙와위로 한다. ② 고관절 90° 굴곡위로 무릎을 굽힌다. ③ 이때 양 무릎의 높이를 비교한다.

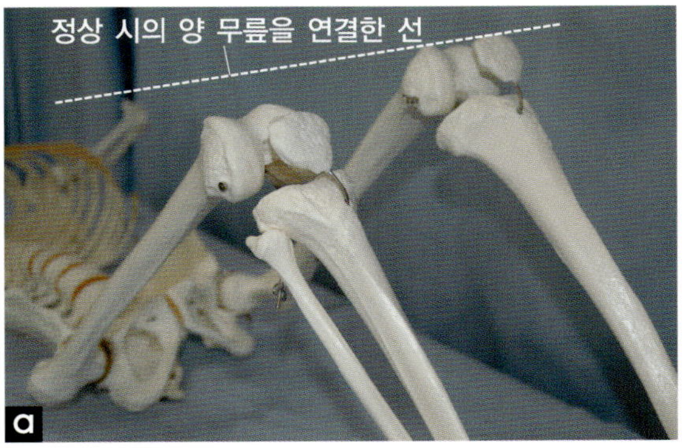


a. 발달성 고관절 탈구 측은 골두가 후방으로 이동한다. 따라서 환측 하지는 외견상 짧게 보인다.

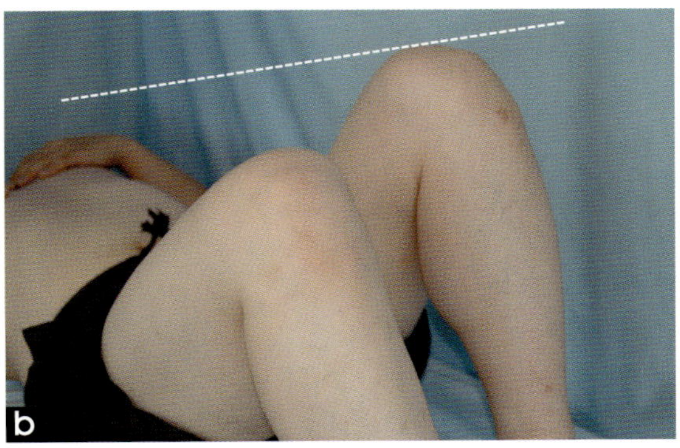


b. 체표에서 본 앨리스 검사이고, 우측(환측)이 짧게 보인다.

### 의 의

환측 하지가 외견상 짧게 보이는 경우, 골두가 후방으로 이동하는 것을 추측할 수 있고, 발달성 고관절 탈구가 의심된다.

참고문헌 Hensinger RN : Congenital Dislocation of the Hip, CIBA Clinical Symposia, Summit, New Jersey, p31, 1979

## 2 오토라니 클릭 검사(Ortolani's click test)

### 방 법

① 앙와위로 한다. ② 양측 고관절을 외전한다. ③ 클릭음을 느끼면 양성으로 한다.

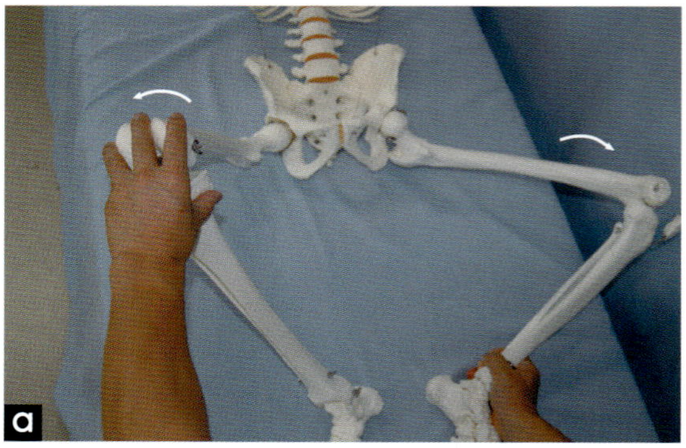

a. 양측 고관절을 수동적으로 외전한다.

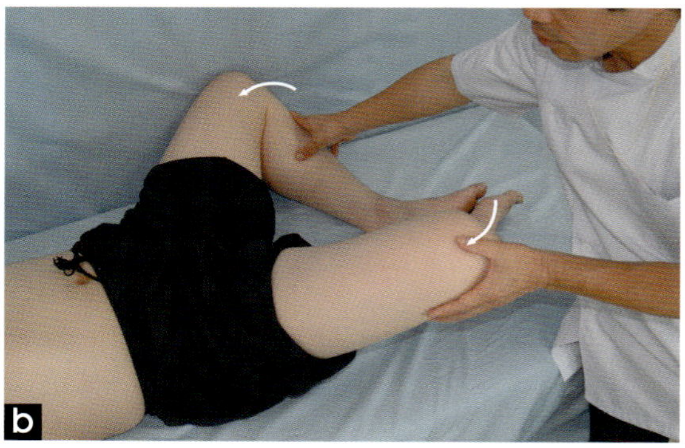

b. 체표에서 본 검사법을 나타낸다. 환측(우측)은 고관절 외전 운동범위가 떨어지며, 또 클릭음이 보인다.

### 의 의

고관절의 운동범위 제한이나 클릭음이 보인 경우, 발달성 고관절 탈구가 의심된다.

참고문헌 Tachdjian MO : Pediatric Orthopedics, Saunders, Philadelphia, 1972

**● 고관절 외전 운동**

발달성 고관절 탈구가 있으면, 고관절 운동범위의 제한이나 클릭음을 느낀다.

## 3 앤빌 검사(anvil test)

### 방 법

① 하지 신전위로 한다. ② 뒤꿈치를 두드린다. ③ 환부에 압박, 국소통을 호소한다.

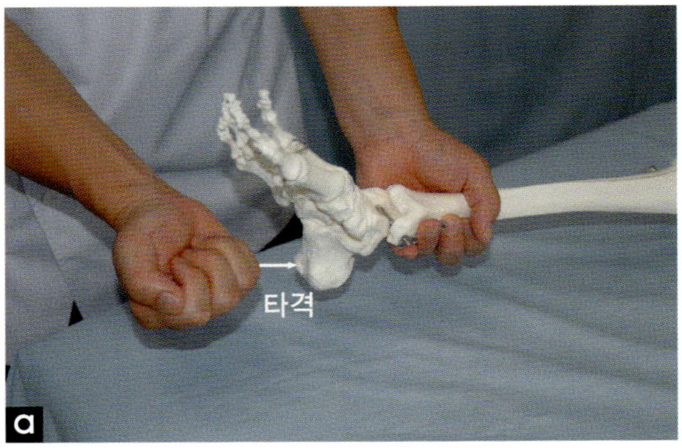


a. 하지 신전위로 발바닥에서 뒤꿈치를 두드려, 고관절 주위에 골절이 있으면 전달되는 통증을 호소한다.

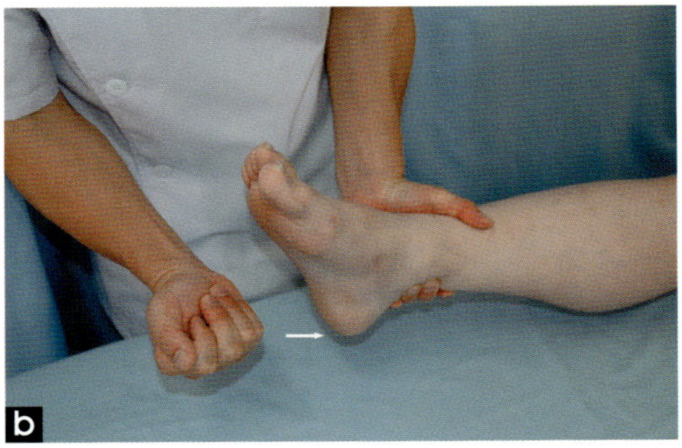


b. 실제 방법을 나타낸다. 타격 방향을 안에서 밖, 또는밖에서 안으로 방향을 바꾸어 하고, 전달되는 통증 유무를 확인한다.

### 의 의

발바닥에서 장축 방향의 타격으로 전달되는 통증이 있으면 고관절 범위, 특히 대퇴골 경부 골절을 의심한다.

**● 전달되는 통증(介達痛)**

전달되는 통증을 호소한 경우, 관절 병변, 또는 골절을 의심하지만, 골절이 있어도 전달되는 통증이 보이지 않는 경우가 있으므로 주의를 한다.

## 4 오버 검사(Ober's test)

### 방 법

① 환측을 위로 한 측와위로 한다. ② 수동적으로 고관절을 외전・신전위로 한다. ③ 손을 천천히 뗀다. ④ 하지가 떨어지지 않는다.

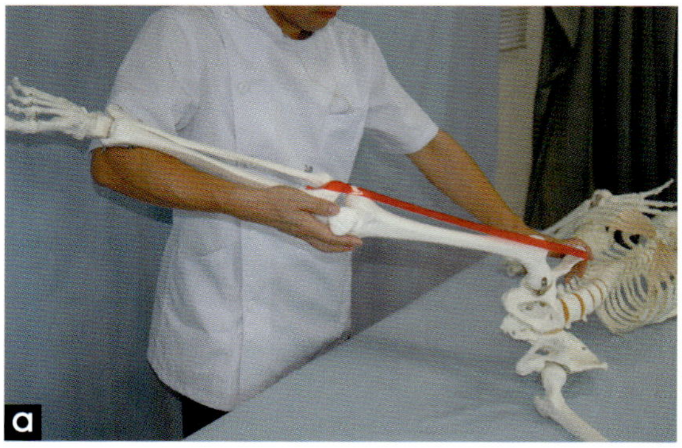

a. 환측을 위로 한 측와위에서 수동적으로 고관절을 외전 · 신전위로 유지한다.

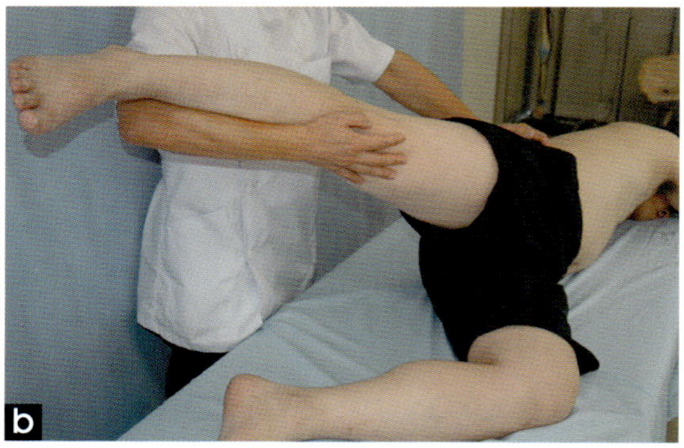

b. 체표에서 이 자세를 나타낸다.

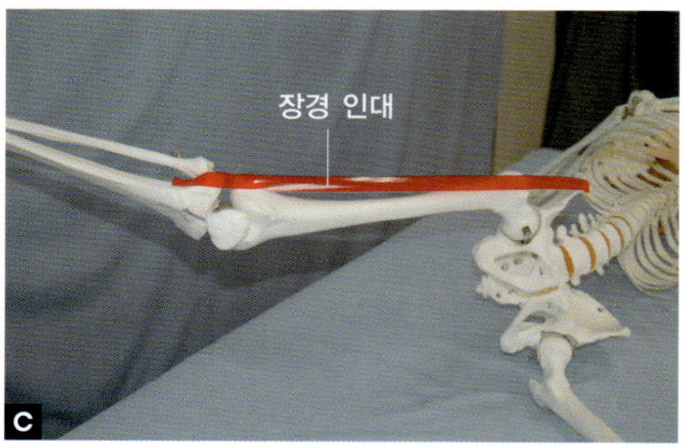


c. 손을 떼도 하지가 내려가지 않는다.

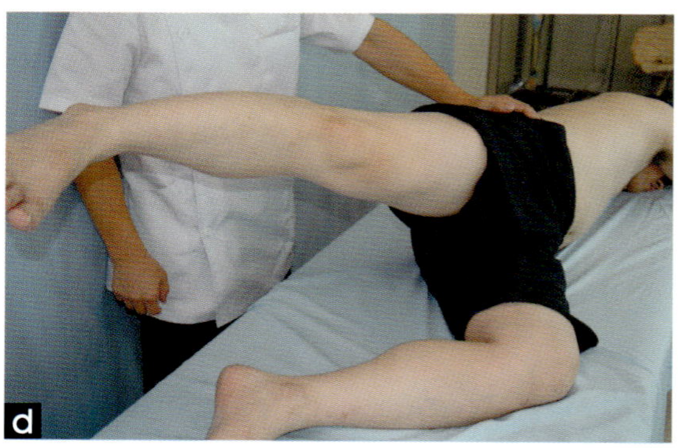

d. 체표에서 이 모습을 나타낸다.

## 의 의

이 검사가 양성인 경우, 장경 인대의 단축을 의심한다.

참고문헌 Ober FB : The role of iliotibial band and fascia lata as a factor in the causation of low-back disabilities and sciatica. J Bone Joint Surg **18-A** : 105-110, 1936

**● 장경 인대**

고관절 외전 · 신전위는 장경 인대가 가장 단축된 자세이고, 단축이 있으면 이 자세에서 아래쪽으로 내려오기 어려워진다. 장경 인대는 대퇴 근막 장근과 대둔근의 천층 섬유로 구성되지만, 단축은 주로 대퇴 근막 장근의 영향에 의한다.

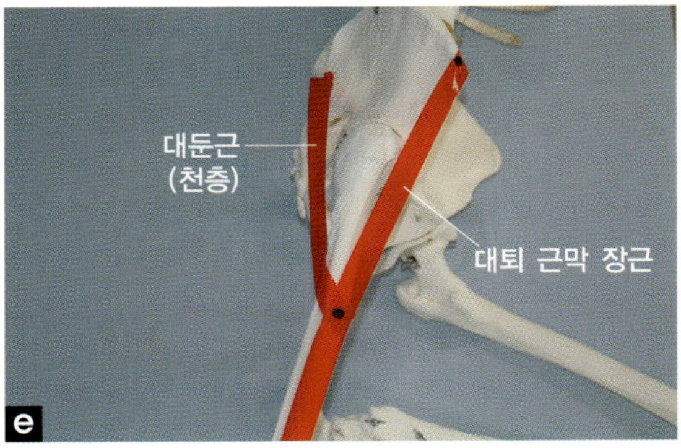


e. 장경 인대는 전방의 대퇴 근막 장근과 후방의 대둔근(천층 섬유)으로 구성되어 거디 결절(Gerdy's tubercle)(경골 외과)에 부착한다.

## 5 토마스 검사(Thomas' test)

### 방 법

① 앙와위로 한다. ② 건강한 쪽의 슬관절을 최대로 굴곡한다. ③ 신전되어 있던 환측의 하지가 뜬다.

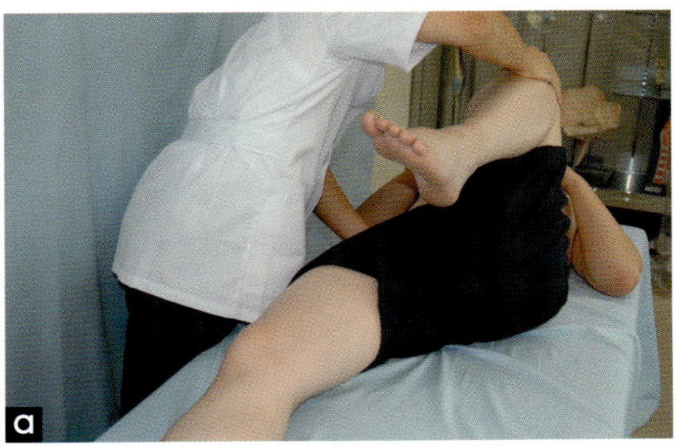


a. 앙와위로 하고, 건강한 쪽의 슬관절을 최대로 굴곡한다.

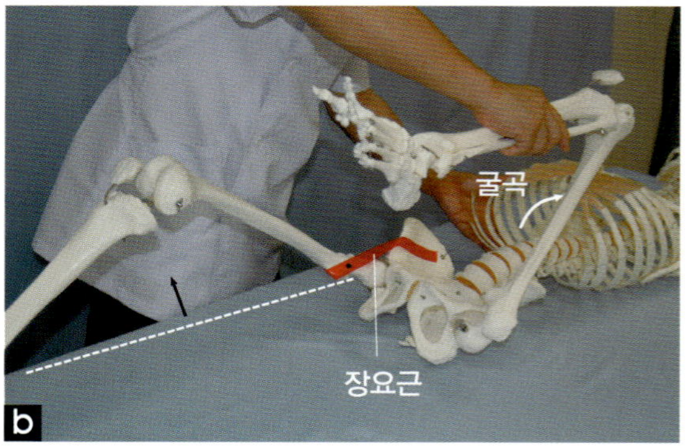


b. 신전되어 있던 환측 하지가 뜬다.

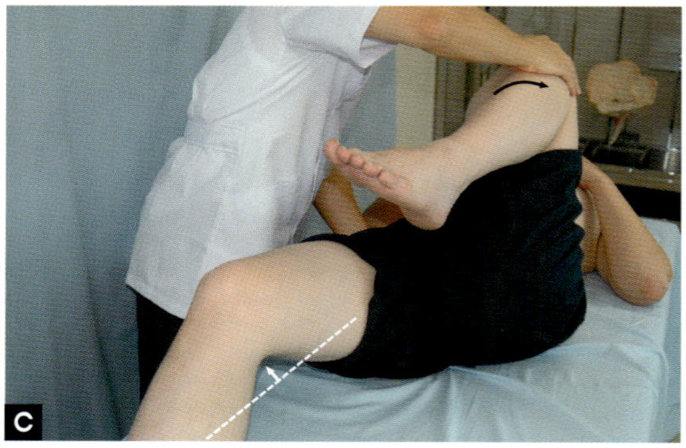


c. 체표에서 이 모습을 나타낸다.

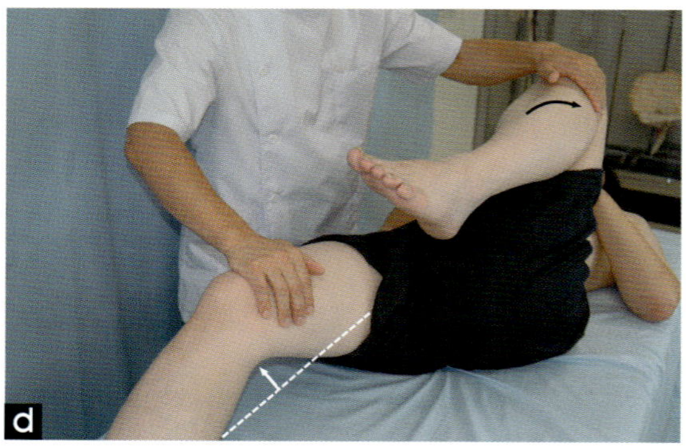


d. 환측 하지를 가볍게 누르면, 굴곡 방향으로 저항을 느낀다.

## 의 의

이 검사가 양성인 경우, 장요근의 단축 또는 요추의 전만을 의심한다.

참고문헌 Hoppenfeld S : Physical Examination of the Spine and Extremities. Appleton-Century-Crofts, New York, p127, 1976

**● 하지가 뜬다**

장요근이 단축되어 있으면, 건강한 쪽 하지를 굴곡하여 골반이 뒤로 기울고, 그 연동작용으로 장요근이 대퇴골을 굴곡시킨다.

**● 저항을 느낀다**

환측 하지가 뜨는 것을 확인하고 나서, 환측 하지를 아래쪽으로 누르면 그 단축에 대응한 저항을 손으로 느낄 수가 있다.

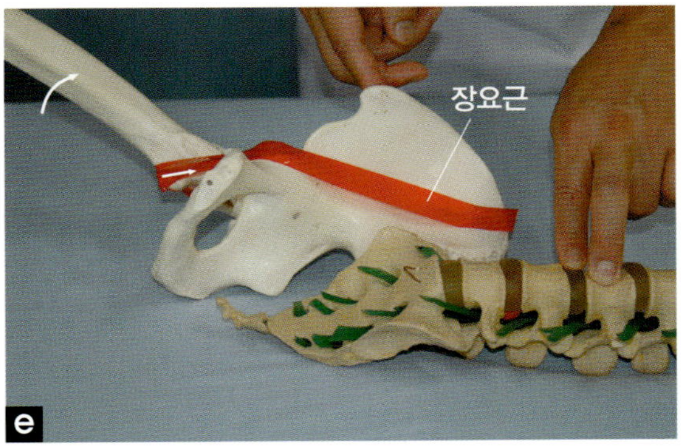


e. 장요근은 요추(생략)와 장골와에서 기원하고, 장치 융기에서 각도를 바꾸어 소전자에 닿는다. 따라서 골반과 장요근을 사이에 둔 대퇴골 사이에는 서로 강한 영향력을 가진다고 할 수 있다.

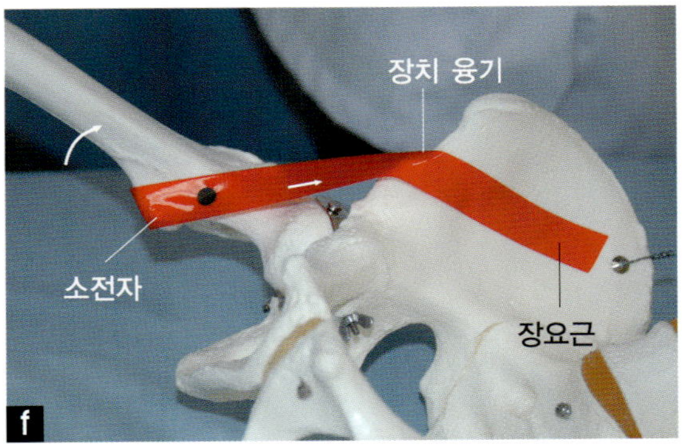


f. 장요근의 주행을 확대하여 나타낸다.

## 6 트렌델렌버그 검사(Trendelenburg's test)

### 방 법

① 환측 하지로만 서게 한다. ② 골반은 건강한 쪽으로 기운다. ③ 체간을 환측으로 기울여 균형을 유지한다.

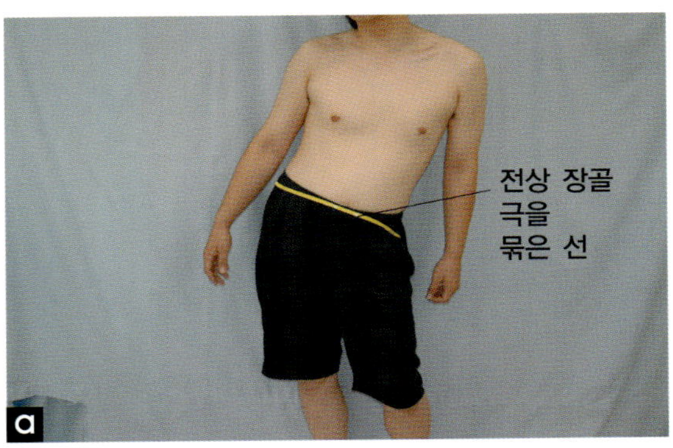


a. 환측 하지(좌측)로만 서게 한다. 골반은 건강한 쪽으로 기운다.

### 의 의

이 검사가 양성인 경우, 중둔근 마비, 발달성 고관절 탈구, 내반고를 의심한다.

참고문헌 Hoppenfeld S : Physical Examination of the Spine and Extremities. Appleton-Century-Crofts, New York, p127, 1976
Trendelenburg F : Dtsch Med Wochenschr **21** : 21-4 (R.S.M. Translation), 1985

**● 골반은 건강한 쪽으로 경사**

중둔근은 입위 시에 좌우 골반의 안정성에 작용한다. 만약 중둔근이 정상으로 작용하지 않으면 골반의 유지가 곤란하게 되고, 반대측(이 경우, 건강한 쪽)으로 기울어진다.

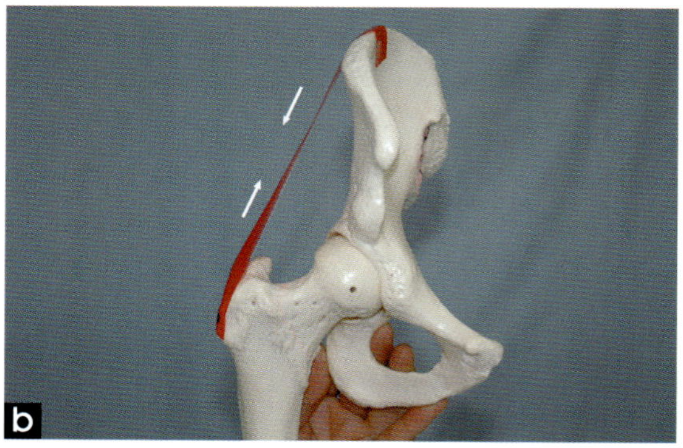


b. 장골 능에서 대전자에 정지하는 중둔근을 나타낸다. 정상에서는 골반이 기울어지는 경우가 없다.

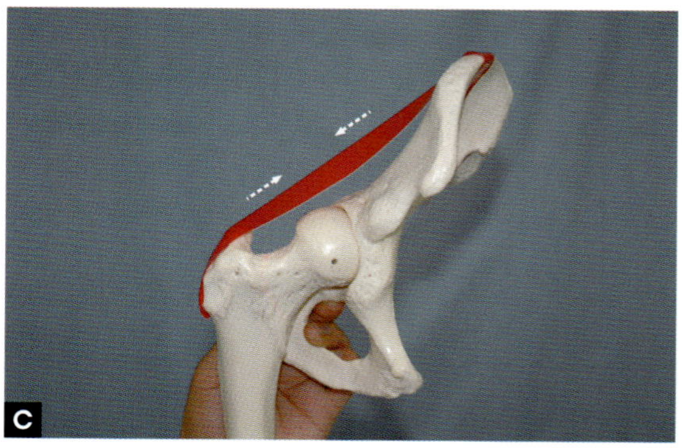


c. 중둔근이 작용하지 않을 때, 골반의 지지가 불가능해 진다. 결과적으로 골반은 건강한 쪽으로 기울어지지만 대상 동작으로 체간을 환측으로 넘기고, 균형을 취하려고 한다. 이 검사가 양성이 되는 것은 중둔근 마비, 선천성 고관절 탈구, 내반고 등을 들 수 있다.

## 7 패트릭 검사(Patrick's test)

### 방 법

① 앙와위로 한다. ② 환측 하지를 구부려 건측 무릎 위에 올린다. ③ 반대측 골반을 고정한 채 환측 하지를 아래쪽으로 서서히 누른다. ④ 환측 고관절에 운동범위 제한과 통증을 호소한다.

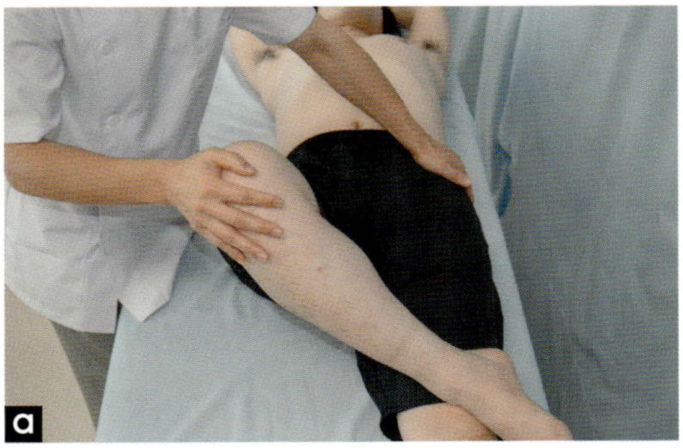

a. 환측 하지를 구부려 건강한 쪽의 무릎 위에 올린다.

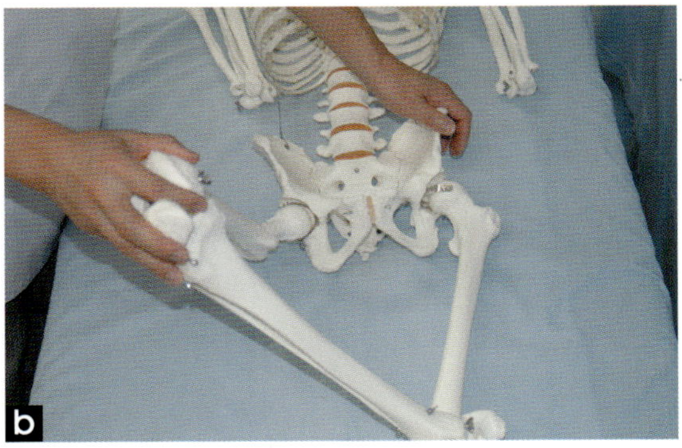

b. 뼈대로 이 모습을 나타낸다.

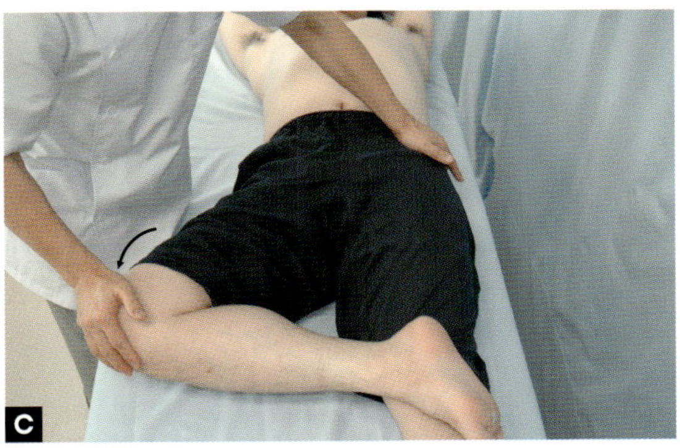

c. 반대측 골반을 고정한 채 환측 하지를 아래쪽으로 서서히 누른다.

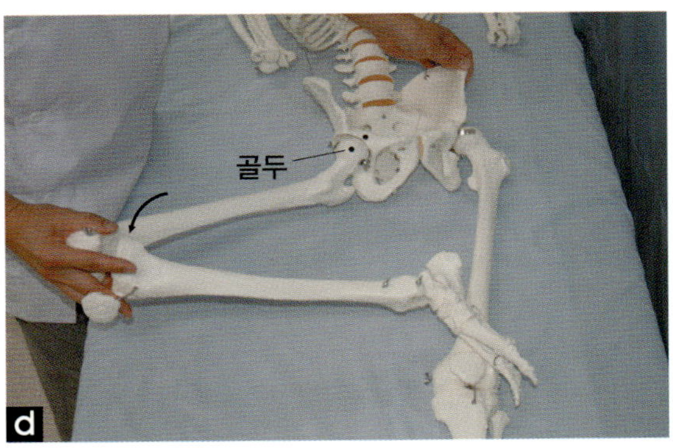


d. 이때 고관절부에서 골두가 압박되므로, 통증을 보이면 양성으로 한다.

## 의 의

고관절의 굴곡, 외전을 강제함으로써 통증이 발생하면 양성으로 한다. 고관절 내의 활막염, 고관절염, 고관절증을 의심한다.

참고문헌 Patrick HT : Brachial neuritis and sciatica. J Am Med Assoc **69** : 2176-2179, 1917

### ● 운동범위 제한과 통증

고관절염, 고관절증이 있으면 고관절 기능이 불충분하게 되므로 양반다리 자세가 불가능하고, 또 운동통이 발생하게 된다.

# IX 슬관절

1. 대퇴골 내상과(epicondylus medialis femoris)
2. 대퇴골 외상과(epicondylus lateralis femoris)
3. 슬개골 첨(apex patellar)
4. 경골 내과(medial condyle of tibia)
5. 경골 외과(lateral condyle of tibia)
6. 경골 조면(tubersity of tibia)
7. 비골 두(head of fibula)
8. 관절낭(articular capsule)
9. 슬개 대퇴 관절(patellofemoral joint)
10. 경골 대퇴 관절(articulation coxae of tibia)
11. 슬개 인대(patellar ligament)
12. 전방 돌기(anterior process)
13. 내측 관절면(lateral articular surface)
14. 외측 관절면(medial articular surface)
15. 대퇴 경골 각(femur-tibia angle)
16. Q각
17. 슬개하 지방체(infrapatellar fat pad)
18. 외측 측부 인대(lateral collateral ligament)
19. 내측 측부 인대(medial collateral ligament)
20. 전방 십자 인대(anterior cruciate ligament)
21. 후방 십자 인대(postrior cruciate ligament)
22. 내측 반월상 연골(medial meniscus)
23. 외측 반월상 연골(lateral meniscus)
24. 봉공근(sartorius muscle)
25. 박근(gracilis muscle)
26. 반건양근(semitendinous muscle)
27. 반막모양근(semimembranous muscle)
28. 장경 인대(iliotibial tract)
29. 거위발 점액낭(pes anserine bursa)
30. 대퇴 이두근(biceps femoris muscle)
31. 슬개골 기저(base of patella)
32. 대퇴 사두근(quadriceps femoris muscle)
33. 슬와근(popliteus muscle)
34. 비복근(gastrocnemius muscle)
35. 슬와부 근육군(hamstring muscle)
36. 슬와 동맥(popliteal artery)
37. 슬와 정맥(popliteal vein)
38. 경골 신경(tibial nerve)

# 슬관절의 특징

하나의 관절강, 2개의 관절[슬개 대퇴 관절(patellofemoral joint), 경골 대퇴 관절(articulation coxae of tibia)], 3개의 기능(굴곡-신전, 내전-외전, 내회전-외회전)을 이해한다.

## 시진, 촉진

### 1. 전방

#### 1 정적 관찰

**골 지표를 이해한다**

슬관절의 골 지표가 되는 부위를 확인한다. 대퇴골 내상과(epicondylus medialis femoris)(1) · 외상과(2), 슬개골 첨(apex patellar)(3), 경골 내과(4) · 외측과(5), 경골 조면(tubersity of tibia)(6), 비골 두(head of fibula)(7) 등이다.

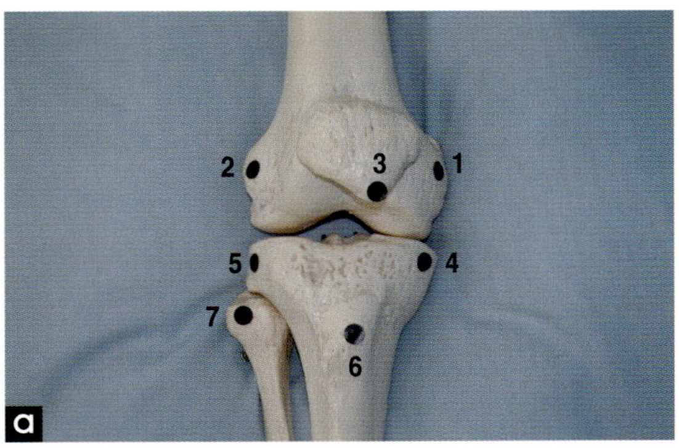


a. 슬관절 주위의 골 지표를 나타낸다.

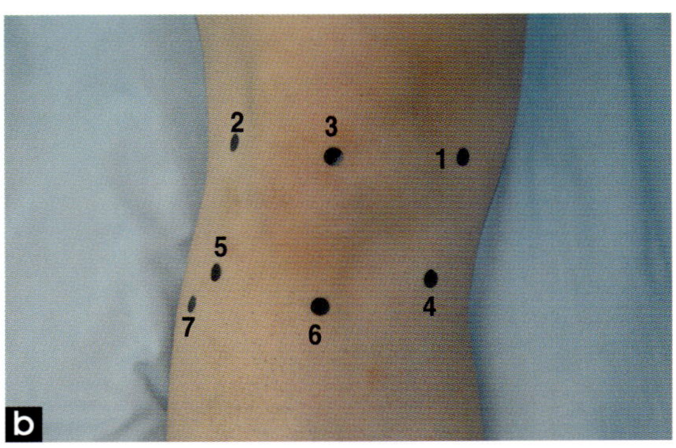


b. 체표에서 본 골 지표의 위치를 나타낸다.

## ○○ 하나의 관절낭과 2개의 관절면을 이해한다 ○○

관절낭 자체는 복잡한 구조를 나타낸다. 전면에서는 내 · 외 상과를 제외한 관절면을 포함한 영역이고, 후면에서는 양 과의 관절면을 덮게 된다. 경골에서는 전후면 함께 연골 경계의 바로 근위가 된다.

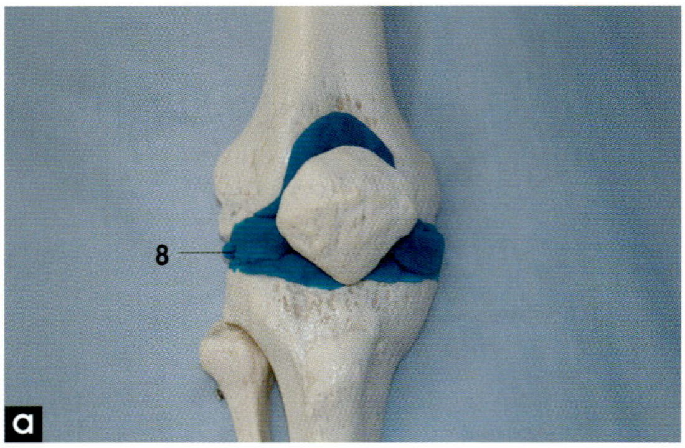


a. 슬관절 전면에서 본 관절낭(8)의 위치와 형태이다.

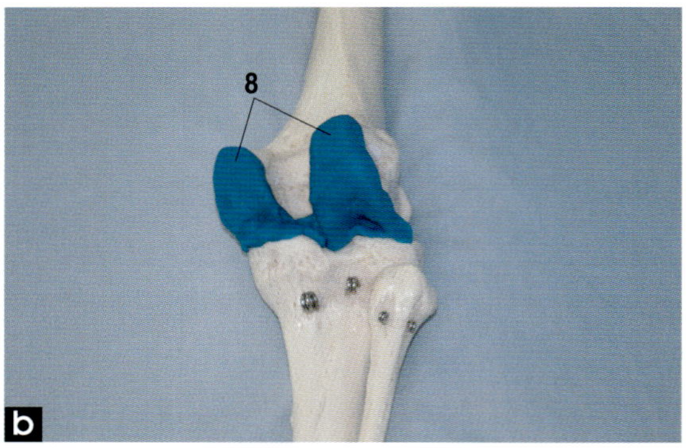


b. 슬관절 후면에서 본 관절낭(articular capsule)(8)의 위치와 형태이다.

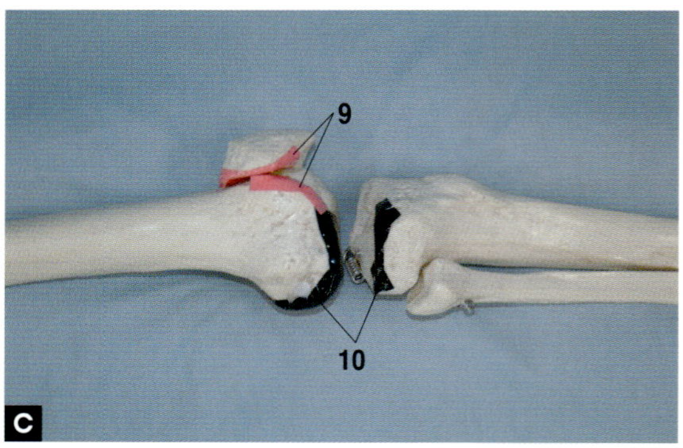


c. 슬관절의 2개 관절인 슬개 대퇴 관절(9), 경골 대퇴 관절(10)을 나타낸다.

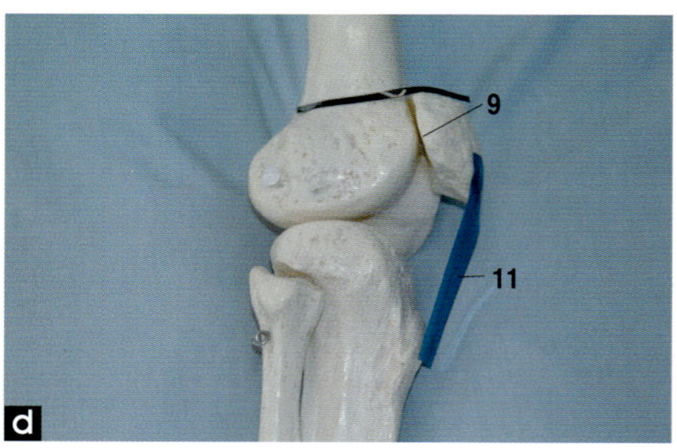


d. 측면에서 본 슬개 대퇴 관절(9)을 나타낸다. 슬개 인대(11)에 의해 슬개골은 높이가 일정 하므로, 슬관절 신전위에서 슬개골은 대퇴골 슬개면에 존재한다. 선은 슬개골 기저의 위치를 나타낸다.

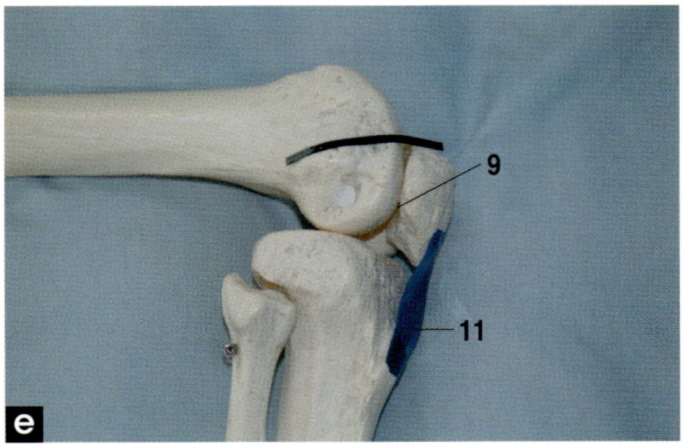


e. 측면에서 본 슬개 대퇴 관절(9)을 나타낸다. 슬개 인대(patellar ligament)(11)에 의해 슬개골은 높이가 일정하므로, 슬관절 굴곡 시 슬개골은 대퇴골 과간와에 들어간다. 선은 슬개골 기저(base of patella)의 위치를 나타낸다.

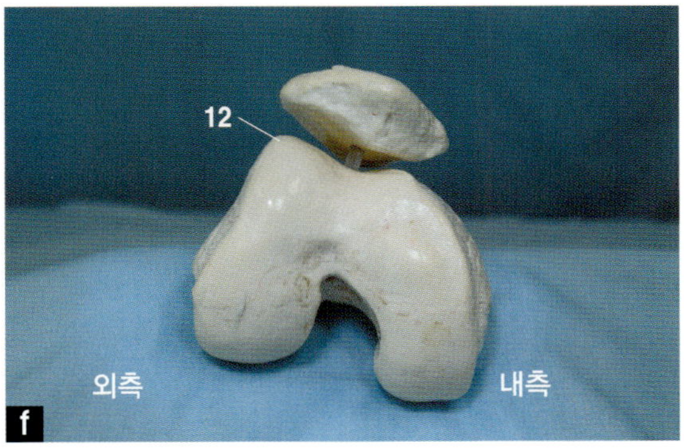


f. 축사 방향에서 슬개 대퇴 관절(9)을 본다. 대퇴골은 외측에서 전방 돌기(anterior process)(12)(사진에서는 좌측)의 형태이고, 슬개골은 이 경사에 적합한 형태가 된다.

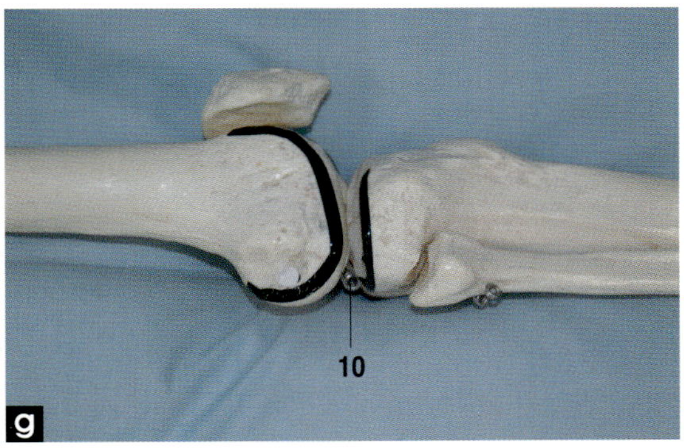


e. 외측에서 본 경골 대퇴 관절(10)의 형태를 나타낸다.

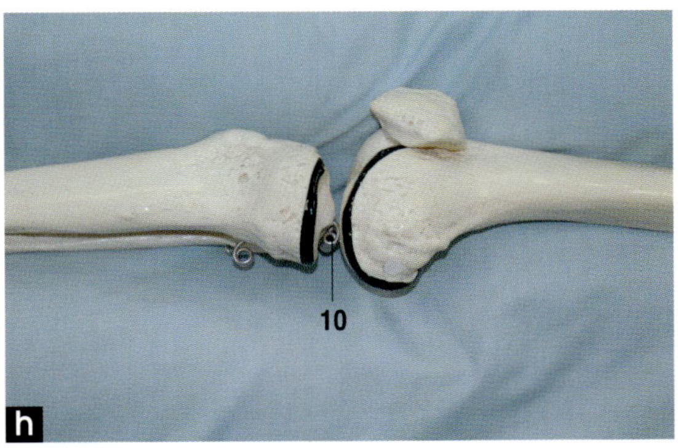


h. 내측에서 본 경골 대퇴 관절(10)의 형태를 나타낸다.

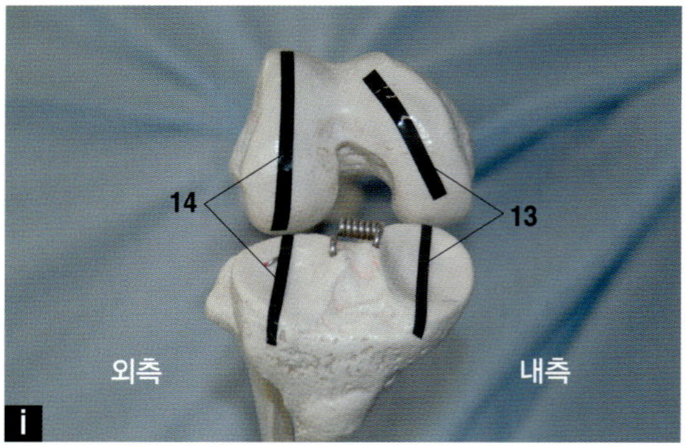


i. 축사 방향에서 본 경골 대퇴 관절의 형태를 나타낸다. 내측 관절면(lateral articular surface)(13)과 외측 관절면(medial articular surface)(14)의 형태 차이를 확인한다.

### ● 슬관절 전면

슬관절의 전면에서 활막과 섬유막 사이에 지방이 채워져 있다. 이 부분을 슬개하 지방체라고 하며 활막 주름(synovial fold)에까지 미치는 크기다(247쪽 참조).

### ● 슬개 대퇴 관절

슬관절의 굴곡 시 슬개 대퇴 관절은 슬개골과 슬개 인대가 경골 조면에 고정되어 있다고 생각하면, 대퇴골이 슬개골 주위로 유도되면서 회전한다고 생각된다(d, e). 최종 굴곡에서 슬개골은 대퇴골과간와에 흡수되어 안정된다.

### ● 경골 대퇴 관절

경골 대퇴 관절(10)은 내측 구획과 외측 구획으로 나누어진다. 각각 독립된 움직임을 하고 있는데, 그 이유는 경골 대퇴 관절의 내측 관절면(13)과 외측 관절면(14)에서는 관절 구조가 다르기 때문이다. 또한 경골 관절면의 전후 방향의 길이에 대하여 대퇴골 관절면이 약 2배 길기 때문에 운동 시에서는 구르기 운동, 미끄러짐 운동 등 복합운동이 필요하다.

### ● 외측에서 본 경골 대퇴 관절

외측에서 보아 경골 대퇴 관절은 볼록, 대퇴골 관절면도 평탄한 볼록을 띤다. 따라서 볼록면간의 움직임으로 그 가동성은 커진다(g).

### ● 내측에서 본 경골 대퇴 관절

내측에서 보아 경골 대퇴 관절은 오목, 대퇴골 관절면은 더욱 둥그스름한 볼록을 띤다. 따라서 오목과 볼록면 간의 움직임으로서의 안정성은 얻어지지만, 그 가동성은 적어진다(h).

### ● 축사 방향에서 본 경골 대퇴 관절

대퇴 관절면과 경골 관절면을 본 경우, 외측에서 양자는 거의 직선위에 있지만, 내측에서는 대퇴골과는 내측 방향으로 각도를 넓히고 있다. 이것은 하퇴가 회전을 하는 데 도움이 된다(i).

## 대퇴 경골 각과 Q각

이미 소개하였으므로 사진만 소개한다.

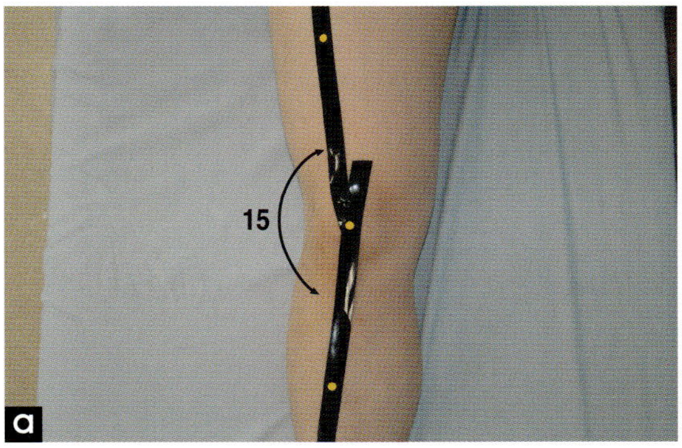


a. 체표에서 대퇴 경골 각(thigh-tibia angle)(15)을 나타낸다.

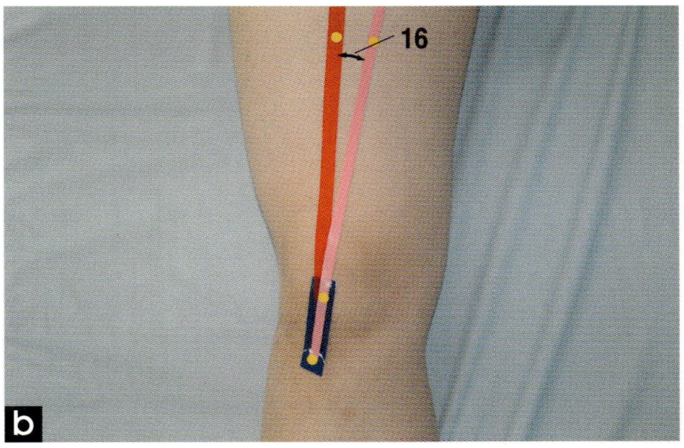


b. 체표에서 Q각(16)을 나타낸다.

## 관절낭과 슬개하 지방체를 이해한다

슬관절 전면에서 관절낭(8)은 양과 관절면과 슬개골 후면을 덮고 있다. 특히 전면에서 활막과 섬유막 사이에 지방이 채워져 있고, 이 부분을 슬개하 지방체(17)라고 한다. 지방은 활막 주름에까지 미쳐 있다.

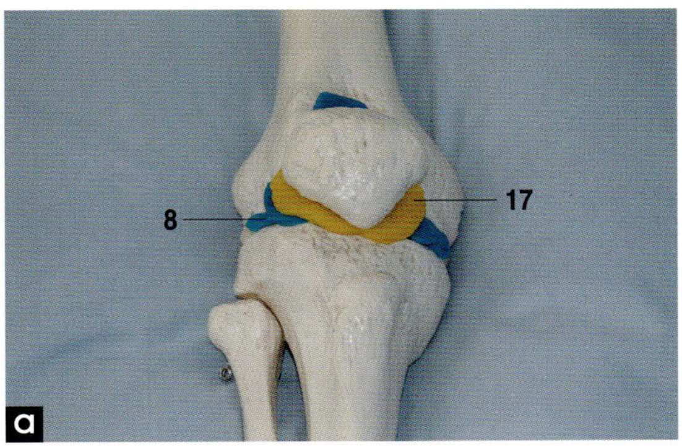


a. 전방에서 관절낭(8)과 슬개하 지방체(infrapatellar fat pad)(17)를 관찰한다.

## 인대를 이해한다

슬관절 주위의 인대는 외측에 외측 측부 인대(lateral collateral ligament)(18), 내측에 내측 측부 인대(medial collateral ligament)(19)가, 또 관절(섬유막) 내에는 전방 십자 인대(anterior cruciate ligament)(20), 후방 십자 인대(postrior cruciate ligament)(21)가 존재한다.

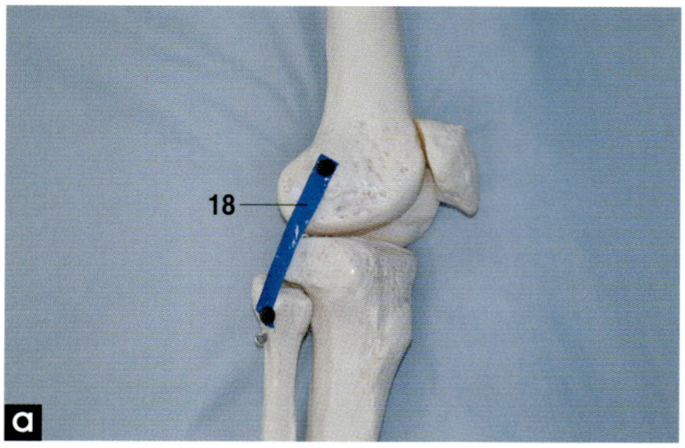


a. 외측에서 본 외측 측부 인대(18)를 나타낸다.

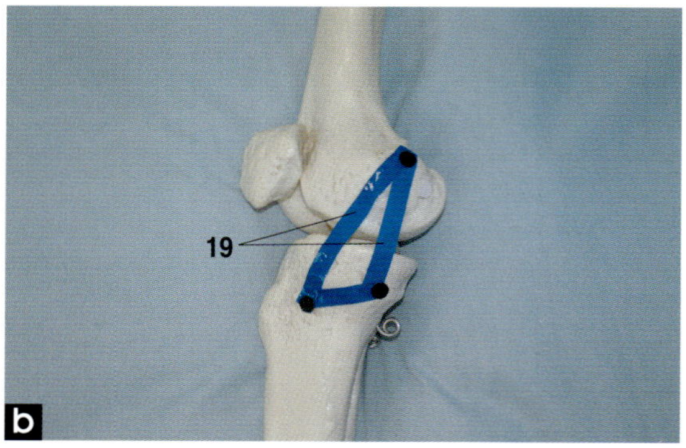


b. 내측에서 본 내측 측부 인대(18)를 나타낸다.

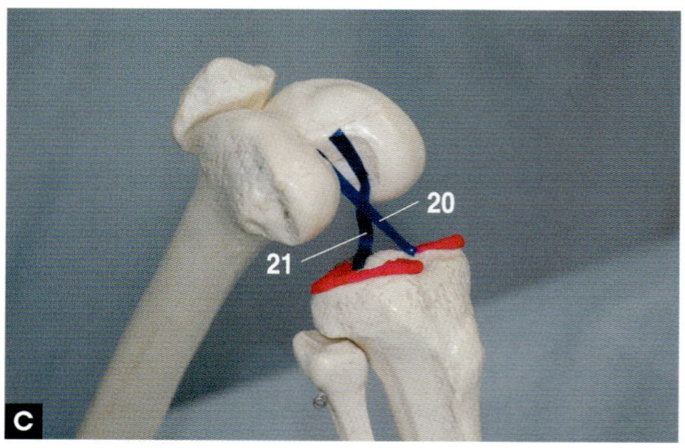


c. 전방 십자 인대(20), 후방 십자 인대(21)를 나타낸다.

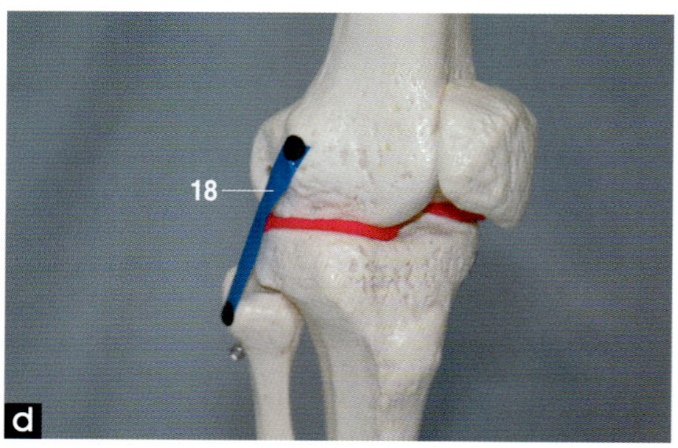


d. 슬관절을 외측에서 본 것으로, 외측 측부 인대(18)는 대퇴골에 대하여 후방으로 기운다.

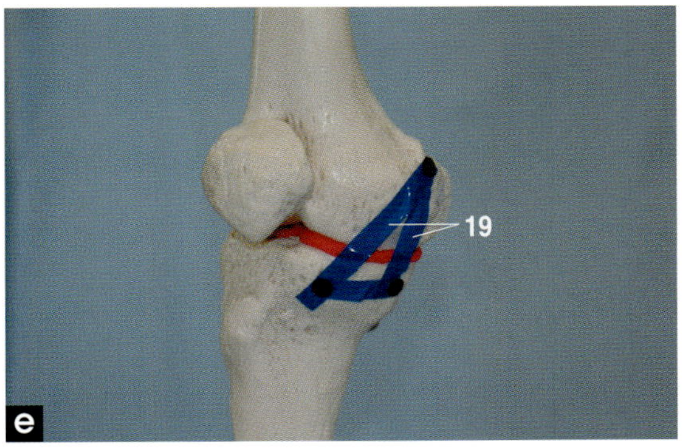


e. 슬관절을 내측에서 본 것으로, 내측 측부 인대(19)는 대퇴골에 대하여 전방으로 기운다.

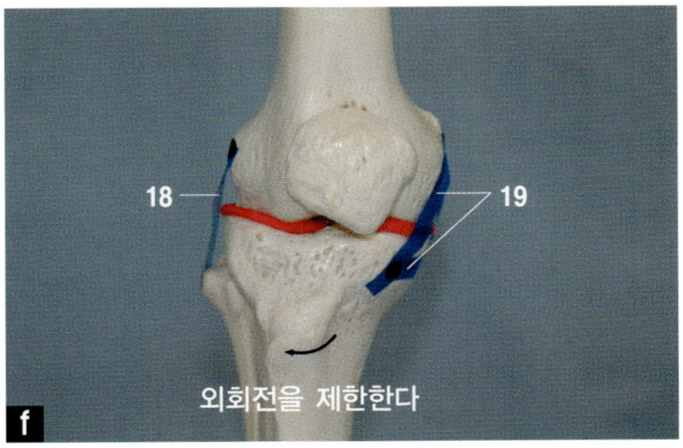


f. 양 인대(18)(19)는 슬관절의 측면동요와 동시에 하퇴 외회전을 제한하는 것을 이해할 수 있다.

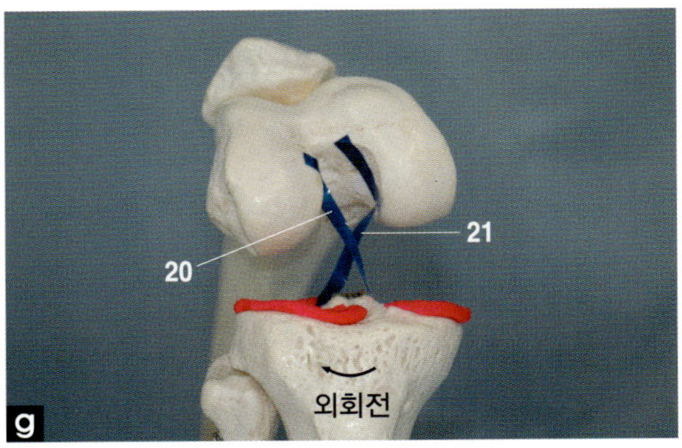


g. 하퇴 외회전 시의 전방 십자 인대(20), 후방 십자 인대(21)를 나타낸다. 외회전에서 양 인대의 부착간의 거리가 짧아지고, 양 인대는 이완한다.

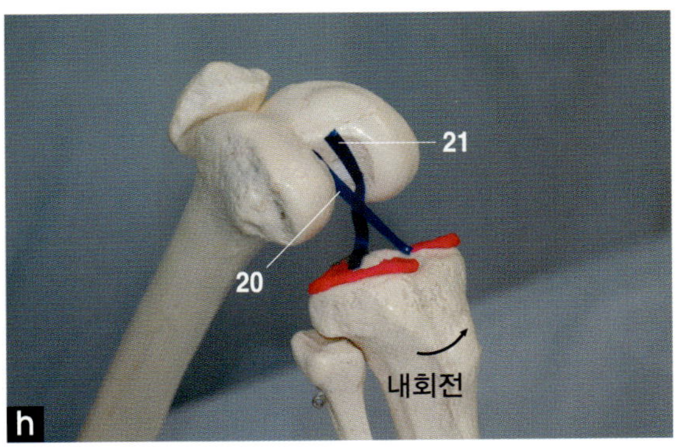


h. 하퇴 내회전 시의 전방 십자 인대(20), 후방 십자 인대(21)를 나타낸다. 내회전에서 양 인대의 부착간의 거리가 길어짐과 동시에 서로 얽힘으로써 긴장하고, 관절면을 안정시킨다.

### ● 외측 · 내측 측부 인대

양 인대의 주행은 대퇴골에 대하여 외측 측부 인대(18)는 후방으로, 내측 측부 인대(19)는 전방으로 기운다. 이 주행은 대퇴골에 대하여 하퇴의 외회전을 제한하는 작용을 한다. 즉 양 인대는 슬관절의 측면 동요와 동시에 하퇴의 외회전을 제한하는 것이 된다.

**● 전방 · 후방 십자 인대**

전방 십자 인대(20)는 경골의 전과간구에서 외후방으로 뻗고 대퇴골 외측과의 내측면에 닿는다. 후방 십자 인대(21)는 경골의 후과간구에서 내전방으로 뻗고 대퇴골 내측과의 외측면에 닿는다. 양 인대는 슬관절의 굴신 운동에 따른 하퇴 회전 시에 관절면의 접촉 유지 역할을 한다.

### ●● 반월상 연골을 이해한다 ●●

내측 반월상 연골(medial meniscus)(22), 외측 반월상 연골(lateral meniscus)(23)은 관절면의 부적합을 보충하고, 하중 분산을 하는 역할을 한다. 일반적으로 내측은 C자형, 외측은 O자형으로 표현되고, 면적에서도 내측 반월상 연골이 약 1.5배 크다. 반월상 연골은 경골의 관절면에 고정되고, 대퇴골의 움직임에 따라 그 형태가 바뀐다.

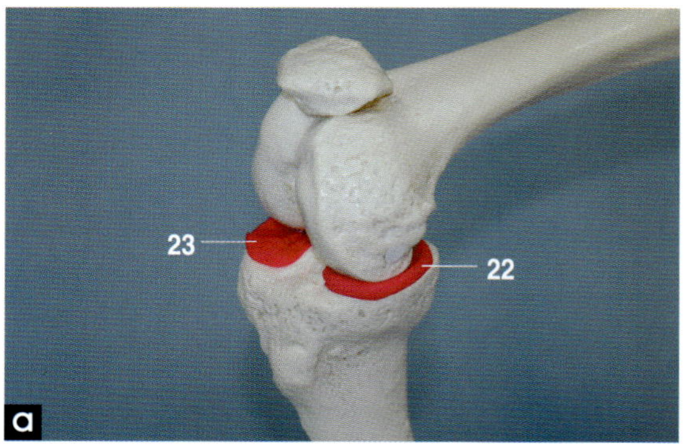


a. 반월상 연골을 내측에서 본 형상이다.

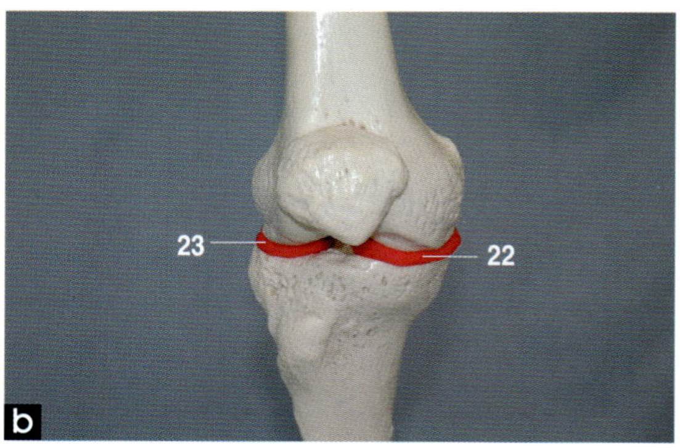


b. 반월상 연골을 전방에서 본 형상이다.

## 2 동적 관찰

### ●● 슬관절에서 내측 · 외측 지지기구를 이해한다 ●●

내측은 내측 측부 인대(19)와 4개의 근[봉공근(24), 박근(25), 반건양근(26), 반막모양근(27)]이고, 외측은 외측 측부 인대(18), 장경 인대(28)와 대퇴 이두근(30)으로 지지된다.

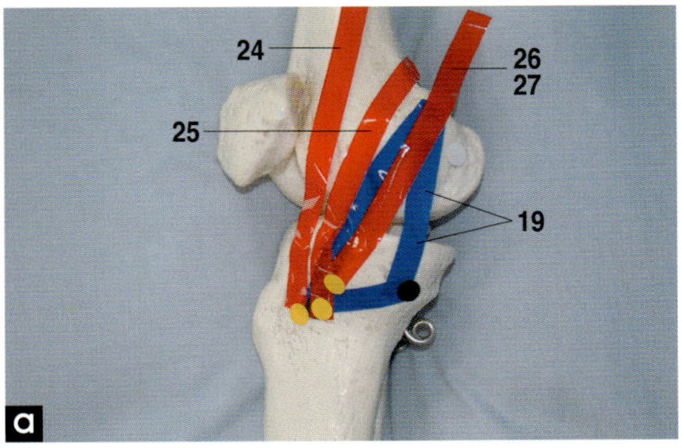


a. 슬관절을 내측에서 본 것이다.

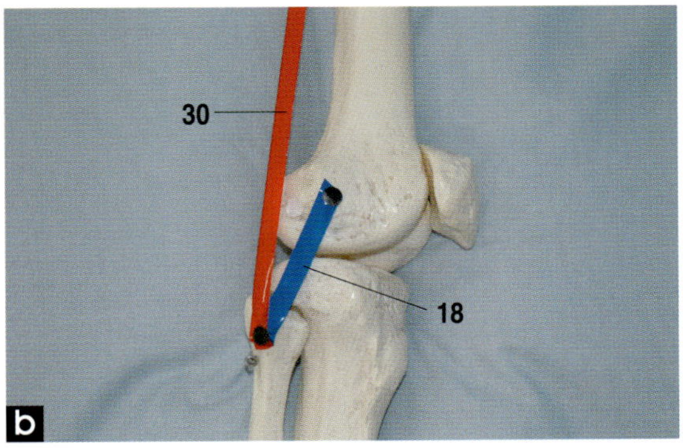


b. 슬관절을 외측에서 본 것이다.

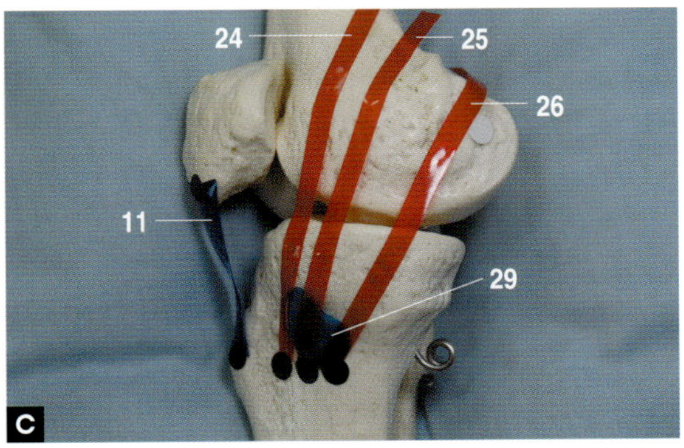


c. 얕은 거위발 부분의 위치를 나타낸다. 슬개골과 경골 간에는 슬개 인대(11)를 관찰할 수 있다. 또 거위발에는 거위발 점액낭(pes anserine bursa)(29)이 있고, 임상상 염증을 보이는 경우가 있다.

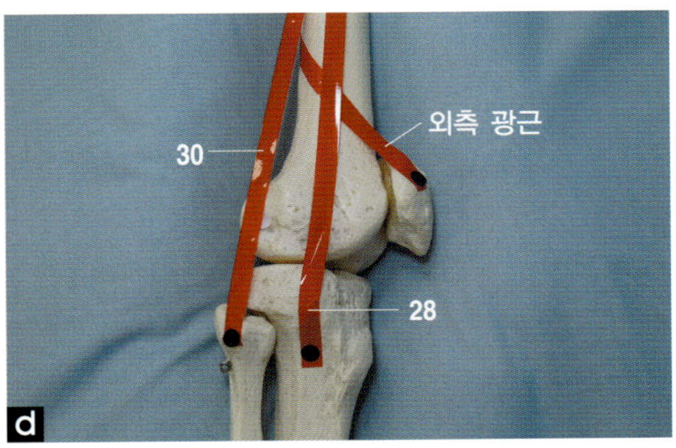


d. 장경 인대(28)는 경골 외과(lateral condyle of tibia)의 Gerdy결절에 대하여 안정장치(stabilizer)로서의 기능을 가진다. 임상적으로는 장경 인대(28)가 대퇴골 외측과와의 사이에서 마찰을 반복함으로써 발생하는 장경 인대염이 있다. 대퇴 이두근(30), 장경 인대(28)(대퇴 근막 장근) 등 근에 의한 지지기구를 '동적 안정장치' 라고 하는 것에 대하여, 인대에 의한 지지를 '정적 안정장치' 라고 부른다.

### ● 4개의 근

4개의 근 중 경골 전면부터 봉공근(sartorius muscle)(24), 박근(gracilis muscle)(25), 반건양근(semitendinous muscle)(26)이 나열된다. 이것들을 '얕은 거위발' 이라고 하고, 반막모양근(semimembranous muscle)(27)을 포

함하여 '깊은 거위발' 이라고 한다.

**● 장경 인대(iliotibial tract)**

슬관절 외측을 지지하는 근으로 대퇴 이두근(biceps femoris muscle)(30), 장경 인대(28)(대퇴 근막 장근)가 있어 내반을 억제한다.

## ●● 슬개골 기저, 슬개골 첨(尖)을 이해한다 ●●

슬개골에는 슬개골 기저(31)(상방)와 슬개골 첨(3)(하방)이 있고, 슬개 인대(11)는 슬개골 첨(32)에, 대퇴 사두근(32)은 우선 슬개골 기저(31)에 닿는다. 슬개골 첨(3)에서 경골 조면(6)에 있는 슬개 인대(11)는 임상에서 슬개 인대염(jumper's knee)으로 알려져 있다.

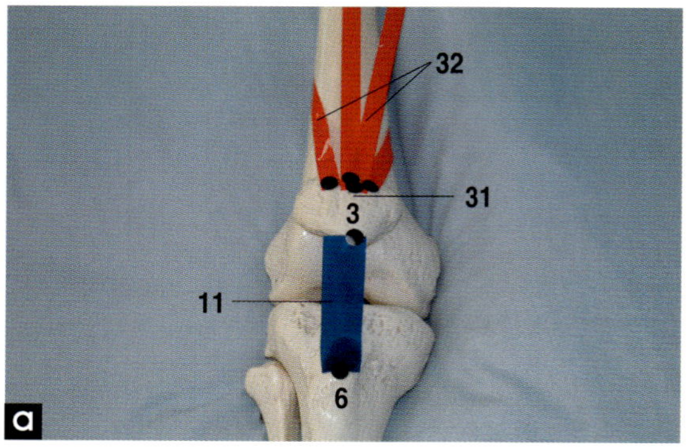


a. 슬개골의 슬개골 기저(31)(대퇴 사두근)와 슬개골 첨(3)(슬개 인대)을 이해한다.

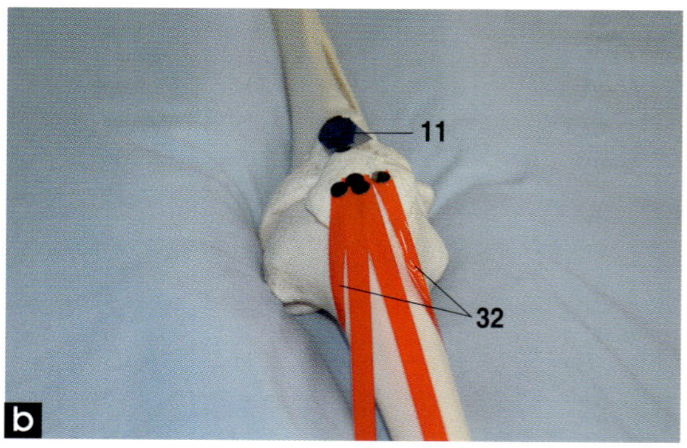


b. 근위에서 슬관절을 관찰한다. 슬개 인대(11)의 방향과 대퇴 사두근(quadriceps femoris muscle)(32)의 4두 방향을 확인한다.

## ●● 반월상 연골 주변 해부와 그 움직임을 이해한다 ●●

반월상 연골은 교원 섬유와 연골 세포로 이루어지고, C자형, O자형이 있다. 대단히 큰 전단력으로 노출되어 있기 때문에, 종횡으로 뻗은 섬유나 방사상으로 달리는 섬유 등으로 구성된다. 또한 외측에 비하여 내측은 더욱 편평하며, 무혈관 상태이다. 외측은 변연 동맥 궁이 있어 반월상 연골의 외측 1/3은 혈관으로부터 영양을 공급받지만, 내측에서는 활액에 의존하고 있다.

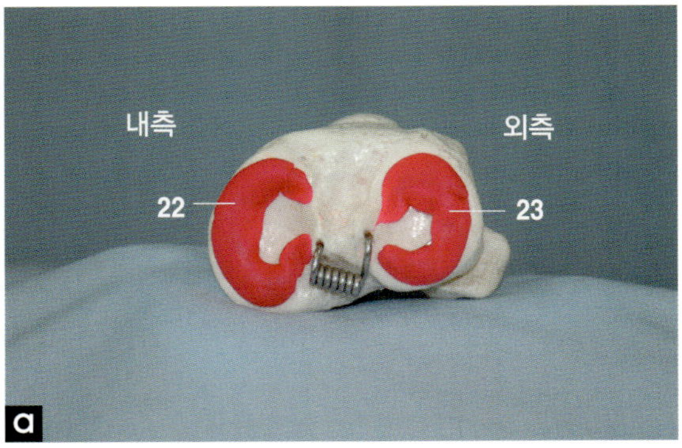


a. 반월상 연골을 위에서 본 것이다. 내측 반월상 연골(22)과 외측 반월상 연골(23)을 나타낸다.

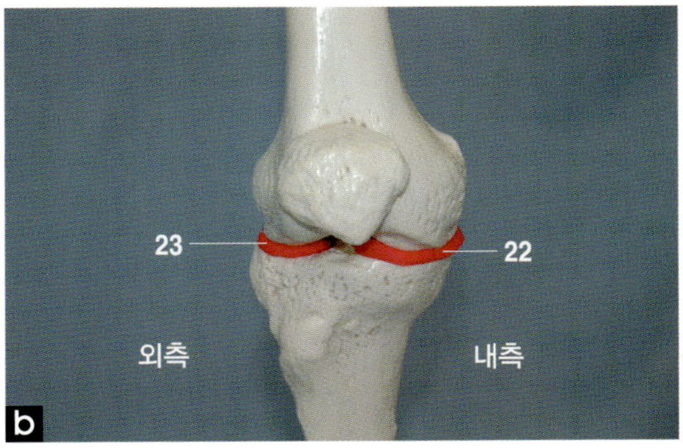


b. 전방에서 본 슬관절 신전 시 반월상 연골의 모습을 나타낸다.

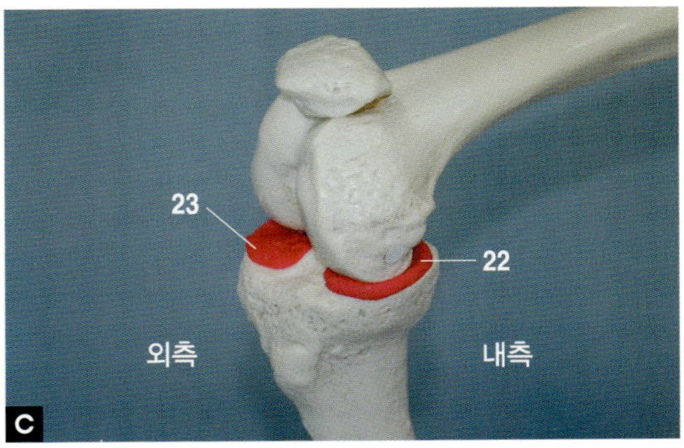


c. 내측에서 본 슬관절 굴곡 시 반월상 연골의 모습을 나타낸다.

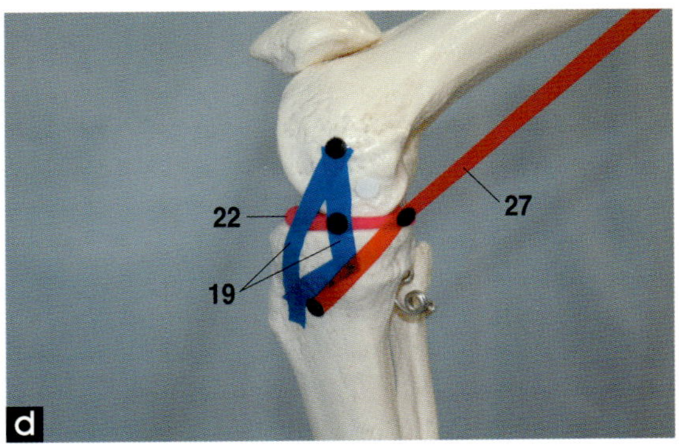


d. 내측에서 본 내측 반월상 연골(22)과 내측 측부 인대(19)의 관계를 나타낸다. 근은 반막모양근(27)이다.

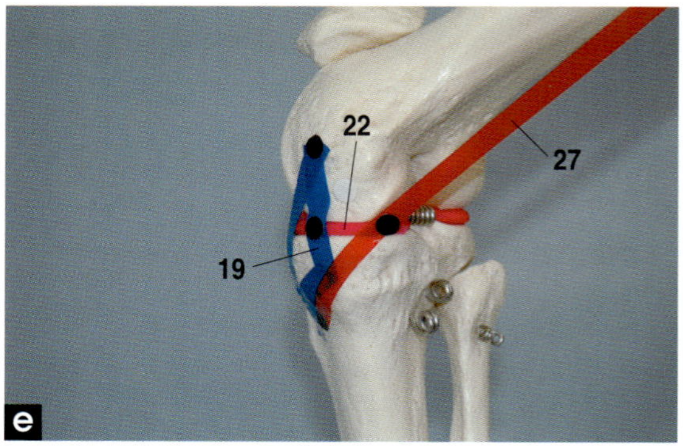


e. 내후방에서 본 내측 반월상 연골(22)과 내측 측부 인대(19)의 관계를 나타낸다. 근은 반막모양근(27)이다.

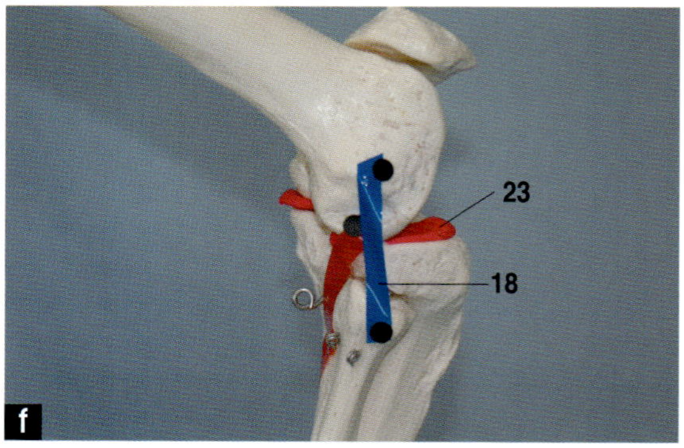


f. 외측에서 본 외측 반월상 연골(23)과 외측 측부 인대(18)의 관계를 나타낸다.

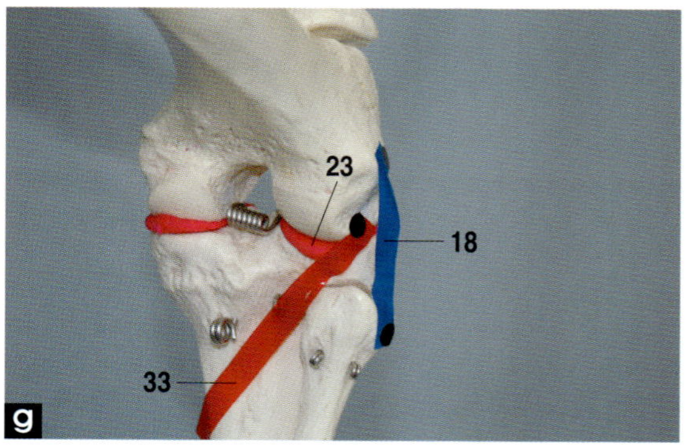


g. 외후방에서 본 외측 반월상 연골(23)과 외측 측부 인대(18)의 관계를 나타낸다. 후방의 근은 슬와근(33)이다.

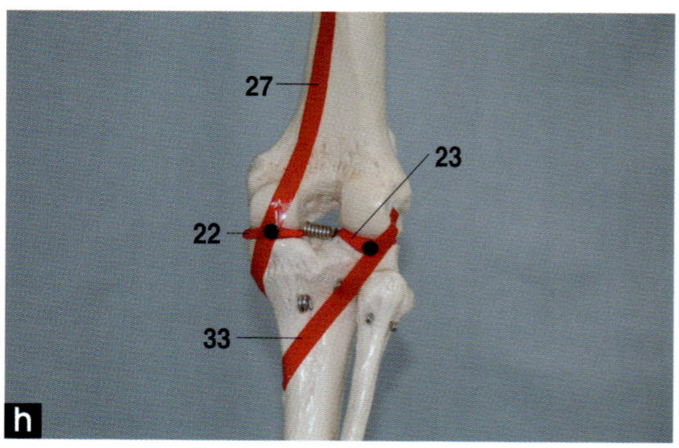


h. 후방에서 본 내측 반월상 연골(22)과 반막모양근(27)의 연결, 외측 반월상 연골(23)과 슬와근(33)의 연결 모습을 나타낸다.

### ● 내측 반월상 연골과 내측 측부 인대

내측 반월상 연골(22)은 관절낭(8)과 주변 전체, 또 내측 측부 인대(19)와도 완전하게 접하고 있다(d). 더욱이 반막모양근(27)이 후방에서 접해 있기 때문에 슬관절 굴곡 시에 내측 반월상 연골(22)은 후방으로 이동한다.

### ● 외측 반월상 연골과 외측 측부 인대

외측 반월상 연골(23)은 관절낭(8)과 전반부분이 접하지만, 외측 측부 인대(18)와는 완전하게 분리되어 있다(g). 한편 슬와근(popliteus muscle)(33)은 외측 측부 인대(18)의 내측을 통하기 때문에 외측 반월상 연골(23)에 접하게 되고(f), 슬관절 굴곡 시에 외측 반월상 연골은 후방으로 이동한다.

# 2. 후방

## 1 정적 관찰

### 골 지표를 이해한다

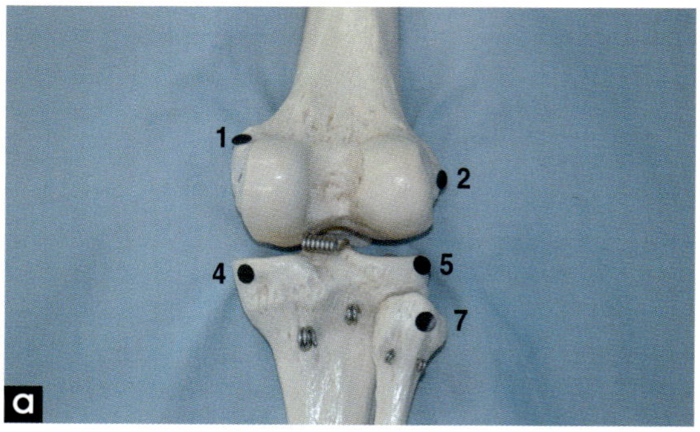


a. 후방에서의 골 지표로 대퇴골 내상과(1) · 외상과(2), 경골 내과(4) · 외측과(5), 비골 두(7)가 있다. 특히 슬와부를 촉진하기 위해서도 이 부위가 필요하다.

## 2 동적 관찰

### 슬와부를 이해한다

대퇴골 양과의 후면에서 기원하는 2두의 비복근(gastrocnemius muscle)(34)(내측두, 외측두), 그리고 경골의 아족과 비골 두에 닿는 슬와부 근육군(hamstring muscle)(35)을 촉진한다. 이 근들로 둘러싸인 슬와에는 슬와 동맥(36) · 정맥(37), 경골 신경(tibial nerve)(38)이 주행한다.

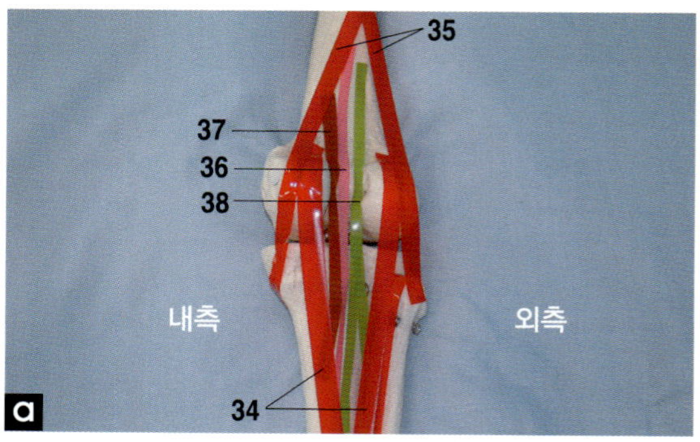


a. 슬관절 후면에는 슬와부 근육군(35)과 2두의 비복근(34)으로 둘러싸인 슬와를 관찰할 수 있다. 슬와는 슬와 동맥(36) · 정맥(37)과 경골 신경(38)을 만져볼 수 있는 중요한 부위이다.

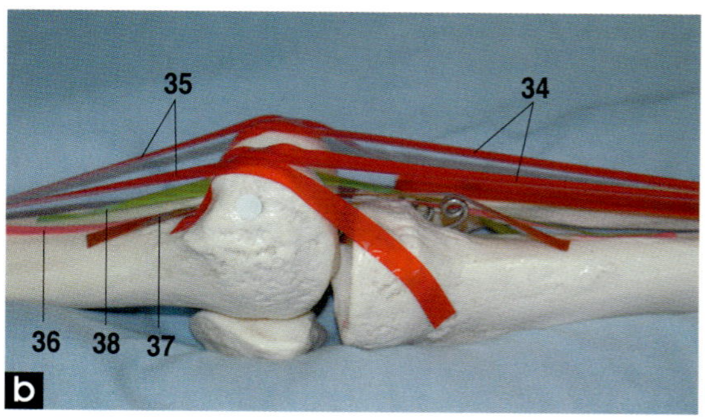


b. 슬와를 구성하는 근과 슬와 동맥(36) · 정맥(37), 경골 신경(38)을 나타낸다.

# 대표적인 검사

## 1 애플리 압박 검사(Apley's compression test)

### (1) 외측 반월상 연골

**방 법**

① 복와위로 한다. ② 환측 슬관절을 90° 굴곡위로 한다. ③ 장축 방향으로 압박하면서 하퇴를 외전한다. ④ 외측에 통증을 호소하는지 확인한다.

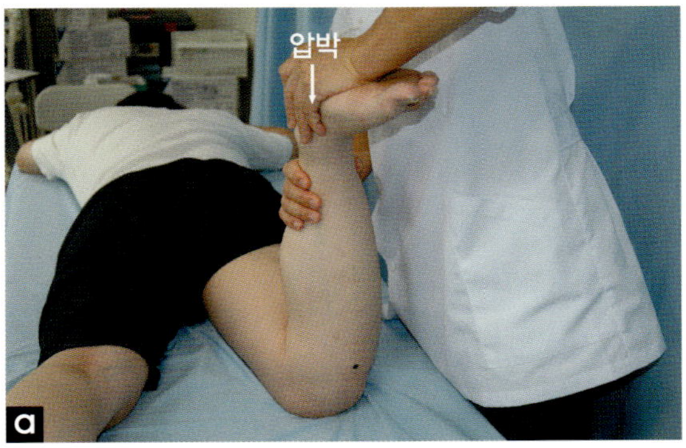


a. 관절면을 향하여 압박을 가한다.

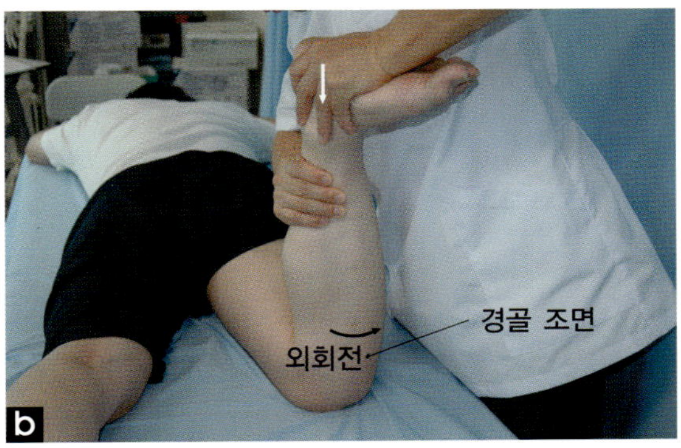


b. 그 상태에서 하퇴를 외회전하였을 때, 외측 반월상 연골에 손상이 있으면 외측에 통증을 호소한다.

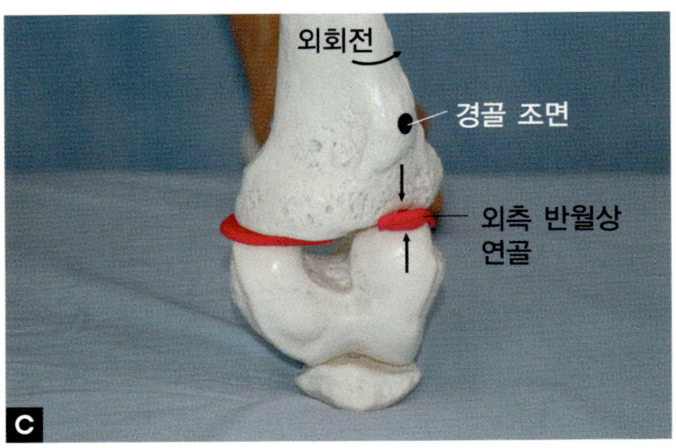


c. 하퇴의 외회전으로 외측 반월상 연골에 압박과 회회전 압력이 가해지는 모습을 나타낸다.

### (2) 내측 반월상 연골

#### 방 법

① 복와위로 한다. ② 환측 슬관절을 90° 굴곡위로 한다. ③ 장축 방향으로 압박하면서 하퇴를 내회전한다. ④ 내측에 통증을 호소하는지가 확인한다.

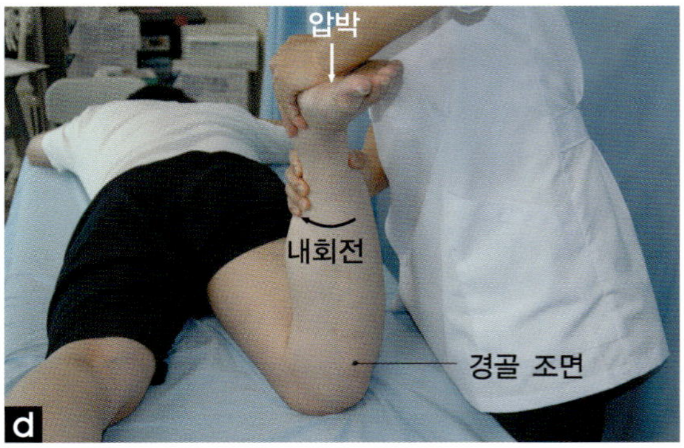


d. 외측 반월상 연골과 같은 요령으로, 관절면에 압박을 가하면서 하퇴를 내전한다. 내측 반월상 연골에 손상이 있으면 통증을 호소한다.

#### 의 의

이 검사가 양성인 경우, 통증을 호소한 측의 반월상 연골 손상을 의심한다.

참고문헌 Apley AG : The diagnosis of meniscius injuries. J Bone Joint Surg **29-B** : 78-84, 1947

## 2 맥머레이 검사(McMurray's test)

### (1) 외측 반월상 연골

#### 방 법

① 앙와위로 한다. ② 슬관절을 굴곡위에서 내회전 · 외반위로 한다. ③ 슬관절을 천천히 신전한다. ④ 신전에 따라 무릎 외측에 통증이나 클릭음이 있는지 확인한다.

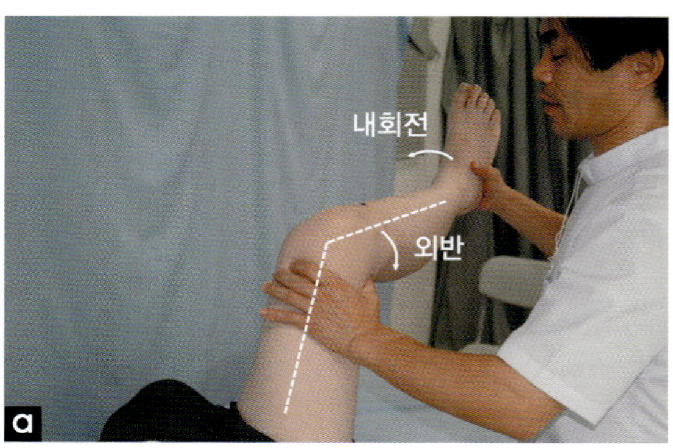


a. 앙와위로 하고, 슬관절을 굴곡위에서 내회전 · 외반위로 한다.

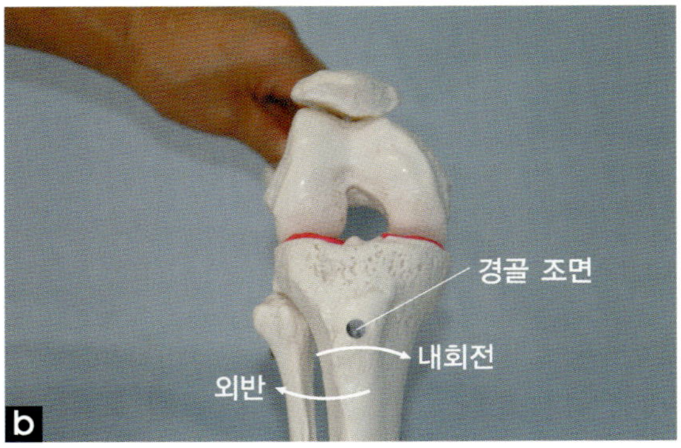


b. 이 때의 모습을 나타낸다.

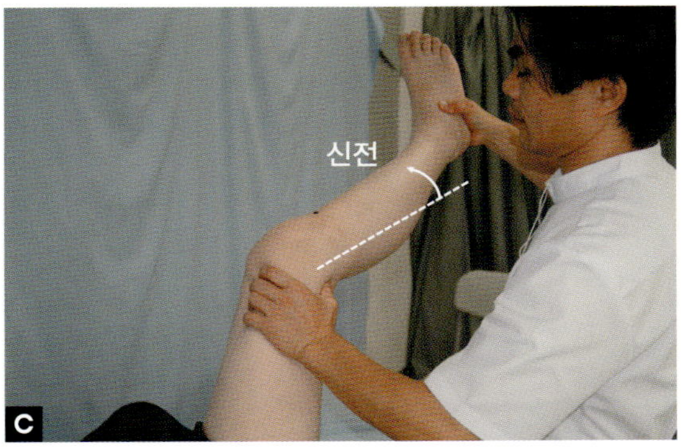


c. 하퇴를 내회전, 외반 압박한 채, 슬관절 굴곡위에서 신전해 간다.

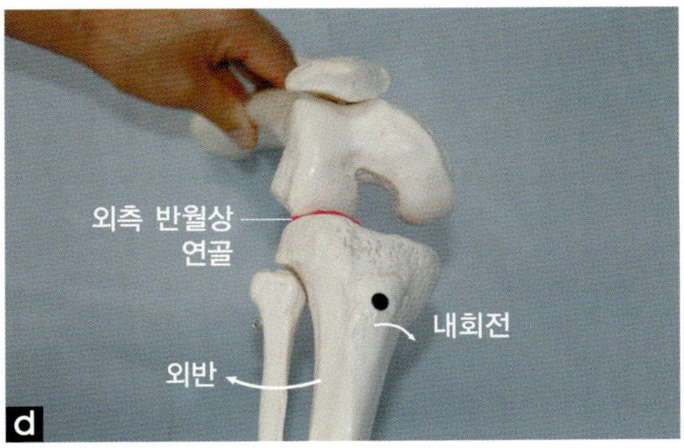


d. 대퇴골에 대하여 경골을 내회전 · 외반하여 외측 반월상 연골에 압박이 가해지는 모습을 나타낸다.

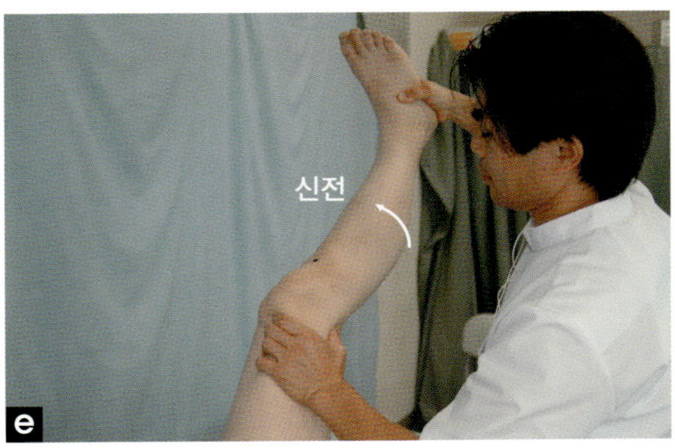


e. 슬관절 신전에 따라 외측에 통증이나 클릭음이 발생한다(외측 반월상 연골 손상을 의심).

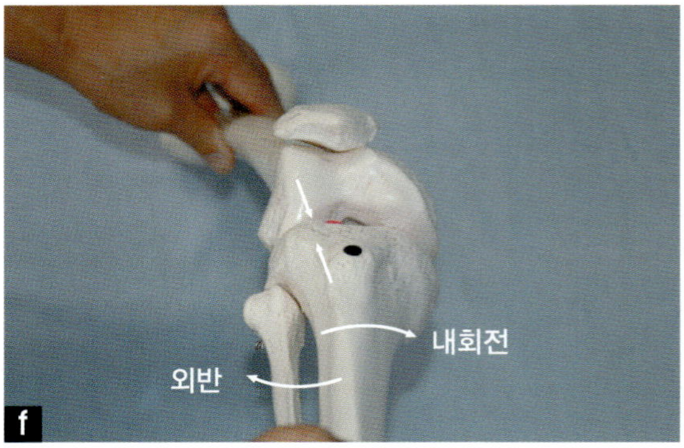


f. 슬관절을 신전하여 외측 반월상 연골에 압박이 가해지는 모습을 나타낸다.

## (2)내측 반월상 연골

### 방 법

① 앙와위로 한다. ② 슬관절을 굴곡위에서 외회전 · 내반위로 한다. ③ 슬관절을 천천히 신전한다. ④ 신전에 따라 무릎 내측에 통증이나 클릭음이 있는지 확인한다.

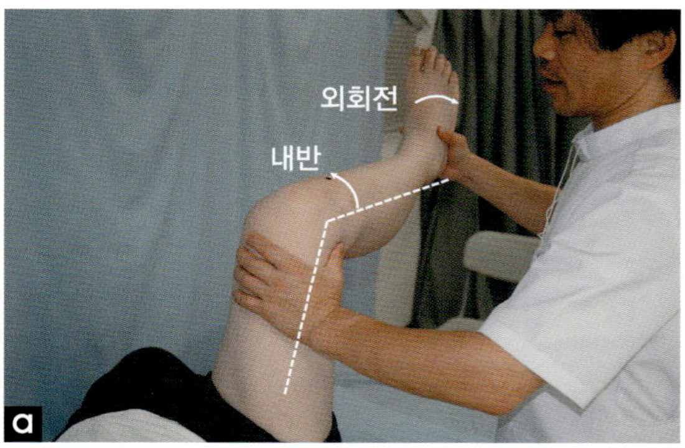


a. 앙와위로 하고, 슬관절을 굴곡위에서 외전 · 내반위로 한다.

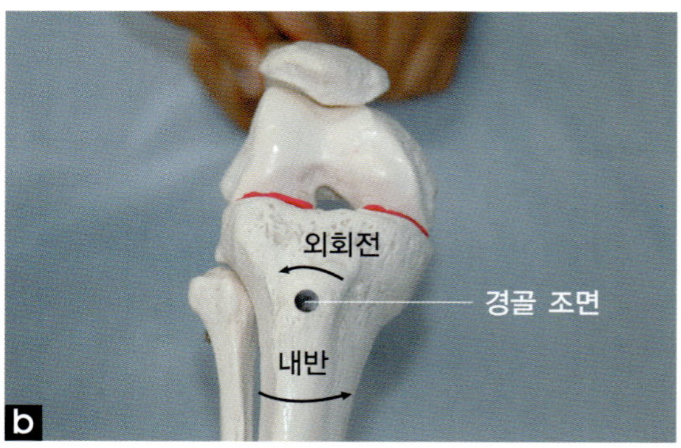


b. 이 때의 모습을 나타낸다.

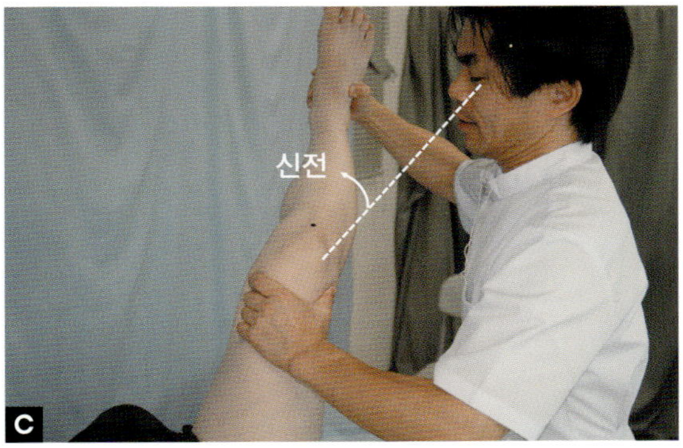


c. 하퇴를 외회전 · 내반 압박한 채 슬관절 굴곡위에서 신전해 간다.

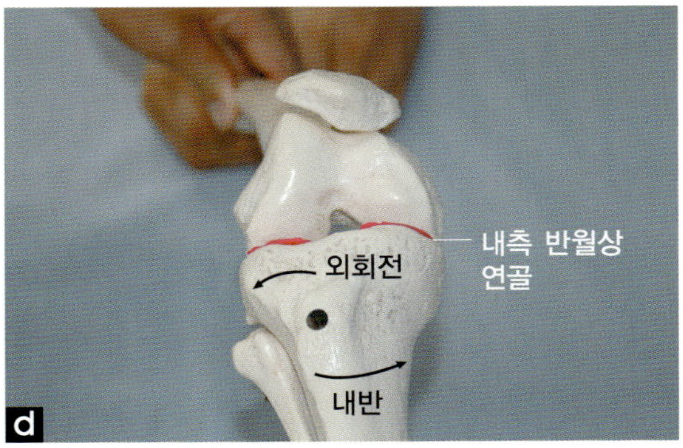


d. 대퇴골에 대하여 경골을 외회전 · 내반하여 내측 반월상 연골에 압박이 가해지는 모습을 나타낸다.

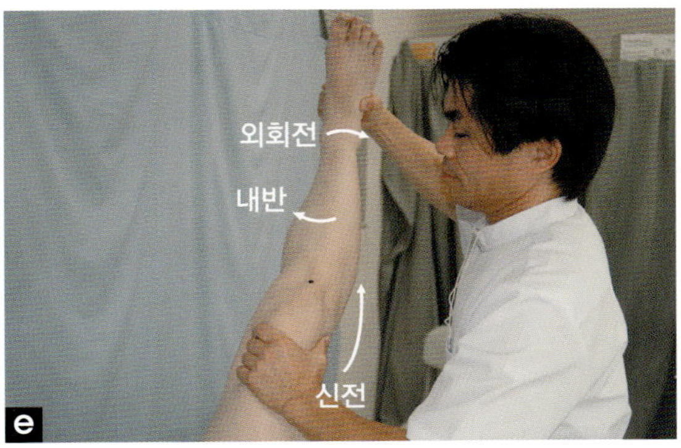


e. 슬관절 신전에 따라서 내측에 통증이나 클릭음이 발생한다(내측 반월상 연골 손상을 의심).

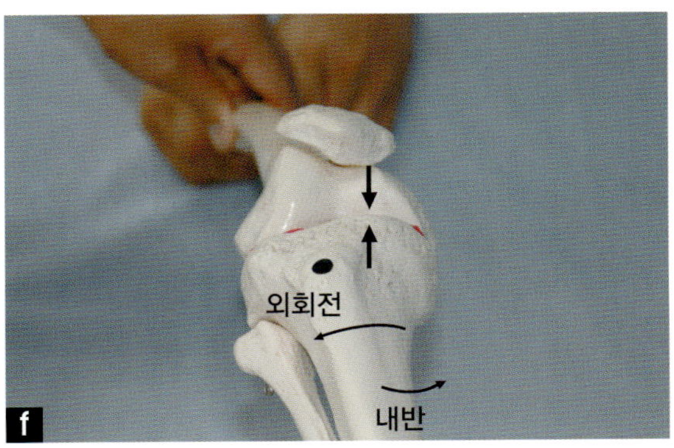


f. 슬관절을 신전하여 내측 반월상 연골에 압박이 가해지는 모습을 나타낸다.

### 의 의

이 검사가 양성인 경우, 통증을 호소한 측의 반월상 연골 손상을 의심한다.

참고문헌 McMurray TP : The semilunar cartilage. Br J Surg **29** : 407-414, 1942

## 3 전방 전위 검사(anterior drawer test)

### 방 법

① 앙와위로 한다. ② 슬관절 90° 굴곡위나 내전위로 한다. ③ 환측 하지의 발등에 앉아 경골을 전방으로 당긴다. ④ 약 6mm 정도 전방 이동이 보이면 양성으로 한다.

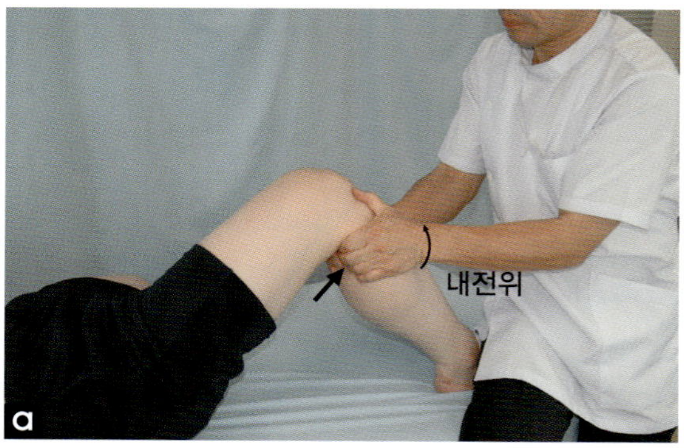


a. 앙와위로 하고, 슬관절 90° 굴곡위, 약간 내전위로 한다. 환지 족배에 앉아 하퇴를 안정시킨 뒤, 하퇴의 후면에 양손을 대고 경골을 전방으로 당긴다.

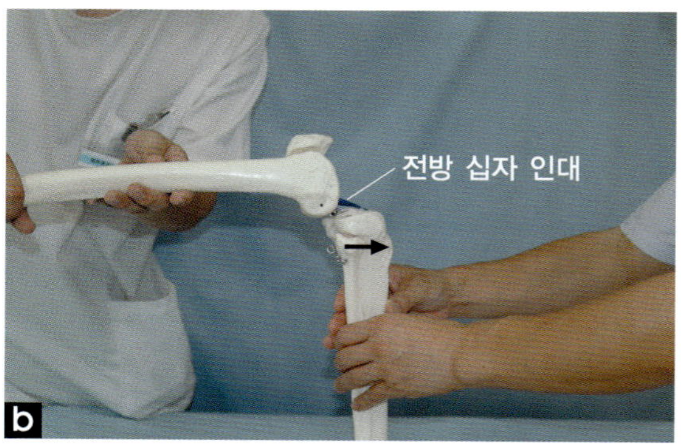


b. 전방 십자 인대를 전방으로 당기는 방향을 나타낸다.

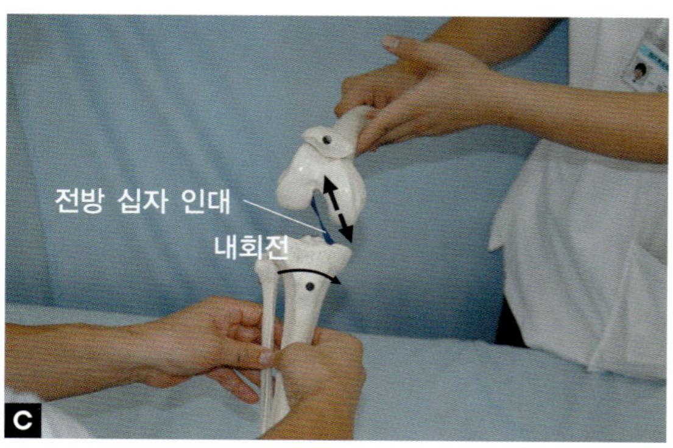


c. 전방으로 당기는 경우, 내전위를 취하면 전방 십자 인대에 장력이 가해지기 쉽다.

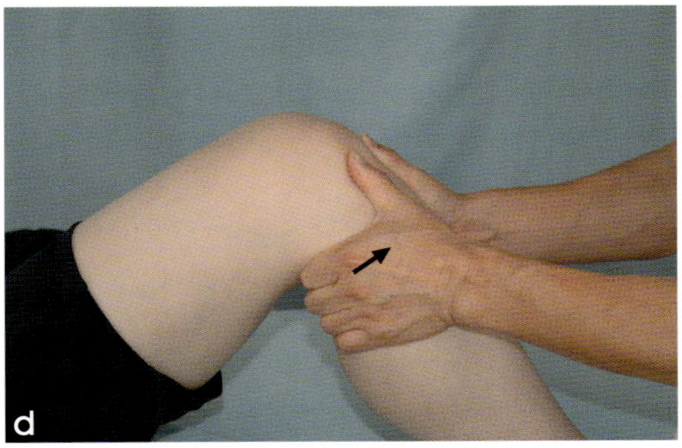


d. 양손을 대고 경골을 전방으로 당긴다.

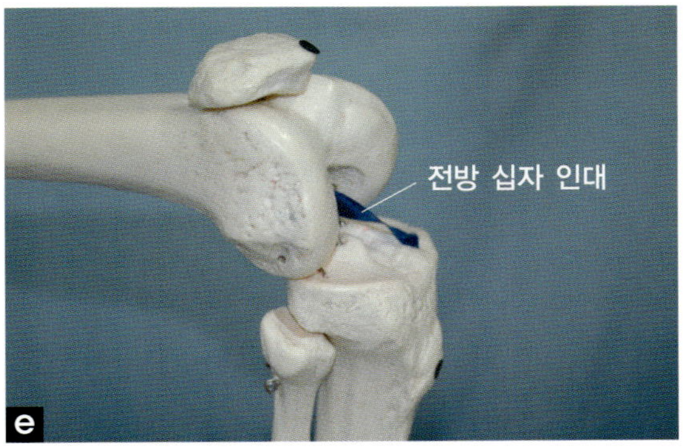


e. 뼈대로 검사의 모습을 나타낸 것이다.

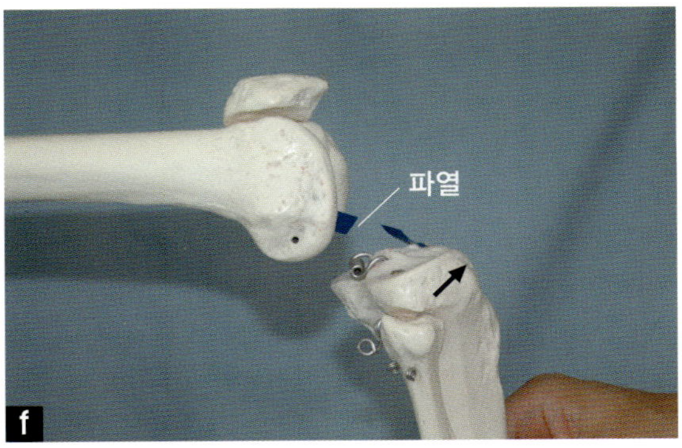


f. 전방 십자 인대의 손상이 있으면 경골이 전방으로 이동한다.

## 의 의

이 검사가 양성인 경우, 전방 십자 인대 손상을 의심한다.

참고문헌 Gross J, Fetto J : Musculoskeletal Examination, Blackwell Science, Cambridge, 1996

**● 전 · 후방 십자 인대(ACL, PCL)의 작용**

작용은 슬관절 전후 방향의 제동 이외에 하퇴의 내회전을 제한한다.

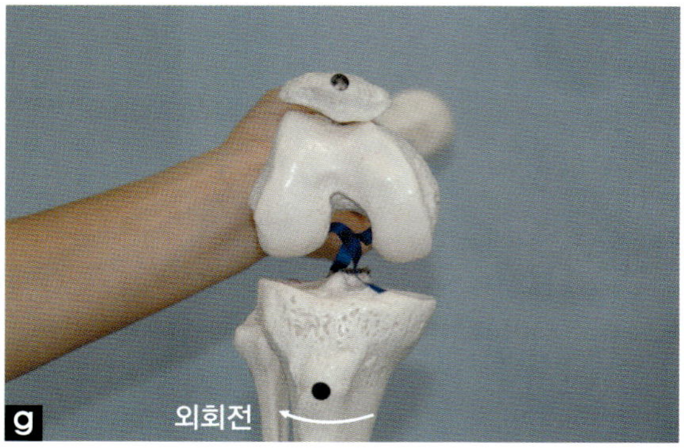


g. 하퇴의 외회전으로 전 · 후방 십자 인대가 이완한다.

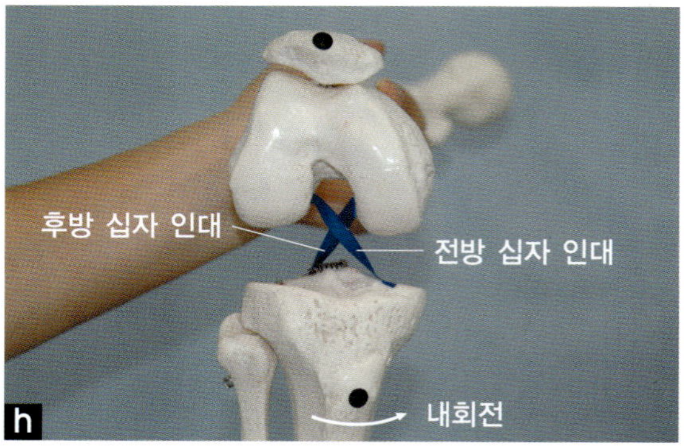


h. 하퇴의 내회전으로 전 · 후방 십자 인대가 긴장하여 서로 얽히는 모습을 나타낸다.

● **약간 내전위**

검사에 있어서 하퇴를 외전위 또는 중간위로 하면 전방 십자 인대가 비교적 이완되므로, 정상에서도 경골의 전방 이동이 보이는 경우가 있다. 이에 비해 하퇴를 내전위로 하면 전방 십자 인대는 가장 긴장한 상태가 되고, 파열이 없으면 경골 전방을 보기 어렵다. 이 검사에서는 하퇴를 내전위로 하면 효과적이다.

● **전방 십자 인대**

전방 십자 인대의 부착 부위와 주행을 나타낸다.

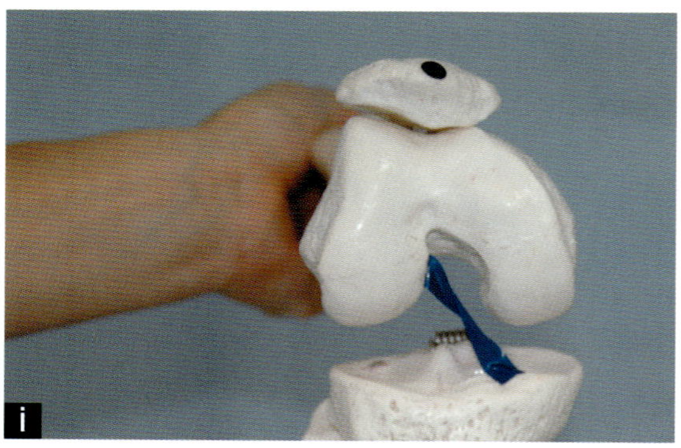


i. 경골의 전과간구에서 상외측으로 뻗어 대퇴골 외측과의 내측에 닿는다.

● **전방으로 이동**

전방 이동은 건강한 측과 비교하여 판단하는데, 약 6mm 이상 전방 이동이 보이면 양성으로 한다.

## 4 라크만 검사(Lachman's test)

### 방 법

① 슬관절 경도(30°) 굴곡위로 한다. ② 대퇴부와 경골 끝을 잡는다. ③ 경골을 전방으로 당긴다. ④ 경골의 전방 이동량이 크거나, 종말점(end point)이 소실되었으면 양성으로 한다.

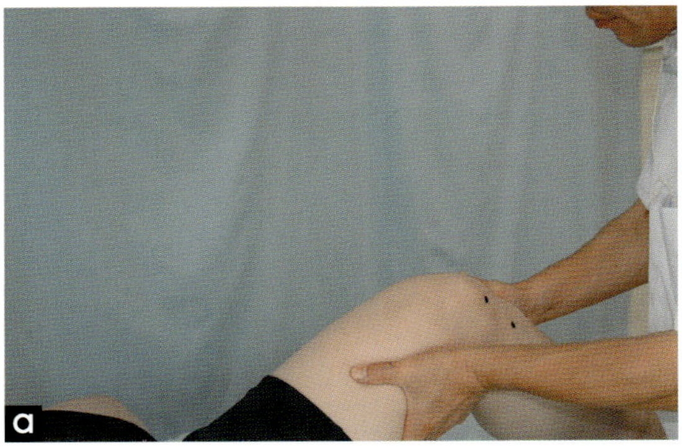

a. 손의 위치를 나타낸다. 왼손으로 대퇴부를 고정하고, 오른손으로 경골 근위를 잡아 하퇴를 전방으로 빼낸다.

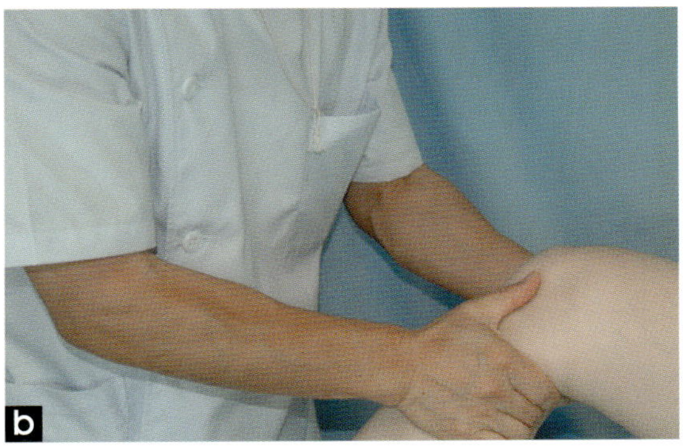

b. 대퇴골 축에 대하여 경골을 전방으로 당기듯이 한다. 하퇴에 내회전을 가하면서 시행하는 경우도 있다.

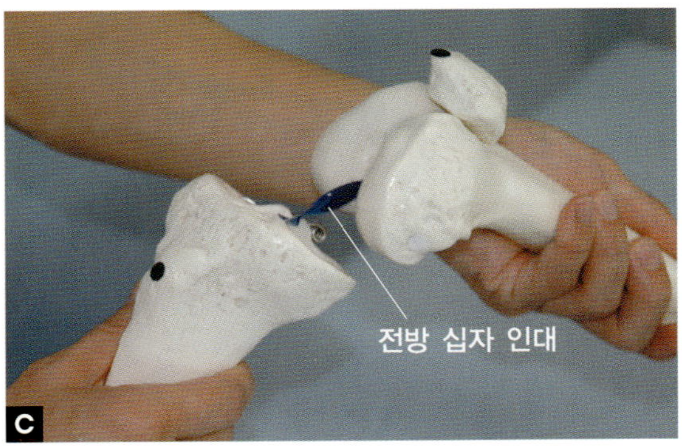


c. 이 때의 모습을 뼈대로 나타낸다.

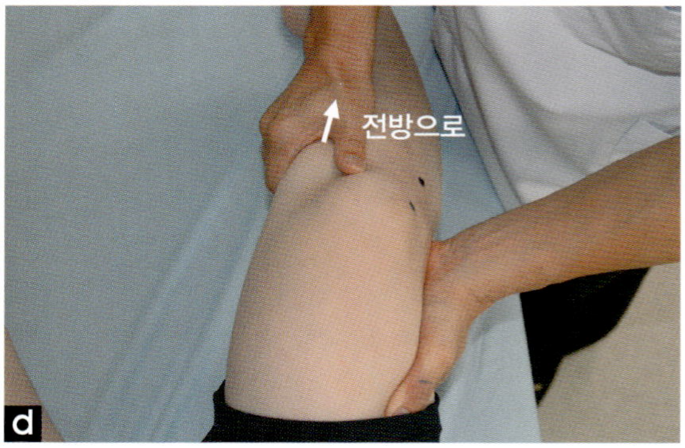


d. 위에서 바라본 라크만 검사의 모습니다.

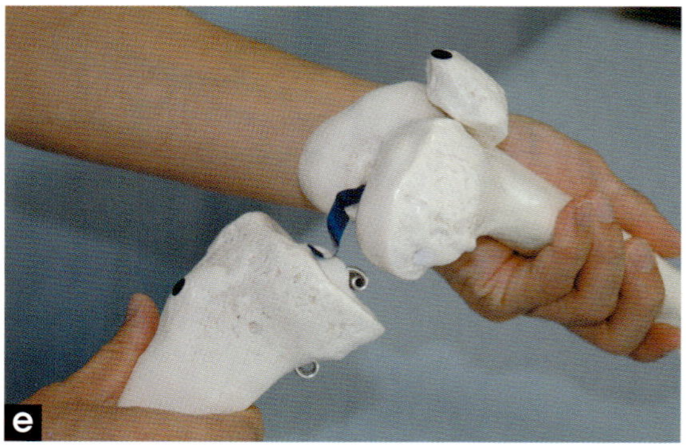


e. 전방 십자 인대의 파열이 있으면 경골은 전방으로 이동한다.

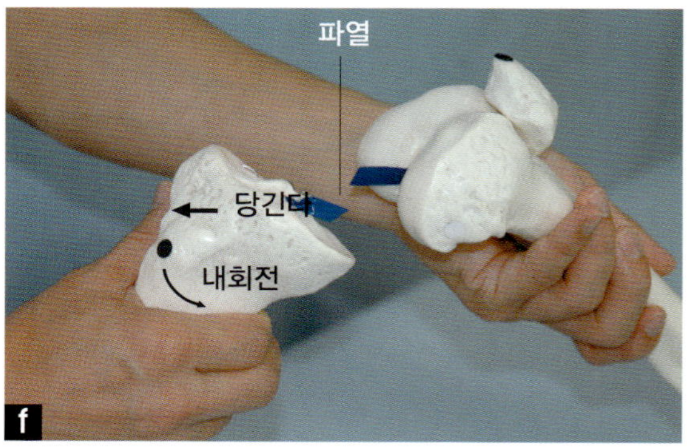


f. 완전 파열이 있으면 전방 이동이 커진다.

## 의 의

이 검사에서 경골의 전방 이동 또는 종말점이 보이지 않는 경우에는 전방 십자 인대의 파열을 의심한다.

참고문헌 McGee DJ : Orthopedic Physical Assessment, 3rd Ed, Saunders, Philadelphia, 1997

## 5 N 검사(Nakajima's test)

### 방 법

① 대퇴 원위단(무지는 비골 두 후방에 댐)과 발바닥을 손바닥으로 잡는다. ② 하퇴를 외반 · 내전위로 한 채 90° 굴곡위에서 환측 하지에 축압을 가하면서 신전한다. ③ 신전 30° 정도 아탈구 상태의 징후 또는 불안감을 호소한다.

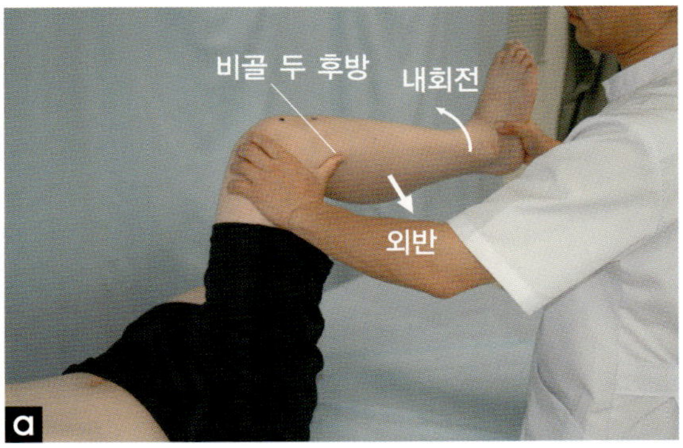


a. 검사자의 왼손 넷째손가락으로 대퇴원위부, 무지로 경골 외측(비골 외측)을 잡는다. 오른손은 족부를 잡는다.

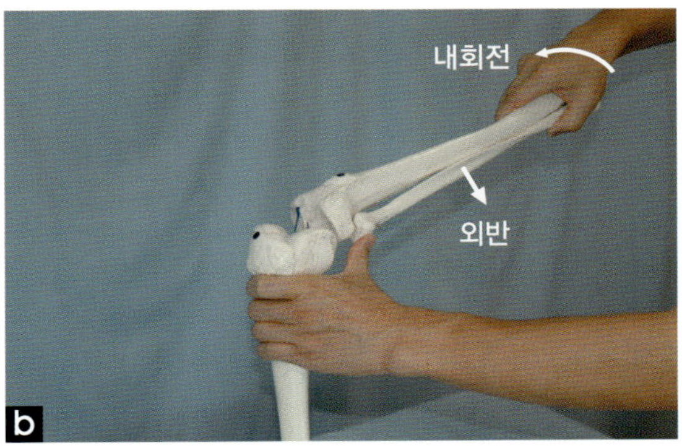


b. 그 때의 모습을 뼈대로 나타낸다.

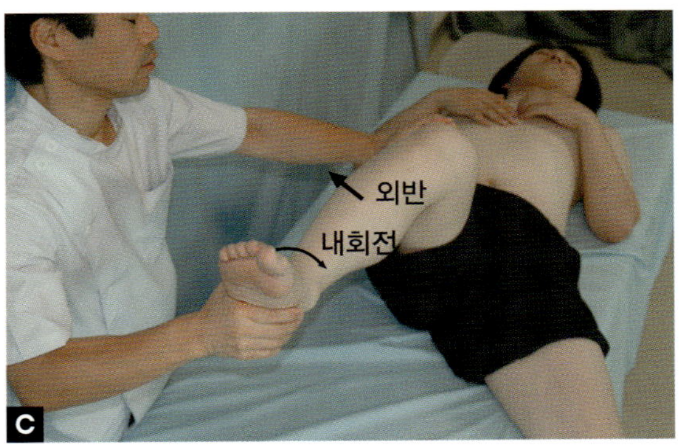


c. 대퇴 원위단과 발바닥을 잡고, 외반 압박을 가하면서 하퇴를 내회전한다.

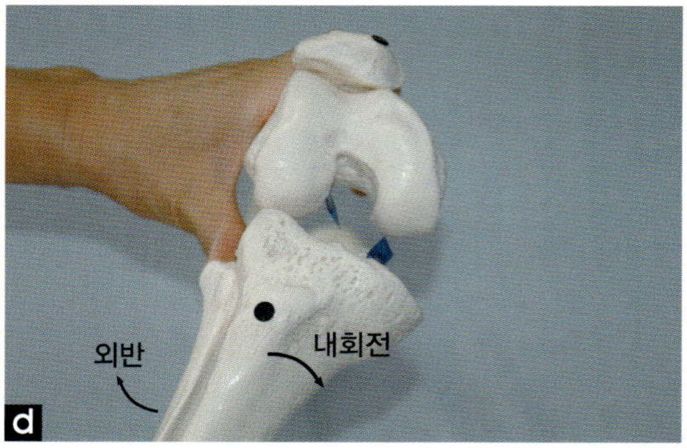


d. 그 때의 모습을 뼈대로 나타낸다.

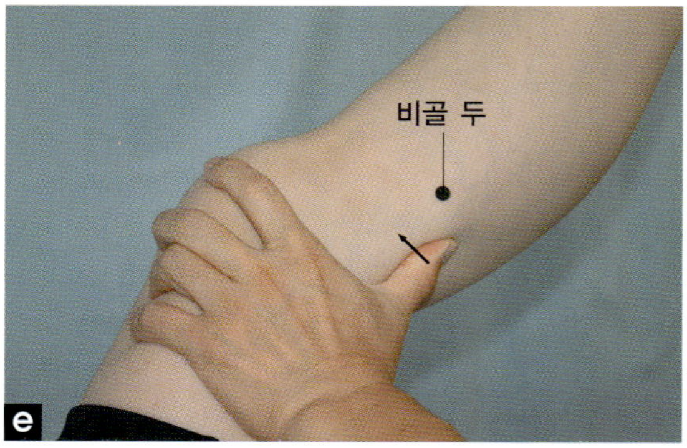


e. 왼손의 위치를 나타낸다.

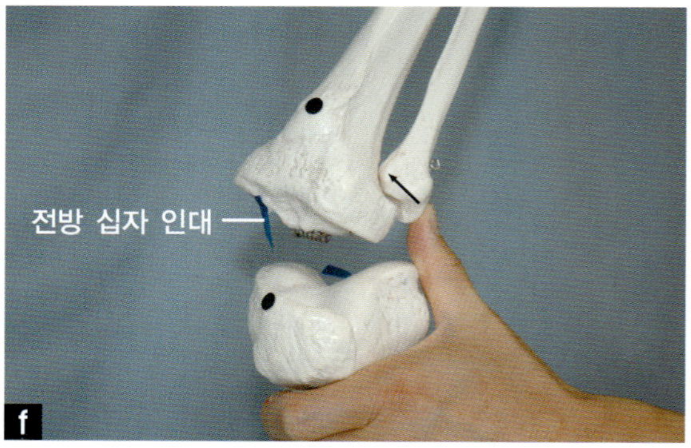


f. 그 때의 모습을 뼈대로 나타낸다.

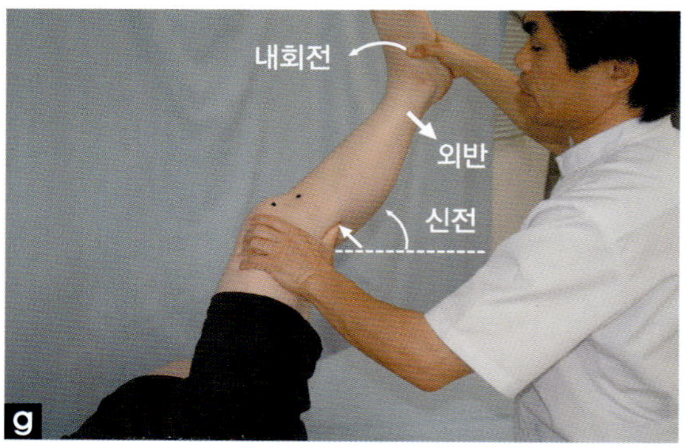


g. 그 상태에서 슬관절을 신전한다. 무지는 비골을 후방에서 밀듯이 한다.

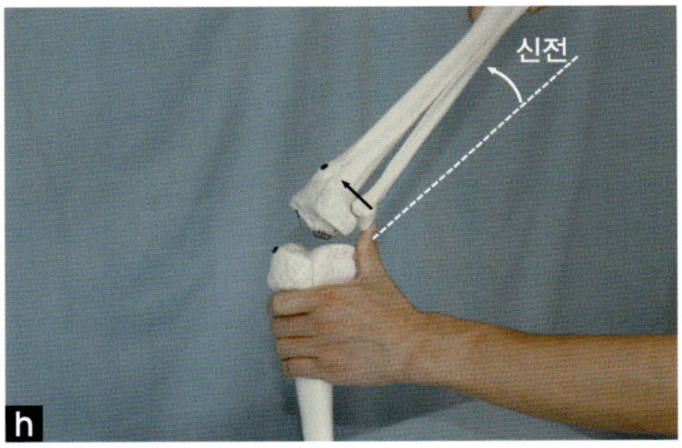


h. 그 때의 모습을 뼈대로 나타낸다.

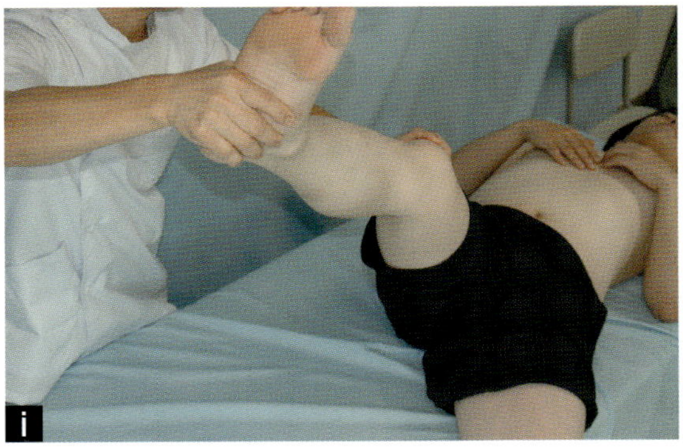


i. 슬관절의 신전으로 경골은 전방으로 이동하기 쉬워지고, 관절에 아탈구 상태의 징후나 불안감을 호소한다.

## 의 의

이 검사는 전방 십자 인대 손상의 대표적인 검사법으로, 환자의 증상을 재현하여 확인할 수 있는 방법이라고 할 수 있다. 이 검사로 경골의 전방 이동이나 환자의 불안감에 의해 양성으로 판단한 경우, 전방 십자 인대 손상을 의심한다.

참고문헌 Nakajima h : Insufficiency of the anterior cruciate ligament; Review of our 118 cases. Arch Orthop Trauma Surg **95** : 233-240, 1979

# 6 축 이동 검사(pivot shift test)

## 방 법

① 앙와위를 취한다. ② 슬관절을 완전 신전위로 하고, 대퇴골과 발바닥을 잡는다. ③ 하퇴를 내회전하면서 슬관절에 외반을 가하여 굴곡해 간다. ④ 경골의 전방에 아탈구가 보이면 양성으로 한다.

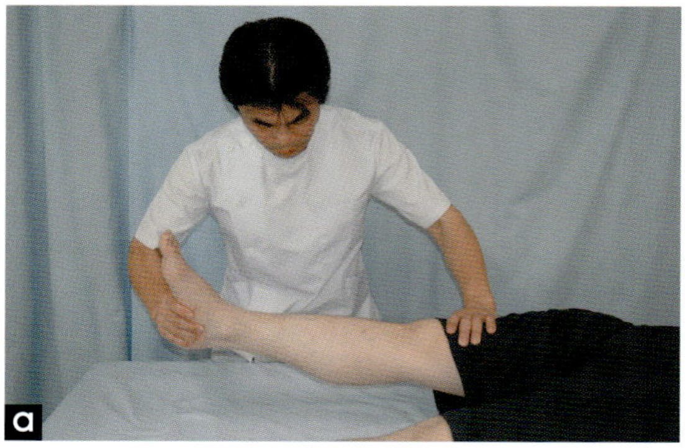


a. 앙와위에서 슬관절을 완전 신전위로 한다.

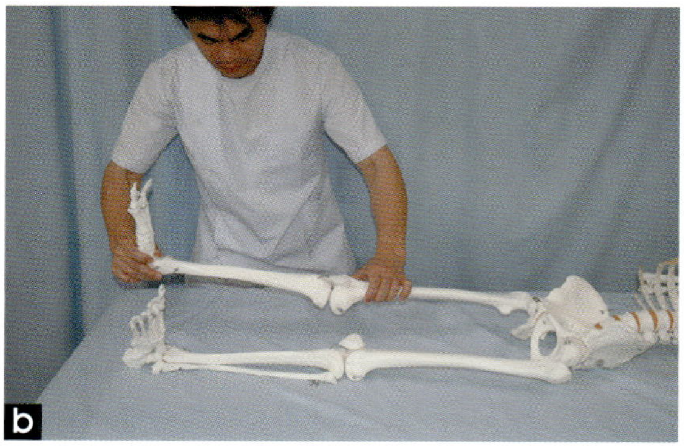


b. 뼈대로 그 모습을 나타낸다.

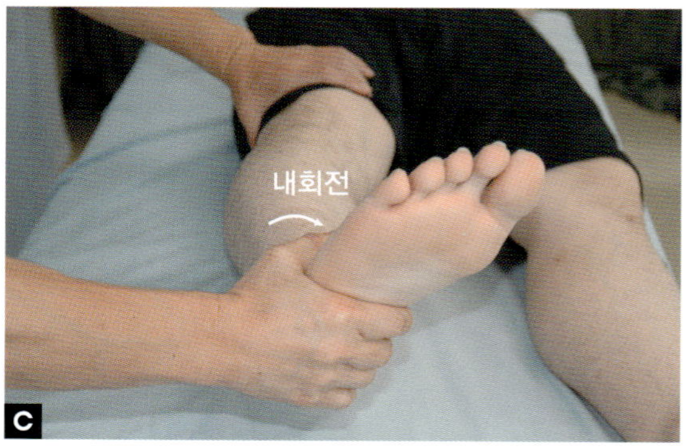


c. 하퇴를 내회전한다.

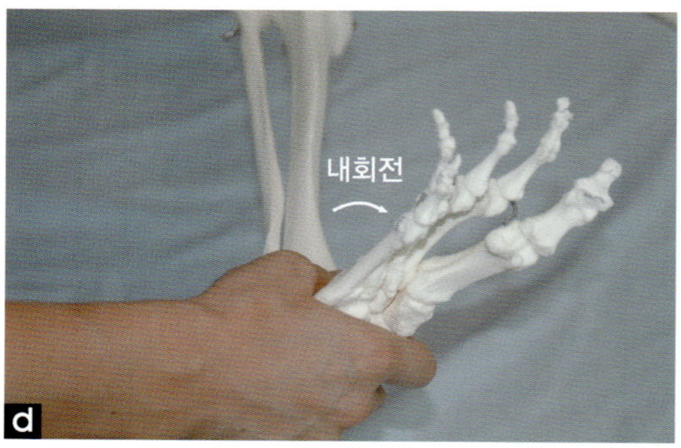


d. 뼈대로 그 모습을 나타낸다.

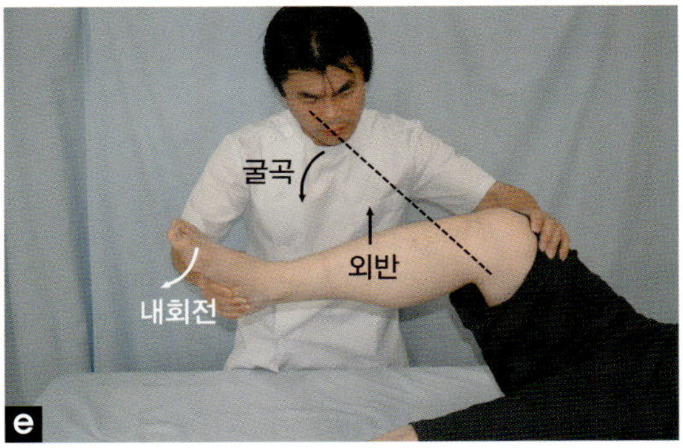


e. 하퇴를 내회전하면서 슬관절에 외반을 가하여 굴곡해 간다.

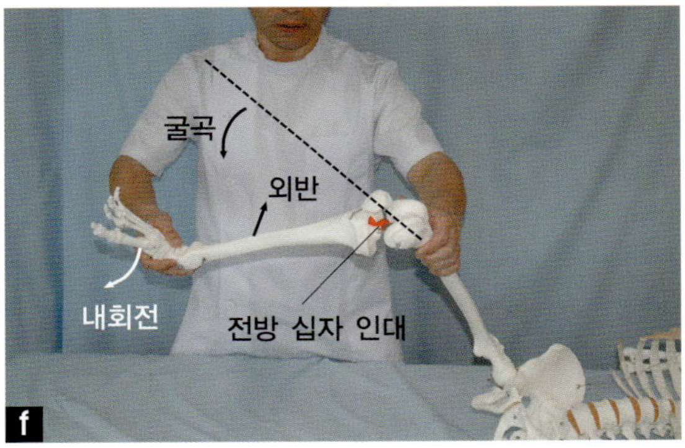


f. 전방 십자 인대가 신전되는 것을 알 수 있다.

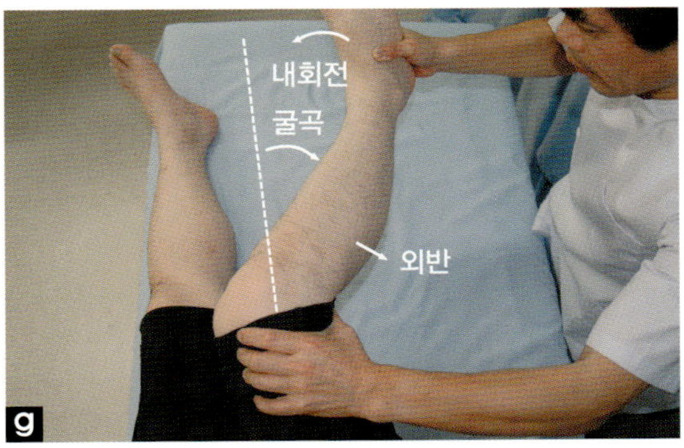


g. 하퇴를 내회전하면서 슬관절에 외반 · 굴곡을 가하는 모습을 다른 방향에서 보여준다.

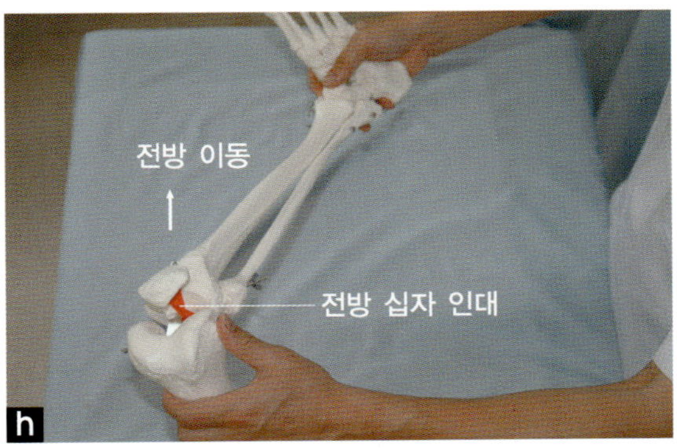


h. 경골이 전방으로 미끄러지는 모습을 볼 수 있다.

## 의 의

이 검사는 전방 십자 인대 손상을 평가하는 검사법으로, 경골의 전방 이동이나 환자가 불안감을 보이면 양성으로 판단한다. 양성인 경우는 전방 십자 인대 손상을 의심한다.

참고문헌 Gross J et al : Musculoskeletal Examination, Blackwell Science, Cambridge, 1996

**● 내회전**

전방 십자 인대는 경골의 전방 이동을 제한하는 것 외에 경골의 내회전을 제한한다. 따라서 검사 자세를 약간 내전위로 하는 쪽이 순수하게 이 인대를 검사하는 것이 된다.

# 7 후방 전위 검사(posterior drawer test)

## 방 법

① 앙와위로 한다. ② 슬관절 90° 굴곡위, 약간 내전위로 한다. ③ 경골을 후방으로 누른다. ④ 후방 이동을 보이면 양성으로 한다.

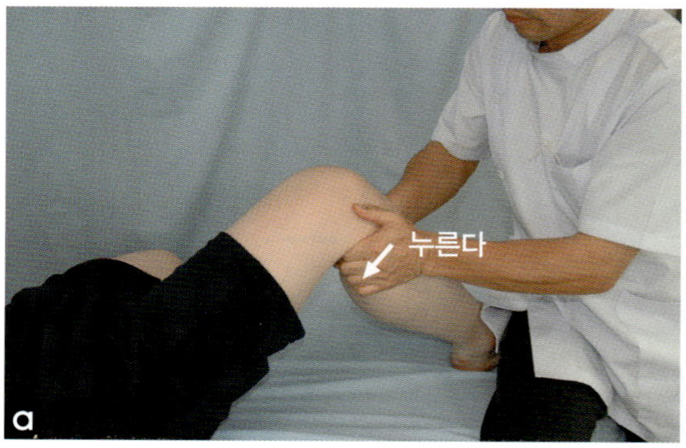


a. 앙와위에서 슬관절을 90° 굴곡위로 하여, 환자 발등에 앉는다. 하퇴 전면에 양손을 대고 대퇴 사두근의 이완을 확인한 상태에서 경골을 후방으로 누른다.

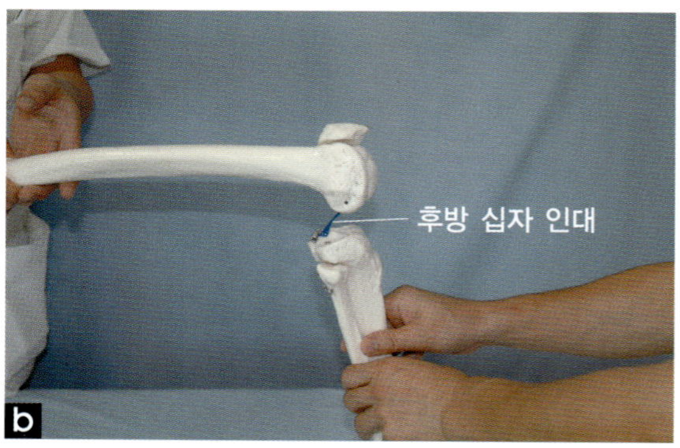


b. 그 모습을 뼈대로 나타낸 것이다.

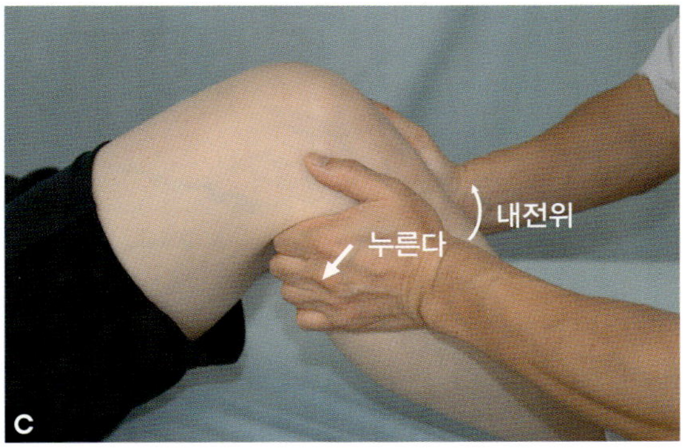


c. 슬관절 90° 굴곡위에서 경골을 후방으로 누른다.

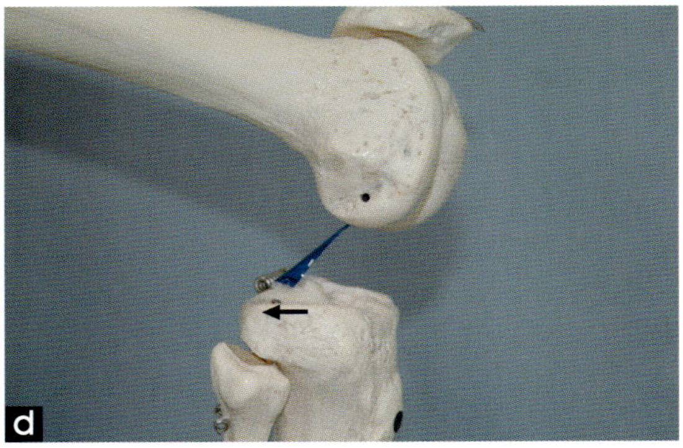


d. 그 모습을 뼈대로 나타낸 것이다.

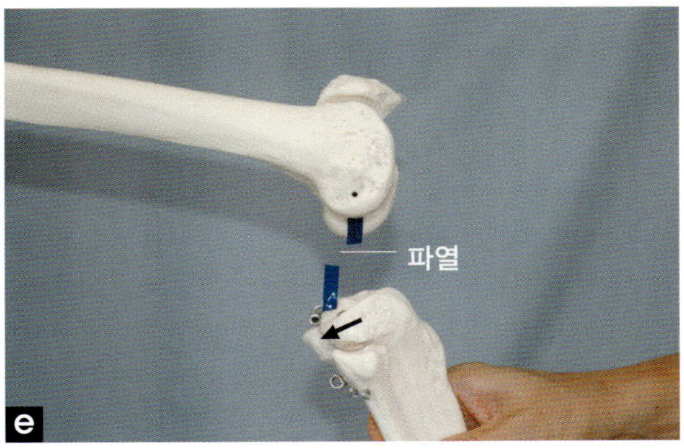


e. 파열이 있으면, 후방 이동을 알 수 있다.

## 의 의

이 검사에서 경골의 후방 이동이 보이면 양성으로 한다. 양성인 경우는 후방 십자 인대 손상을 의심한다.

참고문헌 Gross J, Fetto J : Musculoskeletal Examination, Blackwell Science, Cambridge, 1996

### ● 약간 내전위

후방 십자 인대는 경골의 굴곡, 후방 이동 시와, 전방 십자 인대와 같이 경골의 내전 시에 긴장한다. 따라서 검사 자세는 약간 내전위로 하는 쪽이 순수하게 이 인대를 검사하는 것이 된다.

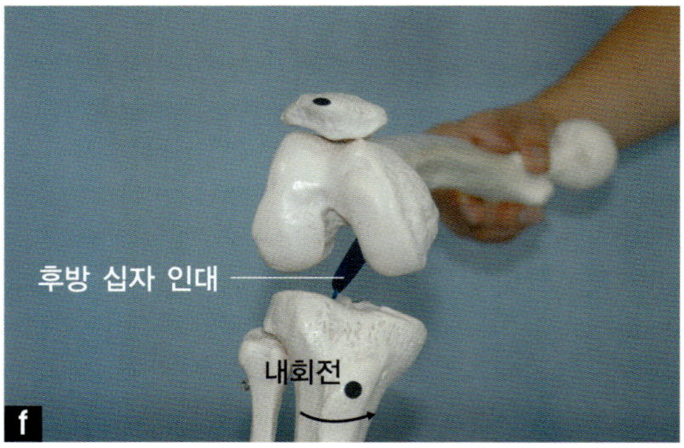


f. 경골의 내회전에서 후방 십자 인대는 긴장한다.

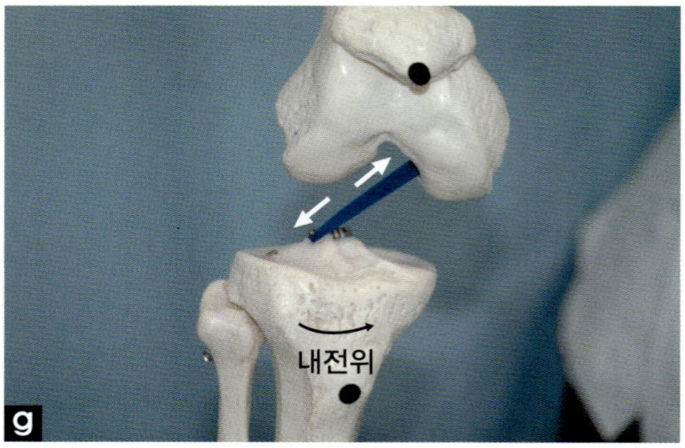


g. 그것을 확대한 사진이다.

**● 후방 이동**

건강한 측과 비교하여 후방 이동량이 확실하게 큰 경우를 양성으로 한다. 또한 슬관절 90° 굴곡위로 한 경우, 후방 십자 인대의 손상이 심하면 경골은 자체 무게에 따라 후방으로 낙하(이동)한다. 경골 자체의 중량 때문에 하방으로 이동하는 경우, 새깅 징후(sagging sign) 양성이라고 한다('새깅 검사' 참조).

## 8 새깅 검사(sagging test)[gravity drawer test]

### 방 법

① 앙와위에서 슬관절 90° 굴곡위로 한다. ② 대퇴 사두근의 이완을 확인한 후, 측면에서 경골 근위부의 높이를 관찰한다. ③ 후방 십자 인대에 손상이 있으면 경골 자체의 중량에 의해 하방으로 떨어진다.

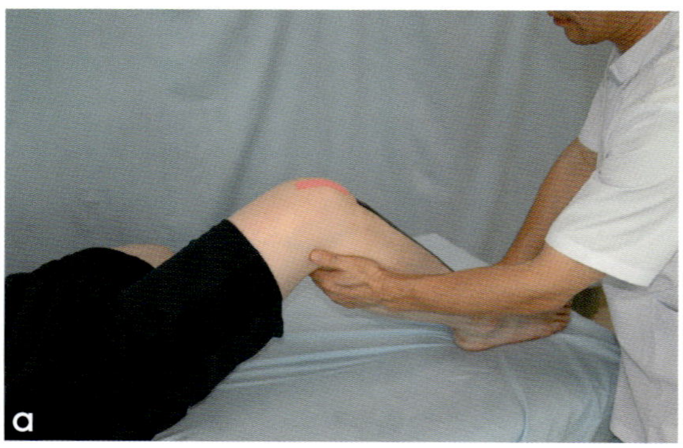


a. 앙와위에서 슬관절 90° 굴곡위로 하여 근의 긴장을 없앤 후에 하퇴부를 가볍게 잡아도 좋다.

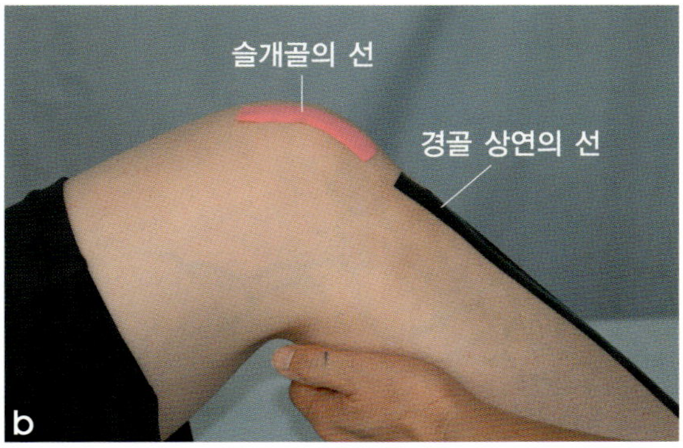


b. 슬개골 선과 경골 상연 선의 위치를 조사한다.

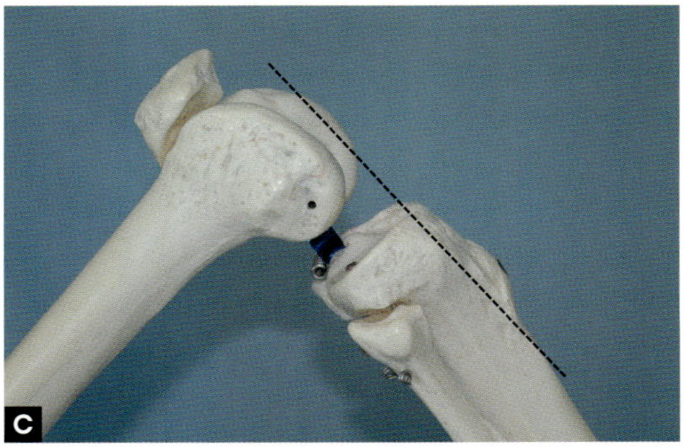


c. 이 때를 뼈대로 나타낸 모습이다.

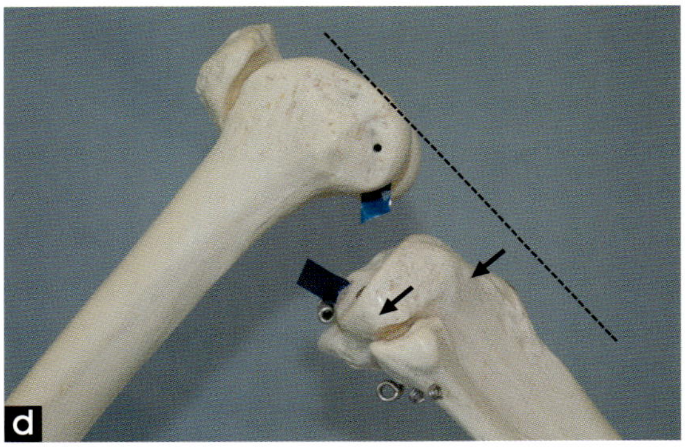


d. 후방 십자 인대에 손상이 있으면 경골 자체의 중량에 의해 하방으로 떨어진다.

## 의 의

경골 자체의 중량에 의해 하방으로 떨어지는 경우를 양성으로 한다. 그 정도에서 후방 십자 인대의 손상을 의심한다.

참고문헌 McGee DJ : Orthopedic Physical Assessment, 3rd Ed, Saunders, Philadelphia, 1997

**● 새깅 평가**

1등급 : 경골과가 대퇴골과의 앞에 있다(c. 정상).

2등급 : 경골과와 대퇴골과의 위치가 일치한다(인대 손상 의심).

3등급 : 경골과가 대퇴골과의 뒤에 있다(d. 인대 손상 있음).

## 9 애플리 견인 검사(Apley's traction test)

### 방 법

① 복와위로 한다. ② 슬관절 90° 굴곡위로 한다. ③ 검사자의 다리로 환자의 대퇴부를 고정하고, 하퇴의 장축 방향으로 견인을 한다(이때 하퇴에 내회전 · 외회전을 가함). ④ 통증을 호소하면 양성으로 한다.

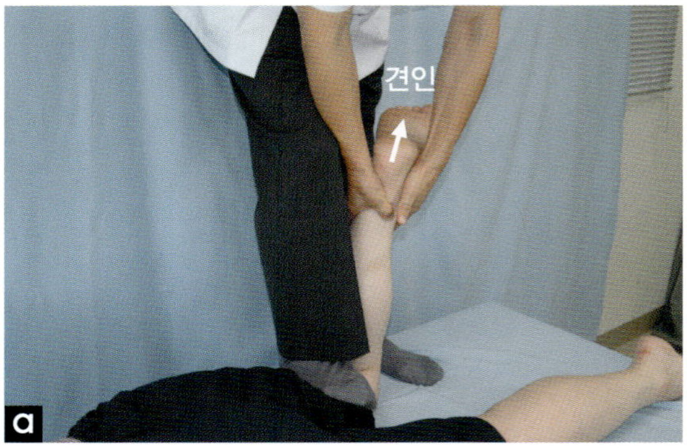


a. 복와위에서 슬관절 90° 굴곡위로 하고, 검사자의 다리로 환자의 대퇴부를 누르며 양손으로 발목을 잡고 장축 방향으로 견인한다.

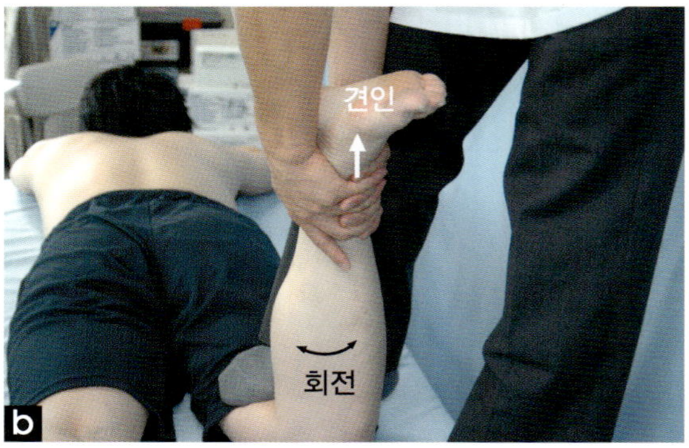


b. 하퇴에 내회전 과 외회전을 가하여 통증 유무를 확인한다.

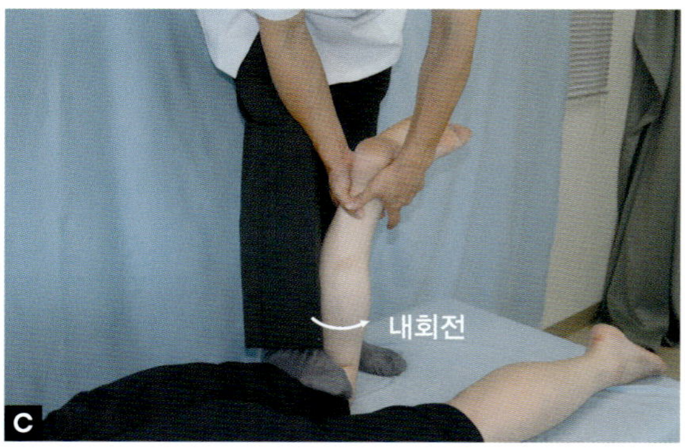


c. 하퇴에 내회전을 가하여 통증 유무를 확인한다.

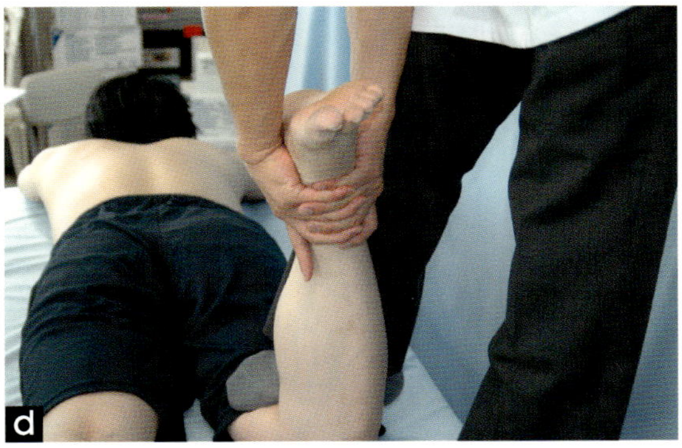

d. 검사 상황을 다른 각도에서 나타낸 것이다.

## 의 의

내측 또는 외측에서 통증을 호소하면 양성으로 한다. 통증을 호소한 쪽의 측부 인대 손상을 의심한다.

참고문헌 Apley AG : The diagnosis of meniscius injuries. J Bone Joint Surg **29** : 78-84, 1947

### ● 하퇴의 내회전 · 외회전

어플레이 견인 검사는 측부 인대 손상을 판별하는 데 유효하다. 그 경우, 단순히 견인을 가하는 것만이 아니고, 하퇴를 회전하면 손상 부위에 외적 압박이 가해져 증상을 파악하기 쉽다.

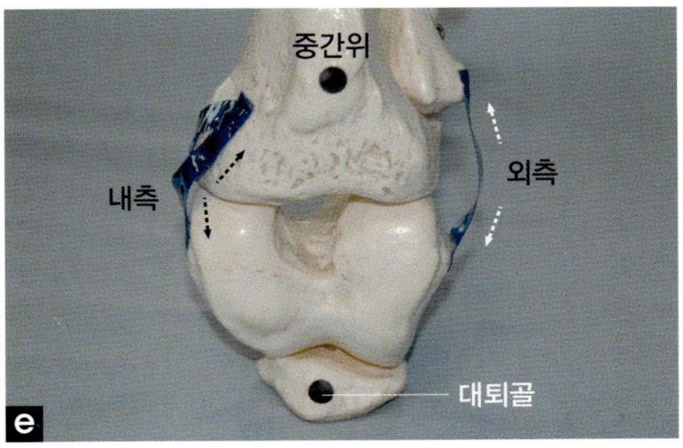


e. 하퇴를 중간위로 한 상태를 나타낸다.

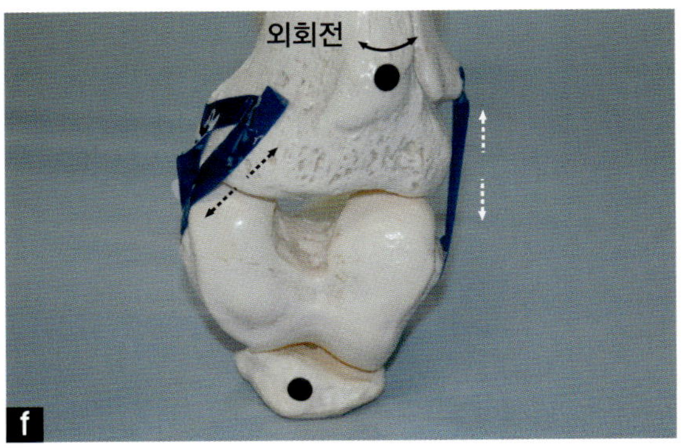


f. 하퇴를 외회전하면, 내측 · 외측 측부 인대에 장력이 가해져 증상 파악이 용이하다.

**● 손을 끼고 한다**

검사자가 손을 끼고 하퇴를 회전 또는 견인을 하면, 환자는 발목에 통증을 호소하기 어렵다.

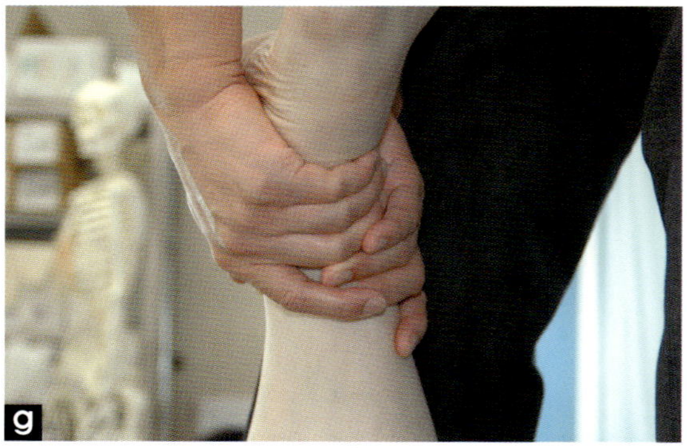

g. 검사자가 하퇴를 잡는 모습을 나타낸다.

## 10 외반 압박 검사(abduction stress test)

### 방 법

① 앙와위에서 슬관절은 경도 굴곡위(약 30°)로 한다. ② 슬관절에 외반 압박을 가한다. ③ 슬관절 내측 관절면의 이개(동요)를 보이면 양성으로 한다.

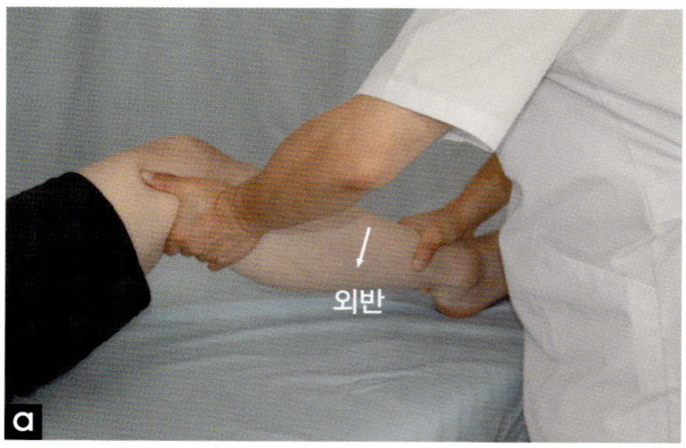


a. 앙와위에서 슬관절을 30° 굴곡위로 한다. 외반 방향의 힘이 가해질 수 있도록 하지를 잡는다.

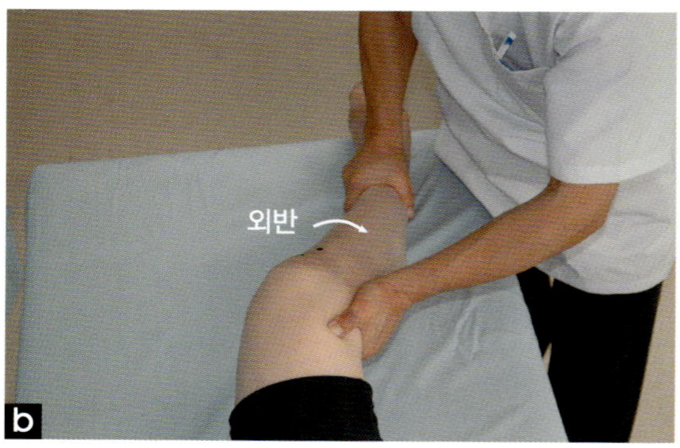


b. 서서히 슬관절에 외반력을 가한다.

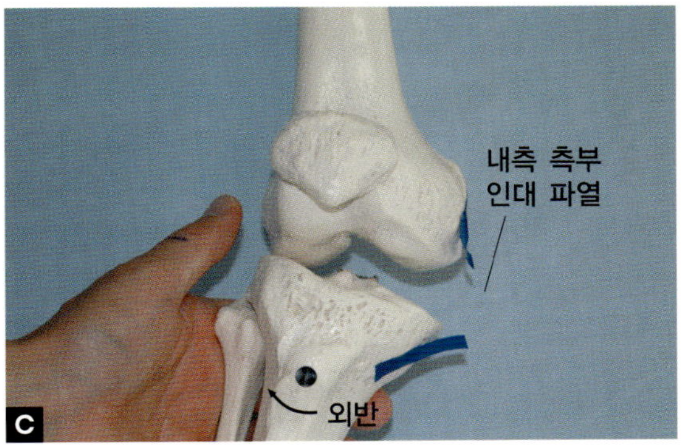


c. 슬관절의 외반으로 내측 측부 인대에 통증 또는 측면 동요를 호소한다.

### 의 의

통증 또는 측면 동요를 보이면 양성으로 한다. 양성인 경우, 내측 측부 인대 손상을 의심한다.

참고문헌 McGee DJ : Orthopedic Physical Assessment, Saunders, Philadelphia, 1987

**● 내측 측부 인대**

정상적인 인대의 부착 부위와 방향을 나타낸다. 손상이 있으면 외반 압박으로 내측의 관절면이 동요 · 이개한다.

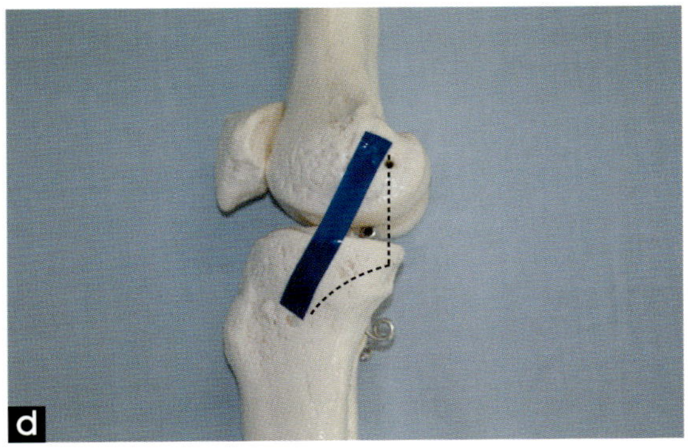


## 11 내반 압박 검사(adduction stress test)

### 방 법

① 앙와위에서 슬관절은 경도 굴곡위(30°)로 한다. ② 슬관절에 내반 압박을 가한다. ③ 슬관절 외측 관절면에 이개와 동요를 보이면 양성으로 한다.

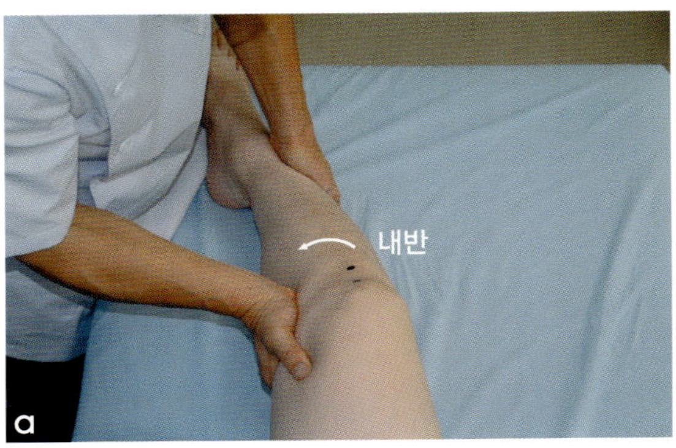


a. 앙와위에서 슬관절을 30° 굴곡위로 한다. 내반 방향의 힘이 가해질 수 있도록 하지를 잡는다.

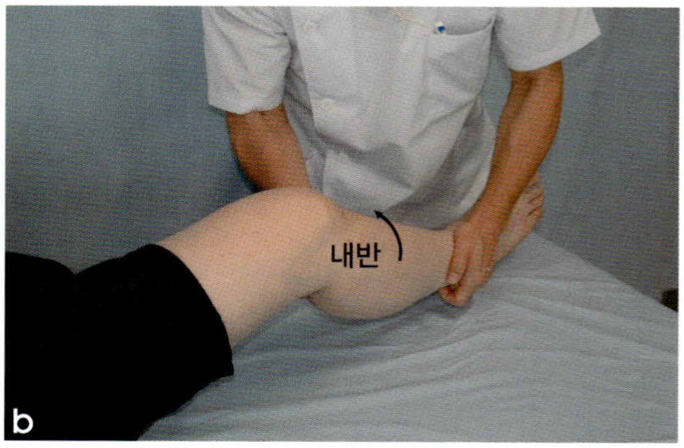


b. 서서히 슬관절에 내반력을 가한다.

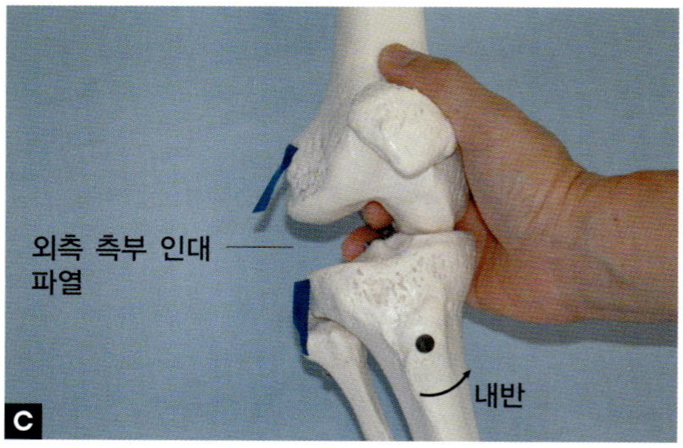


c. 슬관절의 내반으로 외측 측부 인대에 통증 또는 측면 동요를 호소한다.

## 의 의

통증 또는 측면 동요를 보이면 양성으로 한다. 양성인 경우, 외측 측부 인대 손상을 의심한다.

참고문헌 McGee DJ : Orthopedic Physical Assessment, Saunders, Philadelphia, 1987

**● 외측 측부 인대**

정상적인 인대의 부착 부위와 방향을 나타낸다. 손상이 있으면 내반 압박으로 내측의 관절면이 동요 · 이개한다.

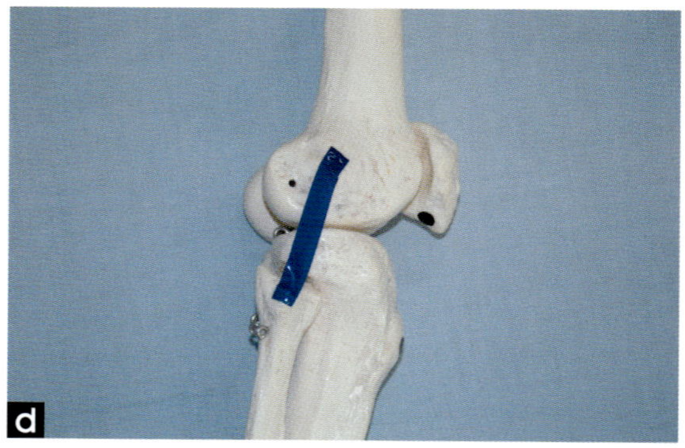


## 12 슬개골 압박 검사(patella griding test)

## 방 법

① 앙와위로 한다. ② 슬관절 신전위에서 슬개골을 대퇴골로 향하여 압박하면서 상하, 좌우로 움직인다. ③ 통증을 호소하면 양성으로 한다.

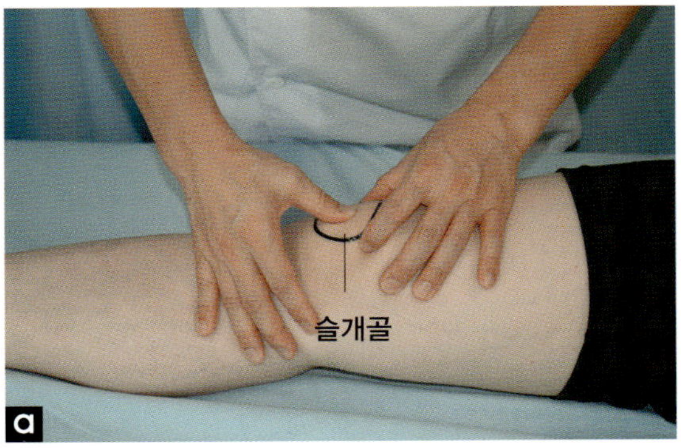


a. 슬관절 신전위에서 대퇴부를 고정하고, 다른 무지로 슬개골을 대퇴골로 향하여 압박한다. 관절면에 장애가 있으면 슬개골을 상하, 좌우로 움직였을 때 통증이나 마찰음이 나타난다.

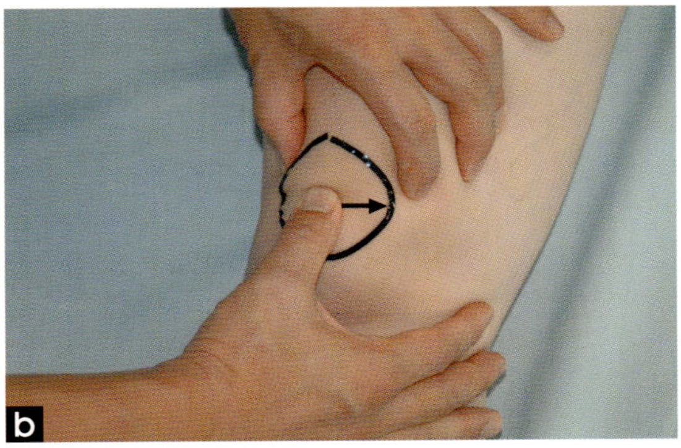

b. 위에서 본 검사법을 나타낸다.

### 의 의

이 검사에서 슬개골부에 통증, 마찰음이 나타나면, 슬개 대퇴 관절염, 슬개골 연골 연화증(관절 연골의 연화도, 마찰도)을 의심한다. 변형성 슬관절증에서는 이 부위가 슬관절 전체의 약 40%를 차지하므로, 이 검사의 의의가 크다고 할 수 있다.

## 13 슬개골 불안감 검사(patella apprehension test)

### 방 법

① 슬관절 신전위로 한다. ② 슬개골을 외측으로 누른다. ③ 불쾌감, 불안감을 호소하면 양성으로 한다.

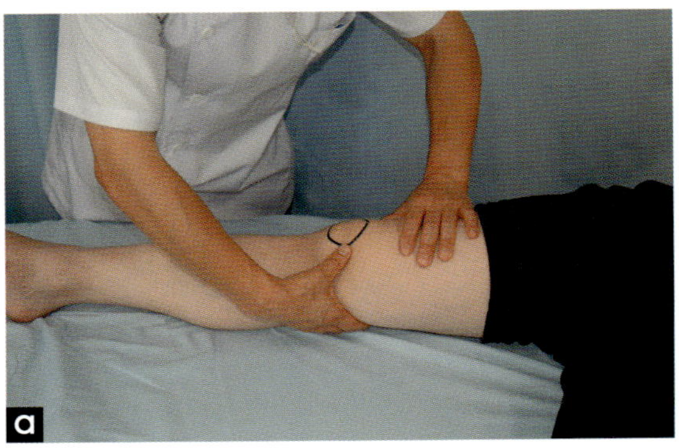

a. 슬관절을 신전위로 하여 슬개골을 외측으로 누른다.

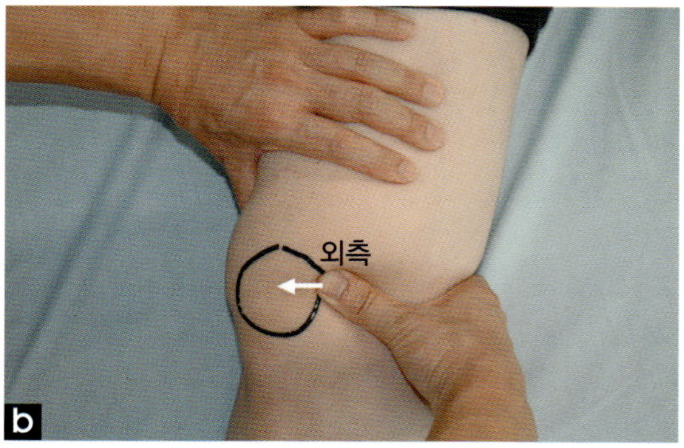


b. 슬개골을 외측으로 누르는 모습이다.

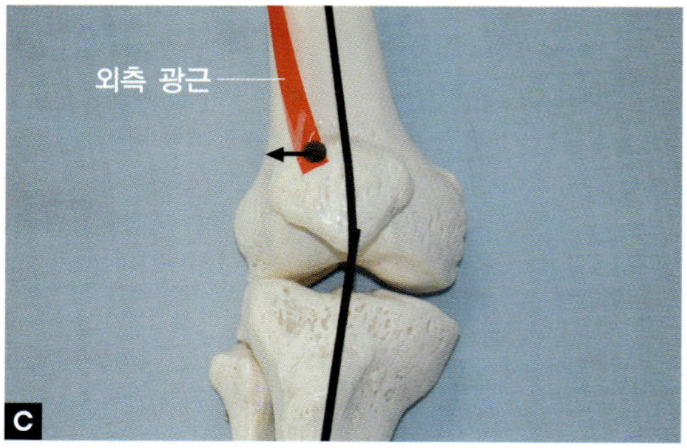


c. 슬관절의 정렬과 슬개골의 견인 방향을 나타낸다.

## 의 의

이 검사에서 환자가 불쾌감, 불안감을 호소하면 양성으로 한다. 양성인 경우, 습관성 슬개골 탈구의 기왕력을 의심한다.

참고문헌 Hughston JC, Walsh WM, Puddu G : Patellar Subluxation and Dislocation, Saunders, Philadelphia, 1989

### ● 슬관절의 정렬

대퇴 경골 각은 약 170° 이고, 기본적으로 슬개골에는 외측으로 힘이 작용한다. 외측 광근의 작용에 의해 슬개골이 더욱 외측으로 이동한다.

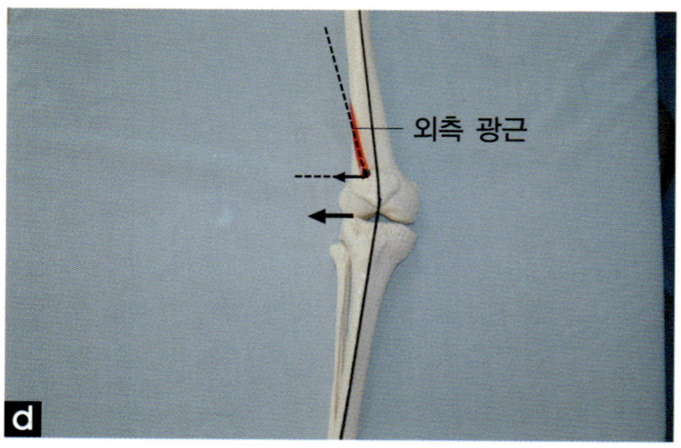


d. 대퇴 경골 각을 나타낸다. 외측 광근의 작용에 의해 슬개골이 더욱 외측으로 이동한다. 따라서 슬개골은 외측으로 탈구되기 쉽다.

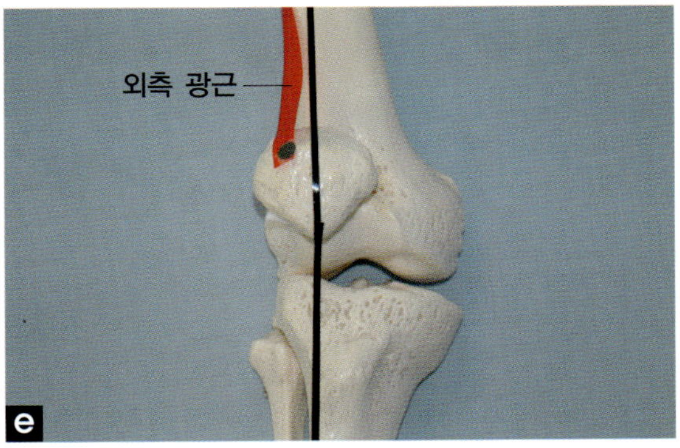


e. 앞에서 설명한 것을 확대하여 내측부터 나타낸 것이다.

## 14 슬개 부동(浮動) 검사(patella floating test)

### 방 법

① 슬관절을 신전위로 한다. ② 손바닥으로 슬개골 상부에서 하방으로 압박한다. ③ 다른 쪽 손가락으로 슬개골에 직접 압박을 가한다. ④ 뜬 느낌을 확인하면 양성으로 한다.

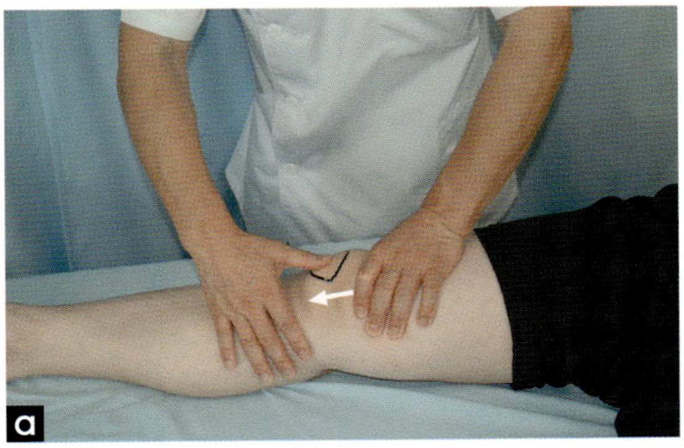

a. 슬관절 신전위에서 왼손의 손바닥을 슬개골 상부에 대고 원위로 압박하여 관절액을 하방으로 밀어넣는다.

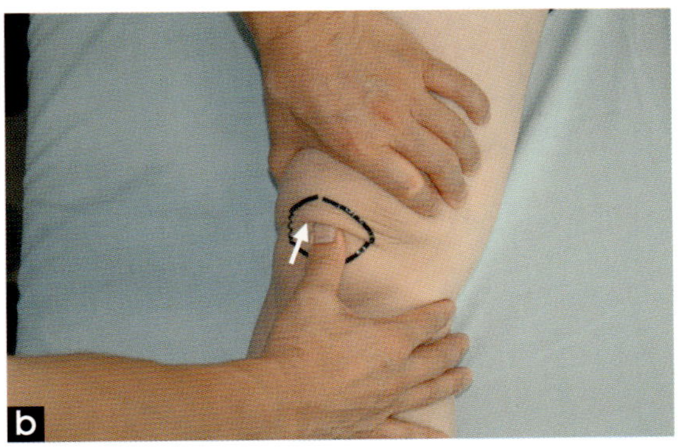

b. 손바닥으로 슬개골 상연을 압박하고, 다른 손 손가락으로 슬개골을 가볍게 압박하여 뜬 느낌을 확인한다.

### 의 의

슬개골을 가볍게 압박하여 뜬 느낌을 확인할 수 있으면 슬개 부동이 있는 것이고, 관절내 삼출액의 증가를 의심한다.

**● 하방으로 압박**
관절내 삼출액 증가는 대부분 슬개상 낭에 저류되어 있다. 따라서 손바닥 전체로 슬개상 낭을 하방으로 압박하여, 관절낭 내의 관절액을 슬개골하로 이동시킬 필요가 있다.

최근 정형외과에서는 그다지 사용되지 않는 검사이지만, 원판상 연골의 두께를 이해하는 데 참고가 되는 검사법이라 할 수 있다.

## 15 바운스 홈 검사(bounce home test)

### 방 법

① 앙와위로 한다. ② 슬관절을 약간 굴곡위로 한다. ③ 슬관절을 신전한다. ④ 완전 신전이 불가능하다.

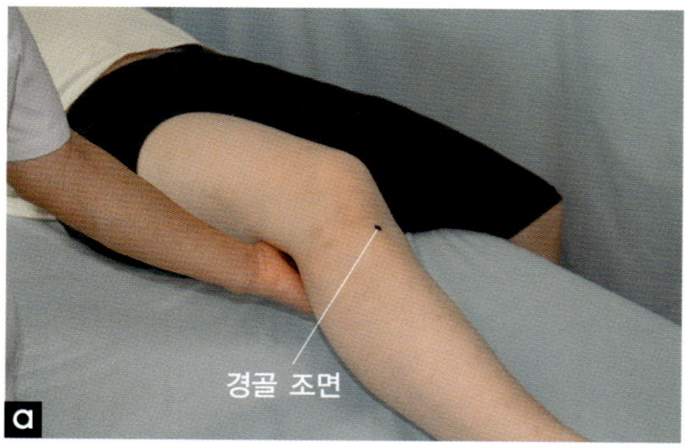


a. 앙와위로 하고, 슬관절을 약간 굴곡위로 한다.

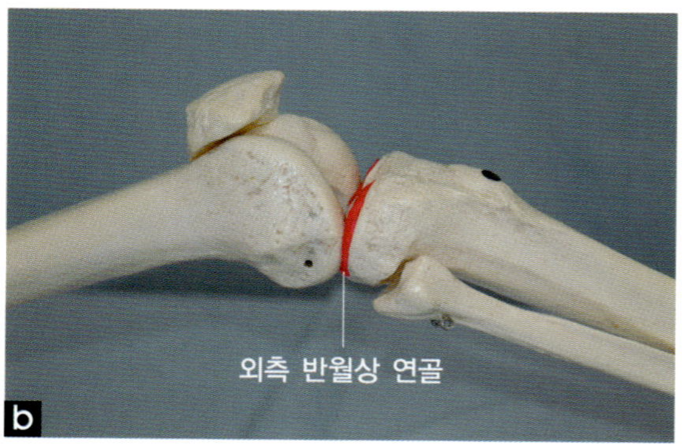


b. 이 때의 모습을 나타낸다.

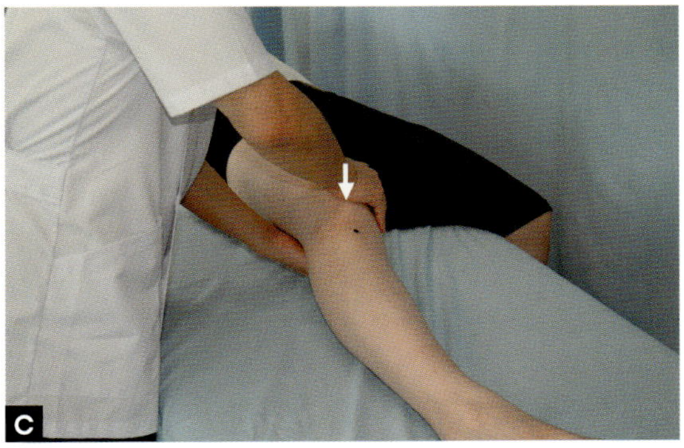


c. 슬관절을 서서히 신전한다. 절대 급격하거나 힘껏 행하여서는 안 된다.

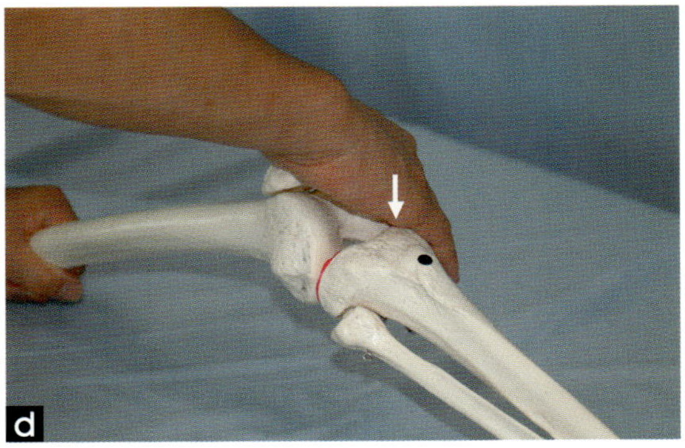


d. 이 때의 모습을 뼈대로 나타낸다.

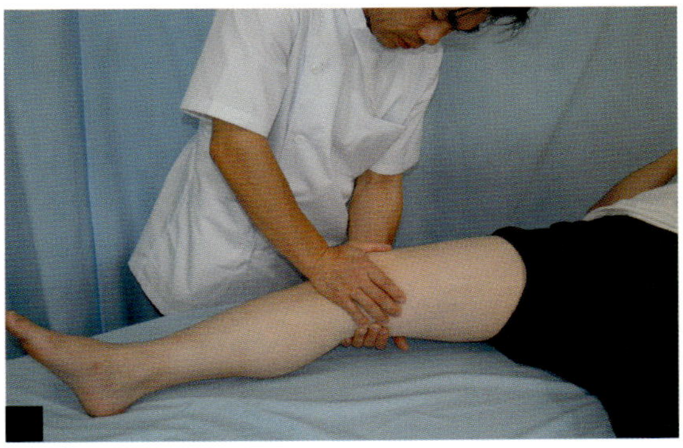

e. 최종 신전을 확인한다. 반월상 연골 손상 또는 원판상 연골이 있으면 저항을 느낀다.

## 의 의

신전 시에 저항을 느끼거나 완전 신전이 불가능한 경우는 양성으로 한다. 양성인 경우는 원판상 연골의 존재를 의심한다.

참고문헌 McGee DJ : Orthopedic Physical Assessment, Saunders, Philadelphia, 1987

**● 원판상 연골**

정상적인 반월상 연골은 중앙이 얇고 편평한데, 중앙까지 두껍게 되어 있는 것을 원판상 연골(discoid type)이라고 한다. 이 형태 이상의 발생은 외측 반월상 연골에 많고, 동양인에게 비교적 많이 발생한다.

# X 족관절

1. 내과(medial malleolus)
2. 재거 돌기(sustentaculum tali)
3. 주상골 결절(tubercle of scaphoid bone)
4. 내측 설상골(medial cuneiform bone)
5. 제1중족골 두(head of the first metatarsal bone)
6. 종골 융기(calcaneal tuberosity)
7. 삼각 인대(triangular ligament)
8. 경주부(tibionavicular part)
9. 전경거부(anterior tibiotalar part)
10. 경종부(tibiocalcaneal part)
11. 후경거부(posterior tibiotalar part)
12. 굴근 지대(flexor retinaculum)
13. 후경골근(tibialis posterior muscle)
14. 장지굴근(flexor digitorum longus muscle)
15. 후경골 동맥(posterior tibial artery)
16. 후경골 정맥(posterior tibial veins)
17. 경골 신경(tibial nerve)
18. 장무지 굴근(flexor hallucis longus muscle)
19. 장무지 굴근 건구(groove for tendon of flexor hallucis longus muscle)
20. 외과(lateral malleolus)
21. 제5중족골 기저부(base of fifth metatarsal bone)
22. 제5중족골 두(haed of fifth metatarsal bone)
23. 전거비 인대(anterior talofibular ligament)
24. 종비 인대(calcaneofibular ligament)
25. 후거비 인대(posterior talofibular ligament)
26. 상비골근 지대(superior peroneal retinaculum)
27. 하비골근 지대(inferior peroneal retinaculum)
28. 장비골근(peroneus longus muscle)
29. 단비골근(peroneus brevis muscle)
30. 주상골(navicular bone)
31. 입방골(cuboid bone)
32. 내측 설상골(medial cuneiform bone)
33. 제5중족골(fifth metatarsal bone)
34. 전경비 인대(anterior tibiofibular ligament)
35. 후경비 인대(posterior tibiofibular ligament)
36. 이분 인대(bifurcated ligament)
37. 종입방 인대(calcaneocuboid ligament)
38. 헨케 축(Henke's axis)
39. 전경골근(tibialis anterior muscle)
40. 장무지 신근(extensor pollicis longus muscle)
41. 장지 신근(extensor digitorum longus muscle)
42. 제3비골근(musculus fibularis tertius)
43. 상부 신전근지대(superior extensor retinaculum)
44. 하부 신전근 지대(inferior extensor retinaculum)
45. 하퇴 종골 각(leg-calcaneus angle)
46. 장족저 인대(long plantar ligament)
47. 단족저 인대(shot plantar ligament)
48. 저측 종주 인대(스프링 인대)(plantar calcaneonavicular ligament, spring ligament)
49. 제1중족골 기저부(base of first metatarsal bone)
50. 거골 경사각(talus inclination angle)
51. 경골 관절 후면(posterior articular surface for tibia)
52. 거골 관절 후면(posterior articular surface for talus)
53. 거골 활차 관절 전방(anterior trochlea of talus)
54. 거골 활차 관절 후방(posterior trochlea of talus)

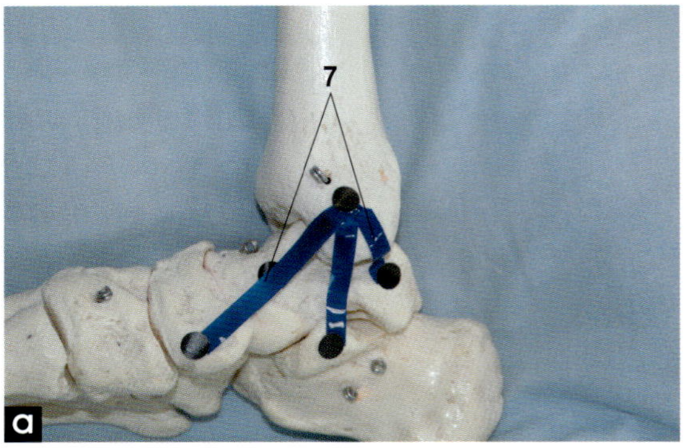


a. 삼각 인대(7)를 나타낸다.

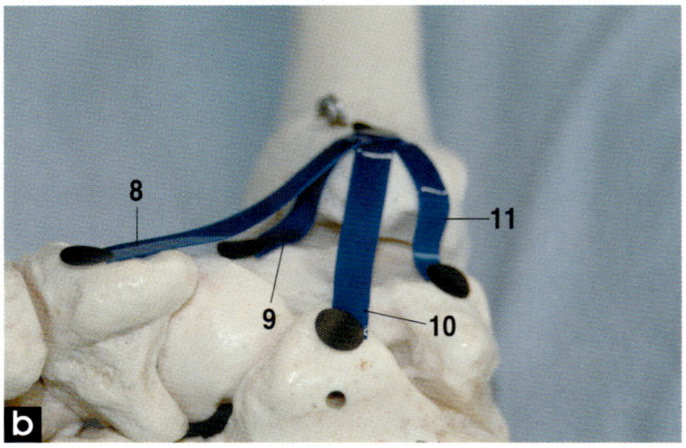


b. 삼각 인대(triangular ligament)를 확대한다. 앞에서부터 경주부(tibionavicular part)(8), 전경거부(anterior tibiotalar part)(9), 경종부(tibiocalcaneal part)(10), 후경거부(posterior tibiotalar part)(11)이다.

## 2 동적 관찰

### 족근 관을 이해한다

내측에는 내과에서 종골에 이르는 굴곡근 지대(flexor retinaculum)(12)가 있고, 족근골과의 사이에 족근 관을 형성한다. 족근 관의 속에는 3개의 근육과 후경골 동 · 정맥, 경골 신경이 주행하고, 압박 신경 장애를 가져오는 부위이기도 하다.

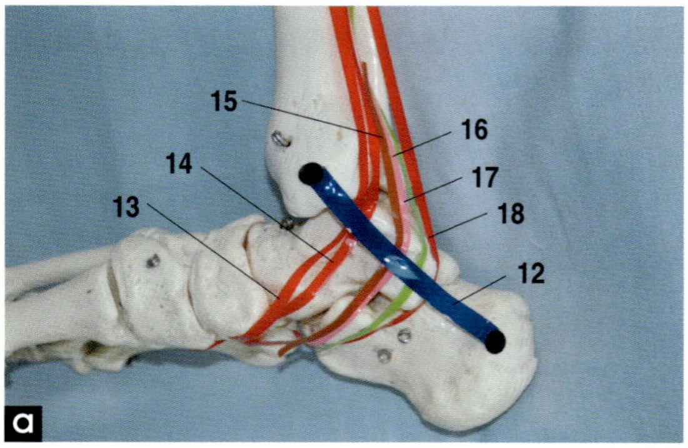


a. 족근 관을 나타낸다. 내과측부터 후경골근(13), 장지굴근(14), 후경골 동맥(15) · 정맥(16), 경골 신경(tibial nerve)(17), 장무지 굴근(18)순으로 나열되어 있다.

## 2 동적 관찰

### 상 · 하 비골근지대를 이해한다

외측에는 외과에서 종골에 이르는 상비골근 지대(26)와 종골에만 있는 하비골근 지대(27)가 있어, 장비골근(28), 단비골근(29)을 고정하고 있다. 장비골근(28)은 지대를 통과한 후에 입방골의 장비골근건구를 통과하여 족저에 돌고, 내측 설상골과 제1중족골 기저부(base of first metatarsal bone) 하면에 닿는다. 단비골근(29)은 지대를 통과한 후에 제5중족골 기저부(base of fifth metatarsal bone)의 하면에 닿는다.

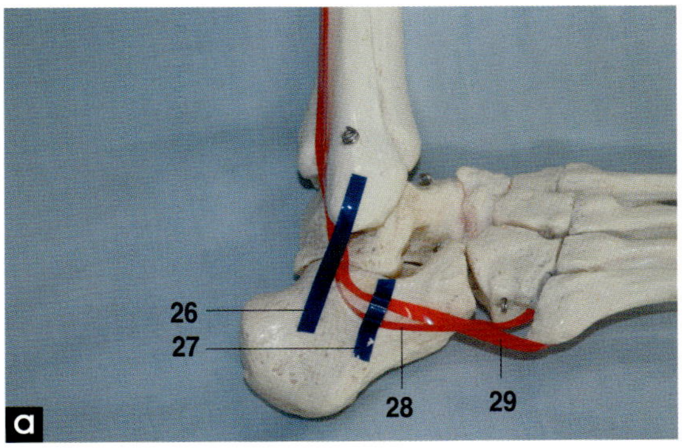


a. 상비골근 지대(26), 하비골근 지대(27), 장비골근(peroneus longus muscle)(28), 단비골근(peroneus brevis muscle)(29)을 나타낸다.

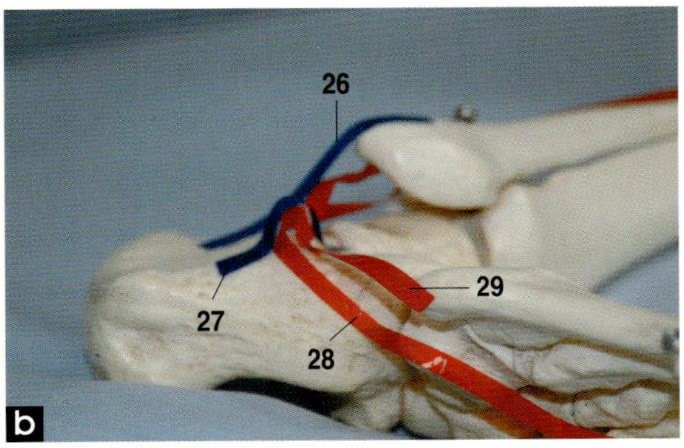


b. 족저의 외측에서 상비골근 지대(superior peroneal retinaculum)(26), 하비골근 지대(inferior peroneal retinaculum)(27)를 본 것이다.

# 3. 전방

## 1 정적 관찰

### ●● 골 지표를 이해한다 ●●

전방에서 내과(1), 외과(20), 주상골(30), 입방골(cuboid bone)(31), 내측 설상골(32), 제5중족골(33)을 촉진할 수 있다.

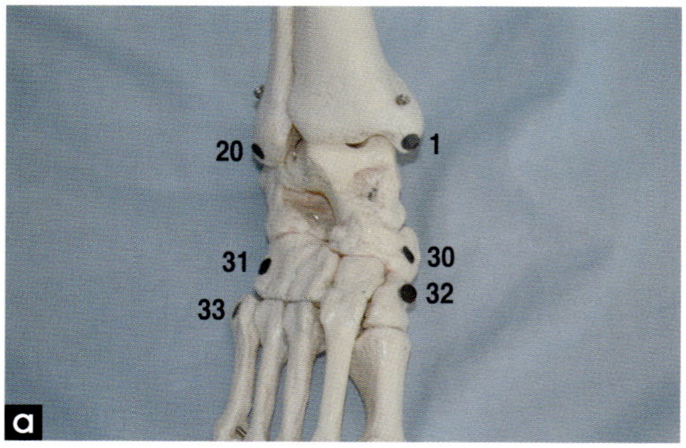


a. 족관절을 전상방에서 관찰한 것이다.

### ●● 인대를 이해한다 ●●

하경비 관절은 관절 연골이 없는 인대 결합 관절이다. 단, 경골은 내과의 내과 관절면으로, 비골은 외과의 외과 관절면으로 해부학적 관절을 구성한다. 전방에는 전경비 인대(34), 후방에는 후경비 인대(posterior tibiofibular ligament)(35)가 있어 양골간의 이개를 방해하고 있다.

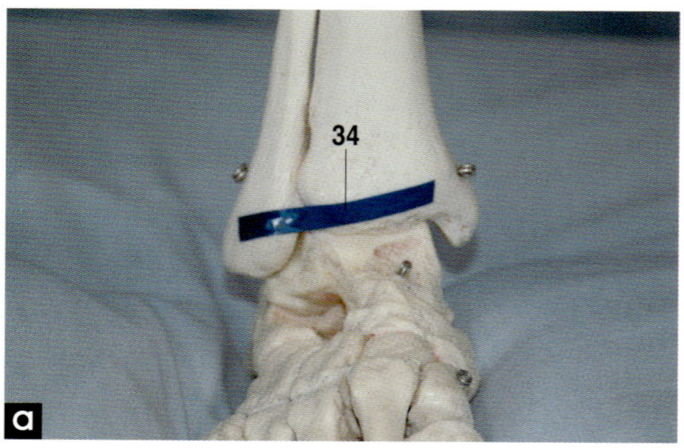


a. 전방의 전경비 인대(34)를 나타낸다.

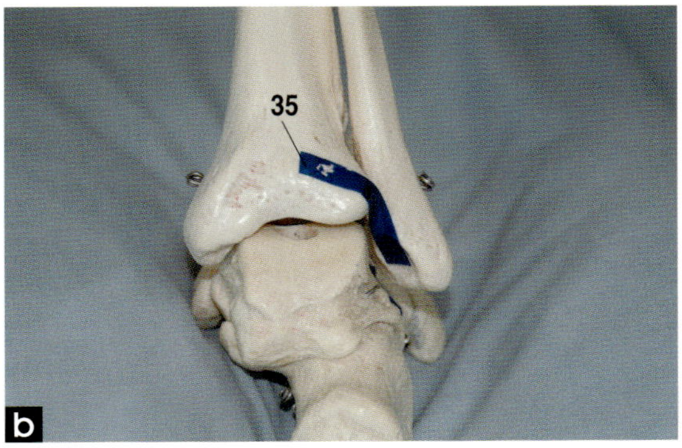


b. 후방의 후경비 인대(34)를 나타낸다.

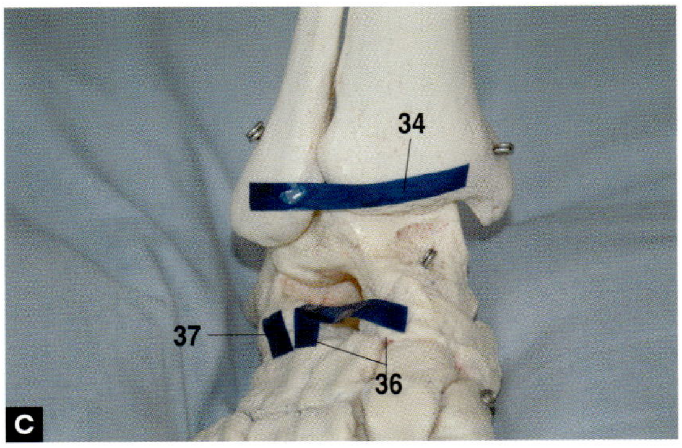


c. 전방으로는 전경비 인대(34)와 근위족근골에 있는 이분 인대(36), 종입방 인대(37)를 관찰한다.

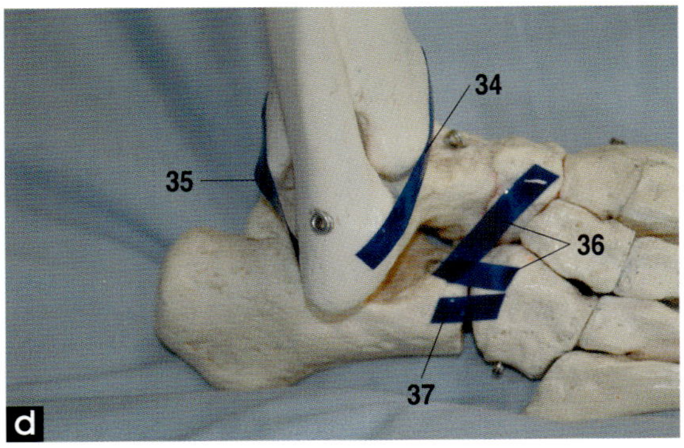


d. 약간 외측에서 전경비 인대(anterior tibiofibular ligament)(34)와 이분 인대(bifurcated ligament)(36), 종입방 인대(Calcaneocuboid ligament)(37)를 관찰한다.

## ◎◎ 운동축을 이해한다 ◎◎

족부의 운동축은 거골두와 종골 융기(외측 결절)를 묶은 선이다. 이 축을 '헨케 축(Henke' s axis)' (38)이라고 한다.

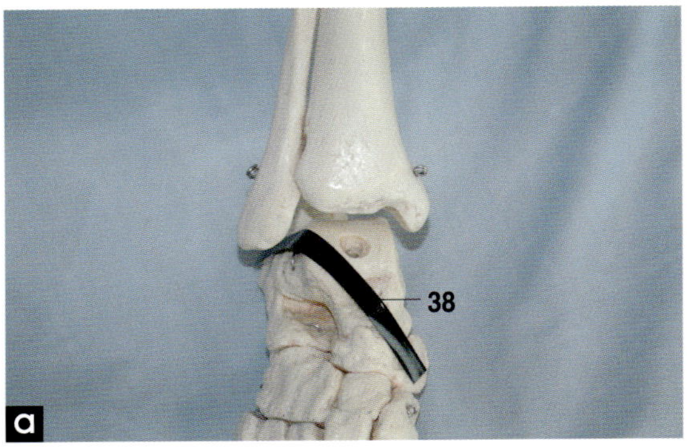

## 2 동적 관찰

### 발등 부위의 근육을 이해한다

발등 부위의 근육을 내측에서 전경골근(tibialis anterior muscle)(39), 장무지 신근(extensor pollicis longus muscle)(40), 장지 신근(extensor digitorum longus muscle)(41), 제3비골근(musculus fibularis tertius)(42)이다. 이것들은 내과와 외과에 있는 상부 신전근 지대(superior extensor retinaculum)(43), 종골에서 내과와 내측 설상골에 이르는 하부 신전근 지대(inferior extensor retinaculum)(44)에 의해 족부에 고정되어 있다.

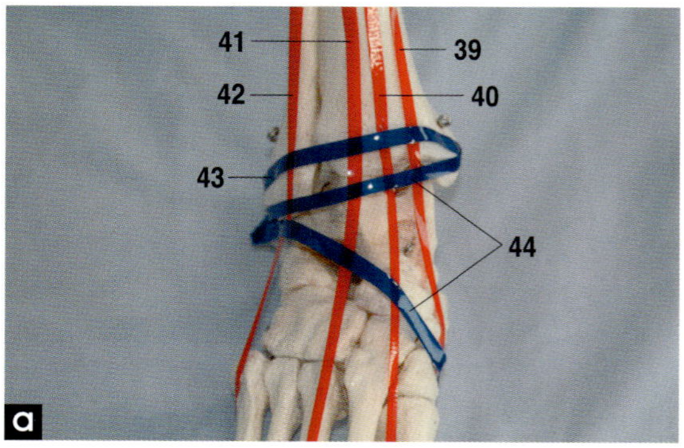


a. 발등 부위의 근육을 나타낸다.

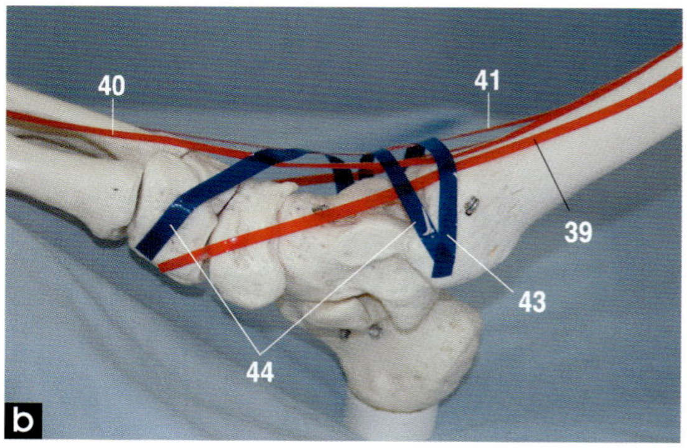


b. 발등 부위의 근육을 내측에서 나타낸 것이다.

# 4. 후방 · 족저

## 1 정적 관찰

### ◎◎ 정렬을 이해한다 ◎◎

하퇴 종골 각은 족부의 형태에 크게 영향을 주므로, 가장 필요하다고 생각되는 계측법이다.

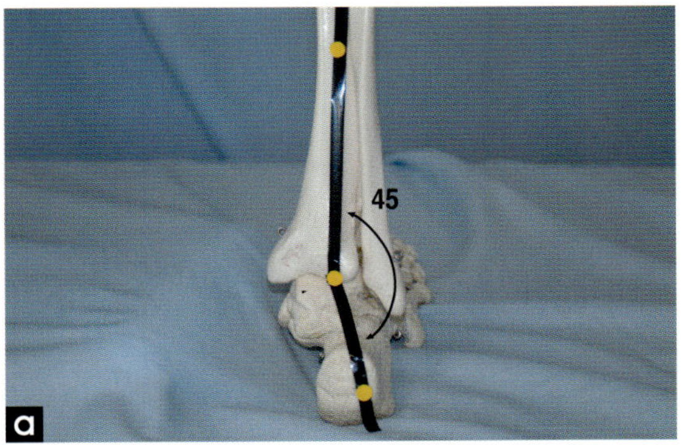


a. 하퇴 종골 각(leg-calcaneus angle)(45)의 계측법을 나타낸다.

### ◎◎ 인대를 이해한다 ◎◎

족저에 있는 주요 인대로는 외측에 장족저 인대(long plantar ligament)(46)(종골에서 제2~5중족골 기저부로 감), 그 밑에 단족저 인대(short plantar ligament)(47)(저측 종입방 인대)가 있다. 이것은 외측 아치에 관계한다. 또 내측에는 저측 종주 인대(스프링 인대)(plantar calcaneonavicular ligament, spring ligament)(48)가 있고 내측 아치에 중요하다.

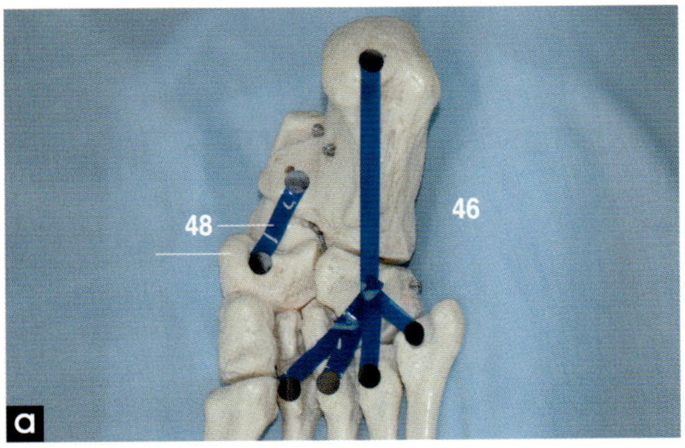


a. 표재에 있는 족저의 인대를 표시한다.

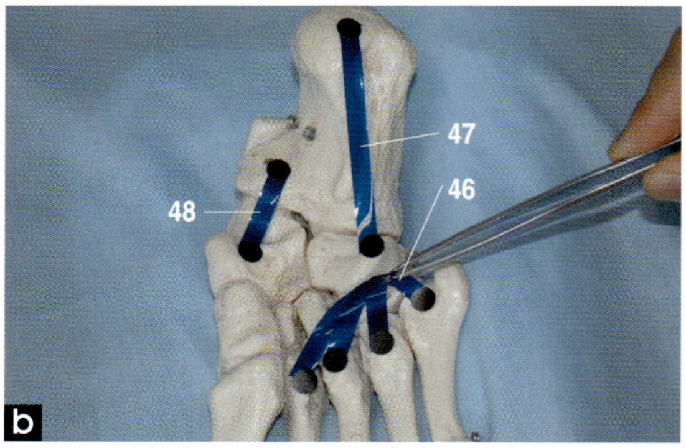


b. 장족저 인대(46)를 박리하면 그 밑에 단족저 인대(47)가 나타난다.

## 2 동적 관찰

### ●● '건성 늘어내림 붕대' 와 아치 유지를 이해한다 ●●

족저에는 외측에서 장비골근(28)이 들어오고, 족저를 횡단하여 내측 설상골(32)과 제1중족골 기저부(49)의 하면에 닿는다. 또한 후경골근(13)은 내측에서 족저로 들어가고, 주상골, 입방골, 제2, 3설상골과 중족골 기저부에 닿는다. 이 두 근은 족저에서 교차하여 아치를 높이는 작용을 한다. 그런 의미에서 '건성 늘어내림 붕대' 라고 부른다. 족저 아치를 강화하기 위한 운동요법으로 이 두 근의 근력 강화가 추천된다.

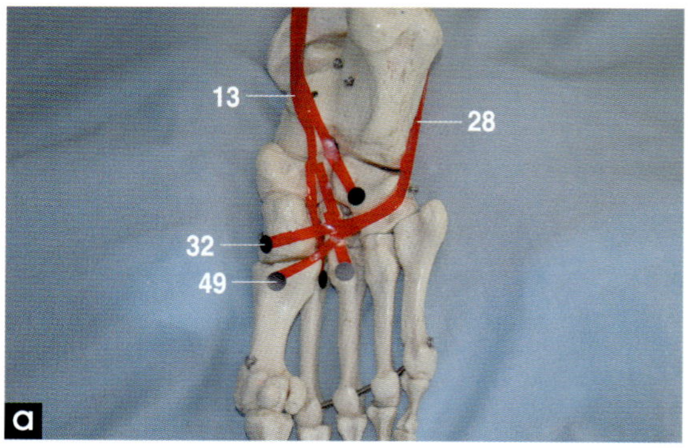


a. '건성 늘어내림 붕대' 를 나타낸다.

# 5. 기타 검사에 필요한 지식의 이해

## ◉◉ 내과 · 외과 ◉◉

관절면의 크기, 길이에 있어서 내과보다 외과가 크고, 외과는 후방에 위치한다. 특히 슬관절 전면에 대하여 족관절 축은 20~30° 외전한다.

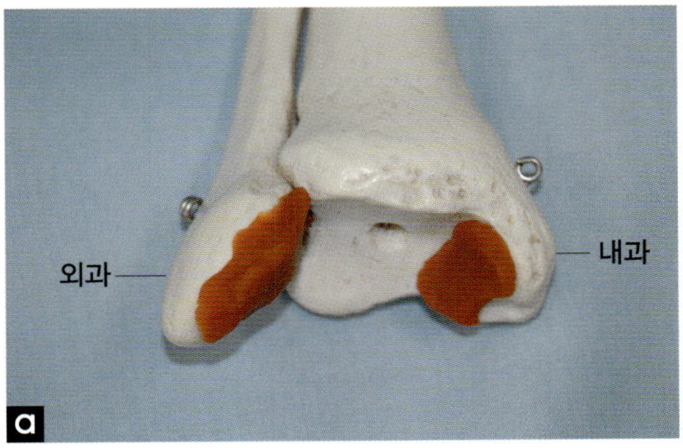


a. 내과 · 외과의 관절면 크기는 외과 쪽이 크고, 거골과의 접촉 면적이 큰 것을 이해할 수 있다.

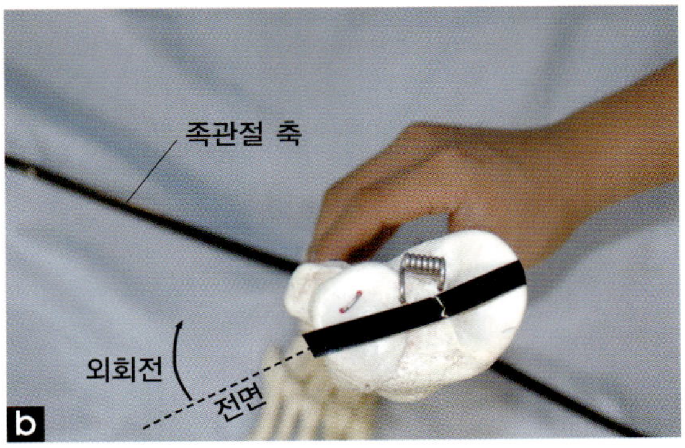


b. 슬관절을 수평면에서 본 경우, 슬관절의 전면에 대하여 족관절은 20~30° 외회전한다.

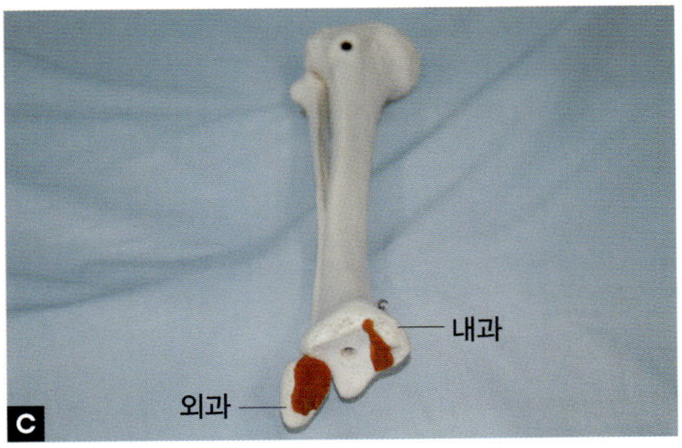


c. b에서 나타낸 것과 같이, 족관절 외회전은 내과에 비하여 외과가 후방에 존재하는 것도 알 수 있다.

## ◎◎ 거골(距骨) 경사각 ◎◎

경골 관절면의 하연과 거골상연이 이루는 각을 거골 경사각(talus inclination angle)(50)이라고 한다. 이 경사각은 약 30° 족저 굴곡위로 족관절에 내반력을 가하고 X선 전후면을 촬영하면 얻어진다. 정상치는 0~5°이다.

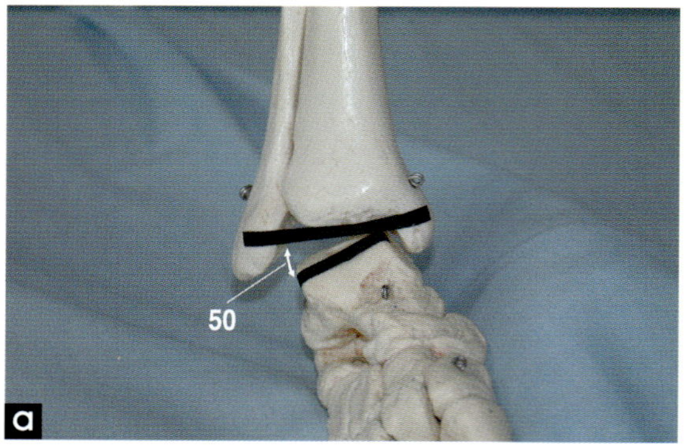


a. 거골 경사각(50)을 나타낸다. 이상한 경우는 전거비 인대, 종비 인대의 파열, 관절낭의 전방 파열을 의심한다.

## ◎◎ 전방 끌어내기(경골 하단 후부-거골 상단 후부) ◎◎

경골을 고정하여 족관절 약간 족저 굴곡한 상태에서 족부를 전방으로 당긴다. X선 촬영에서는 경골에 종추(錘)(5kg 정도)를 놓고 측면에서 촬영한다. 정상치는 0~3mm이다.

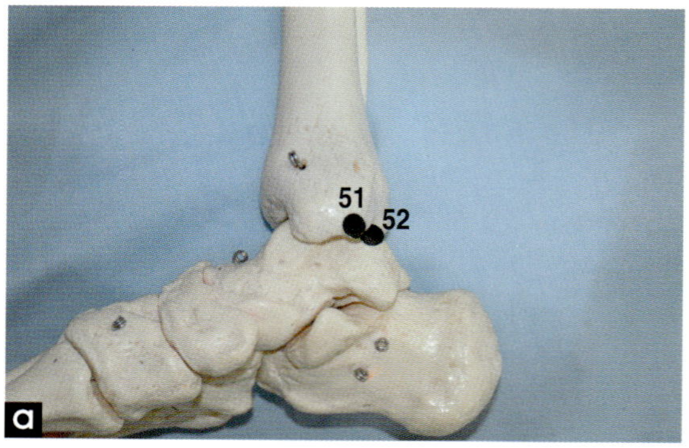


a. 외력을 가하지 않은 상태에서 경골의 관절 후면(51)과 거골의 관절 후면(52)의 거리를 측정한다.

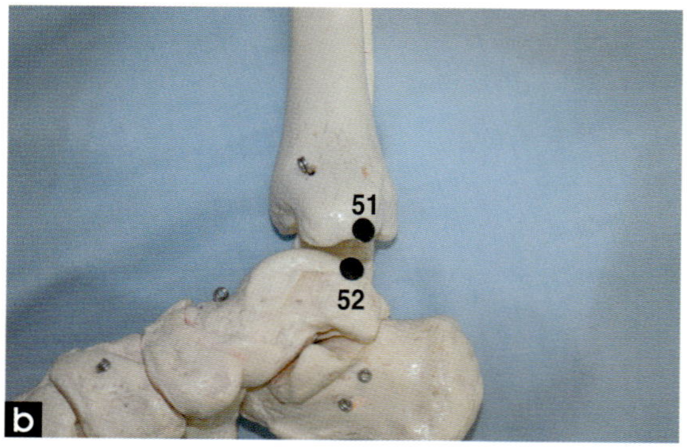


b. 전방으로 빼내어 경골의 관절 후면(51)과 거골의 관절 후면(52)의 거리를 측정하고, 이 사이의 이동거리를 구한다.

## ◎◎ 거골 활차 전연과 후연의 폭 차이와 그 의의 ◎◎

거골 활차의 관절면 전연과 후연에서는 횡폭의 길이에 차이가 있는데, 전연은 길고 후연은 짧다. 이것은 족저 굴곡 시에 족관절의 가동성이 높아지는 것을 나타낸다.

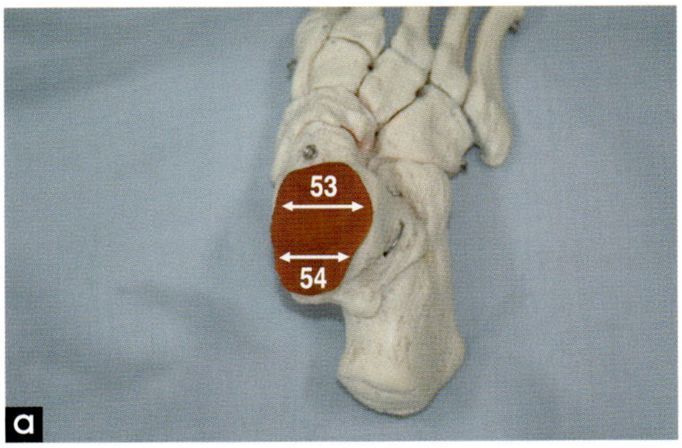


a. 거골 활차 관절은 전방(53)에서 넓고 후방(54)에서 좁아진다.

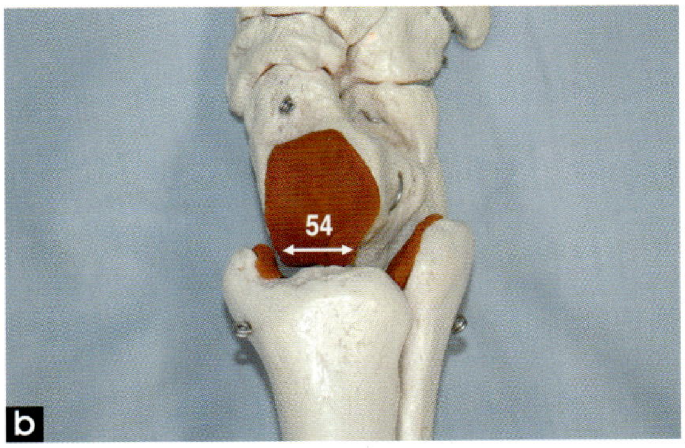


b. a에서 족관절 족저 굴곡 시는 관절의 놀이(joint play)가 가능하고, 족관절의 내반 · 외반이 가능하게 된다. 반대로 배굴 시는 관절 내의 놀이가 없고 측면의 움직임이 제한된다.

# 대표적인 검사

## 1 전방 전위 검사(anterior drawer test)

### 방법 1 앙와위에서의 검사법

① 앙와위로 한다. ② 족관절은 15° 전후로 족저 굴곡하고, 경골을 전방에서 유지한다. ③ 뒤꿈치 후면을 손바닥으로 감싼다. ④ 뒤꿈치를 전방으로 당기고, 그 때의 이동 정도를 건강한 측과 비교한다. ⑤ 양성인 경우는 전거비 인대, 종비 인대 손상을 의심한다.

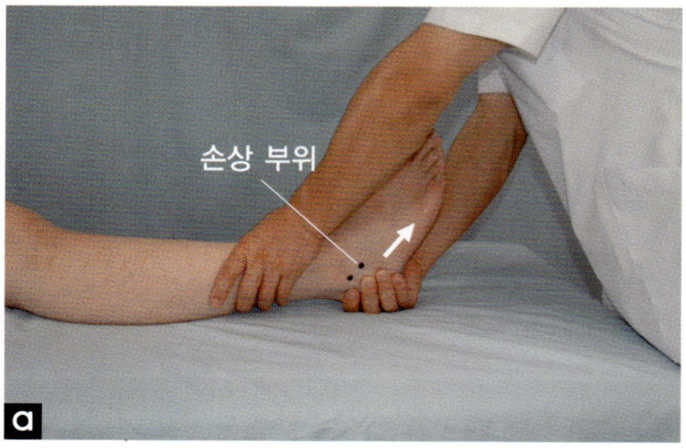


a. 족관절을 약간 족저 굴곡한 채 경골을 전방에서 다른 손바닥으로 뒤꿈치 후면을 감싸고 전방으로 당긴다.

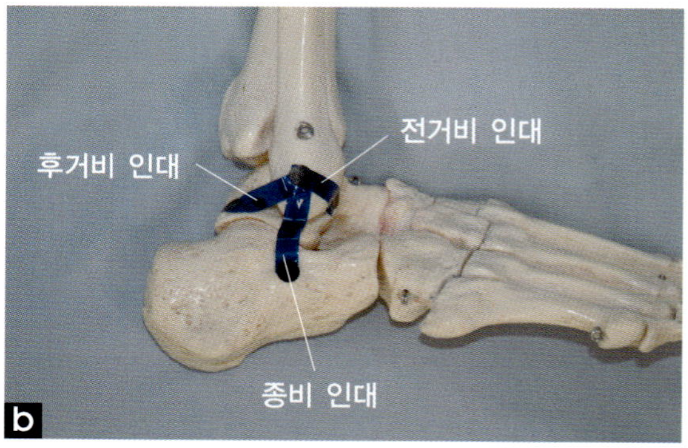


b. 외측에 있는 전거비 인대, 종비 인대의 위치를 나타낸다.

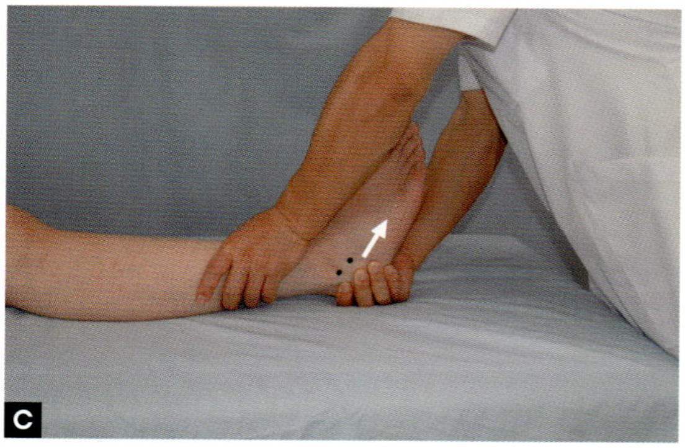


c. 전방으로의 이동 정도를 건강한 측과 비교한다.

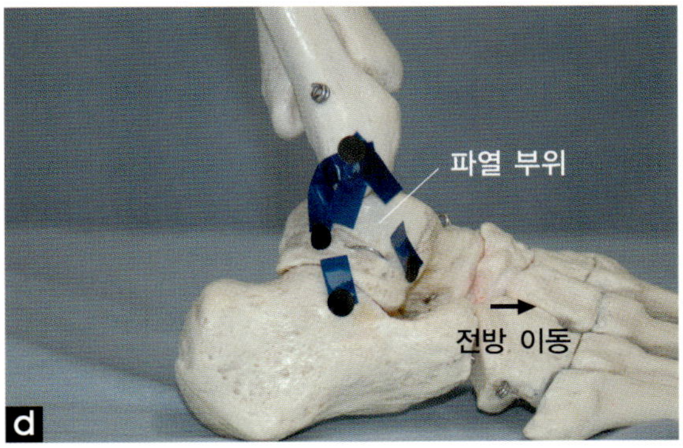


d. 파열에 의해 전방으로 이동한 전거비 인대, 종비 인대를 나타낸다.

## 방법 2 복와위에서의 검사법

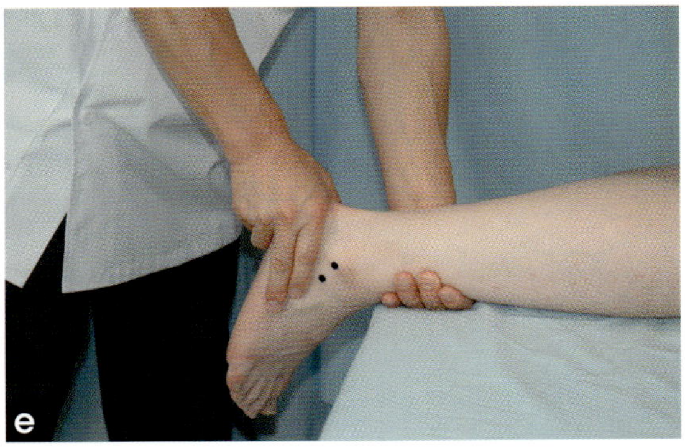


e. 복와위에서의 검사법을 나타낸다. 기본적 조작은 앙와위에서의 방법과 같다.

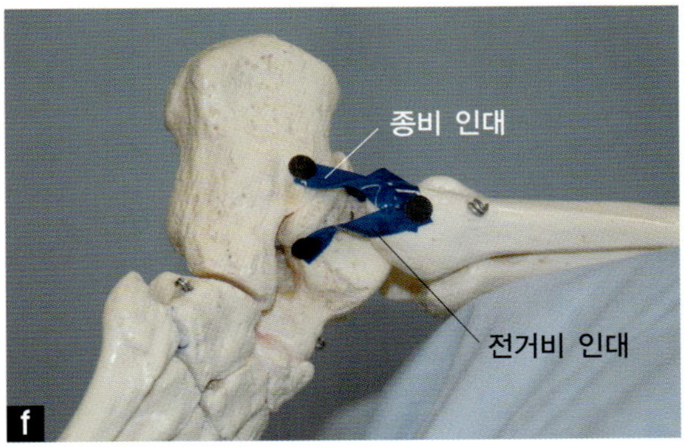


f. 외측에 있는 전거비 인대, 종비 인대의 위치를 나타낸다.

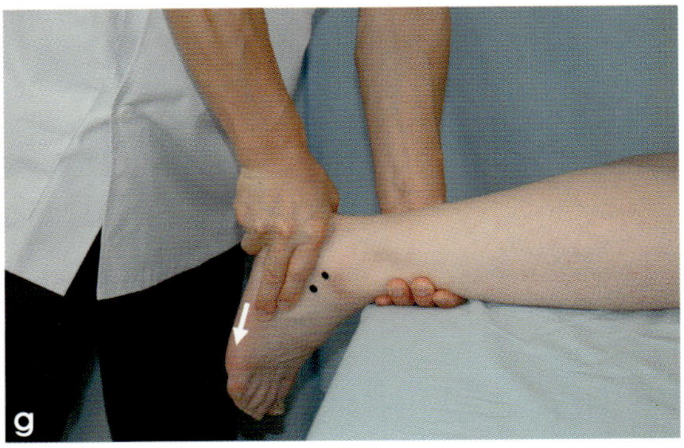


g. 족관절을 약간 족저 굴곡한 채 경골을 전방에서 다른 손바닥으로 뒤꿈치 후면을 싸고 하방으로 민다.

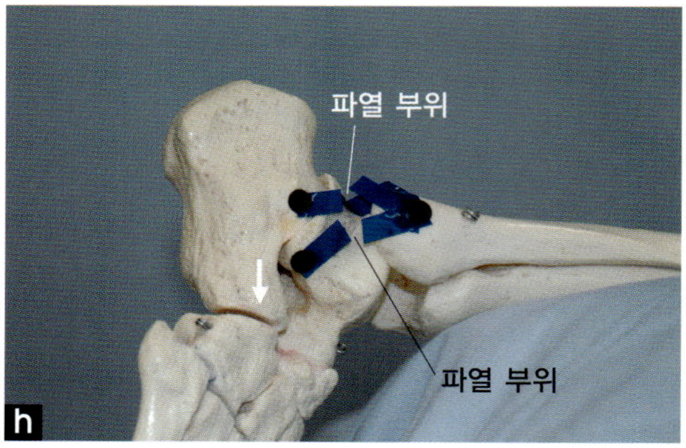


h. 파열에 의해 족부가 전방으로 이동한 경우의 전거비 인대, 종비 인대를 나타낸다.

### 의 의

족부가 전방으로 이동한 경우, 전거비 인대, 종비 인대 손상을 의심한다. 동시에 인대의 불안정성(ligamentous instability)도 생각된다. 전방 부하 X선에서는 3~5mm 이상의 전방 빼내기를 양성으로 한다.

참고문헌 Hoppenfeld S : Physical Examination of the Spine and Extremities, Appleton-Century-Crofts, New York, p127, 1976

**● 전거비 인대, 종비 인대의 손상**

정상에서는 족관절 족저 굴곡위에서 전거비 인대, 배굴위에서는 종비 인대가 긴장한다. 검사에서 족부가 전방으로 이동하면 전거비 인대 또는 종비 인대 손상을 의심한다. 전거비 인대 단독 손상이면 거골 외측만 전방으로 이동한다. 이들 인대는 해부학적으로 관절낭 내 인대라고 할 수 있다.

## 2 후방 전위 검사(posterior drawer test)

### 방 법

① 앙와위로 한다. ② 족관절은 15° 전후로 족저 굴곡하고, 경골 후방을 손바닥으로 유지한다. ③ 발등을 반대 손바닥으로 감싸고 족부를 후방으로 민다. ④ 후방으로의 이동 정도를 건강한 측과 비교한다. ⑤ 양성인의 경우는 후거비 인대 손상을 의심한다.

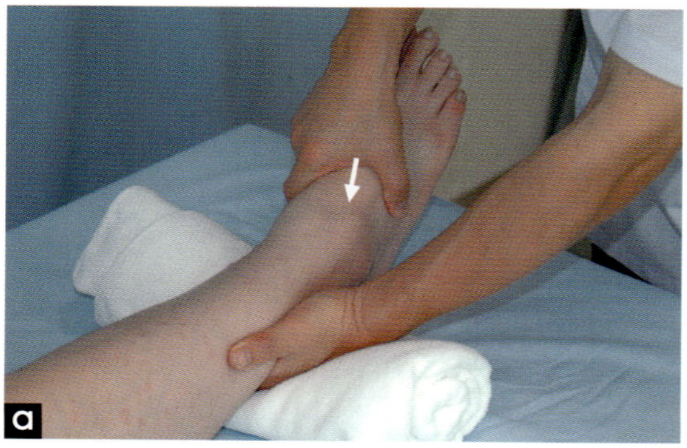


a. 족관절을 족저 굴곡위로 하고 족부를 후방으로 민다.

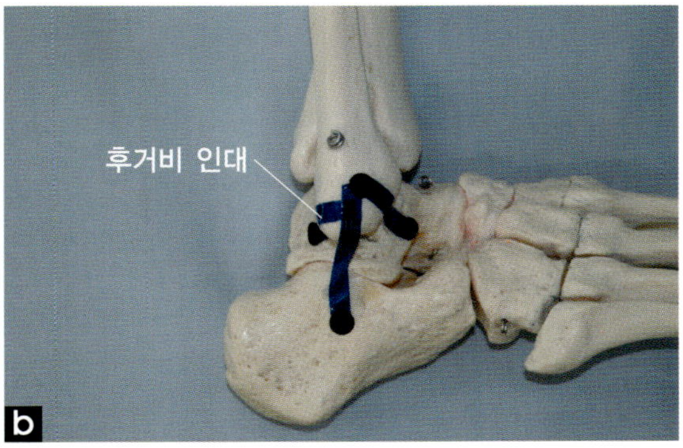


b. 외측에 있는 후거비 인대의 위치를 나타낸다.

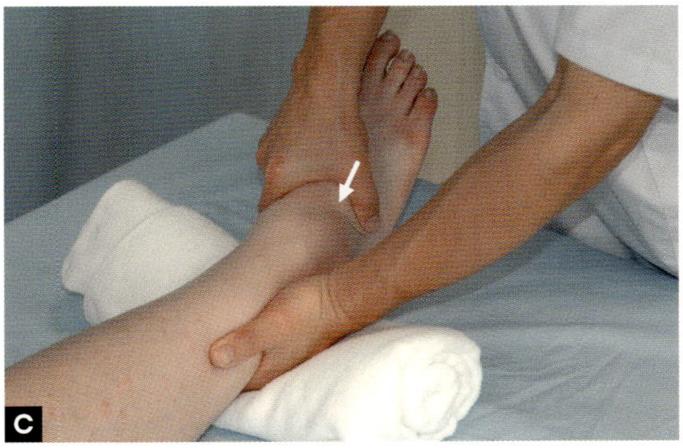


c. 후방으로의 이동 정도를 건강한 측과 비교한다.

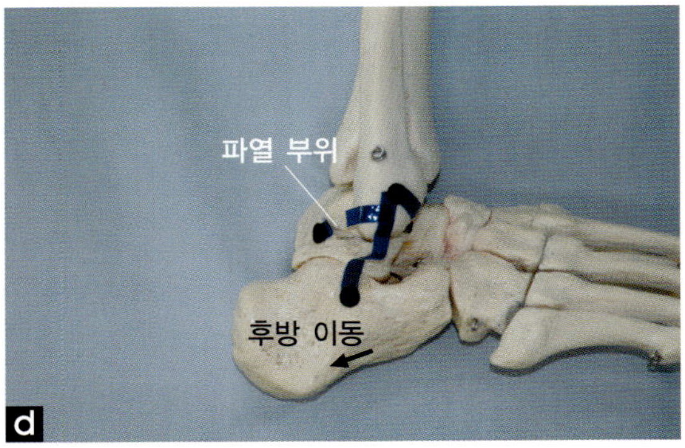


d. 파열에 의해 족부가 후방으로 이동한 경우의 후거비 인대 손상을 나타낸다.

## 의 의

족부가 후방으로 이동한 경우, 후거비 인대 손상을 의심한다. 동시에 인대의 불안정성도 고려된다.

참고문헌 Hoppenfeld S : Physical Examination of the Spine and Extremities, Appleton-Century-Crofts, New York, p127, 1976

### ● 후거비 인대 손상

족부가 후방으로 이동한 경우, 후거비 인대의 파열을 의심한다.

## 3 내측 불안정성 검사(medial instability test)

### 방 법

① 족관절 15° 전후로 족저 굴곡하고 하퇴와 족저를 움켜쥔다. ② 발목을 안쪽으로 돌린다. ③ 내반 동요성을 건강한 측과 비교한다. ④ 동요를 보이면 전거비 인대 · 종비 인대 손상을 의심한다.

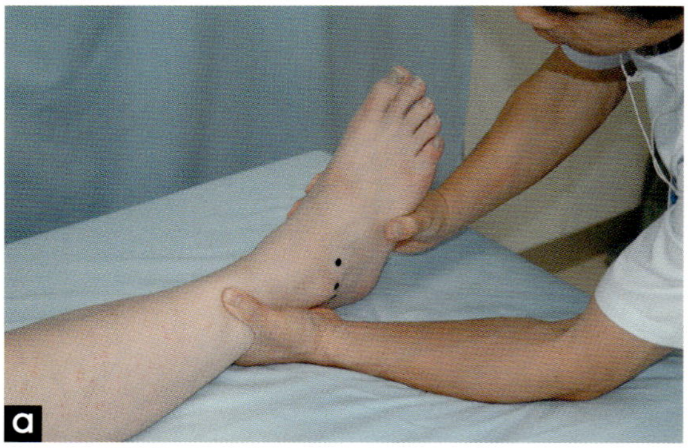

a. 족관절 15° 전후로 족저 굴곡하고 족저를 움켜쥔다.

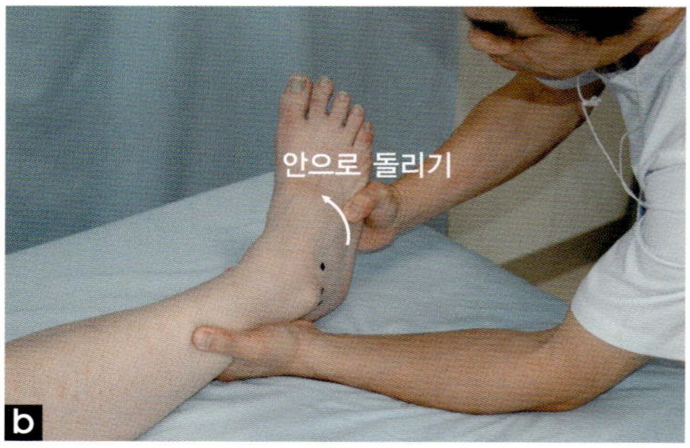


b. 발목을 안쪽으로 돌리며 동요성을 건강한 측과 비교한다.

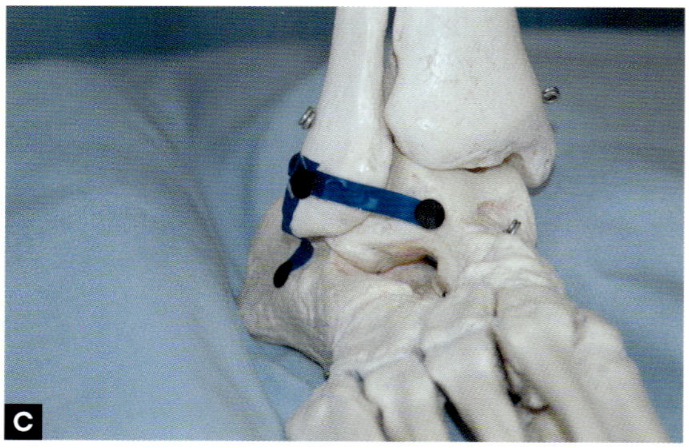

c. 인대의 파열이 있어도 발목을 안쪽으로 강하게 돌리지 않으면 판단이 어렵다.

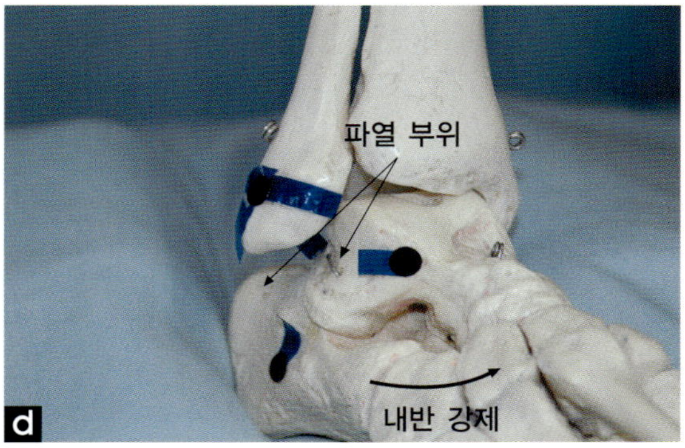


d. 안쪽으로 강하게 돌려 내반 동요를 확인함으로써 전거비 인대, 종비 인대의 손상을 의심한다.

### 의 의

이 검사에서 내반 동요를 보이면 전거비 인대, 종비 인대 손상을 의심한다.

참고문헌 Hoppenfeld S : Physical Examination of the Spine and Extremities, Appleton-Century-Crofts, New York, p127, 1976

## 4 외측 불안정성 검사(lateral instability test)

### 방 법

① 족관절 족저 굴곡위에서 족부를 고정한다. ② 발목을 바깥쪽으로 돌린다. ③ 외반 동요성을 건강한 측과 비교한다. ④ 동요를 보이면 삼각 인대 손상을 의심한다.

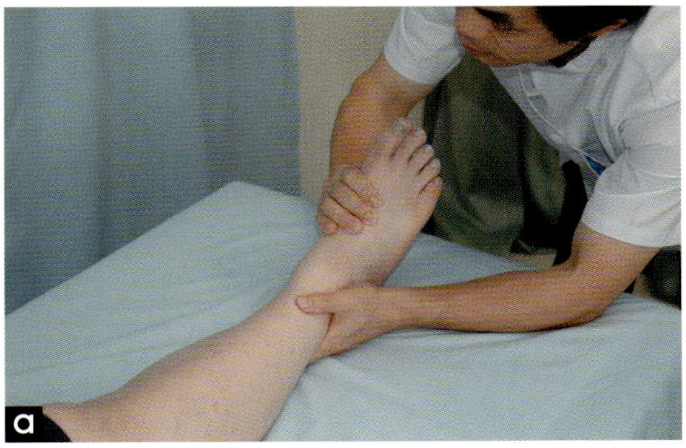


a. 족관절 족저 굴곡위에서 족부를 고정한다.

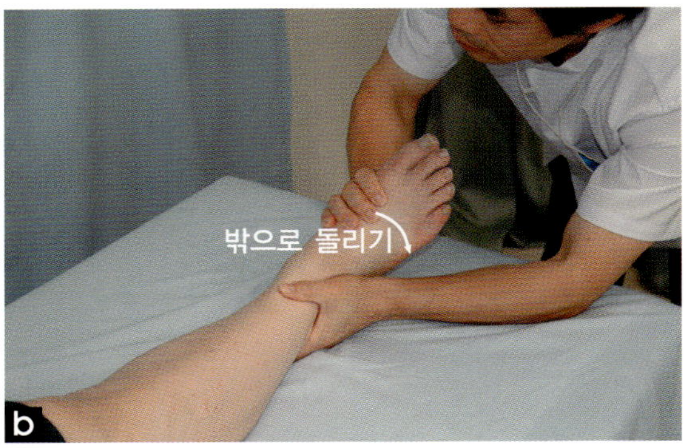


b. 발목을 바깥쪽으로 돌려 동요성을 건강한 측과 비교한다.

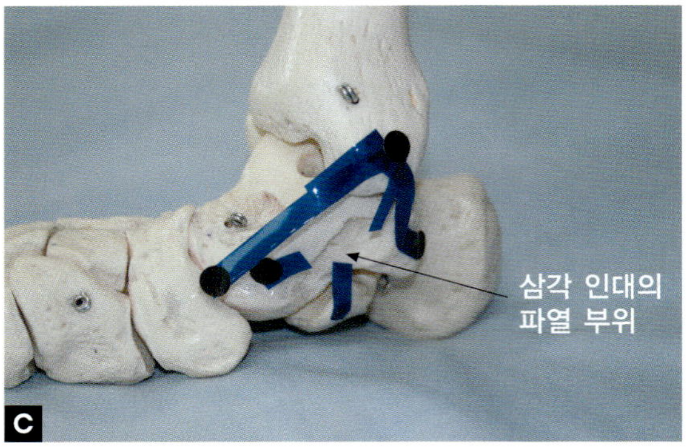


c. 파열이 있는 경우의 모습을 나타낸다.

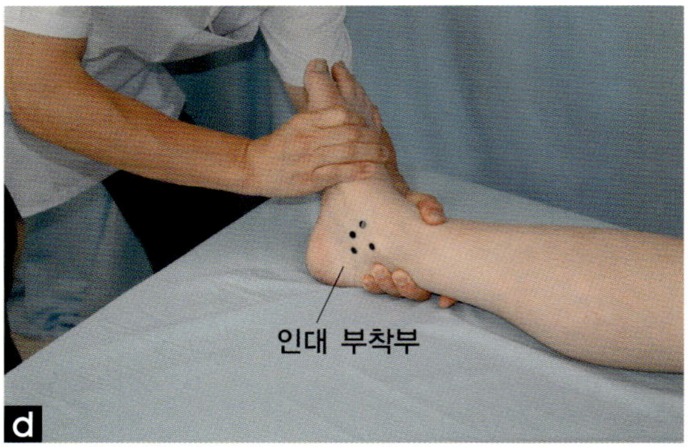


d. 삼각 인대 부위를 체표에서 나타낸다.

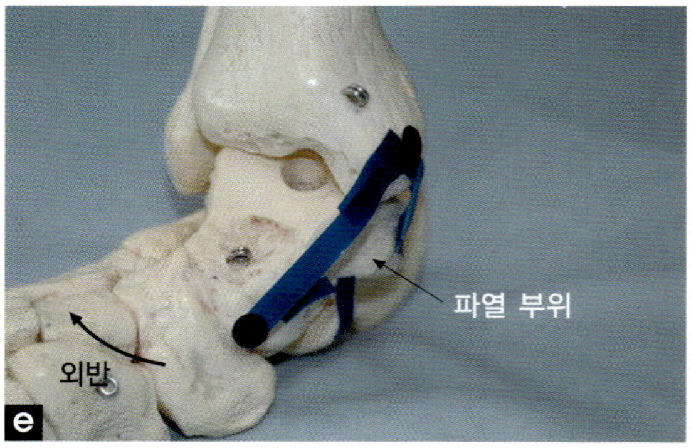


e. 파열이 있는 경우, 외반 동요를 반드시 확인하고, 삼각 인대 손상을 의심한다.

**의 의**

이 검사에서 외반 동요를 보이면 삼각 인대 손상을 의심한다.

참고문헌 Hoppenfeld S : Physical Examination of the Spine and Extremities, Appleton-Century- Crofts, New York, p127, 1976

## 5 구혈대 검사

**방 법**

① 발목에 구혈대를 감는다. ② 압력을 높여 압박한다. ③ 통증, 마비가 심해진다. ④ 족근 관 증후군을 의심한다.

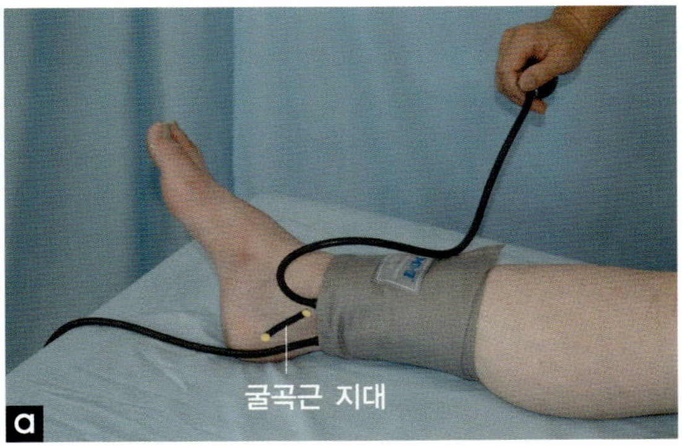


a. 족근 관 증후군 검사법을 나타낸다. 발목에 구혈대를 감고 압박한다. 그 때의 통증이나 마비의 유무를 확인한다.

### 의 의

이 검사에서 통증이나 마비의 증상을 호소하면 족근 관 증후군(tarsal tunnel syndrome)을 의심한다.

참고문헌 McRae R : Clinical Orthopedic Examination, Churchill Livingstone, New York, 1976

● **족근 관 증후군**

내과 후방과 종골 간에 덮인 굴곡근 지대 하방에서 만들어지는 섬유골성 터널을 족근 관이라고 한다. 이 속을 경골 신경, 후경골 동·정맥, 후경골근, 장지 굴근, 장무지 굴근이 주행한다. 압박 신경 장애가 있는 경우, 족근 관 주위를 압박함으로써 증상이 발생하고, 족저에 감각 저하가 나타난다.

## 6 족근 관 티넬 징후(Tinel's sign)

### 방 법

① 족근 관의 위치를 확인한다. ② 망치로 두드린다. ③ 족저의 통증, 마비감, 이상 감각을 호소하는지 확인한다.

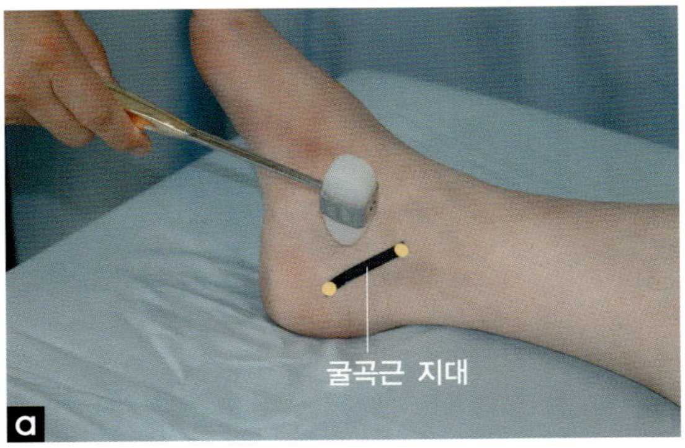


a. 족근 관의 위치를 확인하여 가볍게 두드린다.

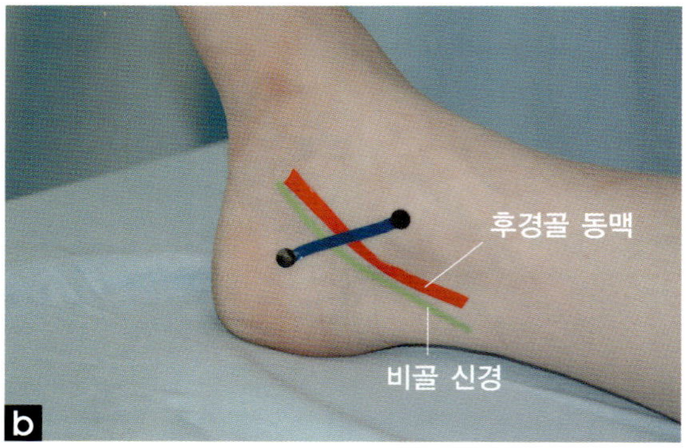


b. 족근 관을 경골 신경, 후경골 동 · 정맥이 통과한다.

**의 의**

이 검사에서 족저의 통증, 마비감, 이상 감각의 증상을 호소하면 족근 관 증후군을 의심한다.

## 7 톰슨 검사(Thompson's test)

**방 법**

① 복와위에서 비복근의 중앙 부근을 압박한다. ② 족관절의 족저 굴곡 유무를 본다. ③ 족저 굴곡이 없으면, 아킬레스건 파열을 의심한다.

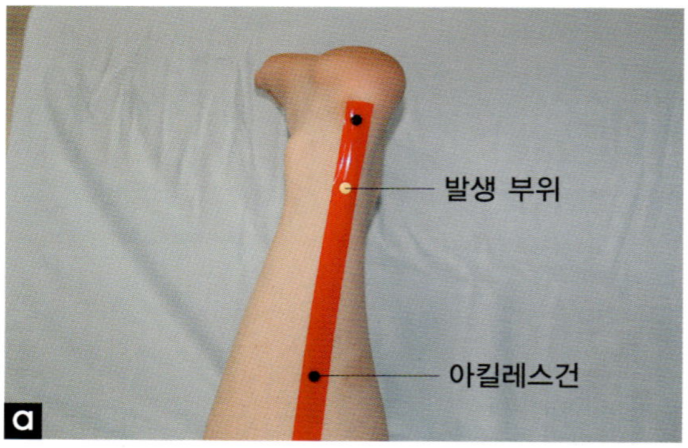


a. 아킬레스건의 위치와 파열되기 쉬운 부분을 확인한다.

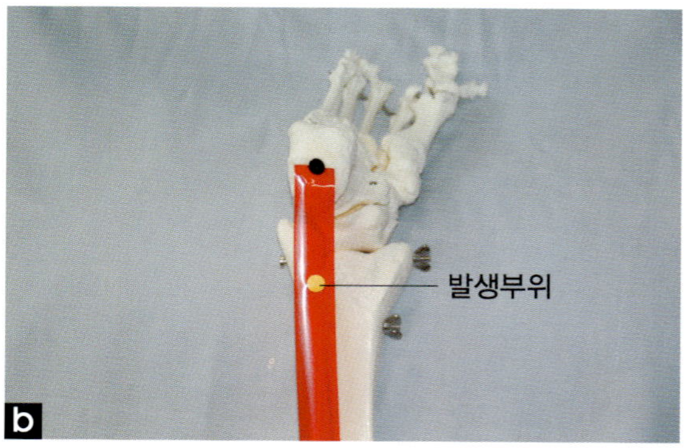


b. 뼈대로 위치를 나타낸다.

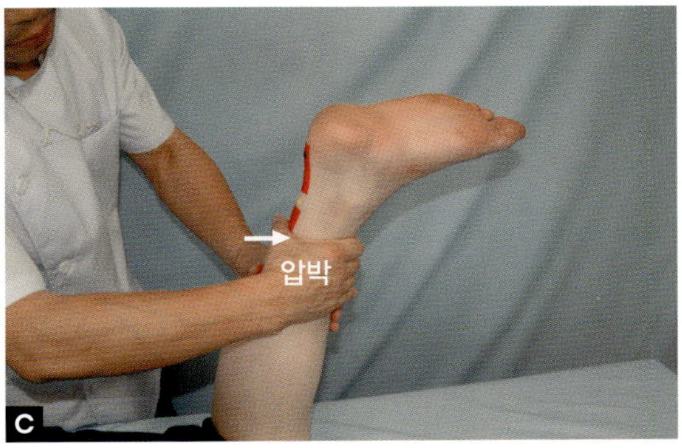


c. 복와위에서 비복근의 중앙 부근을 압박한다.

## 의 의

이 검사에서 족관절의 족저 굴곡을 보이지 않으면 아킬레스건 파열(achilles tendon rupture)을 의심한다. 한편, 아킬레스건 파열 보존적 치료 과정에서 이 검사가 음성이 되면 건의 연속성을 확인할 수 있다.

Thompson TC, Doherty JH : Spontaneous rupture of tendon of Achilles : A new clinical diagnostic test. J Trauma **2** : 126-129, 1962

**● 족관절의 족저 굴곡**

아킬레스건은 건을 수직으로 압박하면 족관절을 족저 굴곡시키지만, 파열이 있으면 족저 굴곡을 유도할 수 없다.

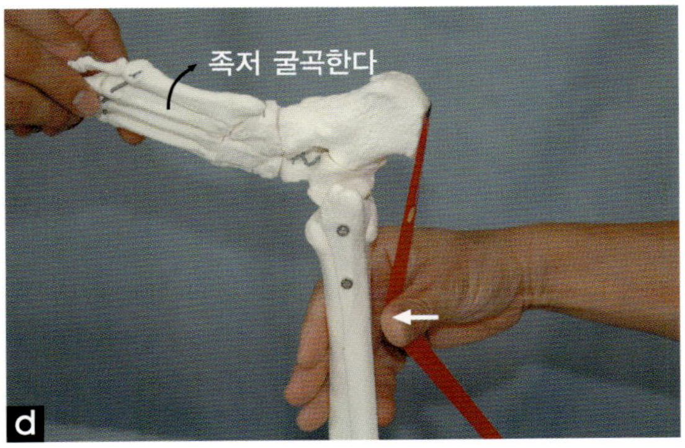


d. 아킬레스건을 압박하면 장력이 작용하여 족관절을 족저 굴곡 방향으로 움직이게 하는 것을 이해할 수 있다.

# 8 아킬레스건 타격 검사(achilles tap test)

## 방 법

① 복와위에서 아킬레스건 부위를 두드린다. ② 족관절의 족저 굴곡 유무와 통증을 확인한다. ③ 양성인 경우, 아킬레스건 파열을 의심한다.

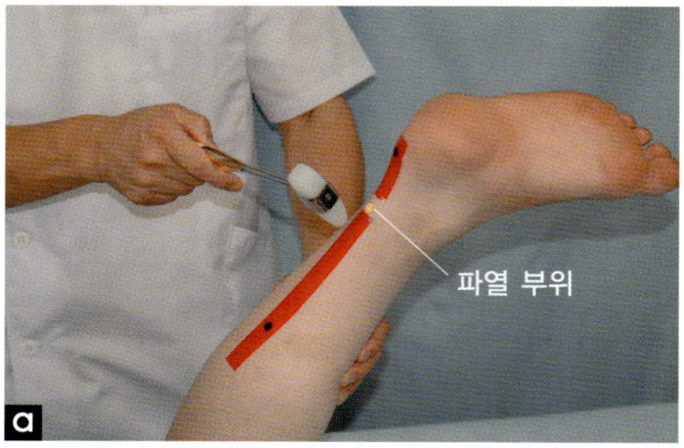


a. 복와위에서 아킬레스건 부위를 두드려 족관절의 족저 굴곡 유무를 확인한다.

## 의 의

이 검사에서 족관절이 족저 굴곡을 보이지 않는 경우에는 아킬레스건 파열을 의심한다.

**● 족관절의 족저 굴곡**

아킬레스건 부위를 두드리면 족관절은 족저 굴곡하지만, 파열이 있으면 족저 굴곡을 유도할 수 없다.

# 찾•아•보•기

## ㄹ, ㅁ



## ㅂ



## ㅅ

## ㅇ



## ㅈ

## ㅊ



## ㅋ, ㅌ, ㅍ



## ㅎ

## A



## B



## C



## D

## E, F



## G, H



## I, J, K



## L

## M, N



## O, P



## Q, R



## S

## T



## U, V, W, Y, Z